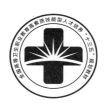

全国高等卫生职业教育高素质技能型
人才培养"十三五"规划教材

供医学检验技术等专业使用

U0166004

血液学检验

主　编　尹利华　陈少华　范海燕

副主编　王　林　关　颖　宋艳荣

编　者（以姓氏笔画为序）

王　林　湖南医药学院

尹利华　湖南医药学院

刘慧丽　漳州卫生职业学院

关　颖　郑州铁路职业技术学院

牟凤林　重庆三峡医学高等专科学校

宋艳荣　邢台医学高等专科学校

陈少华　广州医科大学护理学院

范海燕　山东聊城职业技术学院

秦　洁　邢台医学高等专科学校

黄　慧　广州医科大学护理学院

曾镇桦　福建医科大学附属漳州市医院

华中科技大学出版社
http://www.hustp.com
中国·武汉

内 容 简 介

本书是全国高等卫生职业教育高素质技能型人才培养"十三五"规划教材。

本书共分五篇,分别为造血细胞及其检验、红细胞疾病及其检验、白细胞疾病及其检验、血栓与止血及其检验、血液学检验技术实践训练。理论部分共十四章,在每章前都有对本章内容高度概括的"学习目标",每章后都有"本章小结"和"能力检测",便于学生抓住要点,掌握重点,理清思路以及课后复习和讨论。

本书可供高职高专医药院校医学检验技术等专业学生使用。

图书在版编目(CIP)数据

血液学检验/尹利华,陈少华,范海燕主编. —武汉:华中科技大学出版社,2017.1(2022.1重印)
全国高等卫生职业教育高素质技能型人才培养"十三五"规划教材.药学及医学检验专业
ISBN 978-7-5680-2053-4

Ⅰ.①血… Ⅱ.①尹… ②陈… ③范… Ⅲ.①血液检查-高等职业教育-教材 Ⅳ.①R446.11

中国版本图书馆 CIP 数据核字(2016)第 160857 号

血液学检验
Xueyexue Jianyan

尹利华 陈少华 范海燕 主编

策划编辑:荣 静
责任编辑:张 琴 秦 塱
封面设计:原色设计
责任校对:张会军
责任监印:周治超
出版发行:华中科技大学出版社(中国·武汉)　　电话:(027)81321913
　　　　　武汉市东湖新技术开发区华工科技园　　邮编:430223
录　排:华中科技大学惠友文印中心
印　刷:武汉科源印刷设计有限公司
开　本:880mm×1230mm　1/16
印　张:17.5
字　数:570 千字
版　次:2022 年 1 月第 1 版第 4 次印刷
定　价:69.00 元

全国高等卫生职业教育高素质技能型
人才培养"十三五"规划教材
（药学及医学检验专业）
编委会

前言

QIANYAN

  本次教材的修订,除继续贯彻立足"三基"和体现"五性"的编写原则外,紧扣高职高专医学检验技术人才培养目标,在《血液学检验》第一版基础上,力求体现医学检验技术专业特点,以检测项目、检测技术为主线,反映近年来课程内容的进展和课程改革的成果。全书除绪论外,分"造血细胞及其检验""红细胞疾病及其检验""白细胞疾病及其检验""血栓与止血及其检验""血液学检验技术实践训练"五篇。与第一版相比,本书主要作了如下修订:①更新了部分内容,特别是白血病、骨髓增生异常综合征、淋巴组织等疾病的分型诊断,根据 WHO(2008)对白细胞疾病分类方法,将白细胞疾病的发生发展分为髓系肿瘤和淋巴组织肿瘤、其他白细胞疾病进行介绍;②整合、补充和删减了部分教材内容,如补充了血栓与止血检验方法的质量控制、删减了与临床基础检验重叠的新生儿同种免疫性溶血性贫血等;③在保持第一版教材编写体例的基础上,在每章内容前增加了学习目标,每章内容后增加了本章小结,以便于学生抓住要点,掌握重点,理清思路以及课后复习和讨论;④更换和增添了部分图和表,加强视觉效应以提高学习兴趣和学习效果;⑤增加了实践训练,是一部融血液学理论与血液学检验实验指导为一体的教材,具有较强的实用操作性。

  本教材经过编者精心策划、反复讨论、认真编写、相互审阅、集体定稿。由于每人写作风格不同,使得本书文字的基调有不同特色。在本教材付梓之际,回顾近一年来在教学繁忙之际的编写工作,深感时间仓促,精力和水平有限,教材的错误和不足在所难免,敬请同行专家,以及使用本教材的师生和各位读者批评指正。本书保留了第一版教材大部分的内容和图表,为本版教材的修订奠定了良好的基础。同时在修订编写过程中得到了一些临床血液学检验专家的指导和帮助,同时湖南医药学院张申等教授提出了不少很好的建议,胡荣、陈玲群、米华等老师协助进行了书稿文字、图表整理,在此一并致谢。

尹利华 陈少华 范海燕

2016 年 12 月

目录

MULU

绪　　论

学 习 目 标

掌握:血液学检验的基本概念。
熟悉:血液学检验的任务及其学习方法。
了解:血液学及血液学检验发展简史。

一、血液学及血液学检验概述

血液学(hematology)是以血液和造血组织为主要研究对象的医学科学的一个独立分支学科。包括研究造血细胞的起源、增殖、分化和功能;血液和造血组织的组成、结构、形态、代谢、免疫和遗传;造血系统疾病的诊断和治疗。范围涉及生理学、生物化学、免疫学、遗传学、血细胞生物学、分子生物学以及临床医学等多门分支学科。随着基础医学学科的发展和实验技术的日新月异,血液学已经发展成为基础与临床紧密结合的综合性医学学科。

临床血液学(clinical hematology)是基础理论与临床实践相结合,并以造血系统疾病为主要研究对象的一门综合性临床学科。包括研究造血系统疾病的致病原因、发病机制、临床表现和诊疗措施,以及其他系统疾病所致的血液学异常。

血液学检验(hematologic laboratory science)是以血液学的理论为基础,以临床血液病为研究对象,以实验室多种检验技术和方法为手段,分析和研究血液、造血器官的病理变化及发病机制,从而为临床血液病的诊断、治疗和预后判断提供实验依据的一门综合性医学应用学科。它既属于血液学的范畴,又属于检验医学的一个分支。

二、血液学检验技术发展简史

血液学检验技术的发展是伴随着科学技术的进步和临床医学的发展而不断发展的。从最原始的手工法发展到目前的全自动分析方法,从细胞水平发展到分子水平,经历了几个世纪,它是一个漫长而曲折的过程。早在我国秦汉时期的医学《黄帝内经》一书中即有关于血液的记载。国外在公元前 3—4 世纪也有人提及,但多是从点滴的现象和不完整的观察中推测出来的。人类真正科学地研究血液始于 16 世纪末至 17 世纪初显微镜的问世和改进。人们用显微镜观察血液,在 1673 年、1749 年和 1842 年先后发现了红细胞、白细胞和血小板,为近代血液学的研究奠定了基础。直到 1949 年发现了镰状细胞贫血患者血红蛋白的分子结构异常,提出了"分子病"的概念,人们对疾病的认识开始由细胞水平进入到分子水平,使血液学疾病研究的整个格局和观念逐步发生了改变。

1. **细胞形态学检验**　自 1590 年荷兰人 Hans Jansen 设计制造的最原始的显微镜在 1673 年被荷兰人 Leeuwenhoek 改进成为显微镜后,人类发现了血液中存在不同的细胞成分,并成为血液学研究的主要对象。19 世纪中后期,血细胞计数板的发明、改进(1852 年)和研究证明红细胞来源于骨髓组织(1868 年)以及血细胞染色方法的建立(1880 年),这三大进展使血液学的研究进入细胞形态血液学阶段。1929 年发明了骨髓穿刺针,使骨髓细胞形态学观察成为血细胞形态学研究的一个重要内容。自 20 世纪后期以来,特殊显微镜的发明使血细胞形态学概念更加充实,特别是激光扫描共聚焦显微镜以及电子显微镜这些被称之为"细胞CT"的特殊显微镜应用,使形态血液学发展进入到超微形态学和功能形态学的新阶段。90年代出现了多功能、多参数和多分类全自动血液分析仪,使血细胞检测发展成为血细胞分析流水线,开创了血细胞自动分析的新纪元。

2. 骨髓组织学检验 骨髓组织学检验又称骨髓活检。早在20世纪初期就已经建立并逐步改进,但直到20世纪50年代末才开始应用于临床。20世纪70年代,对活组织采集工具及标本方法的采集进行了改进,运用不脱钙处理的塑料包埋技术,不仅能很好地显示细胞的细微结构,还可用来做免疫组化,弥补了骨髓涂片检查无法显示造血基质中造血细胞及其前体的空间定位的不足,有效地提高了血液病的综合诊断和研究水平。2001年WHO在造血与淋巴组织肿瘤新分类中将骨髓组织病理学检查作为重要的检查内容,同时将病理形态学、免疫学、细胞遗传学与分子遗传学结合起来,形成MICM分型法,并作为血液病诊断中的常规诊断技术,促进和丰富了骨髓细胞形态学的内涵,为临床血细胞诊断学赋予了新的含义。

3. 细胞免疫学检验 细胞免疫标记技术方法的建立至今仅几十年的历史,但其发展非常迅速。1941年Coons首先发明了免疫荧光技术,应用荧光抗体技术检查组织抗原。1945年英国免疫学家Coombs等人建立了抗人球蛋白实验,为免疫血液学的建立和研究作出了重要贡献。1966年Nakane等创立了免疫酶标技术定位和鉴定组织抗原,为细胞免疫化学的诊断提供了一条新的途径。20世纪70—80年代,又相继建立了过氧化酶-抗过氧化酶法(PAP)、碱性磷酸酶-抗碱性磷酸酶法(APAAP)、亲和素-生物素-过氧化物(ABC法)等众多酶学新技术,形成了细胞免疫化学;将过去单一的形态学描述改变为结构、功能和代谢为一体的动态观察,并可对细胞的属性、分化阶段和变异特点等进行鉴别,在白血病的免疫学分型诊断中具有重要参考价值。1975年单克隆抗体的研制成功,为免疫细胞化学提供了大批不同的特异性抗体,白血病开始了免疫分型。同时免疫金银染色法、免疫电镜、原位PCR等技术也相继问世,使免疫细胞化学检测技术在基因及其表达产物的系统检测技术方面有了新的发展。白细胞分化抗原(CD)建立了统一命名,并用于细胞学免疫表型分析。进入21世纪,流式细胞仪(flow cytometer,FCM)作为一门生物检测技术,成为细胞学分析领域中其他任何技术无可替代的最先进的重要工具进入临床应用,对白血病/淋巴瘤免疫分型、外周血淋巴细胞免疫表型分型、血小板膜糖蛋白分析、红细胞和中性粒细胞膜CD55和CD59等检测项目进行分析,从而使细胞免疫表型的分析技术提高到更精确的水平。

4. 细胞遗传学检验 人类第一次将染色体异常与特定的肿瘤类型联系在一起进行思考,始于1960年Nowell和Hungerford在慢性粒细胞白血病(CML)(简称慢粒)患者的骨髓中首次发现的特异性染色体异常,即费城染色体(Ph)。从而为细胞遗传学在肿瘤细胞学上的应用,起到划时代的巨大作用。1968年Q显带技术问世,为细胞遗传学检验技术的形成奠定了基础。1970年,染色体带型显现技术出现,染色体分析的精确性得以提高,发现了过去所不能发现的染色体异常。1973年建立了姐妹染色单体互换技术,为肿瘤细胞遗传学、染色体分子结构、DNA的复制与损伤修复等研究提供分析手段。1976年高分辨显带技术的出现,为染色体及其畸变提供更多的细节,显带技术因此成为微小的染色体结构变异的研究基础。1986年荧光原位杂交技术(FISH)应用于人体染色体分析,解决了单独用细胞遗传学技术无法明了的染色体细微异常和变异,甚至不需要细胞培养和染色体制备,就可以分析任何增殖周期细胞的基因组改变,对基因定位和各种染色体病的临床诊断发挥了重要作用。20世纪80年代造血和淋巴组织肿瘤染色体标记技术快速发展,证实白血病细胞遗传学表型与形态学类型、临床肿瘤治疗和预后以及肿瘤的生物学具有密切相关性,并成为诊治染色体病和血液病以及生物医学研究的重要方法,尤其在实现WHO关于造血系统肿瘤的新分类中起到至关重要的作用。

5. 分子生物学检验 20世纪后期,细胞遗传学技术的发展为分子生物学技术的形成奠定了基础。1978年美籍华裔科学家简悦威(Kan YM)等首次采用分子杂交技术成功地进行α-珠蛋白生成障碍性贫血的基因诊断;1983年Mulis等创立了快速的体外扩增DNA聚合酶链反应(polymerase chain reaction,PCR),由于其能在体外快速及高效地从复杂DNA中特异地扩增目标DNA序列,使之迅速成为分子生物学及其相关领域的经典实验方法。随后Saikl等应用PCR法首次成功地扩增了人β-珠蛋白的DNA,并应用于镰刀状红细胞贫血的产前诊断。1985—1986年人类相继成功实现了GM-CSF、G-CSF及IL-3、IL-6和IL-11cDNA分子克隆,开创了分子生物学理论和技术伴随具有造血/免疫调控功能的细胞因子一起切入血液学领域的新时代,从此打开了本来一无所知的细胞因子的领域,用于临床和实验研究。20 世纪 90 年代初基因芯片(DNA chip)技术也相继建立,彻底改变了传统的分子生物学方法只能对某一个或某几个基因进行研究的局限,使综合、系统分析某些生命现象成为可能。分子生物技术的应用,使传统形态学概念深入至分子或基因水平,造血和淋巴组织肿瘤检测迈入肿瘤分子血液学时代。同时造就了现代分子血液学、生物信息学、基因组学、蛋白质组学和基因芯片等新兴的基础学科的出现,引起血液学检验技术发生了革命性的变化。至今仍是现代临床血液学研究的前沿和热点。

三、血液学检验存在的问题与发展趋势

造血细胞检验在临床上起着十分重要的作用,但是,由于疾病的复杂性,单用形态学观察和细胞化学方法对细胞认识有一定的局限性,有些疾病的形态学变化无明显特征;有些检测方法的标准化及有效的质量控制手段存在的明显不足,影响了测定结果的可比性;有些病例暂时因为实验方法的敏感性和特异性或疾病自身的原因尚不能明确诊断等,至于对疾病发生机制的进一步阐释,更面临着许多困难。

血液学检验技术的发展趋势:①造血细胞形态学、细胞化学、细胞培养、染色体及分子生物学检查技术结合临床表现仍是今后对疾病作出准确诊断的发展趋势。②在传统造血检验的基础上充分应用流式细胞技术及其他免疫学技术、细胞遗传学和分子生物学检验技术、各种芯片技术,是现代造血细胞检验的特色。③干细胞的分离、纯化和鉴定,干细胞临床应用监测;造血调控相关基因的表达产物;细胞之间信息交流、细胞内的信号转导分子的分析以及与疾病之间的关系探讨成为当代造血检验的发展方向。④随着自动化的发展,以计算机控制的中心实验室可能将临床化学、免疫学和血液学检查合为一体,互联网将使更大区域间的数据交换成为可能。⑤新技术新方法将挑战目前经典的经验技术、方法和工作模式,培养一批具有多种相关学科的知识和操作能力来适应日益发展的高级血液学检验人才势在必行。

四、本书概要与学习方法和要求

(一) 本书概要

本书分五篇共 14 章,第一篇造血细胞及其检验,着重介绍正常血细胞形态学检验和血细胞化学染色技术;第二篇红细胞疾病及其检验,介绍贫血的分类、诊断;细胞形态学密切相关的贫血及溶贫的实验室诊断和贫血的鉴别诊断;第三篇白细胞疾病及其检验,介绍髓系、淋巴系肿瘤以及其他白细胞性疾病分型、特征和实验室检查;第四篇血栓与止血及其检验,介绍其基本理论和检测方法以及常见出血性疾病诊断和治疗性监测;第五篇血液学检验技术实践训练,介绍本课程开设的实验项目的操作方法和注意事项等。

《血液学检验》是医学检验技术专业的专业核心课程之一。本课程主要是学习血液学和骨髓中血细胞形态学和各种血液病的细胞学诊断,以及溶血、出血和血栓性疾病的病理生理和实验室诊断与治疗监测的方法。课程的某些内容如外周血液的细胞计数和分类、新生儿同种免疫性溶血性贫血、血液流变学的检测;血浆中各种化学成分的测定以及抗体的相关理论和检测方法分别归属于“临床基础检验”“临床生物化学检验”“免疫学检验”课的范畴,但本课程的一些内容与它们有密切的关联,需要运用它们的一些操作技术(包括现代检验技术)等,其相关理论不再重述,同时有关部分实验操作,也因内容存有重叠或被现代仪器所取代而不再作详细介绍或仅作梗概的介绍,使学生有一个基本的概念。

(二) 学习血液学检验的方法和要求

1. 注重基础理论学习与实践 血液学检验技术是一门综合性、实践性很强的医学应用学科,涉及的知识和技术面很广。学习时要把已经学过的细胞学、组织学、细胞遗传学等基础理论知识与本课程联系起来,检验和临床结合起来进行思考与实践。检验的目的是为诊断疾病提供依据,既要了解某些血液病可以通过某些特异性试验作出诊断,又要了解到血液病与非血液系统疾病既可同时存在又可相互转化,或者非血液系统疾病出现血液学检验指标的变化,使病情复杂化时,应该把检验结果和临床资料结合起来,综合分析,有时还要进行动态观察,才能得出正确的结论。同时训练自己在长期的实践中不断学习、不断积累经验、不断提高有关的基础、临床和检验的知识。

2．注重细胞的全面综合分析　细胞形态学辨认是本门课程实验教学内容的重中之重。由于各种血液病既有其规律性，又因患者的个体差异和在病程中因病情变化或治疗的影响使血细胞形态学变化错综复杂，每种细胞形态变化很大，因此，不能满足于识别典型的单个细胞。应注意掌握细胞群体的共性特征和变化谱，并在充分理解血细胞发生、发展规律和形态学的共性和个性特征的基础上，将理论上的描述和观察到的实物，在显微镜下仔细观察、反复对照，不断思考和总结，把镜下观察到的实物形态变成自己切身和直观的经验体会，逐步积累起自己的经验，切不可死记硬背。特别要注意不要单凭细胞某一特点进行判断，应抓住整个涂片的细胞学特征，反复地进行观察、分析和比较，进行全面的综合分析，作出细胞学的准确诊断。

3．注重操作规范及方法学评价　在溶血、血栓止血内容的学习中，功能性检验多，运用的多是生物学、生物化学和免疫学等方面的基础理论知识和检测方法。要求既要熟悉各项试验的原理、临床意义和影响因素，又要深入地理解溶血和止血的生理学和病理生理学方面的基础理论和知识，并在检验技术中操作正规，熟悉地掌握基本技术，保证检验结果准确可靠。学会如何评估和选择灵敏度高、特异性好的检验方法，以及分析影响实验结果的因素等，这些都必须予以高度重视。

（尹利华）

本章小结

血液学检验技术是研究血液、造血器官的病理变化的一门综合性医学应用学科。血液学及血液学检验技术的发展经历了一个漫长而曲折的过程，是伴随着科学技术的进步和临床医学的发展而不断发展的。近年来随着现代科学的飞速发展和大量新技术不断渗入，它的内容和应用急剧扩大和深化，对血液学及血液学检验的进步起到了巨大的推动作用。血液学检验技术既属于血液学范畴，又属于检验医学的一个分支，涉及的知识和技术面很广，在学习这门课程过程中必须注意：①注重基础理论学习与实践；②注重细胞的全面综合分析；③注重操作规范及方法学评价。

能力检测

1．血液学检验的概念是什么？
2．如何学好血液学检验课程？

第一篇

造血细胞及其检验

第一章　造血基础理论

第一节　造血器官和微环境

造血（hematopoiesis）是指造血器官生成各种血细胞的过程。能够生成并支持造血细胞分化、发育、成熟的组织器官称为造血器官（hematopoietic organ）。人体的造血器官起源于中胚层的原始间叶细胞，主要包括骨髓、胸腺、淋巴结、肝脏和脾脏等，其造血过程根据胚胎发育阶段的不同可分为胚胎期造血与出生后造血，不同的造血期其主要的造血器官与造血特点各不相同。所有的血细胞皆由造血干细胞发育而来。造血微环境是造血干细胞赖以生存的内环境，造血细胞定居在适宜的造血微环境后，在各种调控因素的作用下，完成造血细胞增殖、分化、成熟和凋亡等过程。

一、造血器官

（一）胚胎期造血

根据发育过程中造血中心的转移，胚胎期造血可分为中胚层造血、肝脏造血及骨髓造血。

1. 中胚层造血　中胚层造血又称卵黄囊造血，是人体唯一的血管内造血。人胚发育第 2 周末时，胚外中胚层的间质细胞在内胚层细胞的诱导下开始分化，这些具有自我更新能力的细胞，在卵黄囊壁上聚集成团，称为血岛（blood island）。血岛是人类最初的造血中心，是血管和原始造血发生的部位。最初的血岛为实心的细胞团，血岛周边部分的间质细胞分化成为扁平的内皮细胞，逐渐发育形成原始的血管壁。血岛中央部分的细胞游离出来，形成最早的造血干细胞。最初的原始血细胞形态上类似巨幼样的原始红细胞，不能分化发育为成熟红细胞，细胞内含 Hb-Gower1，称为第一代巨幼红细胞。约在第 7 周，红细胞形态才趋于正常，相继产生 Hb-Gower 2 和 Hb-Portland，血岛内无粒细胞和巨核细胞。

随着胚胎的发育，卵黄囊的造血微环境已无法满足造血需求，原始血细胞开始随血液大量迁移至肝、脾和淋巴组织等部位，在适宜的微环境中发生增殖、分化。至胚胎第 6 周，卵黄囊的造血功能开始退化，逐渐由肝脏和脾脏取代其继续进行造血，如图 1-1。

2. 肝脏造血　肝脏造血大约始于胚胎第 6 周。肝脏造血的发生是由卵黄囊血岛产生的造血干细胞随血流迁移并种植于肝脏所致，是胚胎 3～6 个月造血的主要场所。此期造血特点主要是以生成红细胞为主，仍然为巨幼型红细胞，但不再合成 Hb-Gower1 和 Hb-Gower2，主要合成胎儿血红蛋白 F（HbF），此为第二代幼稚红细胞（简称幼红细胞）。至胚胎第 4 个月后，开始生成粒细胞，肝不生成淋巴细胞。在肝造血的同时，造血干细胞经血流同时进入胸腺、脾和淋巴结，这些器官也相继发生造血。

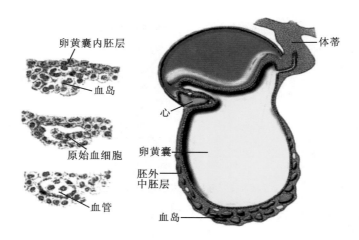

图 1-1 卵黄囊血岛形成

脾造血始于胚胎第 5 周,胚胎肝脏的造血干细胞经血流入脾,在此增殖、分化和发育。此时主要产生红细胞和粒细胞,第 5 个月后又产生淋巴细胞和单核细胞,以后红细胞和粒细胞生成明显减少,至出生后脾仅产生淋巴细胞。

胸腺造血约始于胚胎第 6 周,在胚胎期主要产生淋巴细胞和少量红细胞、粒细胞,胚胎后期成为诱导和分化 T 细胞的器官。

淋巴结造血始于胚胎第 7～8 周,在胚胎早期可产生红细胞,但时间很短,自胚胎第 4 个月由肝脏、胸腺和骨髓发育成熟的 T、B 细胞迁入其中,使其终身只产生淋巴细胞和浆细胞。

3. 骨髓造血　骨髓中的造血干细胞主要来自于肝脏、部分源于脾,并维持终生。自胚胎第 14 周骨髓开始造血,5 个月以后成为胚胎期的造血中心。至此肝、脾造血功能减退,骨髓造血迅速增加。骨髓造血为第三代造血,此时红细胞中的血红蛋白除 HbF 外,还有少量的 HbA、HbA_2 生成。骨髓主要生成红细胞、粒细胞和巨核细胞,此外也生成淋巴细胞和单核细胞,因此骨髓不仅是造血器官,也是重要的中枢淋巴器官。人胚胎期造血器官及造血特点如表 1-1。

表 1-1　人胚胎期造血器官及造血特点

造血器官	造血时间	造血特点
中胚层造血	人胚 2 周末～9 周	人体唯一的血管内造血,可形成第一代巨幼红细胞,产生 Hb-Gower1、Hb-Gower2 和 Hb-Portland,同时产生少量 HbF
肝脏造血	人胚 6 周～出生时	形成第二代幼红细胞,4 个月时可形成粒细胞
脾造血	人胚 5 周～出生后	首先产生红细胞,之后产生粒细胞,5 个月可以形成淋巴细胞和单核细胞,出生后只产生淋巴细胞
胸腺造血	人胚 6 周～7 周	主要形成淋巴细胞,也可以产生红细胞和粒细胞
淋巴结造血	人胚 7 周～出生后	终生形成淋巴细胞和浆细胞
骨髓造血	人胚 14 周～出生后	出生后唯一产生粒、红、巨核细胞的场所,也可产生淋巴细胞、浆细胞和单核细胞。除产生 HbF 外,还可产生 HbA 和 HbA_2

胚胎期造血的三个时期不可截然分开,而是互相交替、此消彼长的(图 1-2)。各类血细胞生成的顺序依次为:红细胞、粒细胞、巨核细胞、淋巴细胞和单核细胞。

（二）出生后造血

出生后人体造血主要分为骨髓造血和淋巴器官造血。在正常情况下骨髓是唯一能产生红系、粒系和巨核系细胞的场所,也生成淋巴细胞和单核细胞。胸腺、脾和淋巴结则为终生制造淋巴细胞的器官。

1. 骨髓造血　骨髓被封闭于坚硬的骨髓腔中,肉眼观呈海绵样或胶状。是人体最大、最重要的造血器官。健康成人骨髓约占体重的 4.5%(3.4%～5.9%),平均重量为 2800 g(1600～3700 g)。骨髓按其

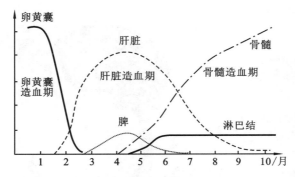

图 1-2　胚胎期造血部位示意图

组成和功能分为红骨髓和黄骨髓。成年后红骨髓占全部骨髓的 50% 左右。

（1）红骨髓：红骨髓具有活跃的造血功能，因含有大量的造血细胞而呈红色。不同年龄的人群红骨髓的分布不同，5 岁以下的儿童全身的骨髓腔内均为红骨髓，5～7 岁后，长骨的骨髓中开始出现脂肪细胞。随年龄的增长，红骨髓由远心端向近心端逐渐开始脂肪化，至 18 岁时，红骨髓仅存在于扁骨、短骨及长管状骨的近心端，如颅骨、胸骨、脊椎骨、肋骨、髂骨以及肱骨和股骨的近心端。因此在做骨髓穿刺或活检时，成人适宜选择髂骨、胸骨、脊椎棘突等处，胫骨粗隆则适宜 2 岁以下的婴幼儿。红骨髓主要由结缔组织、血管、神经及造血实质细胞组成，由网状纤维和网状细胞构成立体网架，各发育阶段的血细胞分布于网孔中。红骨髓内有丰富的血管系统，血窦是最突出的结构。血窦内是成熟的血细胞，血窦间则充满各发育阶段的造血细胞。血窦壁构成了骨髓造血组织与血液循环间的重要屏障，称骨髓-血屏障，骨髓内成熟的血细胞要想进入外周血循环必须穿越血窦壁，因此骨髓-血屏障在造血过程中具有重要的支持与调控作用。

骨髓中造血细胞的分布具有一定的区域性，红细胞和粒细胞常呈岛状分布，形成红细胞造血岛和粒细胞造血岛。红细胞造血岛（也称幼红细胞造血岛）位于血窦附近，其中心有 1～2 个巨噬细胞，周围是各个阶段的幼红细胞，随着成熟逐渐远离巨噬细胞，贴近血窦壁，成熟后进入血窦；粒细胞造血岛常远离血窦，位于造血索中央，成熟后逐渐移向血窦，穿过血窦壁进入血流；巨核细胞常紧贴于血窦壁上，将其伪足伸入血窦内，当血小板成熟后从巨核细胞的胞质分离出来直接释放进入血流；单核细胞往往散布于造血细胞之间；淋巴细胞、组织细胞和浆细胞等则组成淋巴小结，散在分布于造血索中。

（2）黄骨髓：骨髓中的造血细胞被脂肪细胞替代后成为黄骨髓。健康成人黄骨髓约占骨髓总量的 50%。黄骨髓在正常情况下不再参与造血，但仍保留造血的潜能。健康人的骨髓造血具有较强的代偿能力。当机体需要时（如急性失血或溶血时）可重新转变为红骨髓恢复造血功能。因此骨髓造血具有较强的代偿能力。

2. 淋巴器官造血　淋巴器官可分为中枢淋巴器官和周围淋巴器官。中枢淋巴器官包括骨髓和胸腺，是淋巴细胞产生、增殖分化和成熟的场所。周围淋巴器官包括脾、淋巴结和弥散的黏膜淋巴组织，是淋巴细胞聚集和发生免疫应答的具体场所。在骨髓内的造血干细胞分化为淋巴系干细胞，淋巴干细胞再分化成 T、B 细胞祖细胞。B 细胞祖细胞在骨髓内继续分化成为成熟的 B 细胞，T 细胞祖细胞则随血流迁移至胸腺、脾和淋巴结内发育成熟。

（1）胸腺：胸腺是中枢淋巴器官，其主要功能是产生淋巴细胞和分泌胸腺素。来自于骨髓的造血干细胞在胸腺素的诱导下，分化成为具有免疫活性的淋巴细胞，然后进入髓质，释放入血并迁移至周围淋巴器官的胸腺依赖区，成为胸腺依赖淋巴细胞即 T 细胞。后者可进入血液并在周围淋巴器官中定居，增殖分化，参与细胞免疫应答。

（2）脾：脾为周围淋巴器官，是 T、B 细胞分化成熟的主要场所之一，具有造血、储血、滤血和免疫反应等多种功能。脾实质由红髓、白髓和边缘区组成。

红髓由脾窦和脾索构成。脾索由网状结缔组织构成支架，网中充满各种细胞，包括巨噬细胞、淋巴细胞、粒细胞、红细胞和少量浆细胞，是脾滤过血液的重要场所。脾窦也称脾血窦，是一种静脉性血窦，相互交连吻合成网。窦壁由一层杆状的内皮细胞平行排列而成，形似一种多孔隙的栅栏状结构（间隙 2～5

μm），脾索内的血细胞可经此穿越进入血窦。由于窦壁间隙狭小，血细胞必须经变形后才能流回血窦。当血细胞出现异常，如球形红细胞、椭圆形红细胞等，细胞变形能力下降，不易穿过血窦壁流回血窦，而在血窦外滞留，从而被巨噬细胞吞噬，形成血管外溶血。白髓由脾动脉周围淋巴鞘和脾小结构成。淋巴鞘沿中央动脉分布，包围在中央动脉周围，是脾的胸腺依赖区，区内主要是 T 细胞。脾小结位于脾动脉周围淋巴鞘内一侧，内有生发中心，主要含 B 细胞，是脾脏 B 细胞依赖区。边缘区位于白髓周围，与红髓交界，含有 T、B 细胞及大量巨噬细胞，当有外来抗原时，边缘区的细胞将参与免疫反应。

（3）淋巴结：是重要的周围淋巴器官，出生后淋巴结只产生淋巴细胞和浆细胞。淋巴结由被膜、皮质和髓质组成。B 细胞在淋巴结皮质区的生发中心增殖、发育。髓质在淋巴结中央，由髓索和髓窦组成。髓索主要含 B 细胞、浆细胞、巨噬细胞、肥大细胞和嗜酸性粒细胞等。髓窦中有许多巨噬细胞和网状细胞，对淋巴液起滤过作用。淋巴细胞经血流向组织、淋巴器官迁流，又再返回血流，不断地进行淋巴细胞再循环。

（三）髓外造血

正常情况下，出生 2 个月后的婴儿，骨髓以外的组织如肝、脾、淋巴结等不再制造红细胞、粒细胞和血小板，但在某些病理情况下，如骨髓纤维化、骨髓增生性疾病以及某些恶性贫血时，这些组织又可重新恢复造血功能，称为髓外造血（extramedullary hematopoiesis，EH）。髓外造血是机体对血细胞需求明显增高或对骨髓造血障碍的一种代偿，这种代偿有限且不完善，常见于儿童。由于肝、脾、淋巴结等组织无骨髓-血屏障（marrow-blood barrier，MBB）结构，幼稚细胞不经选择即可进入外周血循环，导致外周血中常出现较多幼稚粒细胞（简称幼粒细胞）、有核红细胞及细胞碎片。髓外造血部位除肝、脾、淋巴结外，也可累及胸腺、肾上腺、腹腔的脂肪、胃肠道等，常导致相应器官肿大。

二、造血微环境

造血微环境（hematopoietic microenvironment，HIM）是造血细胞赖以生长发育的内环境，它是由骨髓基质细胞（stromal cell）、微血管、神经和基质细胞分泌的细胞因子（cytokine）等构成。对造血干细胞的自我更新、定向分化以及造血细胞增殖、分化、成熟调控等起重要的作用。

（一）骨髓的微血管系统

骨髓的微血管系统由营养血管、动脉、小动脉和毛细血管等构成，是造血微环境的主要组成部分。骨髓的营养动脉不断分支形成微血管、毛细血管，毛细血管再注入静脉窦，并汇集成集合窦，然后注入中心静脉。静脉窦和集合窦统称为骨髓血窦。血窦密布于整个骨髓腔，彼此相连构成复杂的网状系统，血窦内是成熟的血细胞，血窦间则为骨髓实质，即造血索。

完整的血窦壁由内皮细胞、颗粒状基底膜和外皮细胞构成。但绝大部分血窦壁仅由一层内皮细胞构成。血窦窦壁在平时并无孔隙，当血细胞通过时，则形成临时通道。造血活跃时，窦壁孔隙增多，有利于发育成熟的血细胞释放入血。因此窦壁细胞一方面起到造血细胞的支架作用，另一方面也对血容量起着调节作用。

由于窦壁孔隙直径小于血细胞直径，因此只有具备变形能力的血细胞才能穿越窦壁进入外周血循环。正常情况下红细胞系只有无核的网织红细胞与成熟红细胞才可穿越窦壁，而其他阶段的红细胞会由于细胞核较坚固不易变形而被阻止通过；成熟的白细胞只有排列成线状才能通过；巨核细胞只有胞质可穿过窦壁释放血小板。人体每天约有 2×10^{11} 个红细胞、1×10^{10} 个粒细胞、4×10^{11} 个血小板及一定数量的单核细胞与淋巴细胞穿过血窦窦壁进入血循环。

（二）骨髓的神经

骨髓的神经来源于脊神经，与骨髓动脉伴行，其分支呈网状缠绕于动脉壁，神经纤维终于动脉壁的平滑肌。但很细的无鞘神经纤维与毛细血管的某些部位接触或在造血细胞之间终止。骨髓神经调节血管的舒缩，改变血窦的大小及血流速度的快慢，调节血细胞的释放。另外骨髓血管内皮细胞中含有 P 物质的神经激肽受体，可受神经纤维末端的神经介质 P 物质作用，刺激造血祖细胞的生长。

（三）骨髓基质细胞、细胞外基质及其分泌因子

1．骨髓基质细胞 骨髓基质细胞是由成纤维细胞、内皮细胞、脂肪细胞、巨噬细胞和基质干细胞等细胞成分构成，通过与造血细胞的密切接触而营养造血细胞并支持其增殖和分化。同时骨髓基质细胞还能分泌造血调控因子，如多种集落刺激因子（CSFs）、白细胞介素（interleukin，IL）等。此外基质细胞表面也有细胞因子受体，可接受外源性信息，调控细胞因子分泌的种类及水平。

2．细胞外基质 细胞外基质由骨髓基质细胞分泌，主要包括糖蛋白、蛋白多糖和胶原等，是机体内除细胞之外的非细胞性固有物质成分，由蛋白质和多糖构成的高度水合性纤维网络凝胶结构，与细胞间相互依存，共同构成完整的组织。其作用主要构成微环境中有力的结构支架，给造血细胞以支撑、营养与保护，使其聚集于特定的区域进行生理活动，各种细胞黏附分子（CAMs）分布在细胞膜上或释放到细胞外基质中，介导造血细胞与基质细胞及细胞外基质的相互识别和作用，也介导造血细胞和细胞因子之间的黏附及信息传导。

3．细胞因子 由基质细胞分泌。细胞因子不仅直接作用于造血细胞，调控造血干细胞与造血祖细胞的分化与发育，并且同时作用于基质细胞，改变基质细胞的增殖和分泌状态，进一步影响细胞因子的分泌。上述多种因素相互作用，对造血细胞的增殖、分化和发育成熟起着重要的调控作用。

第二节 血细胞的生长发育

造血细胞的生长发育是一个连续不断的复杂过程，造血器官内的各种造血细胞在造血微环境中通过细胞与细胞之间的相互作用，在各种细胞因子的诱导下，按一定的规律发育成为各种成熟的血细胞，然后释放入血循环中。正如人体从受精卵到成体的发育过程一样，血细胞从发生到成熟经历了多种形态演变过程。最初的具有多种分化能力的血细胞被称之为干细胞，随着细胞的发育，分化能力逐渐下降，直到完成定向分化后，开始定位于某系细胞的成熟过程。按分化潜能的大小，可将干细胞分为三类：一类为全能干细胞，具有无限增殖和多种分化能力，以及发育成完整个体的潜能，如胚胎干细胞；第二类是多能干细胞，虽仍具有多种分化潜能，但已经失去了发育成完整个体的能力，如造血干细胞、骨髓间质细胞、神经干细胞等；第三类为专能干细胞，这类细胞只可向一种类型或密切相关的两种类型细胞分化，如肝干细胞、肠上皮干细胞等。骨髓中存在两类干细胞，即造血干细胞和骨髓间质干细胞。造血干细胞是所有血细胞的来源，而骨髓间质干细胞是骨髓基质细胞的祖细胞，后者是构成造血微环境的重要组成部分，在造血调控中发挥着重要的调控作用。

一、造血干细胞和骨髓间质干细胞

造血干细胞（hematopoietic stem cell，HSC）是由胚胎干细胞发育而来，具有高度自我更新能力和多向分化能力，在造血组织中含量极少，形态难以辨认的类似小淋巴细胞样的一群异质性细胞群，它是血细胞的"种子"，体内所有血细胞都由它分化发育而来。

（一）造血干细胞

1．造血干细胞的发现 1961 年 Till 和 McCulloch 首先通过动物实验证明了造血干细胞的存在。他们给受致死剂量照射的小鼠输入同种健康小鼠骨髓细胞，8～11 天后，在受者小鼠的脾表面出现了肉眼可见的结节，称脾集落。当时由于不确定每个脾集落是否起源于同一个多能造血干细胞，因此将它们笼统地称为脾集落形成单位（colony forming unit-spleen，CFU-S）。后经研究证实，脾集落是由骨髓红系细胞、粒系细胞、巨核系细胞或三者混合的造血细胞组成，且所有这些细胞都由单个细胞分化而来，因此脾集落生成细胞也被称为多能干细胞（pluripotential stem cell）即造血干细胞，从而证明了动物造血干细胞的存在。20 世纪 70 年代初期体外半固体血细胞培养技术的应用使得在人类的骨髓或血液也可培养出与小鼠脾集落相似的集落，证明了人类造血干细胞的存在。同时 Nowell 等在临床上发现 80%～90% 的慢性粒细胞白血病（CML）（又称慢性髓细胞性白血病）患者的骨髓细胞中都会出现一个异常的小染色体，经证明

为第22对染色体长臂短缺后的剩余部分,称不仅有Ph1染色体,且发现慢性粒细胞白血病患者的红细胞系、粒细胞系和巨核细胞系都具有Ph1畸形染色体,因此推测这三系细胞具有共同的来源,它们前身细胞染色体的改变,导致增殖分化后的所有血细胞都带来该标志性染色体。现已公认,造血干细胞由胚胎干细胞发育而来,它是所有血细胞最原始的起源细胞。

2. 造血干细胞的特点　造血干细胞在体内多数处于G_0期,可以增殖分化为髓系干细胞和淋巴系干细胞。研究认为造血干细胞之所以能维持血细胞恒定的数量与功能,主要是其具有以下一般特征:①高度自我更新能力。造血干细胞的自我更新是维持其数量平衡的基础。亦称自我维持。高度的自我更新能力是造血干细胞基本的生物学特征之一。细胞通过有丝分裂产生的两个与亲代细胞具有相同的特征的子代细胞,其中一个向下分化为造血祖细胞,另一个则保持干细胞的全部特征。这种特征使得机体内造血干细胞的水平始终维持在一个恒定的水平。②多向分化能力。在体内多种调控因子的作用下,造血干细胞可分化形成红细胞、粒细胞、单核细胞、血小板和淋巴细胞等多种细胞的祖细胞,并为不可逆的分化。③造血干细胞具有不均一性。造血干细胞只有少数向下分化,分化过程并不同步,因此形成各系不同阶段的复杂细胞群,其形态、生物物理特征及表面标志均不同,形成造血干细胞的多态性。

3. 造血干细胞的表面标志　造血干细胞并没有明确的形态学特征,大都表现为淋巴细胞样的单个核母细胞,因此依据外部形态对其识别与分离难度较大。近年来随着单克隆抗体技术的发展以及流式细胞仪(FACS)的应用,证实造血干细胞的阳性标志主要为CD34、CD133(或AC133)、c-kit、Thy-1low、TPO-R,阴性标志主要为CD38、Lin、HLA-DR等。

CD34是与造血干/祖细胞密切相关的一个阶段特异性抗原,是造血干/祖细胞分离纯化的标志,主要存在于幼稚的造血干/祖细胞、部分骨髓基质细胞和少量的血管内皮细胞表面。成人骨髓中$CD34^+$细胞占有核细胞的1%～3%。$CD34^+$细胞群中含有可以长期重建髓系和淋巴系的造血干细胞及大量造血祖细胞。目前$CD34^+$造血细胞已经是公认的理想的造血干/祖细胞移植物,筛选$CD34^+$细胞可以富集造血干细胞,人体骨髓、外周血、脐血中的$CD34^+$细胞分别占有核细胞总数的1%、0.1%和0.1%左右。许多研究发现具有长期造血重建能力的造血细胞均为$CD34^+ Lin^-$,当各系祖细胞分化为形态可辨认的各系原始和幼稚细胞时,CD34抗原标志消失,成为$CD34^- Lin^+$的细胞。在造血干/祖细胞产生、发育、分化和成熟过程中,CD34表面标志从无到有,又从有到无,对$CD34^+$及其亚群细胞的进一步研究,将为研究造血干细胞的增殖、分化及调控提供理论依据,同时也将为造血干、祖细胞的建库、扩增、造血干细胞移植、基因治疗等提供新的理论和技术保证。

在$CD34^+$细胞群中,同时有99%$CD38^-$,CD38抗原是造血干细胞向多系定向分化的抗原,随分化过程其表达水平增高。

除上述分化抗原外,还有其他一些抗原在造血干/祖细胞的分化过程中呈现,如干细胞因子受体c-kit(CD117)、胸腺抗原-1(Thy-1,CD90)、干细胞抗原(Scal)、原癌基因(c-kit)、血管内皮生长因子受体2(KDR)等。

(二)造血祖细胞

1. 造血祖细胞的特征　造血祖细胞(hematopoietic progenitor cell,HPC)由造血干细胞分化而来,是一群部分或全部丧失自我更新能力的过渡性、增殖性细胞群。各细胞系虽都源于造血干细胞,但它们的发生与发育却是独立进行并相互协调的。在造血细胞的发育、增殖和分化过程中,造血干细胞首先增殖分化为各系的造血祖细胞,即各系的造血母细胞,也称定向干细胞(committed stem cell)。造血祖细胞不同于造血干细胞,其主要特征为:①失去多向分化的能力,不能发育为各种血细胞,而只能向一系或密切相关的两系细胞分化(如中性粒细胞与单核细胞);②增殖潜能已非无限大,不能反复自我更新,只能更新数次,数量的恒定依靠多能造血干细胞的增殖来补充;③具有对调节因子发生反应的特殊结构,后者很可能作为细胞表面受体接受细胞因子对造血过程的调控。造血祖细胞虽有高度增殖能力,却部分(早期祖细胞)或全部(晚期祖细胞)丧失了自我更新和自我维持能力,因此干细胞在体内能长期地重建造血,而早期祖细胞只能短期重建造血,晚期则完全丧失重建造血的能力。

2. 造血祖细胞的组成　1965年Bradiley和Metcalf创立了半固体琼脂培养基培养骨髓和血液白细

胞的方法。他们发现在加入集落刺激因子(CSF)后,骨髓细胞可在体外琼脂培养基上形成集落,每个集落称为一个集落形成单位(CFU)。

造血祖细胞包括 T 细胞祖细胞(CFU-TL);B 细胞祖细胞(CFU-BL);红细胞祖细胞(CFU-E);粒-单系祖细胞(CFU-GM),包括粒细胞系祖细胞(CFU-G)和单核细胞系祖细胞(CFU-M);以及巨核细胞系祖细胞(CFU-Meg);嗜酸性粒细胞祖细胞(CFU-Eos);嗜碱性粒细胞祖细胞(CFU-Bas)。

3. 造血祖细胞的表面标志　与造血干细胞不同,造血祖细胞表达 CD34 抗原较弱,可能表达 CD38 抗原,或低表达一些血细胞系列特异性抗原(如 Lin 抗原)。可采用流式细胞技术或其他免疫学技术将造血干、祖细胞区别开来。目前对于造血干/祖细胞的认识主要依据两类细胞的体内、外生物学特性及其细胞表面标志(表 1-2),实现两类细胞严格意义上的区分仍十分困难。

表 1-2　造血干细胞与造血祖细胞的部分特征

特征	造血干细胞	早期/晚期造血祖细胞
自我更新能力	强	弱/无
体内重建造血能力	长期	短期/无
CD33	阴性	阳性
CD34	阳性	阳性/阴性
CD38	阴性	阳性
HLA-DR	阴性	阳性

(三)骨髓间质干细胞

1. 骨髓间质干细胞的特征　骨髓间质干细胞(mesenchymal stem cell,MSC)是一种成体干细胞,具有多向分化潜能和高度自我更新能力等干细胞的共性特征,在不同环境中可分化成不同种类的细胞,如成骨细胞、脂肪细胞、心肌细胞和血管内皮细胞等。MSC 占骨髓有核细胞的 $0.001\%\sim0.01\%$,在无造血细胞和分化刺激存在的情况下贴壁生长。MSC 在体外经 20~25 次传代后,其表型和分化潜能无明显改变,约 20%MSC 处于 G_0 期,表明其强大的增殖能力。

2. 骨髓间质干细胞的功用　①MSC 可分泌 IL-6、IL-7、IL-8、IL-11、IL-12、IL-14、IL-15、白血病抑制因子(leukemia inhibitory factor,LIF)、M-CSF、Flt-3 配体、SCF 等多种细胞因子,对造血调控起重要作用。②MSC 分化的组织类型广泛,理论上能分化为所有的间质组织类型,如将它分化为骨、软骨或肌肉、肌腱,在治疗创伤性疾病中具有应用价值;将它分化为真皮组织,则在烧伤中有不可限量的应用前景;将它分化为心肌组织,则有可能构建人工心脏,且移植于梗死心肌后与宿主细胞之间形成缝隙连接,成为有功能的心肌细胞,从而修复心肌组织。③MSC 在体外易获得、易纯化、易扩增,可长期传代,具有低免疫原性和免疫调节功能,同时易于转染和稳定表达外源基因,是细胞工程和基因治疗的理想靶细胞。

3. 骨髓间质干细胞的表面标志　目前尚无 MSC 的特异性标志,一般认为 MSC 能够表达 CD29、CD44、CD71、CD90、CD120a 及 CD124,不表达造血细胞表面抗原,如 CD4、CD8、CD12、CD14、CD31、CD34、CD38、CD45、CD56 及 HLA-DR。

二、血细胞的生长发育

(一)血细胞发育

造血干细胞在造血微环境及细胞因子等的诱导下,增殖分化成为各系祖细胞,继续向下分化成为形态可辨认的各种原始细胞,进一步发育成熟,形成具有特定功能的终末细胞。血细胞的的发育包括细胞增殖、分化、成熟和释放等动力学过程。

1. 增殖　增殖是指血细胞通过分裂使其数量增加的现象。有丝分裂是造血细胞的主要增殖方式。在血细胞增殖过程中,母细胞有丝分裂后形成的子细胞可以进一步增殖,每增殖一次就趋向于进一步分化。一般情况下,从原始细胞发育至成熟细胞要经过 4~5 次有丝分裂,例如一个原始红细胞经 4~5 次增殖后可产生 16 个或 32 个成熟红细胞。巨核细胞的增殖方式与其他系统血细胞不同,是以连续双倍体增殖 DNA 的方式,每增殖一次,核增大一倍,但胞质并不分裂,属多倍体细胞,形态上也表现为从原始到成熟胞体逐渐变大。

有丝分裂是血细胞分裂的主要形式。有丝分裂的分裂期分成四期,即前、中、后、末期。正常骨髓分裂象约占有核细胞的 1‰,而增殖过高的骨髓可达 5‰。分裂象常见于早幼及中幼阶段,晚幼阶段的细胞已失去分裂能力,属终末细胞。

2. 分化 是指血细胞在发育过程中失去某些潜能而又同时获得新的功能的过程,即由多潜能转变为单潜能的过程。分化后的细胞在形态和功能上产生了新的特征,这种分化是不可逆的。晚期阶段的细胞,不再合成 DNA,失去了增殖能力,只能进一步分化趋于成熟。

3. 成熟 细胞定向分化后通过增殖和演变,由原始细胞经幼稚细胞到成熟细胞的全过程。血细胞越成熟,其形态特征越明显,功能也逐渐完善。

4. 释放 是成熟的终末细胞通过骨髓-血屏障进入外周血循环的过程。在屏障的过滤下,未成熟的幼稚细胞一般不可随意进入血循环。

（二）血细胞生长发育的过程

造血细胞生长发育过程,可分为三个阶段。

1. 造血干细胞阶段 其高度的自我更新能力使造血干细胞在数量上保持恒定。是分化成为各系祖细胞的造血源泉。

2. 造血祖细胞阶段 是细胞数量增多的主要阶段,对维持血细胞的数量具有重要作用。

3. 原始及幼稚细胞阶段 在骨髓涂片中形态可以辨认,但无自我更新能力和分化能力,它们在造血组织中继续增殖、成熟,最终成为成熟的终末血细胞(淋巴细胞除外),释放入外周血。

（三）血细胞的命名

骨髓血细胞按所属类别共分六大系统。即红细胞系、粒细胞系、单核细胞系、淋巴细胞系、浆细胞系和巨核细胞系。每一系统又依细胞成熟水平分为原始细胞、幼稚细胞和成熟细胞三个阶段;红细胞系和粒细胞系的幼稚阶段又分为早幼、中幼和晚幼三个阶段;而粒细胞根据胞质中所含颗粒特点的不同,又分为中性粒细胞、嗜酸性粒细胞和嗜碱性粒细胞。各系细胞的发育顺序及名称依次如下(图 1-3)。

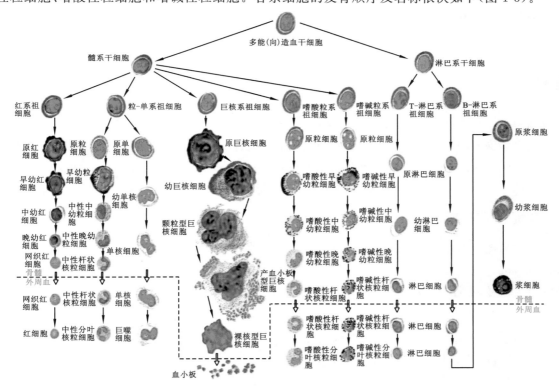

图 1-3 血细胞分化发育过程图

1. 红细胞系　原始红细胞、早幼红细胞、中幼红细胞、晚幼红细胞、网织红细胞、成熟红细胞。

2. 粒细胞系　原始粒细胞、早幼粒细胞、中幼粒细胞、晚幼粒细胞、杆状核粒细胞、分叶核粒细胞。

3. 淋巴细胞系　原始淋巴细胞、幼稚淋巴细胞、淋巴细胞。

4. 单核细胞系　原始单核细胞、幼稚单核细胞、单核细胞。

5. 巨核细胞系　原始巨核细胞、幼稚巨核细胞、颗粒型巨核细胞、产血小板型巨核细胞、裸核型巨核细胞、血小板。

6. 浆细胞系　原始浆细胞、幼稚浆细胞、浆细胞。

（四）血细胞发育成熟的一般规律

血细胞的发育成熟是一个连续的过程，为了研究等目的，常将其人为地划分为多个阶段，在细胞分类中，处于发育中间阶段的细胞一般划入下一阶段。血细胞发育过程中的形态演变规律如表 1-3 所示。

表 1-3　血细胞发育过程中的形态演变规律

项目	原始→幼稚→成熟	备注
细胞大小	大→小	原始粒细胞比早幼粒细胞小，巨核细胞由小到大
核质比例 *	大→小	淋巴细胞（大淋巴细胞除外）核质比例均较大
胞核大小	大→小	成熟红细胞核消失
核形态	圆形→凹陷→分叶（以粒系为例）	有些细胞不分叶，红细胞系无核形变化
核染色质	细致→粗糙→块状、团块状	单核细胞及淋巴细胞的副染色质常不明显
核染色	淡紫色→深紫色	
核仁	有、清楚→模糊→无或消失	原始巨核细胞的核仁常不清
胞质量	少→多	小淋巴细胞胞质较少
胞质颜色	蓝（嗜碱）→红（嗜酸）或深蓝→浅蓝	红系：深蓝色→灰蓝色→灰红色→淡红色
胞质颗粒	无→少→多	粒细胞有三种颗粒，红细胞系无颗粒

注：* 核质比例是指胞核直径与胞体直径之比。

第三节　造血的调控

造血调控是一个涉及多因素、多水平复杂的调控，包括基因调控和体液调控等。它们以不同的方式共同调控造血细胞的增殖、分化、成熟、迁移、归巢和凋亡等全过程，以达到调控造血、维持正常造血平衡的目的。其中以细胞因子的调控最为重要。主要通过在细胞间传递信息来影响造血活动。细胞因子对造血的调控包括造血的正向调控和负向调控，正常情况下，两者呈动态平衡。

一、造血的基因调控

造血干细胞和造血祖细胞增殖分化的各个阶段均受到复杂的多个基因的调控。特别是原癌基因（proto-oncogene）和抑癌基因（tumor suppressor gene）表达产物及信号传导途径参与调控作用是公认的。原癌基因为正信号、显性，抑癌基因为负信号、隐性。

（一）原癌基因

原癌基因包括 c-myc 基因、ras 相关基因、c-abl 基因、bcl-2 基因、c-kit 基因等。正常细胞的基因组中都带有原癌基因，但基本上不表达或低表达，不引起恶变。原癌基因的编码产物可分为细胞因子、细胞因子受体、细胞内蛋白激酶、细胞内信号传递分子及转录因子等。各种产物以不同的方式参与 DNA 复制和特定基因的表达，促进造血细胞增殖和调控细胞发育。

（二）抑癌基因

抑癌基因主要有 p53 基因、WT1 基因、NF1 基因、DCC、Rb 基因等。抑癌基因编码产物通常为细胞增殖负调节因子，抑制细胞增殖，诱导终末分化，维持基因稳定，诱导细胞凋亡。

（三）信号传导的调控

造血调控也受转录调控的调节。基因转录是细胞生命活动的重要调控方式，基因转录由一类被称为基因编码的蛋白质调节，这些蛋白质即为转录因子。转录因子将各种细胞外信号向细胞内传递并引起细胞相应反应的过程就是信号转导。信号转导也受正、负因素的调节。体内有多种细胞信号转导途径，其中重要的有腺苷酸环化酶-cAMP-PKA 信号转导通路，G 蛋白偶联受体信号转导通路，PLCβ/IP3/DG 信号转导通路，酶偶联受体信号转导通路，受调蛋白水解依赖的受体信号转导通路等。它们可形成复杂的信号网络，并与转录因子相互作用与协调，诱导或抑制细胞增殖与分化。

二、造血的体液调控

在造血调控的体液因素中，细胞因子发挥着重要作用。目前发现的细胞因子多达 50 余种。按照功能可将其分为两大类：一类为造血生长因子（hematopoietic growth factor，HGF），参与造血的正向调控，促进造血细胞的增殖与分化；一类为造血抑制因子，参与造血的负向调控。在调控过程中，造血的正、负调控作用呈动态平衡，维持机体造血功能的正常运行。

（一）造血的正向调控

造血的正向调控主要是通过 HGF 在体内外促进造血细胞的增殖和分化来完成的。参与造血的正向调控因子可分为两大类：一类是早期造血因子（early-acting factors），包括干细胞因子（SCF）和 Flt-3 配体（FL）等，主要作用于早期造血干细胞；另一类是晚期造血因子（late-acting line age-special factors），主要包括 M-CSF、GM-CSF、EPO、血小板生成素等，造血正向调控因子的生物效应见表 1-4。

表 1-4 造血正向调控因子的生物效应

因子名称	因子主要来源	生物效应
干细胞因子（SCF）	基质细胞、成纤维细胞、癌细胞、肝细胞	是癌基因 c-kit 产物的配体，与多种造血生长因子（EPO、G-CSF、GM-CSF、IL-2、IL-3）发挥协同作用，作用于早期的干/祖细胞增殖与分化。作用的靶细胞是干细胞、混合细胞、巨核细胞、粒细胞、红细胞、早期淋巴细胞、肥大细胞
Flt-3 配体（FL）	基质细胞	FL 即 Fms 样酪氨酸激酶受体 3 配体，是一个早期造血调控因子。它的体外造血作用主要是诱导静止期的造血干细胞和祖细胞进入细胞周期。一般认为 FL 主要调节早期造血干/祖细胞的增殖和分化，在临床上可用作造血干细胞动员剂，对定向或成熟的造血细胞几乎没有作用。作用的靶细胞是干细胞、巨核细胞、粒细胞、红细胞、早期淋巴细胞
集落刺激因子（CSF）	胎盘、肾、肌肉、肺等及单核细胞、活化的淋巴细胞	是一类低分子量糖蛋白，在半固体琼脂细胞培养基中能促进造血细胞集落形成。可用于生物学方法纯化和基因工程技术制备
①多系集落刺激因子（Multi-CSF），又称白细胞介素 3（IL-3）	T 细胞、肥大细胞	作用于造血细胞发育的早期，刺激其生长和分化。作用的靶细胞是干细胞、巨核细胞、粒细胞、红细胞、单核细胞、嗜酸性粒细胞、肥大细胞
②粒-单核细胞集落刺激因子（GM-CSF）	肥大细胞、T 细胞、内皮细胞、成纤维细胞等	刺激红系、粒系、单核系、巨核系及嗜酸性粒细胞祖细胞增殖、分化并形成集落。主要是是刺激骨髓细胞生成由粒系和单核-巨噬细胞组成的集落。作用的靶细胞是混合细胞、巨核细胞、粒细胞、红细胞、单核细胞、嗜酸性粒细胞

续表

因子名称	因子主要来源	生物效应
③粒细胞集落刺激因子（G-CSF）	单核细胞、巨噬细胞、内皮细胞和成纤维细胞	①促进粒系祖细胞的增殖、分化和集落的形成；②诱导早期造血干/祖细胞从 G_0 期进入 $G_1 \sim S$ 期；③诱导某些白血病细胞株分化成熟；④与 IL-3、GM-CSF 及其他因子协同促进造血细胞的增殖与分化。作用的靶细胞主要是粒细胞、单核细胞
④单核细胞集落刺激因子（M-CSF），又称 CSF-1	来源同③，以及上皮细胞、成骨细胞	①促进单核-巨噬细胞的增殖和分化；②诱导原、幼单核细胞的产生；③诱导单核细胞向巨噬细胞分化。作用的靶细胞是单核细胞、粒细胞
⑤巨核细胞集落刺激因子（Meg-CSF）和血小板生成素（TPO）	内皮细胞、基质细胞；TPO 产生于肝、巨核细胞及白血病细胞株	Meg-CSF 可促进巨核细胞集落形成，TPO 是作用于巨核细胞的特异性因子，在 TPO 的参与下促进巨核系细胞的增殖与分化，促进血小板的生成。作用的靶细胞是巨核细胞
促红细胞生成素（EPO）	肾、胎儿肝脏	①刺激造血干细胞生成红系祖细胞及以后各阶段细胞；②促进幼红细胞分化和成熟；③促进幼红细胞合成血红蛋白；④减低红系祖细胞凋亡比例。重组人 EPO 用于临床治疗各种贫血。作用的靶细胞是红细胞、巨核细胞
白细胞介素（ILs），又称淋巴因子	淋巴细胞、巨噬细胞等	主要是对 T、B 细胞的成熟、活化及其生物学功能的调节起作用。ILs 可与其他造血因子构成复杂的网络，在造血及免疫调节中起协同或相互促进作用。作用的靶细胞是 T 细胞、B 细胞
白血病抑制因子（LIF）	T 细胞、膀胱癌细胞、单核系白血病细胞	①可单独或与 IL-6、GM-CSF、G-CSF 联合抑制人白血病细胞 HL60 和 U937 集落的形成；②促进胚胎干细胞的增殖，刺激巨核细胞祖细胞的增殖与分化。作用的靶细胞是巨核细胞、巨核细胞白血病细胞（抑制）
其他细胞因子		①胰岛素类生长因子（IGF）Ⅰ和Ⅱ，可刺激红系和粒系祖细胞的生长；②肝细胞生长因子（HGF）与其他因子协同促进祖细胞生长；③血小板衍生生长因子（PDGF）直接作用于红系和粒系祖细胞，间接作用于早期多系造血干细胞

（二）造血的负向调控

造血的负向调控主要是通过一些造血的抑制因子来完成的，它们对于不同分化程度的造血干、祖细胞有不同程度的调控作用（表 1-5）。

表 1-5　造血负向调控因子的生物效应

因子名称	因子主要来源	生物效应
转化生长因子（TGF-β）	正常细胞、肿瘤细胞	①阻止细胞进入 S 期，维持造血干/祖细胞处于非增殖状态；②对多能造血干细胞有直接的抑制作用；③对造血祖细胞的增殖具有高度的选择性抑制作用；④具有抑制多种 ILs 和其他细胞因子产生的正向调控信号的作用。抑制靶细胞为干细胞、祖细胞
肿瘤坏死因子（TNF）		

续表

因子名称	因子主要来源	生物效应
①TNF-α	单核-巨核细胞	①与其他因子协同抑制 CFU-GEMM、CFU-GM、BFU-E 和 CFU-E 的生长，引起不可逆的红细胞生成减少、破坏增加；②对祖细胞具有抑制和激活两种效应。可以刺激早期造血，同时又可以抑制多种细胞因子所刺激的具有原始高度增生潜能的集落生成细胞（HPP-CFC）的生长。抑制靶细胞为 CFU-GEMM、CFU-GM、CFU-E、BFU-E
②TNF-β	CD4$^+$T、NK 细胞	同 TNF-α
干扰素 (IFN-α、β、γ)	成纤维细胞、肿瘤细胞	IFN-α、β 是造血过程的主要负向调控因子。IFN-α 可抑制骨髓基质细胞产生 GM-CSF、G-CSF、IL-1、IL-11 以及巨噬细胞炎性蛋白 1α（MIP-1α）的产生，TNF-α 和 IFN-γ 可通过诱导 Fas 抗原对造血起负向调控作用。干扰素是一族具有抗病毒，影响细胞生长、分化和调节免疫功能等活性的蛋白质
趋化因子 （CK）		通过不同的途径实现对造血干细胞的增殖抑制，使其处于 G_0 期。目前认为具有抑制造血干细胞进入细胞周期的趋化因子主要有：MIP-1α、PF4、NAP-2、IL-8、MCP-1、IP-10 及 CCF18 等。
其他因子		乳酸铁蛋白抑制单核细胞释放 CSF 和 IL-1，从而抑制 CFU-GM；前列环素（PGI_2）抑制 CFU-GM、CFU-G 和 CFU-M；H-subunit-铁蛋白主要抑制 BFU-E、CFU-GM 等

第四节 血细胞凋亡与细胞坏死

正常的细胞死亡是动物细胞的基本特性，是生物界的普遍规律。目前认为多细胞生物的细胞死亡主要有细胞坏死和凋亡两种形式。细胞坏死（necrosis）是指细胞在生理过程中由突发的、意外的事件导致的死亡，即病理性死亡，是一种被动的死亡过程。细胞凋亡（apoptosis）是指在相关基因调控下细胞自主而有序的死亡过程，是调控机体发育、维护内环境稳定的一种细胞死亡的生理形式，出现在机体发育的整个过程中，也称为程序化细胞死亡（programmed cell death，PCD）。它反映了生命活动的基本特征，即细胞凋亡与细胞的增殖、分化一样是主动过程，并广泛发生于胚胎形成、器官发育、组织更新、受损和衰老细胞的清除、维持组织器官中细胞数目的恒定等生理和病理过程。

一、细胞凋亡的特征性改变

（一）细胞凋亡的形态特征

细胞凋亡是单个细胞内的变化，不影响邻近细胞，不造成周围组织损伤，其形态变化特征见表 1-6。

表 1-6 细胞凋亡的形态特征

细胞膜	细胞质	细胞核	凋亡小体
凋亡起始，细胞微绒毛、表面皱褶消失，细胞间连接消失，与周围细胞逐渐脱离	细胞脱水，细胞质发生浓缩，密度增加，线粒体膜电位消失，呈空泡状，内质网疏松并逐渐与细胞膜融合	染色质固缩，核仁逐渐消失，核膜断裂，核染色质碎裂为大小不等的片段	细胞膜逐渐内陷，包裹染色质片段、细胞质及细胞器，形成球状小体，即凋亡小体（apoptotic body）。凋亡小体逐渐被周围专职或非专职吞噬细胞吞噬

（二）细胞凋亡与细胞坏死的区别

细胞凋亡与细胞坏死的形态变化完全不同，细胞凋亡时不伴细胞溶酶体及细胞膜破裂，没有细胞内容物的外溢,故不引起组织的炎症反应,属于生理性变化;而坏死表现为细胞膜不完整、染色质分解、溶酶体解体以及 DNA 弥散降解等病理性变化特征。二者的区别见表 1-7,细胞凋亡与坏死的模式见图 1-4。

表 1-7　细胞凋亡与细胞坏死的区别

特征	细胞凋亡	细胞坏死
机制	基因调控的程序化细胞死亡,主动进行(自杀性)	意外事故性死亡进行(他杀性)
诱发因素	特定的或生理性	病理性
细胞数量	单个细胞丢失	成群细胞死亡
细胞膜	完整	肿胀溶解破坏
细胞核	固缩碎裂为片断	溶解破碎
染色质	凝集呈半月状	模糊疏松
线粒体	肿胀、通透性增加、细胞色素 C 释放	肿胀破裂
细胞器	完整	损伤
内容物释放	无	有
炎症反应	无	有
核 DNA	降解为完整倍数大小的片段	随机不规则断裂
凝胶电泳	梯状条带形	分散形态

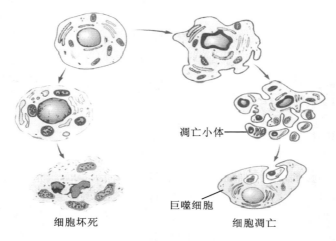

凋亡小体

巨噬细胞

细胞坏死　　　　细胞凋亡

图 1-4　细胞凋亡与细胞坏死

(三)细胞凋亡的生物化学特征

1. 胞内 Ca^{2+} 浓度升高　由于胞质内质网储存 Ca^{2+} 的释放,同时胞外 Ca^{2+} 内流,使胞内 Ca^{2+} 浓度升高,影响细胞结构的稳定性,使胞质蛋白交联,细胞骨架破坏,加速细胞凋亡;Ca^{2+} 浓度升高激活内源性核酸内切酶,促进核染色体 DNA 的降解。

2. 胞质 pH 值降低　Ca^{2+} 浓度升高抑制了 Na^+/H^+ 交换,造成胞质 pH 值降低。胞质的酸化激活核酸内切酶(DNase Ⅱ),引发染色体 DNA 降解,并可上调谷氨酰胺转移酶和酸性磷脂酶的活性,启动细胞凋亡过程。

3. 染色体 DNA 降解　Mg^{2+}/Ca^{2+} 浓度升高激活细胞内的 DNA 内切酶活性,双链 DNA 在核小体之间被切断形成 180~200 bp 的整倍 DNA 片段,在琼脂糖凝胶电泳上呈特征性梯状条带(ladder),是凋亡细胞 DNA 片段化的结果,也是凋亡细胞的重要判定依据。

4. RNA 与蛋白质大分子的合成　凋亡过程中细胞核裂解或 DNA 断裂,同时新的基因转录,出现 RNA 与蛋白质的合成,说明凋亡过程中常伴随着基因的激活及表达。如糖皮质激素可诱导体外培养的胸腺细胞发生凋亡,而在加入放线菌酮或放射菌素后,后者可通过合成抑制剂抵抗糖皮质激素对胸腺细胞的诱导凋亡。

二、细胞凋亡的基因调控

细胞凋亡是在基因调控下进行的。现已证明,原癌基因和抑癌基因都可影响细胞凋亡。按其功能主要可将调控基因分为两大类:一类为启动和促进细胞凋亡的基因,如 p53、c-rel、RB 等,其中有些具有双向调控基因,既可促进细胞增殖,也可诱导细胞凋亡,但发挥何种作用由接收的信号决定,如 c-myc、p53 等;一类为抑制细胞凋亡的基因,如 bcl-2、c-abl、ras 相关基因(H-ras)等(表 1-8)。此外一些体外因素也可诱导细胞凋亡,如 TNF、辐射及射线等(表 1-9)。

表 1-8　促进、抑制细胞凋亡基因的生物效应

基因名称	生物效应
促进细胞凋亡的基因	①p53 基因:能促进细胞的增殖反应,也能诱导细胞凋亡。p53 基因可与多种癌基因和生长因子(如 c-myc、bcl-2、TGF-β、IL-3 等)协同调节细胞凋亡。②c-myc 基因:可促进细胞增殖,也能诱导细胞凋亡。增殖抑制或诱导细胞凋亡与细胞接收的信号有关,接受增殖信息,则向增殖发展,否则细胞发生凋亡。③c-rel基因:将 c-rel 基因导入骨髓细胞,使其过度表达,则骨髓细胞即发生凋亡。④PRB 基因:是视网膜母细胞瘤(PRB)基因,是一种抑癌基因,可促进细胞凋亡
抑制细胞凋亡的基因	①bcl-2 基因:即 B 细胞淋巴瘤/白血病-2 基因,其家族成员有 bcl-2、bcl-Xl、bcl-Xs、Bax 和 Mcl-1 等。通过阻断细胞凋亡信号传递系统的最后共同通道而抑制细胞的死亡,从而促进细胞的存活。②c-abl 基因:c-abl 基因是与慢性髓细胞性白血病(CML)直接相关的原癌基因,形成 BCR-ABL 融合基因,编码一种分子量为 210 kD 的融合蛋白,该蛋白具有较高的酪氨酸激酶活性,能促进 CML 骨髓细胞的增殖,同时抑制这类细胞的程序性死亡。③ras 相关基因:是一种促进细胞增殖的原癌基因,与多种肿瘤的发生、发展有密切的关系

表 1-9　诱导细胞凋亡的体外因素

体外因素	常见情况
诱导性因素	①理化因素:射线、高温、强酸、强碱、应激、抗癌药物 ②激素和因子:糖皮质激素、TNF ③免疫性因素:CTL 分泌的粒酶 ④病原体:HIV、HCV
抑制性因素	①细胞因子:IL-2、NFG 等 ②激素:ACTH、睾丸酮、雌激素 ③其他:Zn^{2+}、苯巴比妥、半胱氨酸蛋白酶抑制剂、EBV、病毒等

三、细胞凋亡的意义

(一)细胞凋亡的生物学意义

细胞凋亡是细胞遵循自身程序结束其生命的主动死亡过程,是由基因控制的个别细胞发生的自主有序、有选择性地自我消亡的过程。胚胎的发育及形态发生、正常细胞群的稳定、机体的防御和免疫反应、细胞损伤、老化、肿瘤的发生等均与细胞凋亡有关。此外,由于细胞凋亡异常与疾病有关,因此具有潜在的治疗意义,可见细胞凋亡是机体清除体内多余的、受损的、衰老的、病变的或被病原体感染的细胞的重要手段,是一个非常重要的生物学过程。

细胞凋亡失控可导致多种疾病的发生,如细胞凋亡不足可引起恶性肿瘤、自身免疫性疾病、病毒感染性等疾病;细胞凋亡过度可致神经退行性疾病、骨髓发育不全性疾病、缺血性损伤和酒精中毒性肝炎等疾病(表 1-10)。

表 1-10　细胞凋亡失控与疾病

疾病	凋亡不足	凋亡过度
发育异常	先天性消化道或肛门狭窄或闭锁、动脉导管未闭、两性畸形、甲状舌骨囊肿等	气管-食管瘘、房(室)间隙缺损、唇(腭)裂、短肢畸形、尿道下裂及多囊肾等
免疫系统疾病	系统性红斑狼疮、糖尿病、类风湿关节炎、桥本甲状腺炎、多发性硬化症等	免疫缺陷病
肿瘤	肝癌、恶性血液肿瘤、乳腺癌、膀胱癌、肺癌、胶质癌、前列腺癌等	CNS(中枢神经系统疾病)、Alzheimer 病、Parkinson 病、肌萎缩性侧索硬化症、色素性视网膜病、脊肌肉萎缩、痴呆

(二) 血液系统细胞凋亡的意义

活跃的细胞凋亡机制对保持血细胞数量和功能的恒定具有重要意义。此外,对细胞凋亡机制的研究的逐渐深入,也为明确恶性血液肿瘤的发病机制及寻求新的治疗途径提供了参考与帮助。

本章小结

造血器官是指能够生成并支持造血细胞分化、发育、成熟的组织器官。造血器官生成各种血细胞的过程称为造血。人体的造血过程可分为胚胎期造血及出生后造血,按照造血中心的不同可将胚胎期造血分为:中胚层(卵黄囊)造血、肝脏造血和骨髓造血。在出生后骨髓是正常情况下唯一产生红系、粒系和巨核系三系细胞的场所。造血干细胞由胚胎干细胞分化而来,是所有血细胞的起源。造血微环境由骨髓基质细胞、微血管、神经、细胞基质以及基质细胞分泌的细胞因子构成,是造血干细胞赖以生存的场所,在造血干细胞的增殖、分化、成熟过程中发挥着重要的调控作用。血细胞的发育是一个连续的过程,包括增殖、分化、成熟和释放等;在发育过程中其形态演变遵循一定的规律。造血细胞的增殖、分化与成熟的调控是一个涉及多因素的复杂网络,包括基因调控、细胞因子调控等,各种水平的调控均存在正向和负向两种调控趋势,正常情况下两者处于动态平衡,共同维持造血功能的正常进行。

能力检测

1. 何谓造血干细胞、造血祖细胞、髓外造血? 各有何特征?
2. 血细胞成熟过程中形态演变规律有哪些?
3. 人体胚胎期和出生后造血器官及造血特点是什么?

(范海燕)

第二章　造血细胞检验技术

第一节　血细胞形态学检验技术

骨髓造血细胞主要包括粒细胞、红细胞、巨核细胞、单核细胞、淋巴细胞和浆细胞六大系统。正常骨髓中主要有各阶段的粒细胞、有核红细胞、巨核细胞和成熟淋巴细胞、单核细胞、浆细胞，而原始和幼稚的淋巴细胞、单核细胞，肥大细胞、吞噬细胞、组织细胞、成骨细胞、破骨细胞、脂肪细胞等偶见或罕见。本节介绍的血细胞形态学检验主要是指在瑞氏染色后光学显微镜下正常血细胞形态学、血象检验和骨髓检验，其中正常血细胞形态学是血象和骨髓检验的基础。

一、正常血细胞形态学检验

（一）红细胞系统

红细胞系统（简称红系）分五个阶段，即原始红细胞、早幼红细胞、中幼红细胞、晚幼红细胞和成熟红细胞。有核红细胞在发育过程中，形态变化规律为：①胞体：圆形或类圆形。②胞核：圆形常居中。③核染色质由粗颗粒状的淡红色到浓集成块的深紫红色。④胞质量：由少→多；颜色由深蓝色→蓝灰色→灰红色→淡红色，始终无颗粒。核质比及胞质的颜色变化是细胞阶段划分的主要依据。各阶段红细胞形态特点如下，见图 2-1。

1. **原始红细胞（pronormoblast）**　胞体直径 15～25 μm，圆形或椭圆形，常有不规则瘤状或伪足状突起。胞核圆形，居中或稍偏一侧，约占胞体的 4/5；核染色质呈紫红色粗颗粒状，核膜清楚；核仁 1～3 个，大小不一，染浅蓝色，边界不清楚。胞质较少，深蓝色不透明，有油画蓝感，染色较不均匀，在核周围常有淡染区；胞质中无颗粒，有时因核糖核酸聚集使胞质呈假颗粒状或泡沫样。

2. **早幼红细胞（early normoblast）**　胞体直径 15～20 μm，圆形或椭圆形。胞核占胞体 2/3 以上，居中或稍偏位；核染色质浓集呈粗颗粒状，甚至小块状；核仁模糊或消失。胞质略增多，不透明蓝色或深蓝色，无颗粒，可见瘤状突起及核周淡染区。

3. **中幼红细胞（polychromatic normoblast）**　胞体直径 8～15 μm，圆形。胞核圆形或椭圆形，居中，约占胞体的 1/2；核染色质凝聚呈块，中间有明显空隙，宛如打碎的墨砚；核仁完全消失。胞质多且无颗

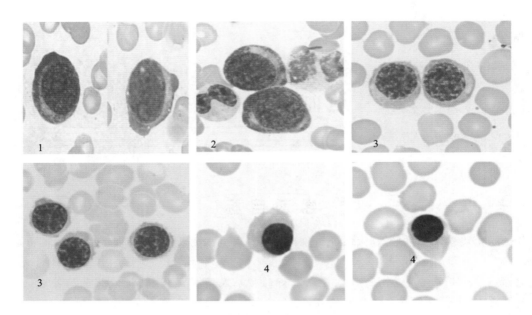

图 2-1　各期有核红细胞的形态特点

1.原始红细胞;2.早幼红细胞;3.中幼红细胞;4.晚幼红细胞

粒,由于血红蛋白形成逐渐增多,而嗜碱性物质逐渐减少,使胞质呈多色性(蓝灰色、灰红色)。

4.晚幼红细胞(orthochromatic normoblast)　胞体直径 7～10 μm,圆形。胞核圆形,多数居中,占细胞 1/2 以下;核染色质聚集致密坚实,结构不能分辨,呈紫黑色团块状(称为炭核),有时胞核碎裂或正处在脱核状态。胞质多,淡红色或灰红色,无颗粒。

5.成熟红细胞(erythrocyte)　胞体直径 7～8 μm,呈双凹圆盘状,无核,胞质淡红色或灰红色,边缘较厚,染色深,中央部分可见淡染区。

(二)粒细胞系统

粒细胞系统(简称粒系)共分为六个阶段,即原始粒细胞、早幼粒细胞、中幼粒细胞、晚幼粒细胞、杆状核粒细胞和分叶核粒细胞,由于粒细胞的胞质中常有许多颗粒而称为粒细胞系。颗粒从原始早幼粒细胞开始出现,称为非特异性颗粒(又称为 A 颗粒、嗜天青颗粒、嗜苯胺蓝颗粒),从中幼粒细胞开始出现特异性颗粒(即 S 颗粒),S 颗粒有三种:中性颗粒、嗜酸性颗粒及嗜碱性颗粒。因此根据特异性颗粒不同,从中幼粒细胞开始分为中性粒细胞、嗜酸性粒细胞和嗜碱性粒细胞,即中幼粒细胞包括了中性中幼粒细胞、嗜酸性中幼粒细胞及嗜碱性中幼粒细胞。晚幼粒细胞、杆状核粒细胞及分叶核粒细胞以此类推(表 2-1)。

表 2-1　粒细胞胞质中四种颗粒的鉴别

鉴别点	中性颗粒	非特异性颗粒	嗜酸性颗粒	嗜碱性颗粒
大小	细小	较中性颗粒粗大	粗大	最粗大
	大小一致	大小不一	大小一致	大小不一
形态	细颗粒状	形态不一	圆形或椭圆形	形态不一
色泽	淡红或淡紫红色	紫红色	橘红色	深紫红或深紫黑色
数量	多	少量或中等量	多	不一定,但常不多
分布	均匀	分布不一,有时覆盖核上	均匀	分布不一,常覆盖核上

从原始粒细胞发育为成熟粒细胞的过程,其形态演变规律为:①胞体:规则,呈圆形或类圆形。②胞核:圆形→椭圆形→一侧扁平→肾形→杆状→分叶状。③胞质颗粒:无颗粒→出现非特异性颗粒→出现

特异性颗粒→特异性颗粒增多、非特异性颗粒减少→仅有特异性颗粒。细胞核的变化是细胞阶段划分的主要依据,颗粒的属性决定细胞的属性。各阶段粒细胞形态学特点如下,见图 2-2。

1. 原始粒细胞(myeloblast) 胞体直径 10～20 μm,呈圆形或类圆形。胞核较大,占胞体的 4/5 左右,圆形或类圆形,居中或略偏位;核染色质呈细颗粒状,分布均匀平坦,犹如一层薄纱,无浓集;核膜不清楚;核仁 2～5 个,较小,清晰可辨,呈淡蓝色。胞质较少,呈水彩样透明的天蓝或深蓝色,通常无完整的核周淡染区,有时在近核周的某处染色较淡,无颗粒。

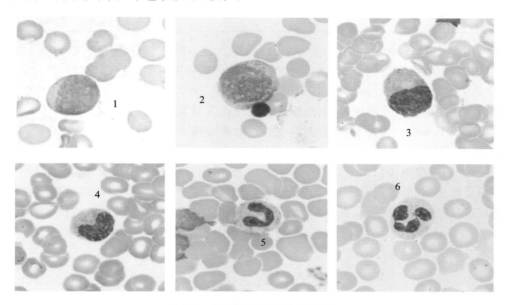

图 2-2 各阶段粒细胞形态学特点
1.原始粒细胞;2.早幼粒细胞;3.中性中幼粒细胞;4.中性晚幼粒细胞;5.中性杆状核粒细胞;6.中性分叶核粒细胞

2. 早幼粒细胞(promyelocyte) 胞体直径 12～25 μm,较原始粒细胞稍大,圆形或椭圆形。胞核占细胞的 2/3 以上,圆形、椭圆形或一侧微凹陷,常偏位;核染色质聚集呈颗粒状,排列较紧密;核仁清晰、模糊或消失。胞质量较原始粒细胞多,呈深蓝色或蓝色,内含数量不等、大小和形态不一、分布不均的紫红色非特异性嗜天青颗粒,常在近核处先出现,也有少量覆盖于核上。

3. 中幼粒细胞(myelocyte) 根据胞质内所含特异性颗粒的不同,分为三种细胞。中幼以下细胞主要根据胞核凹陷程度来划分,其划分的标准见表 2-2。

表 2-2 粒细胞胞核凹陷程度的划分标准

	核凹陷程度	核凹陷程度
	假设核直径	假设圆形核直径
中幼粒细胞	/	<1/2 核凹陷程度 假设圆形核直径
晚幼粒细胞	<1/2 核凹陷程度 假设核直径	1/2～3/4 核凹陷程度 假设圆形核直径
杆状核粒细胞	>1/2 核凹陷程度 假设核直径	>3/4 核凹陷程度 假设圆形核直径

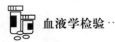

		核凹陷程度			核凹陷程度
		假设核直径			假设圆形核直径
分叶核粒细胞	核丝	核丝		核丝	核丝

(1) 中性中幼粒细胞(neutrophilic myelocyte):胞体直径 10～20 μm,圆形。细胞核占胞体的 1/2～2/3,常偏于一侧,呈椭圆形或一侧扁平,也可有凹陷,其核凹陷程度与假设圆形核直径之比常小于 1/2;核染色质聚集呈条索状,核仁消失;胞质量多,染淡蓝或淡红色,内含中等量细小、大小较一致、分布密集的中性特异性颗粒,常在近核处先出现,早期细胞还可见嗜天青颗粒,常分布在细胞边缘区域。由于颗粒细小,在普通显微镜下不易看清其大小和形态,常在近核处看到浅红色区域。

(2) 嗜酸性中幼粒细胞(eosinophilic myelocyte):胞体直径 15～20 μm,圆形,比中性中幼粒细胞略大。胞核与中性中幼粒细胞相似。胞质内布满粗大均匀、排列紧密的嗜酸性颗粒,呈橘红色、暗黄色或褐色,常有立体感及折光性,形如剥开的石榴。未成熟的嗜酸性颗粒呈紫黑色,似嗜碱性颗粒,夹杂于上述颗粒之中,含有这种颗粒的嗜酸性粒细胞称为双染性嗜酸性粒细胞,常出现在中幼、晚幼粒细胞阶段,随着细胞的成熟变为典型嗜酸性粒细胞,中幼及其以下各阶段嗜酸性粒细胞形态特点见图 2-3。

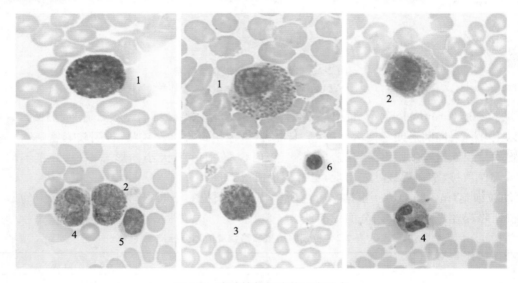

图 2-3　嗜酸性粒细胞的形态特点

1.嗜酸性中幼粒细胞;2.嗜酸性晚幼粒细胞;3.嗜酸性杆状核粒细胞;4.嗜酸性分叶核粒细胞;5.淋巴细胞;6.晚幼红细胞

(3) 嗜碱性中幼粒细胞(basophilic myelocyte):胞体直径 10～15 μm,圆形,较中性中幼粒细胞略小。胞核椭圆形,轮廓不清楚,核染色质较模糊。胞质内及核上常含有大小不等、数量及形态不一、排列散乱的嗜碱性颗粒,呈深紫黑色或深紫红色。该颗粒易溶于水,染色后消失而形成带茶褐色的空穴。嗜碱性粒细胞的形态特点见图 2-4。

4. 晚幼粒细胞(metamyelocyte)

(1) 中性晚幼粒细胞(neutrophilic metamyelocyte):胞体直径 10～16 μm,圆形。胞核占细胞 1/2 或以下,常偏一侧,核明显凹陷呈肾形、马蹄形或半月形等,核凹陷程度与假设圆形核直径之比在 1/2～3/4;核染色质较粗糙,排列紧密,呈粗条块状,并出现副染色质(即块状染色质之间的空隙)。胞质量多,染浅红色,充满大量中性颗粒。

(2) 嗜酸性晚幼粒细胞(eosinophilic metamyelocyte):胞体直径 1～16 μm,圆形。胞质内充满橘红色嗜酸性颗粒,其他方面基本同中性晚幼粒细胞。

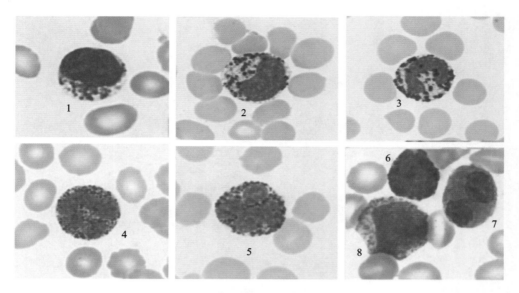

图 2-4 嗜碱性粒细胞的形态特点

1.嗜碱性中幼粒细胞;2.嗜碱性晚幼粒细胞;3.嗜碱性杆状核粒细胞;4.嗜碱性分叶核粒细胞;
5.嗜碱性粒细胞(核形欠清晰);6.嗜碱性粒细胞(核形欠清晰);7.嗜酸性分叶核粒细胞;8.早幼粒细胞

(3) 嗜碱性晚幼粒细胞(basophilic metamyelocyte):胞体直径 10~14 μm,圆形。胞核呈肾形,轮廓不清楚。胞质内及核上有少量嗜碱性颗粒,胞质淡蓝色或呈淡红色。

5. 杆状核粒细胞(stab granulocyte)

(1) 中性杆状核粒细胞(neutrophilic stab granulocyte):胞体直径 10~15 μm,圆形。胞核凹陷程度超过了假设圆形核直径的 1/2,核径最窄处大于最宽处 1/3 以上,核弯曲呈粗细均匀的杆状或带状,也可呈 C 形、S 形、U 形或不规则形;核染色质粗糙呈块状,染色不均匀,副染色质明显。胞质丰富,呈淡蓝色,充满中性特异性颗粒。

(2) 嗜酸性杆状核粒细胞(eosinophilic stab granulocyte):胞体直径 11~16 μm,圆形。胞质中充满粗大、均匀一致的橘红色嗜酸性颗粒,其他方面基本同中性杆状核粒细胞。

(3) 嗜碱性杆状核粒细胞(basophilic stab granulocyte):胞体直径 10~12 μm,呈圆形。胞核呈模糊杆状。胞质内及核上含有大小不一、数量不等的嗜碱性颗粒。

6. 分叶核粒细胞(segmented granulocyte)

(1) 中性分叶核粒细胞(neutrophilic segmented granulocyte):胞体直径 10~14 μm,圆形。胞核分叶状,常分 2~5 叶,叶与叶之间有细丝相连或完全断开,有时叶与叶重叠,使连接的核丝被隐蔽,而有粗而明显的切痕;核染色质浓集呈较多小块状,染深紫红色。胞质丰富,呈淡红色,布满中性特异性颗粒,衰老细胞的颗粒减少。

(2) 嗜酸性分叶核粒细胞(eosinophilic segmented granulocyte):胞体直径 11~16 μm,圆形,胞核多分为两叶,胞质充满嗜酸性颗粒,其他特点基本同中性分叶核粒细胞。

(3) 嗜碱性分叶核粒细胞(basophilic segmented granulocyte):胞体直径 10~12 μm。胞核分 3~4 叶或核轮廓不清楚。胞质常较少,胞质内及核上有少量嗜碱性颗粒,胞质呈淡蓝色或淡红色。嗜碱性颗粒覆盖在细胞核上使核的结构不清楚。有的嗜碱性粒细胞胞体小,应注意与小淋巴细胞鉴别。

(三)淋巴细胞系统

淋巴细胞系统(简称淋系)细胞分三个阶段,即原始淋巴细胞、幼稚淋巴细胞和成熟淋巴细胞(分为小淋巴细胞和大淋巴细胞)。其基本特征:①胞体小,圆形或类圆形。②核染色质由颗粒状淡红色到浓集成块的深紫红色。③胞质少,呈蓝色或淡蓝色。各阶段淋巴细胞形态特点如下(图 2-5)。

1. 原始淋巴细胞(lymphoblast) 胞体直径 10~18 μm,圆形或椭圆形,边缘整齐。胞核呈圆形或类圆形,居中或稍偏一侧;核染色质呈颗粒状,但比原始粒细胞稍粗且色深,排列均匀,核膜浓厚,周界清晰;

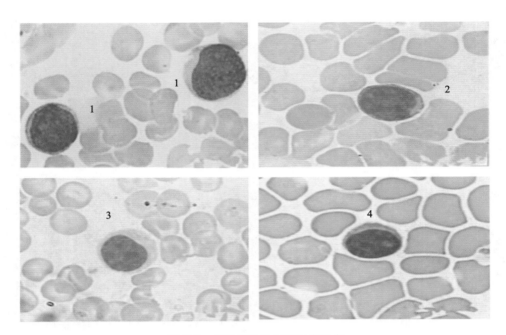

图 2-5　各阶段淋巴细胞形态特点

1.原始淋巴细胞；2.幼稚淋巴细胞；3.大淋巴细胞；4.小淋巴细胞

核仁 1～2 个,较清晰,淡蓝色,好像凹陷的小洞。胞质量少,蓝色,无颗粒,常有狭窄的核周淡染区。

2. 幼稚淋巴细胞(prelymphocyte)　胞体直径 10～16 μm,圆形或椭圆形。胞核呈圆形或类圆形,有时核凹陷;核染色质较原淋巴细胞粗糙、紧密,可见浓集处;核仁模糊或消失。胞质量少,淡蓝色,透明,偶有少量较粗大、分散排列的嗜天青颗粒,染深紫红色。

3. 成熟淋巴细胞(lymphocyte)

(1) 大淋巴细胞:胞体直径 12～15 μm,圆形。胞核椭圆形,常偏于一侧;核染色质排列紧密而均匀,呈块状,染深紫红色;核仁消失。胞质量较多,呈清澈的淡蓝色,常有少量大小不等的嗜天青颗粒。

(2) 小淋巴细胞:胞体直径 6～9 μm,圆形、类圆形或蝌蚪形等。胞核圆形或有小切迹;核染色质聚集成大块状,结构紧密,边缘不清楚,染紫红色;核仁消失。胞质很少,似裸核,有时可见胞质突起,呈淡蓝色,一般无颗粒。

(四) 浆细胞系统

浆细胞系统(简称浆系)细胞分三个阶段,即原始浆细胞、幼稚浆细胞、浆细胞。是 B 细胞在一定条件下母细胞化而来。该系统细胞的基本特征:①胞体呈圆形或不规则;②胞核呈圆形,常偏位,核染色质由粗颗粒网状到浓集致密区;③胞质丰富,由深蓝色→灰红色,常有核旁淡染区及空泡。各阶段浆细胞形态学特点如下,见图 2-6。

1. 原始浆细胞(plasmablast)　胞体直径 15～25 μm,圆形或椭圆形。胞核圆形或卵圆形,占胞体的 2/3 以下,常偏位;核染色质呈粗颗粒网状;核仁 2～5 个,染淡蓝色;胞质量多,呈深蓝色,不透明,近核处有淡染区(呈半月形),无颗粒,可有空泡。

2. 幼稚浆细胞(proplasmacyte)　胞体直径 12～16 μm,常呈椭圆形。胞核圆形或椭圆形,约占细胞的 1/2,常偏位,核轴与细胞长轴垂直;核染色质较原始浆细胞粗密,染深紫红色;核仁模糊或无。胞质量丰富,深蓝色,不透明,近核周常有半月淡染区,有时可有空泡及少数嗜天青颗粒。

3. 浆细胞(plasmacyte)　胞体大小不一,直径 8～15 μm(小者与淋巴细胞相仿),常呈椭圆形。胞核圆形或椭圆形,较小,占胞体 1/3 以下,常偏位,有时可见双核;核染色质粗密,凝集呈块状,常呈车辐状排列;无核仁。胞质量丰富,常呈深蓝色,有的边缘呈红色,个别胞质均呈红色,不透明,常有较多空泡,核旁常有明显淡染区,胞质边缘多不规则,可有刺状突出,偶见少许紫红色的颗粒。

(五) 单核细胞系统

单核细胞系统(简称单核系)细胞分为原始单核细胞、幼稚单核细胞和单核细胞三个阶段。其基本特

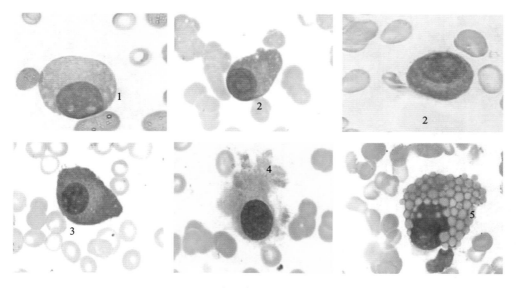

图 2-6 各阶段浆细胞形态特点
1.原始浆细胞；2.幼稚浆细胞；3.成熟浆细胞；4.火焰浆细胞；5.葡萄样浆细胞

点：①胞体较大，可有伪足。②胞核较大，不规则，常扭曲、折叠，核染色质疏松纤细呈网状。③胞质较多，呈灰蓝色，常有空泡，充满弥散、细小粉尘样紫红色颗粒。各阶段单核细胞形态学特点如下，见图 2-7。

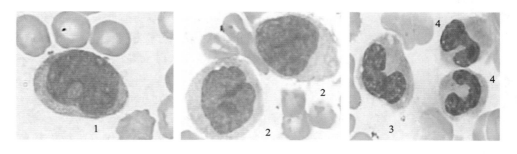

图 2-7 各阶段单核细胞形态学特点
1.原始单核细胞；2 幼稚单核细胞；3.单核细胞；4.中性杆状核粒细胞

1. 原始单核细胞（monoblast） 胞体直径 15～25 μm，圆形或不规则，有时可有伪足。胞核圆形或不规则，可有折叠或扭曲现象，核居中或偏位；核染色质纤细、疏松，呈细丝网状，较其他原始细胞着色淡，染淡紫红色，核膜不明显；核仁 1～3 个，常大而清晰。胞质量较多，呈灰蓝色或蓝色，不透明、毛玻璃样，可有空泡，无颗粒或有少许，边缘不规则。

2. 幼稚单核细胞（premonocyte） 胞体直径 15～25 μm，圆形或不规则，可有伪足。胞核常偏位且不规则，呈扭曲、折叠状，或有凹陷或切迹；核染色质较原单核细胞粗糙，聚集呈丝网状；核仁或有或无。胞质量增多，呈灰蓝色、不透明，可见细小、均匀分布的紫红色嗜天青颗粒。

3. 单核细胞（monocyte） 胞体直径 12～20 μm，圆形或不规则形，可见伪足。胞核不规则，有明显的扭曲折叠，可呈大肠状、马蹄形、S 形、分叶形、笔架形等；核染色质疏松，可呈粗网状或条索状，淡紫红色；核仁消失。胞质量多，呈浅灰蓝色或略带红色，半透明如毛玻璃样，边缘不规则；胞质内可见细小、分布均匀的灰尘样紫红色颗粒，有时可见空泡。

（六）巨核细胞系统

巨核细胞系统包括原始巨核细胞、幼稚巨核细胞、颗粒型巨核细胞、产血小板型巨核细胞、裸核型巨核细胞及血小板，是骨髓中最大的造血细胞（属于多倍体细胞）。除原始巨核细胞外，其他巨核细胞一般具有以下特征：①胞体和胞核巨大，不规则；②核染色质由粗颗粒状淡红色到浓集成块的深紫红色；③胞质由少→多，颜色由深蓝→淡蓝→淡红。成熟巨核细胞（指颗粒型巨核细胞和产血小板型巨核细胞）胞质极丰富，并有大量颗粒等。各阶段巨核细胞形态学特点如下，见图 2-8。

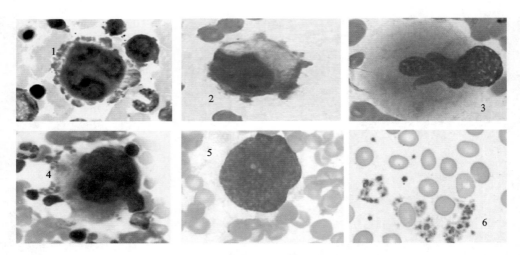

图 2-8　各阶段巨核细胞形态学特点
1.原始巨核细胞;2.幼稚巨核细胞;3.颗粒型巨核细胞;4.产血小板型巨核细胞;5.裸核型巨核细胞;6.血小板

1. 原始巨核细胞(megakaryoblast)　胞体直径 20~30 μm,较其他原始细胞大,圆形或不规则,可有伪足状突起。胞核较大,占细胞的 3/4,圆形、椭圆形或不规则,胞核常 1~2 个;核染色质较其他原始细胞粗,排列紧密呈浓密网状,分布不均匀,染深紫红色;核仁 2~3 个,染淡蓝色,常不清晰。胞质量较少,蓝色或深蓝色,周边深染,无颗粒,细胞周边常有少量血小板附着。

2. 幼稚巨核细胞(promegakaryocyte)　胞体直径 30~50 μm,圆形或不规则形,常有伪足状突起。胞核占细胞的 1/2~3/4,不规则,有重叠、扭曲、肾形或呈分叶状;核染色质粗或小块状,排列紧密;核仁模糊或消失。胞质量较丰富,深蓝色或蓝色,近核处有明显的淡染区,出现或多或少的嗜天青颗粒,有时细胞周边有少量血小板附着。

3. 颗粒型巨核细胞(granular megakaryocyte)　胞体直径 40~70 μm,最大可达 100 μm 以上,形态常不规则。胞核较大、不规则,多呈分叶状,常重叠,核染色质呈条索或团块状,无核仁。胞质量明显增多,呈淡蓝色或淡红色,充满大量较细小一致的紫红色颗粒,呈云雾状,有的胞质边缘无颗粒而呈淡蓝色的较透明区,形成外浆,而内浆充满颗粒,有时因颗粒非常密集而使核、浆很难辨认,有时其细胞周边有少量血小板附着,应注意与产血小板型巨核细胞加以鉴别。

4. 产血小板型巨核细胞(thromocytogenic megakaryocyte)　胞体、胞核及核染色质与颗粒型巨核细胞相似。胞质极丰富,呈粉红色,颗粒充满胞质并聚集呈簇(称为雏形血小板),胞膜不完整,常呈撕破、毛边状,其边缘常有释放的聚集血小板,有的部分脱落。

5. 裸核型巨核细胞(naked megakaryocyte)　产血小板型巨核细胞胞质全部脱落后,释放出大量血小板而剩余的细胞核。

6. 血小板(platelet)　胞体直径 2~4 μm,圆形、椭圆形、星形、逗点状或不规则形,无细胞核。胞质淡蓝色或淡红色,中心部位有细小、分布均匀的淡紫红色颗粒。由于血小板具有聚集性,故骨髓涂片上的血小板常三五成群地存在。

（七）其他细胞

骨髓中的其他细胞包括:组织嗜碱细胞、组织细胞、成骨细胞、破骨细胞、脂肪细胞、吞噬细胞、内皮细胞、纤维细胞、涂抹细胞及退化细胞等。其细胞特点如下(图 2-9)。

1. 组织嗜碱细胞(tissue basophilic cell)　又称为肥大细胞(mast cell),胞体直径 15~30 μm,圆形、椭圆形、蝌蚪形、梭形、多角形等,染色较淡。胞核圆形或椭圆形,较小、居中或偏一侧,常被颗粒遮盖;核染色质粗糙模糊,结构不清,无核仁。胞质量较丰富,充满粗大、排列紧密、大小一致、深紫蓝色或茶褐色的嗜碱性颗粒,胞质的边缘不规则,呈尾形或放射状突起,并可见突出的颗粒,有时胞体四周呈淡红色。有的组织嗜碱细胞胞质中颗粒排列非常致密,整个细胞呈黑色,易误认为异物而被忽略。

2. 组织细胞(histiocyte)　胞体通常较大,但大小不一,呈长椭圆形或不规则形,长轴直径可达 20 μm

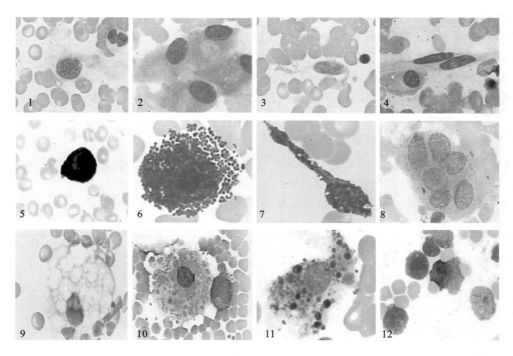

图 2-9 各种其他细胞的形态特点

1.组织细胞；2.成骨细胞；3.内皮细胞；4.纤维细胞；5,6,7.肥大细胞；8.破骨细胞；9.脂肪细胞；10,11.吞噬细胞；12.退化细胞

以上，边缘多不整齐呈撕纸状。胞核圆形或椭圆形，核染色质呈粗网状，常有 1～2 个较清晰的蓝色核仁。胞质量较丰富，呈淡蓝色或淡红色，有少许嗜天青颗粒，有时含有吞噬的色素颗粒、脂肪滴、血细胞、细菌等。

3. 成骨细胞（osteoblast） 胞体较大，直径 25～45 μm，呈长椭圆形或不规则形，常多个成簇分布，有时单个存在。胞核椭圆形或圆形，常偏于一侧；染色质呈粗网状排列，染色深；核仁 1～3 个，蓝色而清晰。胞质量丰富，深蓝色或灰蓝色，有空泡，离核较远处常有椭圆形淡染区，偶见少许紫红色颗粒，胞质边缘清楚或模糊呈云雾状。

4. 破骨细胞（osteoclast） 胞体巨大，直径 60～100 μm，形态不规则，边缘清楚或不整齐如撕纸状。胞核小且较多，3～100 个，彼此孤立，无核丝相连，随意排列，圆形或椭圆形，大小较一致；核染色质呈粗网状；几乎每个核都有 1～2 个较明显的蓝色核仁。胞质极丰富，呈淡蓝色、淡红色或红蓝相间，胞质中有大量较细小、大小不均、排列稀疏的紫红色颗粒。

5. 脂肪细胞（fatty cell） 组织细胞摄取脂肪滴形成。胞体直径 30～50 μm，圆形或椭圆形，胞膜极易破裂，边缘不整齐。胞核较小，形状常不规则，被挤在一边而成扁平形；核染色质致密，呈粗网状；无核仁。胞质量多，淡蓝色或淡紫红色，胞质中充满大量大小不等的脂肪空泡，空泡中有网状细丝。此种细胞制片时易破裂，成为其他细胞间的一个圆形无色区域。

6. 吞噬细胞（phagocyte） 胞体内含有吞噬物的一组细胞的总称。具有吞噬功能的细胞包括：单核细胞、组织细胞、粒细胞、血管内皮细胞、纤维细胞等。吞噬细胞的大小和形态极不一致，由吞噬物的类型及数量而定。胞核圆形、椭圆形或不规则形，常 1 个核，有时双核或多核，常偏位；核染色质较疏松，核仁有或无；胞质多少不一，淡蓝色，常有空泡，并有数量不等的吞噬物，吞噬物包括色素、颗粒、有核细胞、红细胞、血小板、炭核、细菌等。有时吞噬细胞成堆存在。

7. 内皮细胞（endothelial cell） 胞体直径 15～30 μm，极不规则，多呈长尾形、梭形，胞膜完整，边界清晰。胞核圆形、椭圆形或不规则；核染色质呈网状；多无核仁。胞质量较少，分布于细胞的一端或两端，呈淡蓝色或淡红色，可有细小的紫红色颗粒。

8. 纤维细胞（fibrocyte） 胞体较大，呈扁平星状或梭形。胞核圆形或卵圆形，一至数个，大小形态相同；核染色质呈细致或粗颗粒网状；核仁 1～2 个，不清晰，较成熟型的纤维细胞无核仁。胞质量较多，呈淡蓝色或淡红色，多分布于细胞两端，内含纤维网状物、浅红色颗粒。

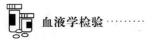

9. 涂抹细胞及退化细胞　往往是由于推片时人为地造成,有时是细胞退化所致;退化细胞是细胞衰老退化所致,例如核溶解、核固缩的细胞等。涂抹细胞大小不一,通常只有一个核而无胞质,胞核肿胀,核结构常模糊不清,染成均匀淡紫红色,有的可见核仁。有时呈扫帚状,形如竹篮,故又称为篮细胞。核溶解的细胞表现为胞核变大,核膜不完整,核染色质结构不清楚,其胞体也常变大,胞膜也不完整;核固缩的细胞表现为核染色质聚集呈团块状,副染色质消失,核固缩呈圆形或核碎裂成数个,而核膜、胞膜仍完整。

(八) 骨髓象中形态相似的细胞鉴别

骨髓象中有许多相似的细胞,分类时存在着一定困难,因此,在熟练掌握各种细胞形态的基础上,应重点把握它们的区别要点,才能正确划分其归属。下面介绍常见类似细胞的鉴别。

1. 原始粒细胞、原始淋巴细胞、原始单核细胞的鉴别　三者细胞的鉴别见表2-3。

表 2-3　原始粒细胞、原始淋巴细胞、原始单核细胞的鉴别

鉴别点	原始粒细胞	原始淋巴细胞	原始单核细胞
胞体	10～18 μm,圆形较规则	10～18 μm,圆形规则	15～20 μm,圆形或不规则形,有伪足状突起
胞质	天蓝色,透明	天蓝色,透明,有核周淡染区	灰蓝色,不透明
核形	圆形或椭圆形	圆形或椭圆形	圆形或不规则形,有折叠
染色质	细致的砂粒状,平坦,如薄纱	颗粒状,稍粗	纤细网状
核膜	不清楚	核膜浓厚,界限清晰	不清楚
核仁	2～5个,较小,清晰	1～2个,小而明显	1～3个,大而清晰

2. 原始粒细胞和原始红细胞的鉴别　见表2-4。

表 2-4　原始粒细胞和原始红细胞的鉴别

鉴别点	原始粒细胞	原始红细胞
胞体	10～18 μm	15～20 μm,可见瘤状突起
胞质	透明,天蓝色	不透明,深蓝色,有油画感,核周有淡染区
染色质	细砂粒状,均匀平坦如薄纱	粗颗粒状,不均匀
核膜	不清楚	清楚
核仁	2～5个,较小,清晰	1～2个,较大,界限不清

3. 单核细胞和中性中幼粒细胞的鉴别　见表2-5。

表 2-5　单核细胞和中性中幼粒细胞的鉴别

鉴别点	单核细胞	中性中幼粒细胞
胞体	圆形或不规则,可见伪足	圆形,规则
胞质	灰蓝,半透明,含无数散在粉尘样的嗜天青颗粒,有时可见空泡	淡红或淡蓝,透明,含中等量、大小较一致的特异性中性颗粒
胞核	不规则,可呈肾形、马蹄形、S形或分叶形,有明显的扭曲、折叠,染色质呈粗网状,疏松	椭圆形或一侧开始扁平,可出现凹陷,染色质聚集成索块状

4. 浆细胞、中幼红细胞、淋巴细胞的鉴别　见表2-6。

表 2-6　浆细胞、中幼红细胞、淋巴细胞的鉴别

鉴别点	中幼红细胞	浆细胞	淋巴细胞
胞体	圆形	椭圆形	圆形
胞质	嗜多色性,不透明,无颗粒	蓝色,不透明,有泡沫感,有时可见红色镶边,边缘不规则,近核处有淡染区,常有空泡,可见颗粒	天蓝色,透明,有核周淡染区,可见颗粒

续表

鉴别点	中幼红细胞	浆细胞	淋巴细胞
胞核	圆形,居中,染色质粗密成块,如打碎的墨砚,中间有明显空隙,无色泽	圆形或椭圆形,常偏位,染色质极粗密,凝成大块,似车轮状,中间有明显空隙,有色泽	圆形,常偏一侧,有切迹,染色质成大块,块与块之间无明显界限,有均匀光滑感

5. 成骨细胞和浆细胞的鉴别 见表 2-7。

表 2-7 成骨细胞和浆细胞的鉴别

鉴别点	成骨细胞	浆细胞
胞体	长椭圆形或不规则	椭圆形
胞质	量丰富,染深蓝或灰蓝色,可有少量的嗜天青颗粒,胞质中央可见淡染区,胞质边缘模糊呈云雾状	蓝色,不透明,有泡沫感,有时可见红色镶边,边缘不规则,近核处有淡染区,常有空泡,可见颗粒
胞核	圆形或椭圆形,常偏于一侧,染色质呈粗网状,染色深,可见蓝色而清晰的核仁 1~3 个	圆形或椭圆形,常偏位,染色质极粗密,凝成大块,似车轮状,中间有明显空隙,有色泽

6. 破骨细胞和巨核细胞的鉴别 见表 2-8。

表 2-8 破骨细胞和巨核细胞的鉴别

鉴别点	破骨细胞	巨核细胞
胞体	巨大,不规则,边缘不整齐	大,不规则
胞质	淡蓝或淡红色,透明,含紫红色颗粒	淡红或淡蓝色,含细小紫红色颗粒,排列紧密,如云雾状
胞核	小且多,彼此独立,圆形或椭圆形,大小较一致,染色质呈粗网状,有核仁	较大,不规则,多呈分叶状,互相推挤层叠,染色质聚集成索块,无核仁

二、外周血细胞形态学检验

(一) 血涂片检查步骤及内容

1. 血涂片的制备与染色 内容略,详见临床检验基础。

2. 计数与分类计数 在染色良好的血涂片体尾交界处分类计数至少 100 个白细胞,同时注意观察各种细胞(包括红细胞和血小板)的形态,还应观察血涂片的其他部位(包括血膜的边缘和尾部)。血涂片观察的内容见表 2-9。

表 2-9 血涂片观察的内容

内容	细胞病理变化
粒细胞	观察中性杆状核粒细胞、分叶核粒细胞,嗜酸性和嗜碱性粒细胞的数量及形态(包括胞体、胞核及胞质),注意有无原始粒细胞、幼粒细胞,粒细胞分叶过多或过少、双核、巨幼样变,粒细胞毒性改变及棒状小体等
淋巴细胞	观察淋巴细胞数量及形态,有无原始淋巴细胞、幼稚淋巴细胞及异型淋巴细胞等
单核细胞	观察单核细胞数量及形态,注意有无原始单核细胞、幼稚单核细胞和棒状小体等
其他有核细胞	有无有核红细胞、浆细胞、巨核细胞、吞噬细胞等
红细胞	观察红细胞的大小、形态、染色和结构变化,如有无大红细胞、小红细胞、球形红细胞、靶形红细胞、嗜多色性红细胞、有核红细胞、嗜碱性点彩红细胞、卡波环和(Howell-Jolly 小体)等
血小板	观察血小板数量、大小、形状、染色和分布等,尤其注意有无大血小板、巨大血小板、畸形血小板和巨核细胞等
其他	有无寄生虫及其他明显异常细胞,如疟原虫、恶性组织细胞、恶性淋巴瘤细胞、吞噬细胞等

3. 计算结果 计算出各系列、各阶段有核细胞的百分比,并填入骨髓报告单的血涂片栏中。

4. 血涂片特征描述　一般要描述血涂片中各类细胞的数量、大小、形态、染色及结构有无变化,血小板的分布,有无寄生虫及其他异常细胞等。

(二)血涂片检查的临床意义

不同疾病其血象或骨髓象存在着不同或相同之处。因此,观察血涂片对疾病诊断和鉴别诊断具有非常重要的意义。血象和骨髓象的关系主要有以下五种情况。

1. 血象相似而骨髓象有区别　如传染性淋巴细胞增多症和慢性淋巴细胞白血病的血象均以小淋巴细胞增多为主,但骨髓象中前者淋巴细胞稍增多,而后者骨髓象中淋巴细胞却明显增多。

2. 血象有区别而骨髓象相似　如缺铁性贫血、急性失血性贫血和溶血性贫血的骨髓象相似,但血象有显著区别。某些恶性肿瘤所致的类白血病与慢性髓细胞性白血病骨髓象相似,但前者血象中细胞形态基本正常,白细胞增多不及慢性粒细胞白血病显著。而慢性髓细胞性白血病血象中白细胞形态明显异常,与骨髓象相似。

3. 血象变化不显著而骨髓象有显著异常　如多发性骨髓瘤、戈谢病、尼曼-匹克病,其骨髓中分别可见到特异性的骨髓瘤细胞、戈谢细胞、尼曼-匹克细胞,但血象中甚少见到。

4. 血象有显著异常而骨髓象变化不显著　如传染性单核细胞增多症,其骨髓中的异型淋巴细胞远不及血象中明显,而血象中异型淋巴细胞常大于10%。

5. 血象细胞较易辨认而骨髓象细胞难辨认　血象中血细胞来源于骨髓,且比骨髓中细胞成熟,较易辨认,故结合血象可辅助白血病细胞类型的判断。

三、骨髓细胞形态学检验

骨髓细胞形态学检验是骨髓检查的首选方法,最简单、最实用,通过观察骨髓中细胞数量和质量的变化,了解骨髓的造血功能,对多数血液病及其他一些疾病的诊断、鉴别诊断、疗效观察和预后判断具有重要的临床价值。

(一)骨髓细胞学检验临床应用

1. 确诊某些造血系统疾病　骨髓象检查对某些血液病具有决定性诊断意义,如尼曼-匹克病、海蓝组织细胞增生症、戈谢病、巨幼细胞贫血、再生障碍性贫血(简称再障)、急性白血病、慢性各种类型白血病、多发性骨髓瘤、骨髓转移癌等。并可通过骨髓检查来排除某些疾病从而达到诊断的目的,复查骨髓象来评价疗效或预后判断。

2. 协助诊断部分血液系统疾病及相关疾病　这类疾病多数有骨髓细胞质和量的异常,但需结合临床资料才能作出正确诊断,如骨髓增生异常综合征、粒细胞缺乏症、缺铁性贫血、溶血性贫血、血小板减少性紫癜及脾功能亢进等。以及一些伴有血液学改变的非造血系统疾病,如血常规检查白细胞显著增高的"类白血病反应"与慢性髓细胞性白血病基本相同,可通过骨髓象加以鉴别。

3. 提高某些感染性疾病的诊断率　骨髓中含有丰富的单核-吞噬细胞系统,能够捕捉侵入机体内的病原微生物。如骨髓涂片查找疟原虫、黑热病原虫、弓形虫及真菌等,即可明确临床诊断。

(二)骨髓细胞学检验适应证和禁忌证

1. 适应证

(1)疑似血液系统疾病及血液病治疗后的复查和疗效观察。

(2)不明原因的出现外周血细胞数量和形态异常者,血细胞一系或多系减少或增多,外周血出现原始细胞及幼稚细胞等。

(3)不明原因的发热,肝、脾、淋巴结肿大或恶病质等。

(4)原因不明的骨痛、骨质破坏、肾功能异常,或胸腔积液、紫癜、出血或黄疸、血沉明显增加、高钙血症和皮肤损害等。

(5)其他:造血干/祖细胞培养、血细胞染色体核型分析、骨髓移植、骨髓细菌培养(如伤寒、副伤寒)、骨髓活检、微量残留白血病检测等。

2. 禁忌证

(1)血友病,血液凝血因子大量减少所引起的部分凝血活酶时间延长患者。

（2）晚期妊娠的妇女要慎做骨髓穿刺。

（3）小儿及不合作患者不宜作胸骨穿刺。

（三）骨髓穿刺

1. **骨髓取材部位** 大部分骨髓标本采用穿刺法吸取（骨髓活检标本也多采用穿刺取材）。成人最为理想的穿刺部位是髂后上棘，其次是髂前上棘，其他的有胸骨、胫骨穿刺等（图 2-10）；2 岁以下儿童主张用胫骨粗隆穿刺。穿刺部位的不同，细胞的数量和组成可能有一定的差异，在病变成局灶性分布的疾病更会有明显的差异，故必要时应多部位取材，以便全面了解骨髓的造血情况。同时骨髓穿刺部位选择还应考虑：①骨髓腔中红髓应丰富；②穿刺部位应浅表、易定位；③应避开重要脏器等。人体常见骨髓穿刺部位的特点见表 2-10。

表 2-10 常见骨髓穿刺部位的特点

穿刺部位	特点
髂骨后上棘	此部位骨质薄，进针容易，骨髓液丰富，被血液稀释的可能性小，故髂后上棘为临床上首选的穿刺部位
髂骨前上棘	此部位骨质硬、骨髓腔小，易导致穿刺失败，因此髂前上棘常用于翻身困难、需多部位穿刺的患者
胸骨	虽然胸骨是人体骨髓造血功能最旺盛的部位，但胸骨后面有重要脏器，故临床上不常用。当其他常规部位穿刺取材不佳时，可考虑胸骨穿刺，但必须由操作经验丰富的人员来做
其他部位	小于 2 岁患者还可选择胫骨头内侧。其他还包括腰椎棘突穿刺、定位穿刺。定位穿刺临床上常用于骨髓转移癌、浆细胞瘤等

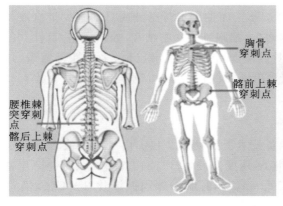
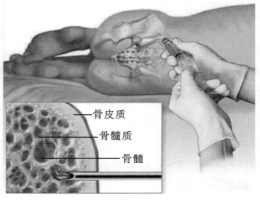

图 2-10 骨髓取材部位

2. **骨髓穿刺方法（略）** 骨髓标本一般由临床医生穿刺采集。骨髓液采集量一般不超过 0.2 mL，常不抗凝，迅速置于载玻片上，立即制作涂片，必要时可用 EDTA-K$_2$抗凝。

3. **制备骨髓涂片** 取玻片上骨髓小粒丰富的骨髓液部分制作骨髓涂片。骨髓液抽出后，制备涂片的动作要迅速，避免骨髓液凝固，影响涂片中血小板量及其他细胞形态的观察。

4. **骨髓穿刺的注意事项**

（1）操作过程中要严格遵循无菌操作，严防骨髓感染。

（2）骨髓穿刺部位如有炎症或骨畸形应避开。骨髓穿刺针进入骨质中时，不要摆动和用力过猛，以免损伤邻近组织或折断穿刺针头。出血倾向明显者术后局部压迫止血 5~10 min。

（3）骨髓液抽吸量一般不超过 0.2 mL，仅作涂片用。如需同时做其他检查（如细胞免疫分型、染色体检查、细胞培养及细菌培养等），再抽吸 0.5~2.0 mL 骨髓用肝素抗凝送检。

（4）抽吸骨髓液的动作要缓慢，用力过大过快，易造成骨髓抽吸量过多（>0.2 mL），导致外周血稀释骨髓，使有核细胞数减少和组成改变，失去诊断价值。

5. **标本保存及运送** 骨髓涂片上的血膜干后可将玻片重叠放置在一起，血膜未干或油滴多的片子不应叠放在一起。骨髓涂片应尽量放在盒子中及时送检。如不能及时送检,可将标本存放在有盖盒子中(不要放置冰箱中冷藏,容易有水珠形成,破坏血膜),避免血膜接触水使细胞溶解或被虫食用等,但保存时间尽量不要超过一周,以免影响染色效果(会导致偏碱)及某些酶活性的下降。骨髓涂片必须与骨髓检查申请单同时送到骨髓检查室(如果同时做骨髓活检,活检的标本送病理科)。

6. 骨髓取材情况的判断

(1)骨髓取材满意的指标:①吸骨髓液时,患者感到瞬间的酸痛感。②抽出的骨髓液中有较多的黄色小粒(多为骨髓小粒,有的是脂肪),且比外周血黏稠,制备出来的涂片尾部应有较多骨髓小粒,说明骨髓取材肯定是成功的。③显微镜下可见片中有骨髓特有细胞,如有核红细胞、幼粒细胞、巨核细胞、原始细胞、浆细胞、成骨细胞、破骨细胞、脂肪细胞、肥大细胞、纤维细胞、巨噬细胞等。④中性杆状核粒细胞/中性分叶核粒细胞比值大于外周血中性杆状核粒细胞/中性分叶核粒细胞比值,骨髓涂片中有核细胞数大于外周血涂片中有核细胞数。

(2)骨髓取材失败(即骨髓稀释)判断:主要是指抽吸骨髓液过程中抽到了较多或大量的外周血。结合血涂片细胞分类也有助于正确判断骨髓取材情况。根据稀释程度分为完全稀释和部分稀释。①骨髓部分稀释:指抽吸骨髓液时混进了较多外周血液,其特征主要包括骨髓小粒和油滴无或少见;有核细胞减少、骨髓特有细胞少;中性分叶核粒细胞和成熟淋巴细胞比例增加等。对于部分稀释的标本,应根据稀释程度、病情等决定是否进行重抽。②骨髓完全稀释:是指抽出的骨髓液实际上就是血液。肉眼观察其"骨髓液"较稀、无黄色小粒;"骨髓涂片"尾部无骨髓小粒。对于肉眼观察高度怀疑完全稀释的标本应进行重抽,如果一时难以判断可先送检。完全稀释涂片中的细胞成分与外周血涂片的细胞成分基本一样。

肉眼观察、分析骨髓液性状也是判断骨髓取材情况的第一手资料,有时通过性状分析还可做出疾病初步印象的判断。

7. 干抽(dry tap) 是指非技术操作因素或非穿刺不当而抽不出骨髓液或只抽到少量血液。常见原因有:①原发性和继发性骨髓纤维化症;②骨髓极度增生,细胞过于紧密结实,如白血病、真性红细胞增多症等;③骨髓增生减低,如再生障碍性贫血;④肿瘤骨髓浸润,包括恶性淋巴瘤、多发性骨髓瘤、骨髓转移癌等。当发生干抽时,有时在针头内有少量骨髓组织,用针芯将其推出,可制作一张涂片供检查。或者换部位再行穿刺,必要时作骨髓活检。

(四)骨髓涂片与染色

骨髓涂片及染色方法,与血涂片基本相同,其制备技术要点见表2-11。由于骨髓液含有骨髓小粒和脂肪滴,有核细胞较多,较血液浓稠,推片时角度要略小,速度要慢,每次制作8～10张骨髓涂片备用。骨髓涂片染色时间比血涂片要略长,一般需要20～30 min。同时制作外周血涂片2～4张,供对比观察之用。

表 2-11 骨髓涂片制备要求

要求项目	原因
头体尾分明	由于骨髓液中有较多骨髓小粒,涂片尾部呈锯齿状,头部应留有2 cm×2.5 cm的空间,为标本存档时贴标签所用。尾部对骨髓检查很重要,因为大的异常细胞常被推至尾部,因此观察尾部有利于发现片中为数不多的异常细胞
两边留有空隙	因为一些胞体大的异常细胞也常分布在血膜的上、下边缘,观察血膜上、下边缘有利于发现异常细胞。因此制备涂片时,要尽量在两边留有空隙
厚薄适中	血膜的厚度与推片和玻片的角度有关,以30°角为佳。如两者角度大,推出来的血膜就厚,反之薄。血膜厚的片子,其细胞小、结构不清楚,从而影响结果判断;血膜太薄的片子,其细胞太少而使工作效率下降
厚薄均匀	血膜是否均匀与推片和玻片的清洁度以及推片用力是否均匀有关,用力不均匀容易出现"搓衣板"现象。用力过大使推片和玻片的摩擦力增加,会导致片中破碎细胞增多
长短适中	血膜长度往往与推片时取的骨髓液量有关。量少,推出来的血膜短,血膜短观察的细胞就少;量多,推出来的血膜长,但太长易导致无尾部现象(即尾部呈线状)

骨髓涂片注意事项如下。

（1）载玻片要洁净，手指不能触及玻片面，推片边缘要光滑。

（2）涂片一般不用抗凝剂。需作细胞计数或其他检查，可用肝素抗凝，但用量不宜过大，否则影响细胞形态。

（3）因骨髓液内含有较多的纤维蛋白原，极易发生凝固，故抽取骨髓液后应迅速制备骨髓涂片，良好的涂片应头、体、尾分明，两端与两边留有空隙（图 2-11）。制备的骨髓涂片宜全部送检，作瑞-姬染色、血细胞化学染色或会诊用。选择含骨髓小粒多的标本作涂片效果更佳。

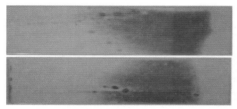 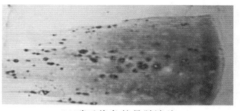

(a) 未染色的骨髓涂片　　　　　　(b) 瑞氏染色的骨髓涂片

图 2-11　骨髓涂片良好（头体尾分明且尾部有骨髓小粒）

（4）涂片制成后，在空气中快速摇动或扇干，防止细胞皱缩变形或因空气潮湿而溶血。但不能用火烤。涂片应在新鲜状态下染色，否则细胞蛋白质变性，使染色偏碱，且形态变异。

（5）涂片干后应立即染色，否则应固定后保存，一般不超过 1 周，以免蛋白变性影响染色效果。并选择有骨髓小粒或脂肪滴且厚薄适宜有头、体、尾的骨髓涂片 2 张进行瑞-姬染色。

（6）染色时间的长短与染料的浓度、涂片的厚薄、有核细胞数量的多少及气温高低有关。最好将染色中的涂片在低倍镜下观察，待着色满意后再冲洗。染色冲洗后也不能用火烤。

（7）染色过深或有残留染料沉渣的涂片，可滴加瑞-姬染液布满涂片，立即混匀后冲洗。染色过浅的涂片可重复染色一次，染色结果特点及原因分析见表 2-12，图 2-12。

表 2-12　染色结果特点及原因分析

染色结果	染色结果特点及原因分析
染色良好	骨髓涂片血膜肉眼呈淡红色、淡紫红色，而有核细胞极度增生的血膜常呈深蓝色；显微镜下细胞染色均匀、色泽鲜明、颜色正确，红细胞呈浅红色，细胞核常呈紫红色，原始细胞胞质蓝色，淋巴细胞胞质天蓝色，细胞颗粒和染色质结构清楚，背景无染料沉渣
染色过深	是因染色时间过长、瑞特液过多等所致。显微镜下色泽欠鲜明、胞核颜色偏深且结构欠清楚，染色质变粗，胞质颗粒变粗、变深，同时背景中常有染料沉渣
染色过浅	是因染色时间过短、瑞特液过少、片中有核细胞太多、瑞特液与缓冲液未混匀等所致。骨髓涂片血膜肉眼呈淡红色、淡紫红或灰蓝色；显微镜下细胞着色浅、细胞结构（尤其是染色质及颗粒）不够清楚，胞核呈淡紫红色或淡蓝色
染色偏碱	是由于用蒸馏水或自来水代替缓冲液、染色时固定时间过长、瑞特液过多及片子不够新鲜所致。骨髓涂片血膜肉眼呈灰蓝色、蓝色。显微镜下红细胞呈灰色、灰蓝色，各种细胞胞质偏蓝
染色偏酸	是由于缓冲液比例过高等所致。显微镜下各种细胞胞质偏红，例如中幼红细胞胞质呈淡红色，淋巴细胞胞质也偏红，所以应注意辨认

（五）骨髓细胞学检查的方法与步骤

骨髓涂片形态学检查主要内容包括骨髓小粒和脂肪滴检查、细胞学数量和形态检查、细胞化学检查及结果判断等，同时结合血涂片对照分析。

1. 低倍镜观察

（1）判断取材、涂片与染色质量：观察涂片厚薄、骨髓小粒、油滴、染色等，选择满意的区域进行有核细胞计数、分类。取材、涂片与染色满意的指标见表 2-13。取材按良好、部分稀释和完全稀释三个标准来判断。涂片太厚则细胞重叠，细胞形态难以辨别；太薄则细胞分散，可导致对增生程度的错误估计。染色过

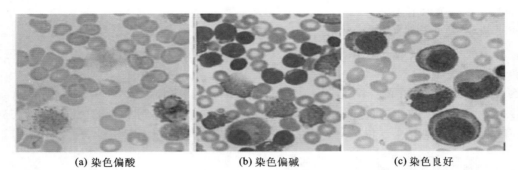

(a) 染色偏酸   (b) 染色偏碱   (c) 染色良好

图 2-12 染色结果观察评价

深或过浅均可导致细胞辨认困难,甚至错误。

表 2-13 骨髓取材、涂片与染色满意的指标

内容	满意的指标
取材	①骨髓液中有较多的黄色小粒(多为骨髓小粒,有的是脂肪),涂片尾部应有较多骨髓小粒;②显微镜下可见骨髓特有细胞,如有核红细胞、幼粒细胞、巨核细胞、原始细胞、浆细胞、成骨细胞、破骨细胞、脂肪细胞等;③杆状核与分叶核粒细胞比值大于外周血中的比值,骨髓涂片中有核细胞数大于外周血涂片中有核细胞数
涂片	①片膜厚薄适当、均匀,有头体尾三部分,尾部呈锯齿状;②上下边缘整齐,距玻片边缘留有 1~2 mm 的空隙;③片膜面积 1.5 cm×3.0 cm;④镜下见各类有核细胞分布均匀,红细胞互不重叠,也不过度分散,不皱缩
染色	①肉眼呈淡红色、淡紫红色,有核细胞极度增生的血膜常呈深蓝色;②显微镜下细胞染色均匀、深浅适当、色泽鲜明、颜色正确,红细胞呈浅红色,细胞核常呈紫红色,原始细胞胞质蓝色,淋巴细胞胞质天蓝色;③细胞颗粒和染色质结构清楚,背景无染料沉渣

(2)判断有核细胞增生程度:骨髓中有核细胞多少可反映出骨髓增生程度。应观察多个视野后取其平均值。若增生介于两级之间时,应将增生程度划分为上一级,即在增生活跃与增生明显活跃之间时,可判断为增生明显活跃。骨髓增生程度一般根据成熟红细胞与有核细胞之比来判断,通常采用五级分类法(表 2-14,图 2-13)。

表 2-14 骨髓有核细胞增生程度分级

增生程度	成熟红细胞:有核细胞	有核细胞/低倍视野	有核细胞/高倍视野	常见疾病
增生极度活跃	1:1	>500	>100	各型白血病
增生明显活跃	10:1	200~500	50~100	各型白血病、增生性贫血
增生活跃	20:1	50~200	20~50	正常骨髓象、各型贫血
增生减低	50:1	20~50	5~10	再生障碍性贫血(慢性型)、部分稀释
增生重度减低	200:1	<200	<5	再生障碍性贫血(急性型)、完全稀释

(3)巨核细胞计数及分类:由于巨核细胞胞体大、全片数量少(在涂片尾部和边缘较多),故巨核细胞计数一般在低倍镜下观察(图 2-13),阶段的划分需在油镜或高倍镜下进行。如巨核细胞系无明显异常,通常计数、分类 25 个巨核细胞;如巨核细胞特别多或疑为特发性血小板减少性紫癜时,应进行全片巨核细胞计数和分类,并分类 50 个巨核细胞。

(4)注意观察涂片两侧、尾部和头部:有无体积较大的或成堆的特殊异常细胞,如尼曼-匹克细胞、戈谢细胞、转移癌细胞、多核巨细胞、恶性组织细胞、非造血细胞岛和造血细胞岛。发现可疑者必须在油镜下仔细观察辨认,加以确诊。

(5)应注意观察涂片中有无血液寄生虫等。

2. 油镜观察 选择位于涂片的体尾交界处(图 2-14),用低倍镜或高倍镜全面观察的基础上转换油镜观察,从体部开始向尾部按一定顺序分类 200~500 个(WHO 要求分类 500 个)有核细胞。根据细胞形态结构特征,作出细胞种类和阶段的判断分类。

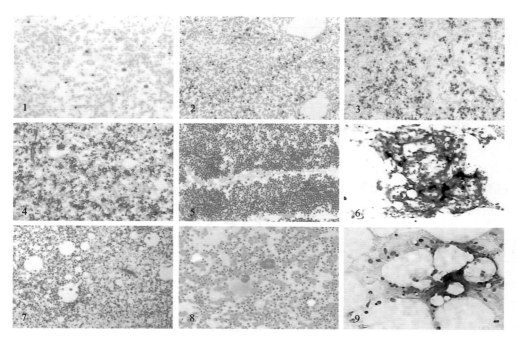

图 2-13　低倍镜下的骨髓涂片

1.增生极度减低；2.增生减低；3.增生活跃；4.增生明显活跃；5.增生极度活跃；6、9.骨髓小粒；7.脂肪空泡；8.巨核细胞（2 个）

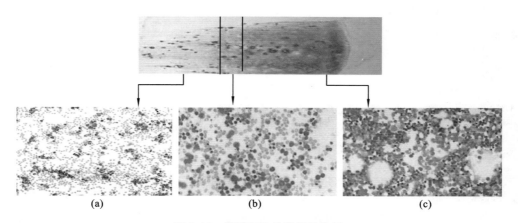

(a)　　　　　　　　　(b)　　　　　　　　　(c)

图 2-14　骨髓细胞分类部位选择

（a）涂片尾部，细胞破损、变形、不适合形态观察；（b）细胞分布均匀，细胞染色较好，是合适的细胞形态观察部位，一般在涂片的体尾交界处；（c）涂片头部太密集、细胞染色较差，不易识别

①有核细胞计数及分类：分类计数的部位、秩序、细胞以及计数的数目见表 2-15。

表 2-15　骨髓有核细胞计数及分类

计数项目	内容
计数的部位	应选择厚薄合适且均匀、细胞结构清楚、红细胞呈淡红色、背景干净的部位进行计数，一般在体尾交界处。尾部的细胞偏大、常变形，且体积大的、破碎的细胞偏多；厚的部位细胞小、结构不清，易做出错误的判断，因此选择合适部位进行计数很重要
计数的秩序	计数要有一定顺序，以免出现有些视野重复计数的现象。例如可从右到左、从上到下，呈"S"形走势
计数的细胞	计数的细胞包括除巨核细胞、破碎细胞、分裂象以外其他有核细胞，即各阶段粒细胞、有核红细胞、各阶段淋巴细胞、各阶段单核细胞、吞噬细胞、肥大细胞、脂肪细胞、成骨细胞、破骨细胞、内皮细胞及异常细胞（如异型淋巴细胞、淋巴瘤细胞、分类不明细胞、转移癌细胞、尼曼-匹克细胞、戈谢细胞等）

续表

计数项目	内容
计数的数目	至少计数 200 个有核细胞。增生明显活跃以上者最好计数 500 个;对于增生极度减低者,可计数 100 个;如想在较短时间内了解某类细胞比例,可采用单独快速计数法(即计数一定数量有核细胞,但只对某类细胞进行计数、分类,而其他有核细胞只计数而不分类)

②骨髓涂片观察内容:包括六大系统细胞及其他细胞的观察(表 2-16)等,对于有病变的细胞系更应仔细。细胞计数、分类完成后,还要再一次进行全面的观察(包括低倍镜、高倍镜及油镜)。注意细胞分类情况与其他区域是否一致,必要时采用单独快速计数来验证或重新计数;同时也要注意其他部位有无异常细胞等情况。另外,对巨核细胞、有丝分裂细胞和破碎细胞不应计数在 200～500 个有核细胞内。如这类细胞过多,应单独记录或查找原因。细胞计数、分类完成后,应再一次进行全面的观察。

表 2-16   油镜下骨髓涂片主要观察内容

观察对象	观察内容
粒细胞系统	增生程度、各阶段粒细胞比例及形态,如胞体大小、形态,核染色质、核仁、核形,胞质量、颜色、颗粒,中毒颗粒、杜勒小体、空泡、核质发育是否平衡、棒状小体等
红细胞系统	增生程度、有核红细胞比例及形态,如大小、形态,核染色质、核仁、核形,胞质量、颜色,有无核畸形、多核、核碎裂、核质发育是否平衡等。同时观察红细胞大小、形态、颜色、淡染区,有无豪-周小体、嗜碱性点彩、多色性红细胞等异常红细胞
淋巴细胞系统	成熟淋巴细胞比例、形态,有无原、幼淋巴细胞
浆细胞系统	成熟浆细胞比例、形态,有无原、幼浆细胞
单核细胞系统	成熟单核细胞比例、形态,有无原、幼单核细胞
巨核细胞系统	计数全片或 1.5 cm×3.0 cm 血膜中巨核细胞数量并分类一定数量巨核细胞,观察巨核细胞形态,有无微小巨核细胞、小巨核细胞、单圆核巨核细胞、多圆核巨核细胞和分叶过度巨核细胞等。同时观察血小板数量、大小、形态、聚集性、颗粒等,有无畸形血小板、巨大血小板等
骨髓小粒	骨髓小粒中有核细胞数量、有核细胞成分、油滴等
其他	如退化细胞、肥大细胞、吞噬细胞、成骨细胞、破骨细胞、分裂象细胞等量的变化,全片有否寄生虫及其他明显异常细胞,如疟原虫、淋巴瘤细胞、戈谢细胞、尼曼-匹克细胞、转移性癌细胞等,全片油滴情况等

3. 结果计算

(1) 计算各系统细胞中各阶段细胞分别占有核细胞的百分比:一般情况下,百分比是指有核细胞的百分比(all nucleate cell,ANC)。在某些白血病中,还要计算出非红系细胞百分比(non erythroid cell,NEC),NEC 是指去除有核红细胞、淋巴细胞、浆细胞、肥大细胞、巨噬细胞外的有核细胞百分比。

(2) 计算粒/红比值(G/E):粒/红比值是指粒系(包括中性、嗜酸性、嗜碱性粒细胞)各阶段细胞比例之和与有核红细胞各阶段比例之和的比值。这代表粒系和红系的相对数量关系,健康人为(2～4)∶1。如有核细胞增生亢进,比值增大,则为粒系增多;如有核细胞增生低下,比值增大,则红系减少。

(3) 计算全片巨核细胞总数及各阶段细胞的百分比。

(4) 血涂片和细胞化学染色的结果计算:血涂片分类后采用 ANC 方法计算出各种、各阶段有核细胞百分比;细胞化学染色结果包括阳性率和积分,其计算方法同 MPO(髓过氧化物酶)。

4. 骨髓细胞形态学检查报告方式

(1) 骨髓报告单填写主要内容和顺序:骨髓报告应用简短的语言,突出重点,采用图文并茂的图文报告方式,其主要内容和填写顺序见表 2-17。

表 2-17   骨髓检查报告单的填写内容

项目	具体内容
填写患者一般情况	姓名、性别、年龄、科室、病区、床号、住院号、骨髓穿刺部位、骨髓穿刺时间及临床诊断、本次骨髓涂片号

续表

项目	具体内容
填写检验数据	骨髓涂片及血涂片各阶段细胞百分比、计数有核细胞总数,巨核细胞数量及分类结果
取材、涂片、染色	按良好、部分血液稀释和完全稀释三个标准来判断
骨髓增生情况	骨髓有核细胞增生程度、粒红比值及各阶段细胞百分比
文字描述	(1)骨髓涂片特征描述:①正常骨髓象应按粒细胞系、红细胞系、淋巴细胞系和单核细胞系、巨核细胞系及其他细胞等顺序描述,一般粒、红两系主要说明其增生情况(总数多少)、成熟情况(系内各阶段细胞的比例是否大致正常,是否有成熟障碍)和细胞形态有无异常(必要时作扼要描述,对成熟红细胞形态一定要描述);②其他系则只简单提一下,但如有明显异常改变,则应像粒、红系那样描述;③巨核细胞和血小板的数量和形态从全片来评估,至少分类 25 个巨核细胞,各级巨核细胞占多少,形态如何;④血小板数量、形态和存在方式如何;⑤是否见到特殊的病理细胞和寄生虫等 (2)细胞化学染色特征:逐项对每个细胞化学染色结果进行描述,每项染色结果的报告一般包括阳性率、阳性指数或阳性细胞的分布情况 (3)血涂片特征:有核细胞数量,形态有何异常,以何种细胞为主;成熟红细胞及血小板有无异常;有无其他异常细胞及寄生虫
填写诊断意见及建议	根据骨髓象、血象和细胞化学染色所见,结合临床资料提出临床诊断意见或供临床参考的意见,必要时建议作进一步检查。对于诊断已明确的疾病,要与以前骨髓涂片进行比较,得出疾病完全缓解、部分缓解、改善、退步、复发等意见
填写报告日期并签名	目前国内骨髓报告单多采用专用的软件系统,同时还可打印一幅或多幅图

(2)骨髓检查诊断意见:综合分析骨髓象、血象和细胞化学染色情况,并结合临床资料,在进行全面综合分析后,提出细胞学的初步印象或诊断意见(表 2-18)。

表 2-18 骨髓检查诊断意见及特点

结论	特点
肯定性结论	骨髓细胞形态学呈特异性变化。细胞形态学特征与临床表现均典型者,如各种类型白血病、多发性骨髓瘤、巨幼细胞贫血、骨髓转移癌及寄生虫病等
符合性结论	有骨髓细胞形态学改变但特异性不强,但与相关的临床信息和其他检查相符合。如缺铁性贫血、溶血性贫血、粒细胞缺乏症、特发性血小板减少性紫癜等,可建议做进一步检查
提示性结论	骨髓细胞形态学有异常,但不典型、特异性不强,与临床表现也不完全相符合。如慢性再生障碍性贫血、急性白血病亚型等,可建议做相应检查
排除性结论	临床已初步诊断为某种血液病,但骨髓象改变不符合其特征或骨髓象大致正常。可考虑排除此病的结论,但也有可能是疾病早期,骨髓尚未有明显改变。如临床上怀疑为特发性血小板减少性紫癜患者,但骨髓中血小板和产血小板型巨核细胞易见,即可做出排除性结论
可疑性结论	骨髓象发现有少量异常细胞,但临床表现不典型,或骨髓象非常典型,但临床完全不相符合。可能为某种疾病的早期、前期或不典型病例,可做追踪观察,如难治性贫血等,要结合临床,进一步作出诊断
骨髓特征描写	骨髓象有些改变,但与临床表现不相符,对临床诊断提不出具体支持和反对意见,也不能用临床表现加以解释。可描述形态学检查的主要特点,并建议继续观察和随访,尽可能提出进一步检查的意见,如巨核细胞增多伴血小板功能减低,而临床为不典型的特发性血小板减少性紫癜,或不能明确是否继发者,这类患者(具有形态学相同的其他疾病)需要完善检查等

5. 骨髓标本的保存和资料存档 ①骨髓报告发出后,应将骨髓涂片和血涂片脱油,贴上标签,写上检验编号、日期,然后归档,并与骨髓检验送检单、报告单副页一并保存,以供复查、研究和教学之用。②将有诊断意义的典型骨髓细胞图像、血涂片的细胞图像、组织化学染色图像录入计算机,同时将图文报告单内容存入计算机,最后打印骨髓图文报告单。骨髓检验报告单填写举例见表 2-19。

表 2-19 骨髓检验报告单

姓名 ×××	性别 女	年龄 23 岁	科别 内科	病区	床号	病案号 689672
采取日期 2013 年 9 月 11 日		采取部位 髂前上棘		临床诊断 贫血待查		标本 ID 2013-762

	名称	血涂片 %	骨髓涂片 平均值	骨髓涂片 标准差	骨髓涂片 %
粒细胞	原始血细胞		0.08	±0.01	
	原始粒细胞		0.64	±0.33	0.5
	早幼粒细胞		1.57	±0.60	2
	中性中幼		6.49	±2.04	6.5
	中性晚幼		7.90	±1.97	7
	中性杆状核		23.72	±3.50	9.5
	中性分叶核	51	9.44	±2.92	12.5
	嗜酸中幼		0.38	±0.23	
	嗜酸晚幼		0.49	±0.32	0.5
	嗜酸杆状核		1.25	±0.61	
	嗜酸分叶核		0.86	±0.61	0.5
	嗜碱中幼		0.02	±0.05	
	嗜碱晚幼		0.06	±0.07	
	嗜碱杆状核		0.06	±0.09	
	嗜碱分叶核		0.03	±0.05	
红细胞	原始红细胞		0.57	±0.30	1
	早幼红细胞		0.92	±0.41	2.5
	中幼红细胞		7.41	±1.91	15.5
	晚幼红细胞		10.75	±2.36	26
	巨早幼红细胞				
	巨中幼红细胞				
	巨晚幼红细胞				
淋巴细胞	原始淋巴细胞		0.05	±0.09	
	幼稚淋巴细胞	40	0.47	±0.84	
	成熟淋巴细胞		22.78	±7.04	14
	异型淋巴细胞				
	淋巴肉瘤细胞				
单核细胞	原始单核细胞		0.01		
	幼稚单核细胞		0.14		
	成熟单核细胞	9	3.00		1.5
浆细胞	原始浆细胞		0.004		
	幼稚浆细胞		0.104		
	成熟浆细胞		0.71		0.5
巨核细胞	原始巨核细胞		0～3		
	幼稚巨核细胞		0～10		
	颗粒型巨核细胞		10～30		
	产板型巨核细胞		40～70		
	裸核型巨核细胞		0～30		
其他细胞	网状细胞		0.16	±0.21	
	组织嗜碱细胞		0.03	±0.09	
	分类不明细胞		0.05	±0.09	
	吞噬细胞				
	有核细胞总数				
	粒红比				

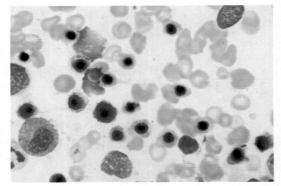

骨髓象
1. 取材,涂片,染色良好。
2. 有核细胞增生活跃,粒红比为 0.87：1。
3. 红系明显增生,占 45.0％,以中、晚幼红细胞为主,其胞体小,边缘不整齐,胞质量少、偏蓝。红细胞多数较小,中央浅染区明显扩大,易见嗜多色性红细胞。
4. 粒系相对减少,占 39.0％,各阶段粒细胞比例和形态大致正常。
5. 淋巴细胞占 14％,形态正常。
6. 单核细胞占 1.5％,形态正常。
7. 巨核细胞 30 个/全片,以较成熟巨核为主。血小板易见,呈小堆分布。
8. 全片未见其他明显异常细胞及寄生虫。

血象
有核细胞数无明显增殖,以中性分叶核粒细胞和淋巴细胞为主,形态正常。红细胞大小不一,多数较小,淡染区明显扩大,未见有核红细胞。血小板易见,成堆存在。未见寄生虫。

细胞铁染色
外铁(一),细胞内铁Ⅰ型 1％。

诊断意见结论：
根据骨髓象、血象所见,结合临床资料,符合缺铁性贫血骨髓象。

检验医师签名 ×××
报告日期 年 月 日

（六）骨髓象检查质量保证

1. 由于细胞形态学变化的多样，辨认细胞不能单凭一两个特征就下结论。应综合细胞、体积大小、外形、核质比、细胞核特点、细胞质受色及颗粒性质、多少等多方面特征综合分析判断。

2. 细胞的发育是一个连续的过程。当遇到介于两个阶段之间的过渡细胞时，一般应划入成熟方向的下一阶段。对核质发育不平衡者，应根据细胞核形态和多数细胞特征来划分阶段。对处于两个系统之间的难以辨认的细胞，应采用"大数归纳法"，即归入比例高的系列细胞中。

3. 同一患者的骨髓涂片，因技术和人为因素的影响（包括涂片制备、染色、观察部位等），其镜下的细胞形态也常有较大差异，要注意全面观察。

4. 在进行骨髓象检查时，应作血象观察，二者互为对照，对疾病诊断和鉴别诊断具有非常重要的意义，二者的关系见血涂片检验的临床意义。

（七）大致正常的骨髓象

健康成人骨髓涂片中，由于骨髓标本采集的部位、方法及采集量的不同，再加上被检者的个体差异，因此，各种细胞的参考值范围变化较大，目前全国尚无统一的参考值。但符合表 2-20 者，可视为大致正常。

表 2-20　健康成人骨髓象特点

骨髓增生程度	增生活跃
粒红比值	（2～4）∶1
粒细胞系统	占 40%～60%，其中原始粒细胞<2%，早幼粒细胞<5%，中性中幼粒细胞约 8%，中性晚幼粒细胞约 10%，中性杆状核粒细胞约 20%，中性分叶核粒细胞约 12%，嗜酸性粒细胞<5%，嗜碱性粒细胞<1%
红细胞系统	占 20%～25%，以中、晚幼红细胞为主（各占 10%），原始红细胞<1%，早幼红细胞<5%
淋巴细胞系统	占 20%～25%，均为淋巴细胞，原始淋巴细胞罕见，幼稚淋巴细胞偶见
单核细胞系统	<4%，均为单核细胞，原始单核细胞罕见，幼稚单核细胞偶见
浆细胞系统	<2%，均为浆细胞，原始浆细胞罕见，幼稚浆细胞偶见
巨核细胞系统	在 1.5 cm×3 cm 的血膜上，可见巨核细胞 7～35 个，其中原始巨核细胞不见或偶见，幼稚巨核细胞占 0%～5%，颗粒型巨核细胞占 10%～27%，产血小板型巨核细胞占 44%～60%，裸核型巨核细胞占 8%～30%。血小板较易见，成堆存在
其他细胞	如组织细胞、成骨细胞、吞噬细胞等偶见，分裂象细胞少见，不见寄生虫和异常细胞
细胞形态	红细胞、血小板及各种有核细胞形态正常

儿童骨髓象特征：有核细胞增生程度以活跃及明显活跃为多见，原始粒细胞和早幼粒细胞略高于成人，淋巴细胞偏高，占 30%～50%，至 6～7 岁下降至成人水平，而粒系细胞比例相对下降。

综合上述骨髓特点，正常骨髓象应具备四项条件：①有核细胞增生活跃；②各系各阶段细胞所占有核细胞的比例大致在正常参考范围内；③各系各阶段细胞形态上无明显异常；④无特殊病理细胞及血液寄生虫。

四、骨髓象分析

造血系统等疾病也会导致血液中细胞的数量、形态、功能等发生变化，因此血象与骨髓象密切相关。临床上做骨髓细胞学检查时，应同时送检外周血涂片（尤其是初诊患者）。

1. 骨髓有核细胞增生程度　由于骨髓有核细胞增生程度分级是一种较粗的估算方法，受多种因素的影响（如取材情况、年龄、观察部位、血膜厚薄等），所以判断其意义时要考虑到各方面因素对它的影响（表 2-21）。

表 2-21　骨髓有核细胞增生程度与常见疾病

骨髓增生程度	常见疾病
增生极度活跃	反映骨髓造血功能亢进,常见于各种急性白血病、慢性粒细胞白血病等
增生明显活跃	反映骨髓造血功能旺盛,常见于缺铁性贫血、溶血性贫血、失血性贫血、巨幼细胞贫血、慢性淋巴细胞白血病、真性红细胞增多症、原发性血小板增多症、骨髓增生异常综合征等
增生活跃	反映骨髓造血功能基本正常,常见于正常骨髓象、不典型再生障碍性贫血、多发性骨髓瘤、传染性单核细胞增多症等
增生减低	反映骨髓造血功能降低,常见于再生障碍性贫血、阵发性睡眠性血红蛋白尿等
增生极度减低	反映骨髓造血功能衰竭,常见于再生障碍性贫血、骨髓稀释、化疗后等

2. 粒红比值改变　骨髓粒红比值变化与常见疾病见表 2-22。

表 2-22　骨髓粒红比值变化与常见疾病

粒红比值	常见疾病
粒红比值增加	常见于各种粒细胞白血病、类白血病反应、纯红细胞性再生障碍性贫血等
粒红比值正常	常见于健康人骨髓、多发性骨髓瘤、再生障碍性贫血、传染性单核细胞增多症、特发性血小板减少性紫癜、原发性血小板增多症、骨髓纤维化等
粒红比值下降	常见于粒细胞缺乏症、缺铁性贫血、巨幼细胞贫血、铁粒幼细胞贫血、溶血性贫血、红白血病、红血病、真性红细胞增多症、急性失血性贫血

3. 粒细胞系统细胞数量改变　粒细胞数量变化与常见疾病见表 2-23。

表 2-23　粒细胞数量变化与常见疾病

粒细胞数量	常见疾病
粒细胞增多	(1) 原始粒细胞增多为主:①急性粒细胞白血病(简称急粒)(原始粒细胞≥30%);②慢性粒细胞白血病急变期(原始粒细胞≥20%);急性粒-单核细胞白血病 (2) 早幼粒细胞增多为主:①急性早幼粒细胞白血病(颗粒增多的早幼粒细胞≥30%);②粒细胞缺乏症恢复期;早幼粒细胞型白血病反应 (3) 中性中幼粒细胞增多为主:①急性粒细胞白血病 M_{2b} 型(以前曾称亚急性粒细胞白血病);②慢性粒细胞白血病;粒细胞型白血病反应 (4) 中性晚幼粒、杆状核粒细胞增多为主:慢性粒细胞白血病;粒细胞型类白血病反应;药物中毒如汞中毒、洋地黄中毒;烧伤、急性失血、大手术后等 (5) 嗜酸性粒细胞增多为主:①变态反应性疾病即过敏性疾病;②寄生虫感染;③嗜酸性粒细胞白血病;④慢性粒细胞白血病(包括慢性期、加速期和急变期);⑤恶性淋巴瘤;⑥高嗜酸性粒细胞综合征;⑦家族性粒细胞增多症;⑧某些皮肤疾病等 (6) 嗜碱性粒细胞增多:慢性粒细胞白血病(包括慢性期、加速期和急变期)嗜碱性粒细胞白血病;放射线照射反应等
粒细胞减少	见于粒细胞缺乏症、再生障碍性贫血、急性造血停滞等

4. 红细胞系统细胞数量改变　有核红细胞数量变化与常见疾病见表 2-24。

表 2-24 有核红细胞数量变化与常见疾病

有核红细胞数量	常见疾病
有核红细胞增多	（1）原始红细胞和早幼红细胞增多为主：①急性红血病；②急性红白血病 （2）中幼红细胞和晚幼红细胞增多为主：①溶血性贫血；②缺铁性贫血；③巨幼细胞贫血；④急性失血性贫血；⑤特发性血小板减少性紫癜（急性期）；⑥真性红细胞增多症；⑦铅中毒；⑧红白血病等 （3）巨幼红细胞或巨幼样变幼红细胞增多：①巨幼细胞贫血；②急性红血病；③急性红白血病；④骨髓增生异常综合征；⑤铁粒幼细胞贫血等 （4）铁粒幼红细胞增多：①铁粒幼细胞贫血；②骨髓增生异常综合征
有核红细胞减少	纯红细胞再生障碍性贫血；急性粒细胞白血病未分化型；急性单核细胞白血病（简称急单）未分化型；慢性粒细胞白血病；化疗后等

5. 巨核细胞系统细胞数量改变　巨核细胞数量变化与常见疾病见表 2-25。

表 2-25 巨核细胞数量变化与常见疾病

巨核细胞数量	常见疾病
巨核细胞增多	①骨髓增殖性疾病（包括真性红细胞增多症、慢性粒细胞白血病、原发性血小板增多症、骨髓纤维化早期）；②急性巨核细胞白血病；③特发性血小板减少性紫癜；④急性大出血；⑤脾功能亢进；⑥急性血管内溶血等
巨核细胞减少	①再生障碍性贫血；②急性白血病；③慢性中性粒细胞白血病；④化疗后

6. 单核细胞、淋巴细胞系统及其他血细胞数量改变　淋巴细胞及其他血细胞数量增多与常见疾病见表 2-26。

表 2-26 单核细胞、淋巴细胞及其他细胞数量增多与常见疾病

增多细胞	常见疾病
单核细胞增多	（1）原始及幼稚单核细胞增多为主：①急性单核细胞白血病（原始及幼稚单核细胞≥30%）；②慢性粒细胞白血病急单变；③急性粒-单核细胞白血病 （2）成熟单核细胞增多为主：①慢性单核细胞白血病；②慢性粒-单核细胞白血病；③单核细胞型类白血病反应；④慢性粒细胞白血病急单变；⑤某些感染等
淋巴细胞增多	（1）原始及幼稚淋巴细胞增多为主：①急性淋巴细胞白血病（简称急淋）；②慢性粒细胞白血病急淋变；③淋巴瘤白血病；④慢性淋巴细胞白血病急性变等 （2）成熟淋巴细胞增多为主：①慢性淋巴细胞白血病；②淋巴瘤白血病；③再生障碍性贫血；④淋巴细胞型类白血病反应；⑤传染性淋巴细胞增多症；⑥传染性单核细胞增多症；⑦某些其他病毒感染；⑧巨球蛋白血症等
浆细胞增多	①多发性骨髓瘤；②浆细胞白血病；③再生障碍性贫血；④过敏性疾病；⑤结缔组织疾病；⑥恶性淋巴瘤；⑦急性粒-单核细胞白血病；⑧肝硬化；⑨巨球蛋白血症；⑩寄生虫感染和慢性细菌性感染等
组织细胞增多	①恶性组织细胞病；②真性红细胞增多症；③多发性骨髓瘤；④恶性贫血；⑤感染性疾病；⑥特发性血小板减少性紫癜等

7. 血细胞形态改变

（1）胞体异常：包括大小和形态异常，后者见于急性粒细胞白血病、急性单核细胞白血病及恶性组织细胞病等。

（2）胞核异常：①数目异常：见于各系统白血病细胞、严重贫血等。②形态异常：见于白血病细胞、恶性异常组织细胞等。③核染色质异常：见于巨幼细胞贫血、骨髓增生异常综合征等。④核仁异常：见于急

性白血病的原始细胞、恶性组织细胞病的异常组织细胞等。⑤核分裂象异常：见于白血病、恶性组织细胞病等。

（3）胞质异常：①胞质量异常。②内容物异常：白细胞出现 Auer 小体、中毒颗粒、空泡、Dohle 体（杜勒体）、Alder-Reilly 畸形、Chediak-Higashi 畸形、May-Hegglin 畸形等；红细胞出现 Cabot 环、Howell-Jolly 小体、嗜碱性点彩红细胞等；浆细胞可见 Russel 小体。③着色异常：见于巨幼细胞贫血、溶血性贫血、缺铁性贫血等。④颗粒异常：见于早幼粒细胞白血病、巨幼细胞贫血等。

（4）核质发育不平衡：核发育落后于胞质，即幼核老质；胞质发育落后于胞核，即老核幼质。可见于白血病、巨幼红细胞贫血、缺铁性贫血等。

五、血细胞形态学检验的临床应用评价

（一）结果的可靠性

血细胞形态学检验是造血检验最基础、最经典的方法之一，其结果可靠性与检验者的个人临床诊断水平、血液学检验人员临床操作技能（染色方法、实验条件的稳定性）以及标本与试剂的质量等因素密切相关。

1. 血液和骨髓液的制片与染色受诸多因素影响，条件不易固定　同一细胞在不同涂片上的形态结构往往不同。不同的涂片其厚薄、细胞多少及展开的程度、染色的深浅、偏酸或偏碱等，均与染色时间的长短、染色液的新旧、缓冲液的加入量以及玻片的清洁程度等有关，很难控制得完全一致。

2. 不同染色方法对病态血细胞的敏感性、特异性不同　染色方法及试剂质量是检查结果可靠的先决条件，在自备染色试剂的实验室，必须考虑所用试剂的厂家、品牌、批号、纯度、保存过程中是否受潮以及是否需要现用现配等。目前，各种实验试剂盒大量推出，和以往必须自备全部染色试剂相比，似乎提高了实验条件的稳定性，但一定要注意详细阅读说明书，注意试剂的质量、用法、保存和标准品等。

3. 受检者的自然情况及血液学诊断人员的临床工作水平　患者的年龄、性别、环境因素及服用药物等可引起血细胞数量和形态的变化。血细胞形态学检验工作者需不断积累经验，同时又需不断扩大有关的临床知识和实践，才能获得准确的结果。如果其中任一项掌握不好，不要勉强地作检查，更不能勉强地下结论。

（二）实验方法的评价

1. 方法学评价　在各种血液病中，尤其是白血病，细胞形态异质性明显，会出现各种形态的畸形变化，造成细胞辨认错误；其次辨认细胞存在一定主观因素，因此单独只凭形态观察，会造成误诊，影响结果的准确性。表 2-27 是不同方法情况下诊断急性白血病的准确率。

表 2-27　不同方法情况下诊断急性白血病的准确率

诊断方法	符合率
形态学检查	66%左右
形态学+细胞化学染色	86%左右
形态学+细胞化学染色+细胞免疫学	99%以上

2. 方法局限性　由于专业人员技能水平不同，取材、涂片及染色，试剂等标准不统一；缺乏经验等易造成误诊。另外，形态学不能辨认祖细胞、干细胞等，如对 ANLL-M$_0$ 型（急性非淋巴细胞白血病 M$_0$ 型）、混合细胞白血病、干细胞白血病等诊断，仅凭细胞形态学也无法解决。对于疑难病例应根据临床表现，结合骨髓活检、细胞化学染色、流式细胞术分析等综合分析得出正确结论。总之，血细胞形态学检查是一门综合技术，要求检验者对血细胞形态熟练掌握的同时，还应熟悉检验的整个流程，同时了解临床患者的病史及相关资料。

（宋艳荣　秦洁）

第二节 血细胞化学染色技术

血细胞化学染色是一种以细胞形态学为基础,结合运用化学或生物化学技术对血细胞内各种化学物质(包括酶类、脂类、糖类、铁、蛋白质、核酸等)进行定位、定性及半定量分析的方法。用以了解血细胞生理、病理变化,临床上常将血细胞化学染色应用于辅助判断白血病的细胞类型、血液病及其他非血液病的诊断和鉴别诊断。

血细胞化学染色的基本要求是能原位显示细胞的成分和结构,故在染色时尽可能保持细胞内各种化学成分的原位分布,反应产物应该是不移位的有色沉淀物,且具有一定的稳定性。血细胞化学染色一般步骤主要包括固定、显示、复染三大步骤。

(一) 固定

为了保持细胞结构及化学成分的不变,需对细胞进行固定。固定的方法有物理法和化学法。物理法如冰冻、干燥和火焰固定等;临床上常用的是化学法固定,根据染色的成分不同,选择合适的固定液,如甲醛、乙醇、丙酮、甲酸等。化学法又分为蒸汽固定和液体固定。

1. 蒸汽固定 甲醛是一种常用的固定剂,甲醛极易挥发、氧化,故常用40%甲醛进行蒸汽固定,即在较封闭的玻璃器皿中加入40%甲醛,将涂片血膜朝下,固定5～10 min。

2. 液体固定 将涂片浸在甲醛、乙醇、丙酮、甲酸等固定液中,也可用两种或两种以上固定液混合而成,如10%甲醛甲醇液、甲醛丙酮缓冲液等。

(二) 显示

常用的显示手段有偶氮偶联反应(显示氨基酸、磷酸酶、酯酶等)、碱性复红反应(显示糖原、核酸等)、金属沉淀反应(显示磷酸酶等)、联苯胺反应(显示过氧化物酶等)、普鲁士蓝反应(显示三价铁的存在)等,均是利用不同的化学反应,使被检测的化学物质最终形成稳定的有色沉淀而被检出。

(三) 复染

复染的目的在于使各种细胞能显示出来便于观察。选择复染液的颜色应与有色沉淀的颜色有明显的对比度,既能使细胞结构得以显示又能清楚地看到细胞化学染色结果。细胞核染色通常选择中性红、甲基绿、苏木精、核固红、沙黄,如铁染色复染常用中性红,过碘酸-雪夫反应常用甲基绿等。细胞质染色多选择伊红、刚果红、光绿等。复染后应首先用显微镜观察染色是否成功,然后观察相应细胞的染色情况,对细胞内相应的化学成分进行定性或半定量分析,并用阳性率、积分或阳性分布情况报告结果。

一、髓过氧化物酶染色

髓过氧化物酶(MPO)的染色方法有多种,如复方联苯胺法、二氨基联苯胺法、四甲基联苯胺法和Pereira染色法等。以往常用的复方联苯胺法(Washburn法),由于其试剂具有致癌性,目前临床应用逐渐减少。1985年国际血液学标准化委员会(ICSH)推荐三种方法:二氨基联苯胺法(DAB)、过氧化物酶氨基-甲基卡巴唑染色法及二盐酸联苯胺法。二氨基联苯胺法是其中常用的方法。

【实验原理】 粒细胞和单核细胞的胞质中含有髓过氧化物酶(myeloperoxidase,MPO)。MPO是人类中性粒细胞含量最多的一种蛋白质。其主要功能是破坏生物氧化过程中有剧毒的过氧化物,使其放出氧,参与细胞内氧化还原过程,是一种与生物氧化有关的重要酶类。

【正常血细胞的染色反应】 见图2-15。

1. 粒细胞系统 除早期原始粒细胞阴性外,晚期原始

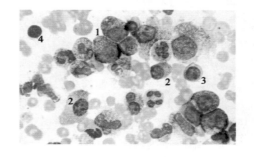

图 2-15 正常血细胞 MPO 染色
1.粒细胞系细胞呈阳性反应;2.浆细胞呈阴性反应;
3.幼红细胞呈阴性反应;4.淋巴细胞呈阴性反应

粒细胞及以后各阶段细胞均呈不同程度的阳性,且随着细胞成熟而阳性反应增强。但衰老的中性粒细胞过氧化物酶的活性降低,反应程度减弱,甚至呈阴性反应。嗜酸性粒细胞阳性,嗜碱性粒细胞阴性。

2. 单核细胞系统　除早期原始阶段呈阴性反应外,其他阶段多呈弱阳性反应,其颗粒细小,散在分布。

3. 某些网状细胞及吞噬细胞　可呈不同程度的过氧化物酶阳性反应。

4. 其他血细胞　过氧化物酶染色皆为阴性。

【临床意义】

1. 急性白血病类型鉴别　急性髓系白血病(AML),又称急性髓细胞白血病,多呈阳性反应,以 M_3 和 M_2 反应最强,M_4 和 M_5 反应较弱。急性淋巴细胞白血病(ALL)呈阴性反应,见图 2-16。

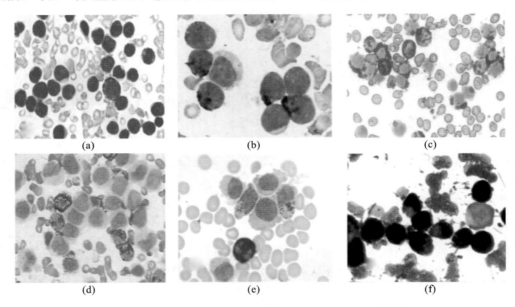

(a)　　　　　　　　　　(b)　　　　　　　　　　(c)

(d)　　　　　　　　　　(e)　　　　　　　　　　(f)

图 2-16　急性白血病的 MPO 染色(Wright-Giemsa 复染)

(a)ALL 阴性;(b)M_1 弱阳性;(c)M_2 阳性;(d)M_5 弱阳性;(e)M_4 粒细胞强阳性,单核细胞弱阳性;(f)M_3 强阳性

2. 其他疾病成熟中性粒细胞过氧化物酶活性的变化

(1)活性增高:可见于再生障碍性贫血、细菌感染、淋巴细胞性白血病。

(2)活性降低:可见于急性粒细胞白血病、急性单核细胞白血病及慢性髓细胞性白血病、骨髓增生异常综合征、放射病及退化的中性粒细胞。

二、酯酶染色

酯酶存在于多种血细胞中,不同血细胞中所含酯酶的成分不同,根据酯酶特异性高低分为特异性酯酶(specific esterase,SE)和非特异性酯酶(nonspecific esterase,NSE)。特异性酯酶主要指氯乙酸 AS-D 萘酚酯酶。多分布在骨髓粒细胞系统中,与 MPO 一起为粒细胞阳性反应的染色项目,但其敏感性较低,故不及 MPO 染色临床应用广泛。非特异性酯酶根据 pH 不同分为酸性非特异性酯酶(即酸性 α-醋酸萘酚酯酶)、碱性非特异性酯酶(即 α-丁酸萘酚酯酶)和中性非特异性酯酶,后者包括 α-醋酸萘酚酯酶、醋酸 AS-D 萘酚酯酶等。临床上酯酶染色多采用偶氮偶联法,下面介绍几种常见酯酶染色。

1. 氯乙酸 AS-D 萘酚酯酶染色

【实验原理】　细胞内的氯乙酸 AS-D 萘酚酯酶(naphthol AS-D chloroacetate esterase,NAS-DCE)水解基质液中的氯乙酸 AS-D 萘酚,产生 AS-D 萘酚,进而与基质液中的重氮盐偶联形成不溶性的有色沉淀,定位于细胞质内酶所存在的部位。本实验常用的重氮盐为坚牢紫酱 GBC,形成的有色沉淀为红色。NAS-DCE 几乎只出现在粒细胞,其特异性高,因此又称为"粒细胞酯酶""特异性酯酶"。

【正常血细胞的染色反应】　阳性反应为红宝石色颗粒,定位于胞质中。

(1)粒细胞系:原始粒细胞为阴性反应或阳性反应,自早幼粒细胞至成熟中性粒细胞均呈阳性或强阳性反应,但酶活性并不随细胞的成熟而增强。嗜酸性粒细胞呈阴性或弱阳性反应,嗜碱性粒细胞呈阳性。

（2）单核细胞:呈阴性或弱阳性反应。

（3）其他细胞:淋巴细胞、浆细胞、幼红细胞、巨核细胞和血小板均呈阴性反应。肥大细胞呈强阳性反应。氯乙酸 AS-D 萘酚酯酶染色反应见图 2-17。

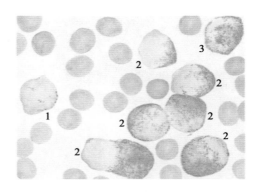

【临床意义】

（1）急性白血病类型的辅助鉴别:尤其有助于 MPO 阳性的急粒及急单的鉴别,见图 2-18。①急性粒细胞白血病原始粒细胞 NAS-DCE 染色多呈（＋）～（＋＋）,少数呈阴性,染色为阴性不能排除本病的可能;②急性早幼粒细胞呈（＋＋）～（＋＋＋）;③急性单核细胞白血病原、幼单核细胞多呈阴性反应,个别可呈阳性;④急性淋巴细胞白血病原、幼淋巴细胞呈阴性反应。

（2）嗜碱性粒细胞与肥大细胞鉴别:前者阴性或弱阳性,后者强阳性。

图 2-17　粒细胞系特异性酯酶染色（沙黄复染）
1.原始粒细胞呈弱阳性;2.幼粒细胞呈强阳性;
3.中性杆状核粒细胞呈强阳性

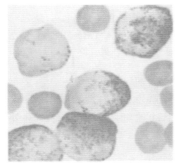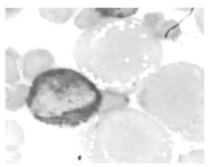

(a) 急性粒细胞白血病　　　　(b) 急性单核细胞白血病

图 2-18　白血病的特异性酯酶染色

2. α-醋酸萘酚酯酶染色

【实验原理】　细胞中的 α-醋酸萘酚酯酶(alpha-naphthol acetate esterase,α-NAE)是一种中性非特异性酯酶,存在于单核细胞、粒系和巨核系等细胞中,在中性条件下,血细胞内的 α-醋酸萘酚酯酶水解基质液中 α-醋酸萘酚,产生萘酚进而与基质液中的重氮盐偶联,产生不溶性的有色沉淀,定位于细胞质中酶所在的部位。由于单核细胞系统的阳性可被氟化钠抑制,所以做 α-NAE 染色时,通常同时做氟化钠抑制实验。

【正常血细胞染色反应】　见图 2-19。

（1）单核细胞系统:除分化差的原始单核细胞呈阴性外,其他各阶段单核细胞均呈阳性反应且较强,但是阳性反应能被氟化钠抑制。所谓抑制是指氟化钠试验的抑制率大于 50%,抑制率的计算公式如下。

抑制率(%)＝100%×(抑制前阳性率或阳性积分－抑制后阳性率或阳性积分)/抑制前阳性率或阳性积分。

（2）粒细胞系:原始粒细胞呈阴性或弱阳性反应,自早幼粒细胞至成熟中性粒细胞均可呈阳性反应,不被氟化钠抑制。

（3）其他细胞:成熟淋巴细胞部分呈阳性反应,阳性物多表现为颗粒状,不被氟化钠抑制;巨核细胞和血小板呈强阳性反应,不被氟化钠抑制;早期幼红细胞可呈阳性反应,随后幼红细胞的成熟阳性反应逐渐减弱,不被氟化钠抑制。

【临床意义】　急性单核细胞白血病多为阳性反应且较强,此阳性反应能被氟化钠抑制;急性粒细胞白血病中的原始粒细胞呈阴性或阳性,阳性反应不能被氟化钠抑制;急性粒-单核细胞白血病中的原始粒

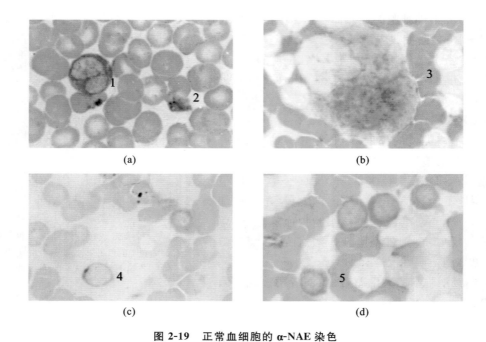

图 2-19 正常血细胞的 α-NAE 染色

1.单核细胞均呈弥漫性阳性反应；2.血小板呈弥漫性阳性反应；3.巨核细胞呈弥漫性阳性反应；
4.淋巴细胞呈点状阳性反应；5.幼红细胞呈阴性反应

细胞呈阴性至阳性，阳性不被氟化钠抑制，原始及幼稚单核细胞呈阳性，阳性能被氟化钠抑制，因此急性粒-单核细胞白血病时，α-NAE 染色呈现出部分阳性被氟化钠抑制；急性淋巴细胞白血病中的原始及幼稚淋巴细胞呈阴性或弱阳性，阳性不能被氟化钠抑制；急性早幼粒细胞白血病有些例外，α-NAE 染色可呈明显的阳性反应且不能被氟化钠抑制(图 2-20)。

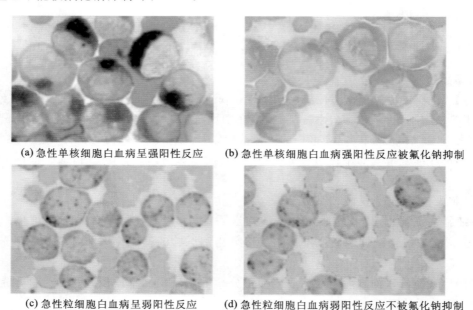

(a)急性单核细胞白血病呈强阳性反应　(b)急性单核细胞白血病强阳性反应被氟化钠抑制

(c)急性粒细胞白血病呈弱阳性反应　(d)急性粒细胞白血病弱阳性反应不被氟化钠抑制

图 2-20 非特异性酯酶染色及氟化钠抑制试验

3. α-丁酸萘酚酯酶染色

【实验原理】　血细胞内的 α-丁酸萘酚酯酶(α-naphthol butyrate esterase,α-NBE)在 pH 碱性的条件下水解基质液中的 α-丁酸萘酚，释放出 α-萘酚，后者与基质液中的重氮盐偶联形成不溶性的有色沉淀，定位于细胞质内酶所在的部位。本实验常用的重氮盐为坚牢紫酱 GBC,形成的有色沉淀为红色。α-NBE 主要存在于单核细胞中，其阳性产物能被氟化钠抑制，而其他细胞系列的阳性产物不能被氟化钠抑制。

【正常血细胞的染色反应】

（1）粒细胞系统：各期粒细胞均呈阴性。

（2）单核细胞系统：分化差的原单细胞呈阴性，分化好的原单细胞呈阳性，幼稚及成熟的单核细胞呈阳性，阳性反应能被氟化钠抑制。

（3）淋巴细胞系统：外周血的 T 细胞、非 T 非 B 细胞可呈阳性，B 细胞呈阴性。

（4）其他细胞：巨核细胞、幼红细胞、浆细胞呈阴性或弱阳性；组织细胞也可呈阳性，但不被氟化钠抑制。

【临床意义】

（1）鉴别急性白血病细胞类型：与 α-NAE 染色的临床意义相同。

（2）鉴别急性单核细胞白血病和组织细胞性白血病：二者均可呈阳性反应，但前者阳性反应能被氟化钠抑制，后者阳性反应不被氟化钠抑制。

4．酸性 α-醋酸萘酚酯酶染色

【实验原理】 血细胞中的酸性 α-醋酸萘酚酯酶（alpha-naphthol acetate esterase，α-NAE）在 pH 弱酸性（pH 5.8）的条件下，水解基质液中的 α-醋酸萘酚，产生 α-萘酚，进而与重氮盐六偶氮付品红形成红色沉淀，定位于胞质中酶活性处。

【正常血细胞的染色反应】

（1）单核细胞系统：单核系细胞常呈强阳性。

（2）淋巴细胞系统：T 细胞阳性，B 细胞多数为阴性。

（3）其他细胞：粒系细胞、红系细胞、巨核系细胞含量较少。

【临床意义】 酸性 α-NAE 染色临床上主要用于鉴别 T、B 细胞，而目前淋巴细胞的分类常用流式细胞仪，所以酸性 α-NAE 染色应用较少。

（1）粗略地鉴别 T、B 细胞：T 细胞呈阳性，B 细胞大多呈阴性。

（2）鉴别急性白血病类型：与 α-NAE 染色的临床意义相同。

（3）多发性骨髓瘤、多毛细胞性白血病细胞多为阳性；恶性组织细胞呈强阳性；霍奇金淋巴瘤 R-S 细胞呈强阳性。

5．酯酶双染色 在同一张涂片上进行两种酯酶染色的方法称为酯酶双染色。一般采用一种特异性酯酶染色加一种非特异性酯酶染色，常用的有氯乙酸 AS-D 萘酚酯酶和 α-醋酸萘酚酯酶双染色、氯乙酸 AS-D 萘酚酯酶和 α-丁酸萘酚酯酶双染色。反应原理同各自的染色原理。这种染色对诊断急性粒-单核细胞白血病具有独特的价值，即在同一张涂片中出现两种不同酯酶染色阳性的细胞或同一种细胞出现两种酯酶染色阳性结果。

三、过碘酸-希夫反应

【实验原理】 过碘酸是氧化剂，使含有乙二醇基的多糖类物质（糖原、黏多糖、黏蛋白、糖蛋白及糖酯等）氧化，形成双醛基。醛基与希夫（schiff）试剂中的无色品红结合，使无色的品红变成紫红色化合物，定位于含有多糖类的细胞内。过碘酸-希夫反应（periodic acid schiff reaction，PAS）曾称为糖原染色。临床上多用 PAS 染色对红细胞系统疾病尤其是恶性增生的红白血病和良性增生的巨幼细胞贫血进行诊断和鉴别诊断。

【正常血细胞的 PAS 染色反应】

1．粒细胞系统 原始粒细胞为阴性反应，自早幼粒细胞至中性分叶核粒细胞均呈阳性反应，并随细胞的成熟，阳性反应的程度逐渐增强，嗜酸性粒细胞的颗粒本身不着色，而颗粒之间的胞质呈红色，嗜碱性粒细胞为阳性反应，阳性反应物质为大小不一的紫红色颗粒。

2．红细胞系统 正常幼红细胞和红细胞均呈阴性反应。

3．单核细胞系统 原始单核细胞为阴性反应，幼单核细胞为阳性反应（＋），单核细胞为（＋）～（＋＋）阳性反应，有时在胞质的边缘处阳性反应颗粒较粗大。

4．淋巴细胞系统 大多数淋巴细胞为阴性反应，少数淋巴细胞可呈阳性反应（＋）。

5. 巨核细胞和血小板　巨核细胞为阳性反应,阳性反应物质为红色颗粒状,有时为红色块状。血小板为阳性反应,阳性反应物质为细颗粒状,有时为红色小块状。

6. 其他细胞　浆细胞一般为阴性反应,少数可呈阳性反应,阳性反应物质为细颗粒状。巨噬细胞可呈阳性反应,阳性反应物质为红色细颗粒状,见图 2-21。

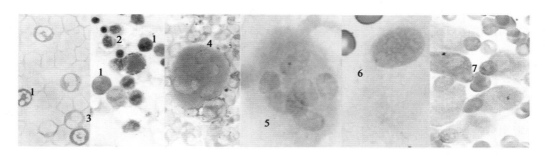

图 2-21　正常血细胞糖原染色

1.成熟粒细胞呈强阳性反应;2.正常幼红细胞呈阴性反应;3.单核细胞呈弱阳性反应;4.巨核细胞呈强阳性反应;
5.破骨细胞呈阴性反应;6.网状细胞呈阴性反应;7.成骨细胞呈阴性反应

【临床意义】

1. 鉴别红细胞系统增生的性质　凡恶性增生者,如红血病、红白血病、骨髓增生异常综合征的幼红细胞可呈阳性反应(呈均匀红色或块状),有时有核红细胞阳性反应强且阳性率高,甚至红细胞也呈阳性。而红系良性疾病,如缺铁性贫血、地中海贫血、巨幼细胞贫血及其他溶血性中的有核红细胞常呈阴性,个别细胞可呈阳性但反应弱。

2. 鉴别淋巴系统增生的性质　急性、慢性淋巴细胞白血病,淋巴瘤等均呈阳性反应。急性淋巴细胞性白血病的原幼细胞常为大块状阳性,也有阴性者。慢性淋巴细胞性白血病的淋巴细胞呈阳性反应,恶性淋巴瘤时淋巴瘤细胞阳性率高,阳性增强,呈小块状或粗颗粒状。传染性单核细胞增多症和传染性淋巴细胞增多症的淋巴细胞一般呈阴性反应,见图 2-22。

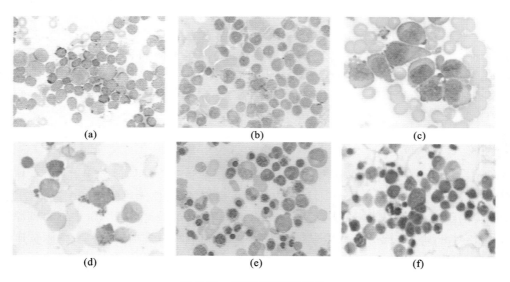

(a)　　　　　　　　　　(b)　　　　　　　　　　(c)

(d)　　　　　　　　　　(e)　　　　　　　　　　(f)

图 2-22　血液病的糖原染色

(a)ALL 红色颗粒状或块状阳性;(b)M_1弥漫淡红色阳性;
(c)M_5红色细颗粒阳性;(d)M_7红色颗粒、块状阳性;(e)MA 阴性;(f)M_6强阳性

3. 鉴别急性白血病的细胞类型　急性粒细胞白血病的原始粒细胞 PAS 染色阴性或弥漫淡红色阳性;急性淋巴细胞白血病的原、幼淋巴细胞为红色颗粒状或块状阳性,少数为阴性反应;急性单核细胞白血病的原、幼单核细胞为红色细颗粒、胞质边缘及伪足处颗粒明显阳性,分化差的原单核细胞为阴性;急性巨核细胞白血病的原巨核细胞为红色颗粒、块状阳性或强阳性。

4. 其他疾病鉴别　戈谢细胞与尼曼-匹克细胞的鉴别,前者强阳性,后者为阴性或弱阳性;淋巴肉瘤细胞与 Reed-Sternberg 细胞鉴别,前者阳性,后者为阴性或弱阳性。

四、中性粒细胞碱性磷酸酶染色

中性粒细胞碱性磷酸酶(neutrophilic alkaline phosphatase,NAP),是成熟中性粒细胞的标志酶,其活性可反映成熟粒细胞的成熟程度和功能。随着细胞成熟,酶的活性也逐渐增强。NAP 活性受年龄、性别、应激状态、月经周期、妊娠及分娩等因素影响而发生一定的变化。其积分明显增高或明显下降,对疾病的诊断具有重要意义,临床多采用偶氮偶联法进行 NAP 检测。

【实验原理】　中性粒细胞胞质中的 NAP 在 pH 9.2~9.8 缓冲液中,能水解基质液中的磷酸萘酚钠,释放出磷酸与萘酚,萘酚再与重氮盐偶联成不溶性有色偶氮染料,沉淀于细胞质中。重氮盐有多种,常用的有坚牢蓝 RR、坚牢蓝 BB、坚牢紫酱等。

【正常血细胞的染色反应】

1. NAP 主要存在于成熟中性粒细胞(包括中性杆状核粒细胞和分叶核粒细胞),故呈阳性反应,其他细胞基本呈阴性,见图 2-23。

2. 成熟中性粒细胞碱性磷酸酶积分值的计算　在油镜下,计数 100 个成熟中性粒细胞(包括中性分叶核粒细胞和中性杆状核粒细胞),分别记录其分级情况(一)、(+)、(++)、(+++)、(++++),全部阳性反应的细胞之和即为阳性率,将所有的阳性反应细胞均以"+"级表示后,计算其总积分值。

3. 健康成年人中性粒细胞碱性磷酸酶阳性率为 30%~70%,阳性细胞积分为 35~100 分。但实验室差别很大,应建立本实验室的参考范围。

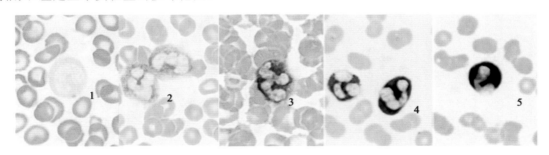

图 2-23　成熟中性粒细胞碱性磷酸酶染色结果判断

1. 阴性;2~5 分别表示+、++、+++、++++

【临床意义】

1. NAP 积分增加　见于细菌性感染、类白血病反应、再生障碍性贫血、某些骨髓增殖性疾病、慢性髓细胞白血病加速期或急变期、急性淋巴细胞白血病、慢性淋巴细胞白血病、恶性淋巴瘤、骨髓转移癌等。

2. NAP 积分下降　见于慢性髓细胞性白血病慢性期、阵发性睡眠性血红蛋白尿症、骨髓增生异常综合征等。

3. 疾病的鉴别　临床常用作下列疾病的鉴别,见图 2-24。

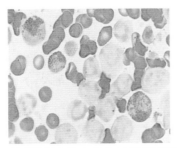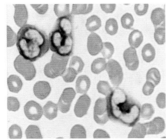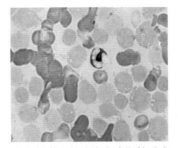

(a)慢性髓细胞白血病未见阳性反应　　(b)急性细菌性感染强阳性反应　　(c)急性淋巴细胞白血病阳性反应

图 2-24　不同疾病中性粒细胞碱性磷酸酶染色

（1）慢性髓细胞性白血病与类白血病反应：前者 NAP 活性明显降低且常为零，后者 NAP 活性显著增加。

（2）感染类型：细菌感染时 NAP 活性增加明显（尤其是化脓性感染），而病毒、支原体、衣原体或寄生虫、立克次体感染 NAP 常无明显变化或略低。

（3）再生障碍性贫血与阵发性睡眠性血红蛋白尿症：前者常增加，后者常降低。

（4）急性白血病类型：急性粒细胞白血病 NAP 活性常降低，而急性淋巴细胞白血病常增加，急性单核细胞白血病一般正常或减低。

五、铁染色

【实验原理】 健康人骨髓中的铁以铁蛋白和含铁血黄素的形式储存，主要存在于骨髓中的单核-巨噬细胞和幼红细胞的胞质中，其中以含铁血黄素形式存在的称为细胞外铁，以铁蛋白形式存在于幼红细胞和少数正常红细胞内统称为细胞内铁，前者又称为铁粒幼红细胞，后者称为铁粒红细胞。骨髓中的三价铁和蛋白质结合不牢固，经稀盐酸处理后而游离，并能与酸性亚铁氰化钾溶液发生普鲁士蓝反应，生成蓝色亚铁氰化铁沉淀，定位于胞质中含铁的部位。

【正常血细胞的染色反应】

1.细胞外铁 细胞外铁主要存在于骨髓小粒中，反映体内铁的储存情况。在骨髓小粒观察细胞外铁，阳性结果呈弥散性蓝色或蓝色的铁颗粒、铁小珠状或铁小块状分布。根据骨髓小粒中铁的分布方式及量将细胞外铁分为（－）、（＋）、（＋＋）、（＋＋＋）、（＋＋＋＋），如图 2-25。

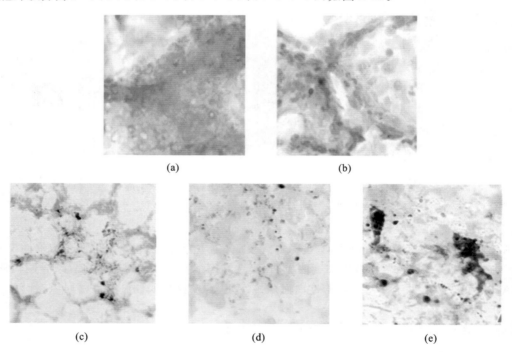

（a）　　　　　　　　　　　（b）

（c）　　　　　　　　（d）　　　　　　　　（e）

图 2-25 骨髓细胞外铁染色结果判断

（a）无颗粒，为（－）；（b）有少数铁颗粒或偶见铁小珠，为（＋）；（c）有较多的铁颗粒和铁小珠，为（＋＋）；

（d）有很多的铁颗粒、铁小珠和少数铁小块，为（＋＋＋）；（e）有极多的铁颗粒、铁小珠，有很多的铁小块，密集成堆，为（＋＋＋＋）

2.细胞内铁 用油镜计数 100 个中、晚幼红细胞，记录胞质中含有蓝色铁粒细胞的百分率。铁粒幼红细胞分为四型，其阳性强度的判断标准如下。

Ⅰ型 幼红细胞内含铁颗粒 1～2 个。

Ⅱ型 幼红细胞内含铁颗粒 3～5 个。

Ⅲ型 幼红细胞内含铁颗粒 6～10 个，或 1～4 个大铁颗粒。

Ⅳ型 幼红细胞内含铁颗粒 11 个以上，或 5 个以上大铁颗粒。

3.环形铁粒幼红细胞为胞质中含铁颗粒 6 个以上，围绕核周 1/3 以上者（图 2-26）。

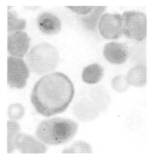
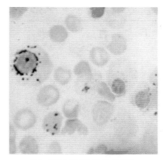

(a) 铁粒幼红细胞 　　　　　　(b) 环形铁粒幼红细胞

图 2-26 　骨髓细胞内铁染色

【参考区间】

1. 细胞外铁　正常见少数铁颗粒和小珠（＋～＋＋），约 2/3 人为（＋＋），约 1/3 人为（＋）。

2. 细胞内铁　阳性率为 19％～44％，平均 21.4％，以Ⅰ型为主，少数为Ⅱ型。无环形铁粒幼红细胞及铁粒幼红细胞。不同实验室其细胞内铁的参考范围相差较大，所以实验室要建立自己的参考范围。

【临床意义】　铁染色是评判体内铁缺乏的金标准，也是评估细胞铁利用障碍的最佳方法。通过铁染色可以发现早期缺铁性贫血和无贫血的隐性缺铁，明确是缺铁性、非缺铁性还是铁利用障碍性、铁代谢反应性的贫血。

1. 鉴别缺铁性与非缺铁性贫血　缺铁性贫血时，细胞外铁消失，细胞内铁阳性率明显下降或为零。经铁剂治疗有效后，其细胞内铁、外铁增多。因此铁染色可作为诊断缺铁性贫血及指导铁剂治疗的重要方法。

2. 诊断铁粒幼细胞贫血　铁粒幼细胞贫血时，细胞外铁显著增加，出现较多的环形铁粒幼红细胞，可占幼红细胞的 15％以上。因此本染色可作为诊断铁粒幼细胞贫血的重要方法。

3. 骨髓增生异常综合征　伴环形铁粒幼红细胞增多的难治性贫血，其环形铁粒幼红细胞数量大于15％，细胞外铁也常增加。

4. 非缺铁性贫血　如巨幼细胞贫血、溶血性贫血、再生障碍性贫血等，细胞外铁可增多，铁粒幼红细胞亦增多；感染、肝硬化、慢性肾炎、尿毒症、血色病等，细胞外铁明显增加而铁粒幼红细胞可减少。

六、细胞化学染色应用评价

1. 协助急性白血病类型诊断　利用不同的血细胞系列的染色结果不尽相同，可以识别不同的细胞系列，特别是对于几种常见的白血病类型的鉴别，更具应用价值（表 2-28）。但由于急性白血病是以原始和（或）幼稚细胞增生为主，仅根据瑞氏染色下的细胞形态进行诊断易作出错误的判断，因此无论急性白血病细胞形态学表现是否典型，均应做细胞化学染色。建议至少做髓过氧化物酶染色、特异性酯酶染色、非特异性酯酶染色及过碘酸-希夫染色。国际血液学标准化委员会（ICSH）推荐用于急性白血病的细胞化学染色见表 2-29。但一般建议苏丹 B（SBB）染色和 MPO 同步检验，原因在于 SBB 反应物较恒定，灵敏度高于 MPO，而特异性方面则相反，故 MPO 和（或）SBB 阳性＞3％可以评判为 AML 的 M_1～M_5，M_0、M_7、ALL 为阴性或＜3％阳性。

表 2-28 　四种常见类型急性白血病的染色结果

染色方法	M_3	M_1、M_{2a}	M_5	ALL
MPO 染色	强阳性	阳性或阴性	阴性或弱阳性	阴性
SBB 染色	强阳性	阳性或阴性	阴性或弱阳性	阴性
NAS-DCE 染色	强阳性	阳性或阴性	阴性或弱阳性	阴性
α-NAE 染色	强阳性	阴性或阳性	阳性或强阳性	阴性或阳性
α-NAE＋氟化钠	不抑制	不抑制	抑制	不抑制
PAS 染色	阳性（弥散状）	阳性（弥散状）	阳性（细颗粒状）	阳性（粗颗粒状）

表 2-29　ICSH 推荐的细胞化学染色

MPO	NAS-DCE	α-NAE	诊断	说明
+	−	−	M₁	包括 NAE⁻ 的 M₅
+	+	−	M₂ 或 M₃	
+	−	+	M₄ 或 M₅	
+	+	+	M₄	NAS-DCE＋和 NAE⁻ 的混合
−	−	+	M₅ *	
−	+	−	AML * *	免疫表型
−	−	−	分类不明 * *	免疫表型

＊ M₅ 的 MPO 常为阴性而 SBB 阳性；＊＊ MPO 阴性应做 SBB 染色

2. 其他血液疾病的鉴别诊断　如 NAP 被用以鉴别慢粒与类白血病反应，前者 NAP 积分降低，后者常增高；骨髓铁染色常用于辅助贫血类型的诊断，如缺铁性贫血细胞内、外铁均减少；铁粒幼细胞贫血细胞内、外铁均增多，并伴有环形铁粒幼红细胞；再生障碍性贫血细胞内、外铁均可增多，中性粒细胞碱性磷酸酶染色活性和积分增高；巨幼细胞贫血细胞内、外铁均增多，糖原染色原、幼红细胞呈阴性可与红白血病相鉴别。

尽管细胞化学染色有助于对白血病细胞的识别，但是由于白血病细胞具有高度异质性，同一类型白血病在不同患者中，其细胞化学成分也不尽相同，经常会出现细胞化学染色结果不典型或结果与形态结果不相符的现象，所以仅根据骨髓常规检查和细胞化学染色并不能对所有急性白血病的细胞类型做出正确判断，还需要结合染色体检查、细胞免疫学检查及分子生物学检查以及流式细胞分析仪检查做出综合分析。

第三节　骨髓活体组织检查技术

骨髓活体组织检查（bone marrow biopsy，BMB）简称骨髓活检，是观察骨髓组织结构和空间定位，补充骨髓涂片检查的一种有效方法。能有效反映骨髓组织结构及间质成分的变化，了解骨髓造血组织的结构和细胞之间及组织之间的相互关系，对很多血液系统疾病的诊断都具有重要意义。

骨髓活检受干抽和稀释的影响小，能通晓骨髓组织病理学全貌，对某些血液疾病、骨髓局灶性病变为特征的疾病，如再生障碍性贫血、骨髓增生异常综合征、骨髓纤维化、淋巴瘤、多发性骨髓瘤、转移癌、淀粉样变性等，骨髓活检尤为重要。

一、骨髓活检的适应证

1. 骨髓穿刺多次失败，怀疑骨髓纤维化、骨髓转移癌、多发性骨髓瘤、多毛细胞性白血病、骨髓硬化症及某些急、慢性白血病等。

2. 血象显示全血细胞减少，反复骨髓穿刺均为"血稀"或骨髓增生低下，病态造血，怀疑为再生障碍性贫血、骨髓增生异常综合征及低增生性白血病的患者。

3. 某些贫血、原因不明发热、脾或淋巴结肿大、骨髓涂片检查不能确诊者。

4. 白血病疗效观察。白血病患者有时骨髓涂片已达到完全缓解，但骨髓活检仍可检出白血病性原始细胞簇。如急性髓系白血病患者在缓解后或化疗及长期无病生存期间，可出现骨髓涂片未达复发标准，而切片内出现了异常原始细胞簇，提示已进入早期复发阶段，应及时对症治疗。

5. 了解骨髓铁储存、骨小梁变化、骨髓坏死等病理改变，全面衡量骨髓造血组织增生程度及其各组织的比例。

二、骨髓活检临床应用

(一)骨髓活检与骨髓穿刺的比较

骨髓活检是许多造血和淋巴组织疾病诊断的"金标准",能客观反映骨髓的结构及增生程度,弥补骨髓穿刺涂片检查不足。骨髓活检结合骨髓涂片细胞形态学检查,互为补充,综合分析,有助于提高血液病的研究和临床诊断水平。骨髓穿刺与骨髓活检比较见表 2-30,骨髓涂片与骨髓切片见图 2-27。

表 2-30 骨髓穿刺与骨髓活检比较

	骨髓穿刺	骨髓活检
取材方式	用骨髓穿刺针抽骨髓液后涂片,瑞-姬染色后备检	用骨髓活检针取得一条骨髓组织,固定包埋切片后行姬姆萨等染色后备检
优点	1. 操作较简便 2. 涂片中细胞分布均匀,胞体舒展,染色良好,较易分辨各系原、幼细胞及其微细结构 3. 易于识别巨型变,巨幼样变和小巨核细胞 4. 细胞化学染色效果好,结果可量化	1. 保持造血组织的天然结构,便于判断红髓和脂肪组织的比例 2. 可全面了解骨髓增生程度,有核细胞密度及其布局 3. 可避免血窦血的稀释 4. 对骨髓纤维化、毛细胞白血病有确诊作用,能提示骨髓增生异常综合征向急性粒细胞白血病的转化,对"干抽"有鉴别作用
缺点	1. 造血组织的天然结构已遭破坏,无法判断红髓、黄髓比例 2. 若抽吸过猛,会导致血窦血的稀释 3. 若遇"干抽",则不能分析	1. 有核细胞群集,不易区分原、幼细胞的类型 2. 难以观察细胞内的微细结构 3. 细胞化学染色结果难以量化

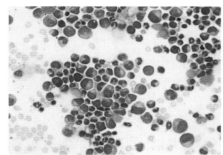 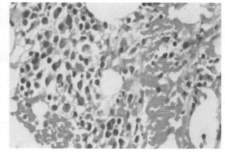

(a) 骨髓涂片(Wright染色)　　　　　　(b) 骨髓切片(HE染色)

图 2-27 骨髓涂片与骨髓切片

(二)骨髓活检的临床价值

1. 可较全面而准确地了解骨髓增生程度,造血组织、脂肪细胞或纤维组织所占的容积比例;了解粒/红比值及骨髓内铁储存情况,对于某些疾病(如再生障碍性贫血、缺铁性贫血及骨髓增生异常综合征)及化疗后骨髓抑制程度有明确的诊断价值。

2. 可以发现骨髓穿刺涂片检查不易发现的病理变化,对某些仅能导致骨髓局部病变为特征的疾病如骨髓纤维化、骨髓坏死、淀粉样变性、肉芽肿病及多发性骨髓瘤等,骨髓活检尤为重要。

3. 明确"干抽"原因,探讨其是否为骨髓增生低下、骨髓纤维组织增生或髓腔因增生极度活跃引起"塞实"所致。

4. 活检比涂片能较早地预测疾病的预后。因活检比涂片能更早、更全面地发现早期的病理改变,对各种急、慢性白血病和骨髓增生异常综合征的确诊和预后判断有重要价值,对骨髓转移癌、恶性组织细胞病、戈谢病和尼曼-匹克病等的诊断阳性率比骨髓涂片高。

5. 骨髓活检可协助诊断慢性骨髓增生性疾病,如真性红细胞增多症、原发性血小板增多症、骨髓纤维化等。

骨髓活检在血液肿瘤诊断中起辅助作用,一般不居主导地位,结合骨髓涂片检查结果才具有诊断价值,同时结合免疫标记显得更为重要。尤其是骨髓干抽患者,干抽的材料处理特别重要,最好不经过脱钙,塑料包埋亦需低温。骨髓小粒不脱钙的石蜡包埋,不但可以做多种免疫标记,还可以进行原位杂交、聚合酶链反应(PCR)。经抽提后还可进行比较基因组杂交(CGH)、基因重排和芯片技术等分子水平的诊断。

第四节　造血细胞现代检验技术

一、造血细胞体外培养

造血细胞体外培养是指体外模拟体内的生理环境,利用克隆形成试验,以半固体培养基(胶体凝胶或甲基纤维素)作支托,培养从机体取出的造血干细胞或祖细胞,使之生存、增殖和分化。临床上主要应用于:①研究造血细胞分化、成熟的调控机制以及造血生长因子对造血的作用机制;②研究造血细胞和非造血细胞之间相互作用及调控的分子机制;③药物对造血的影响,药物的筛选及生产;④造血系统疾病的发生机制、诊断、疗效、预后判断及治疗药物的选择。同时也可应用于体外造血干细胞或祖细胞类型、特性及生理意义的实验研究。

造血细胞体外培养必须具备以下几个条件:①无菌工作室;②培养支持物,如琼脂、甲基纤维素;③营养液,如 RPMI1640、MEM、IDMEM、TC199TF2 等;④促进造血细胞增殖、分化的条件因子,如集落刺激因子(CSFs)、胎肌培养液、植物血凝素(PHA)刺激的白细胞条件培养液等;⑤天然条件培养物,如新生胎牛血清、人 AB 型血清等,根据不同细胞培养目的,选择上述培养条件。

(一) 粒-单核系造血祖细胞培养

【原理】　受检者血液、骨髓或脐血经过分离获得的单个核细胞在 HGFs 的作用下,在体外半固体琼脂培养基上形成由不同成熟阶段的粒细胞和单核细胞组成的细胞集落,称为粒-单核系集落形成单位(CFU-GM)。每个集落可视为由一个粒-单核细胞系造血祖细胞增殖、分化而来。集落数的多少可以反映粒-单核祖细胞水平。

【参考值】

骨髓:(150.06 ± 58.4)个$/2\times10^5$个有核细胞(MNC),细胞簇与集落之比为$(5\sim20):1$。

外周血:集落数为骨髓的 1/10。

脐血:(48 ± 6)个$/2\times10^5$个 MNC

【临床意义】　①CFU-GM 减少:常见于再生障碍性贫血、阵发性睡眠性血红蛋白尿症(PNH)、急性白血病、慢粒急变期、红白血病、骨髓纤维化及骨髓增生异常综合征。②CFU-GM 增加:慢性粒细胞白血病(CML)、真性红细胞增多症(部分患者伴白细胞增多)及部分缺铁性贫血患者。

(二) 红系祖细胞培养

【原理】　在培养体系中以甲基纤维素为支持物,加入适量 EPO 等细胞因子,使骨髓中红细胞系形成早期红系祖细胞(BFU-E)和晚期红系祖细胞(CFU-E),每个集落可视为由一个红系祖细胞增殖分化而来,集落数的多少可反映培养物中红系祖细胞的量。CFU-E 与 BFU-E 对 EPO 和 BPA 的敏感性及集落细胞多少的不同,培养时间和培养方法也有所不同。

【参考值】

骨髓 BFU-E:(25.3 ± 7.6)个$/2\times10^5$个有核细胞(MNC)。

骨髓 CFU-E:(141.6 ± 68.4)个$/2\times10^5$个有核细胞(MNC)。

外周血 BFU-E:(26 ± 4)个$/2\times10^5$个有核细胞(MNC)。

脐血 BFU-E:(76 ± 7)个$/2\times10^5$个有核细胞(MNC)。

【临床意义】 ①BFU-E 或 CFU-E 减少：见于再生障碍性贫血、单纯红细胞性再障（PRCA）、急性白血病（AML 和 ALL 更明显）、慢性粒细胞白血病（慢粒）急变、红白血病及铁粒幼细胞贫血（SA）等。②BFU-E 或 CFU-E 增加：见于真性红细胞增多症、原发性骨髓纤维化（PMF）及部分慢粒患者。

（三）巨核系祖细胞培养

【原理】 以血浆凝块或甲基纤维素为支持物，加入再生障碍性贫血患者血清或 TPO、IL-3 及 SCF 等生长因子，使骨髓中巨核系祖细胞形成成熟巨核系祖细胞的集落形成单位（CFU-MK）。

【参考值】 各个实验室报道的结果差别较大。骨髓：(16.4 ± 10.3) 个/2×10^5 个 MNC。

【临床意义】 ①CFU-MK 减少：常见于再生障碍性贫血、获得性无巨核细胞性血小板减少性紫癜、骨髓增生性疾病、血小板减少症和白血病等。②CFU-MK 增加：常见于慢性粒细胞白血病。在慢粒急变时仍有较高的 CFU-MK。

（四）混合祖细胞培养

【原理】 以甲基纤维素作为支持物，配以各种造血生长因子如 IL-3、GM-CSF 和 EPO 或 PHA-LCM 加 EPO 作为 CFU-MIX 刺激因子，在体外培养时受检者骨髓造血细胞可形成含有红、粒、单核及巨核细胞系的混合集落（CFU-MIX 或 CFU-GEMM）。

【参考值】 国内外文献报道参考区间差别较大，军事医学科学院报道为 (10.8 ± 4.9) 个/2×10^5 个 MNC，在 CFU-GEMM 中，单纯粒红混合集落占 34.5%，含巨核细胞者占 47.7%，含巨噬细胞者占 56.3%。

【临床意义】 CFU-GEMM 有助于调节多向祖细胞分化与增殖的各种刺激因子的生物活性的定量研究。CFU-GEMM 产率较低，临床疾病研究较少，一般再生障碍性贫血 CFU-GEMM 减少，慢性粒细胞白血病时其增殖率增高。

二、血细胞染色体检验

血细胞染色体检验是血液学检验的重要内容，是血液病研究不可缺少的重要方法。特异性染色体异常与肿瘤细胞形态学、肿瘤的预后及疗效判断等有密切联系，因此血细胞染色体分析除常用于遗传性疾病的临床诊断外，在血液系统肿瘤的诊断、分型、治疗方案的选择，以及预后判断和微小残留病灶的检测等方面均具有重要价值。

（一）染色体的基本结构

染色体由 DNA 和蛋白质组成，在细胞周期中可以显示不同的形态特征。细胞分裂间期的染色质在进入分裂期时会密集地集结而形成染色体。用作细胞遗传学分析的染色体就是这种中期染色体。

（二）染色体的结构和识别标志

1. 染色体的结构 每一中期染色体都有两条染色单体，互称为姐妹染色单体，它们各包含一条 DNA 双螺旋链。两条染色单体通过着丝粒（centromere）连接，该处为染色体的缩窄处，又称为主缢痕（primary constriction），其位置在每条染色体上各不相同，从而把染色体分成大致相等或长短不同的两部分，较短的一端称短臂（p），较长的一端称长臂（q）。有些近端着丝粒染色体的短臂可见一球形小体，称随体（satellite），在健康人类染色体中，出现随体的有 13、14、15、21 和 22 五对，但并不是每个人每个细胞同时出现。

2. 染色体的识别标志 着丝粒的位置和相对长度是染色体的最主要形态特征，采用国际上通常用的下述 3 个测量指标（即参数）来鉴别不同染色体。①臂比：染色体长臂与短臂长度之比，即 q/p。②着丝粒指数：短臂占整个染色体长度的百分比，即 $p/(p+q) \times 100\%$。③相对长度：某条染色体长度占一套单倍体染色体长度总和的百分比。

3. 染色体的分组与正常核型

（1）染色体的分组：人的体细胞有 23 对即 46 条染色体。其中 22 对为男性和女性共有，称为常染色体；另一对与性别有关称为性染色体，男性为 XY，女性为 XX。依据以上识别指标，按大小将人类染色体顺序编号为1~22,并分为 A~G 共七个组,A 组为1~3,B 组为4~5,C 组为6~12,D 组为13~15,E 组为16~18,F 组为19~20,G 组为21~22,性染色体表达为 X 和 Y,分别归入 C 组和 G 组。

（2）正常核型:核型(karyotype)是指个体体细胞的染色体组成。用显微摄影或显微描绘的方法得到单个细胞中所有的染色体,并按照编号顺序系统排列,以观察核型。正常男性核型为46,XY;正常女性核型为46,XX。

4.显带染色体的命名 显带染色体上的明暗条纹称作带(band)。染色体上明显而恒定的形态特征,如着丝粒和某些特别显著的带,称作界标(landmark)。两个界标之间的区域称为染色体区(region)。每条染色体的区和带均从着丝粒开始,沿染色体臂向臂的远端依次编号。靠近着丝粒的两个区分别标记为长、短臂上的1区,再由近往远依次为2区、3区等。用作界标的带就是该区的1号带,被着丝粒一分为二的带,分别属于长臂的1区1带和短臂的1区1带。标定某一特定带时,需包含4项内容,即染色体号、臂号、区号和带号。例如1p31,表明为第1号染色体短臂第3区第1带。如果一个带需要再分,就称为亚带(subband)。亚带的描述就是在带的后面加一小数点,再写出指定的亚带数,例如原来的1p31带被细分为3个亚带,则应标记为1p31.1,1p31.2和1p31.3。1p31.1即表明为第1号染色体短臂3区1带第1亚带。如果亚带又被再划分,则其命名只在亚带后加数字,不再加标点。

（三）染色体检查方法

血细胞染色体检验技术主要包括:染色体非显带技术、染色体显带技术、染色体高分辨技术、姐妹染色单体互换技术、染色体脆性部位显示技术和早熟凝集染色体技术等。非显带染色体是显带染色体的基础,显带染色体技术(主要是 G 显带、R 显带)是临床上常用的检查方法;染色体同步化及高分辨染色体技术提高了染色体的分辨率;姐妹染色单体互换技术为染色体分子结构、DNA 复制、肿瘤遗传学等检验技术的研究提供了新方法;染色体原位杂交技术(FISH)更是拓展了检测范围,提高了检测的灵敏度,除能检测分裂中期细胞外,还可检测分裂间期细胞;自动化染色体分析技术则提供了菜单式操作,简单易行,在资料存储、染色体图像处理和核型分析方面显示了独特优势,提供了高效、快速和方便的细胞遗传学研究手段。现已广泛应用于临床血液系统疾病的诊断、分型、治疗方案的制定、预后判断和微量残留病灶的检测等。

（四）染色体异常

染色体异常又称染色体畸变,包括染色体数目异常和结构异常。

1.染色体数目异常 是减数分裂或有丝分裂时染色体不分离所致。较多见于下列三种:①整倍体:正常的人类生殖细胞染色体为23条,体细胞染色体为46条,称二倍体(2n)。在某些病理情况下,细胞染色体数目成倍增加,称为多倍体,如三倍体(3n)、四倍体(4n)等。在恶性血液病中常见多倍体细胞。②非整倍体:细胞在二倍体基础上增加或减少一条(2n+1或2n-1)或数条染色体,而使细胞中染色体不是整倍数,这样的细胞称为非整倍体,为临床最常见的染色体异常。如果染色体数目仍然是二倍体,但不是23对,而是个别染色体增加合并,个别染色体缺失,则称为假二倍体(pseudodiploid);比二倍体减少一条(2n-1)或几条的细胞称亚二倍体(hypodiploid);比二倍体增加1条(2n+1)或几条时,称超二倍体(hyperdiploid)。在急性白血病和恶性淋巴瘤中常可见到多种非整倍体。③嵌合体:如果染色体不分离现象发生在受精卵卵裂过程及胚胎发育早期的细胞分裂过程中,则此胚胎的部分细胞发生染色体数目异常,一个个体具有几个不同核型的细胞系,称嵌合体,常见于某些先天性疾病患者。人体恶性肿瘤细胞核型的改变不能称嵌合体。

2.染色体结构异常 染色体断裂和变位重接是染色体结构畸变的基础。临床上常见的染色体结构异常有如下几种:①缺失(deletion,del):指染色体的长臂或短臂部分片段丢失。包括末端缺失和中间缺失。②重复(duplication,dup):指同源染色体中一条断裂后,其断片连接到另一条同源染色体的相对应部位或由同源染色体间的不等交换,使一条同源染色体上部分基因发生重复,而另一条同源染色体相应缺失。③倒位(inversion,inv):一条染色体两处断裂后,形成三个片断,中间断片作180°倒转后又重新连接,造成原来基因顺序的颠倒。④易位(translocation,t):指染色体的节段位置发生改变,即一条染色体断裂后,其片段接到同一条染色体的另一处或接到另一条染色体上去,导致染色体发生重排。无着丝粒的断片易位到同一染色体的另一部位又称移位;无着丝粒的断片易位到另一条染色体上又称转位;两个染色体发生断裂后相互交换片段称相互易位,易位是白血病、淋巴瘤中十分常见的染色体结构异常。⑤环状染色体(ring chromosome,r):当一条染色体的长臂和短臂同时各发生一次断裂后,含有着丝粒节段的染色体长、短臂断端相接,即形成环状染色体,常见于辐射损伤。⑥等臂染色体(isochromosome,i):一条染色体的两个臂从形态到遗传结构都完全相同的染色体,称为等臂染色体。一般认为当一条染色体于着丝粒处横裂,长臂或短臂各自形成一条染色体,即形成了等臂染色体。

(五) 异常核型的描述

异常核型有简式和繁式两种描述方法,临床上多使用简式描述,按照 ISCH 对肿瘤细胞进行命名。染色体数目异常的描述,在"+"或"−"号后写上染色体号或性染色体,表示该染色体增加或丢失,如 46、XY、−5,即表示少一条 5 号染色体;46、XY、5−,即表示 5 号染色体部分缺失。描写结构异常,如 46、XY、t(5;17)(q32;q12),即表示第 5 号和第 17 号染色体出现相互易位,断点在第 5 号染色体长臂第 3 区第 2 带以及第 17 号染色体长臂第 1 区第 2 带。非显带染色体和显带染色体异常核型举例见表 2-31。染色体核型描述中常用的缩写符号见表 2-32。

表 2-31 非显带染色体和显带染色体异常核型举例

异常核型	意义
45,X,−Y	少一条 Y 染色体
45,X/46 46	XY 两个细胞株的嵌合
XY,del6q	6 号染色体长臂部分缺失
46,XY,3p−	3 号染色体短臂部分缺失
46,X,dic(Y) 4	性染色体一条为 X,一条 Y 染色体为双着丝粒染色体
46,XY,i(17q)	17 号染色体为长臂等臂染色体
46,XY,+18,−21	染色体数 46,性染色体 XY,多一个第 18 号染色体,少一个第 21 号染色体
47,XY,+8	多一条 8 号染色体
47,XX,? +21	染色体数 47,性染色体 XX,可能第 21 号染色体多一个染色体
69,XXY	染色体数 69,性染色体 XXY,三倍体
46,XY,t(9,11)(p21,q23)	第 9 号染色体短臂第 2 区第 1 带断裂,其远端易位至 11 号染色体长臂第 2 区第 3 带,而 11 号染色体长臂第 2 区第 3 带断裂,其远端易位至 9 号染色体
46,XY,inv(3)(q21,q26)	臂内倒位 断裂点发生在 3 号染色体长臂第 2 区第 1 带和长臂的第 2 区第 6 带
46,XY,inv(16)(p13,q22)	臂间倒位,断裂点发生在 16 号染色体短臂第 1 区第 3 带和长臂的第 2 区第 2 带
46,XY,del(6q)(q15)	中间缺失,6 号染色体长臂第 1 区第 5 带断裂,其中间部分缺失
46,XY,del(6)(q21)	末端缺失,6 号染色体长臂第 2 区第 1 带断裂,其远端缺失

表 2-32 染色体核型描述中常用的缩写符号

缩写符号	意义	缩写符号	意义
+,−	在染色体编号和性染色体前代表整个染色体增减,在其后代表染色体长度增减	inv	倒位
→	从……到……	Mos 或 "/"	嵌合体
:	断裂	p	染色体短臂
::	断裂并连接	q	染色体长臂
=	总数	r	环形染色体
?	不能肯定识别的染色体或染色体结构	rob	罗伯逊易位
A-G	常染色体分组号	t	易位

缩写符号	意义	缩写符号	意义
1～22	常染色体编号	ter	末端
ace	无着丝粒碎片	tri	三着丝粒染色体
cen	着丝粒	X,Y	性染色体
del	缺失	dic	双着丝粒染色体
dup	重复	h	次缢痕
i	等臂染色体	ins	插入
cs	染色体	ct	染色单体
mat	来自母体	pat	来自父体
rcp	相互易位	rec	重组染色体

（六）染色体检验的临床意义

1. 在白血病中的应用

（1）诊断和分型：在多种白血病和其他血液系统疾病中可发现特异性的和非特异性的染色体异常。如慢性粒细胞白血病（CML）患者中费城（Ph）染色体发生率可达 90% 以上，成为 CML 的细胞遗传学标志。该染色体异常是 9 号染色体长臂 3 区 4 带（9q34）和 22 号染色体长臂 1 区 1 带（22q11）相互易位所致，对 CML 的诊断具有重要意义。50%～80% 的急性髓系白血病（AML）中可发现克隆性染色体异常，如 AML-M₃ 型的变异易位分三类：①简单型：15 号或 17 号染色体与另一种染色体易位。②复杂型：累及 3 条或 3 条以上染色体，包括 15 号和 17 号。③隐匿型：在细胞水平未发现 15 号和 17 号染色体受累，但分子水平可见 RARα 和（或）PML 重排及融合基因，提示存在亚显微异位。由于特异性染色体异常对疾病诊断有标志和分类的意义，故被 MIC（细胞形态学、免疫学和细胞遗传学）协作组列为急性白血病 MIC 分型的主要指标之一。

（2）预后判断和指导治疗：如 AML 中具有 t(15;17)，inv(16)，t(8;21) 异常的患者对治疗反应良好，缓解期较长，而具有 −5、−7、+8 及 t(9;22) 的 AML 患者则预后较差。在 ALL 中，染色体数超过 50 的超二倍体者对治疗的反应良好，而 t(9;22)、t(4;11) 及 t(8;14) 者则预后很差，生存期多小于 1 年。当慢性粒细胞白血病（CML）患者出现双倍 Ph、+8、i17q 等新的异常克隆时，往往预示着急性变，核型异常对慢性淋巴细胞白血病（CLL）的预后判断具有重要意义。

（3）鉴别白血病微小残留病灶：微量残留白血病是指白血病经化疗或骨髓移植后达到完全缓解，而体内仍残存微量白血病细胞的状态，通常为 10^6～10^8 个白血病细胞，但用形态学方法已难以检出。用血细胞染色体的 FISH 技术进行检测，其灵敏度可达到在 10^3 个细胞中检出一个异常细胞的水平。因此，当临床及形态学还没有复发的证据，染色体检查已经检测到原已消失的克隆性染色体异常和（或）新的克隆性染色体异常时，往往预示疾病将复发。

2. 在骨髓增生异常综合征（MDS）中的应用　40%～80% 的 MDS 有染色体异常，常表现为染色体的丢失、缺失，亦可见染色体增加和结构异常，如 −7、−17、−Y、5q⁻、7q⁻ 以及 +8、+11 和 t(3;3)(q21；q26)、t(5;17)(q32;q12) 等。在 MDS 与再障、阵发性睡眠性血红蛋白尿（PNH）等疾病的鉴别中染色体分析技术有十分重要的作用。染色体分析也有利于判断 MDS 的转归及预后，如 −7 及复杂染色体异常者，常预示疾病的转化和预后较差。

3. 在淋巴瘤中的应用　核型异常同恶性淋巴瘤亚型相关。如大多数 Burkitt 淋巴瘤具有 t(8;14)，少数为 t(2;8) 和 t(8;22)。核型异常对淋巴瘤的预后判断价值也是明确的，如约 85% 的滤泡性淋巴瘤具有 t(14;18)，或单独存在或与其他异常一起存在，前者预后良好而后者预后差。

4. 在其他血液病中的应用　约 40% 的真性红细胞增多症（PV）有克隆性染色体异常，常见的染色体异常有 del(2v)(q11)，+8 和 +9，可见于 PV 病程的始末，存在克隆性染色体异常，应列为 PV 的主要诊断条件之一。染色体核型分析为 PV 诊断和鉴别诊断提供了有力的证据。原发性骨髓纤维化染色体异常核型检出率约为 30％，最常见的染色体异常为一7，一9，＋8，＋2 或 1q、13q 等结构异常。由于许多情况可伴继发性骨髓纤维化，而单纯骨髓和外周血检查又难以确诊，须依靠排除性诊断。核型分析有助于原发性骨髓纤维化的诊断和鉴别诊断。

5. 在骨髓移植中的应用 染色体检查是验证骨髓移植是否成功的常用方法。在供、受者性别不合时，如男性受者接受了女性骨髓，移植后造血细胞中 Y 染色体消失，或女性受者接受了男性骨髓，造血细胞中出现了 Y 染色体，均表示完全的植入。染色体的转换常发生于移植后 1 个月内。如受、供者性别相同，则可用常染色体多态性标志进行鉴别。如移植前具有随体的受者移植后随体消失或移植前不具有随体的受者移植后出现了随体，均表示植入成功。具有核型异常的白血病受者移植后原有的异常核型为正常核型所代替，也可证明移植成功。

三、血液分子生物学检验

血液分子生物学检验主要目标就是对血液病进行基因诊断。造血系统肿瘤的基因变异可同时伴有特征性的形态学异常和独特的临床特点，可见分子生物学技术在临床检验血液学有着广泛的应用前景。常用分子生物学检验技术主要包括核酸分子杂交技术、聚合酶链反应技术、DNA 测序技术、基因芯片(DNA-chip)技术、限制性片段长度多态性(RFLP)、蛋白质分析技术及转基因技术等分子生物学技术。不同的分子生物学检验技术其操作方法各异，详见《分子生物学检验技术》。

血液分子生物学检验技术在临床上主要应用于：①核酸分子杂交技术主要用于特异性的靶序列检测分析，核苷酸序列测定也是分子检测的金标准。其中荧光原位杂交(FISH)技术已成为目前血液病分子诊断最具有价值的手段之一。②聚合酶链反应(PCR)技术能在体外快速及高效地从复杂 DNA 中特异地扩增目标 DNA 序列。大大提高了基因诊断的灵敏度和准确性。反转录 PCR(RT-PCR)是检测融合基因表达最常用的方法，检测或排除白血病中的某些融合基因具有独特意义，如急性早幼粒细胞白血病(APL)特异性染色体易位产生 PML-RARa 融合基因的检测、慢性粒细胞白血病(CML)染色体易位形成的 BCR-ABL 融合基因的检测。因此，RT-PCR 可以为白血病的诊断、分型、治疗方案的选择和预后判断提供重要依据，也可以作为白血病微小残留病检测手段。③基因芯片技术主要用于需要对多靶点进行同时检测的领域，如基因相关的复杂遗传性疾病诊断、肿瘤等复杂疾病的分子诊断、分型和个体化医疗等。④同时也可应用于遗传性血液病的诊断、HLA 基因多态性检测、肿瘤细胞多药耐药基因的检测以及基因治疗等。

四、流式细胞分析

流式细胞分析(flow cytometry，FCM)是以流式细胞仪(flow cytometer)为工具，集荧光激发、电子物理、光电测量、流体力学、计算机以及细胞荧光化学、单克隆抗体等多项技术为一体，对处于快速直线流动状态中的细胞或生物颗粒进行准确、灵敏、多参数的定量分析。现已成为细胞分析和筛选的重要工具之一。在临床血液病诊断中主要应用于血液系统肿瘤的免疫表型分析、血小板免疫表型分析、血细胞 CD55 和 CD59 分析等。用流式细胞仪检测外周血红细胞膜、网织红细胞膜及白细胞膜上 CD55，CD59 的表达可以诊断 PNH，其特异性和灵敏度均优于其他相关试验，目前已成为诊断 PNH 比较特异和稳定的指标。由于中性粒细胞不像红细胞易于被补体破坏，所以中性粒细胞上 CD55 和 CD59 的检测在诊断 PNH 中更具有实用价值。血细胞 DNA 分析：通过 FCM 技术测定大量的骨髓细胞、血细胞及其他肿瘤细胞 DNA 的相对含量，可描绘出 DNA 不同含量的分布曲线，得到细胞增殖周期(如 S 期、G 期、G_2 期、M 期)细胞的百分比，尤其对白血病、肿瘤细胞动力学的了解更为重要。还可通过 DNA 分析，迅速得知化疗后细胞内 DNA 的含量变化，为指导初治或复发白血病患者及时选用或更换化疗方案提供依据。

流式细胞技术现已成为检测细胞膜、细胞质及细胞核中多种物质常用而准确的方法，随着流式细胞技术的不断完善，其临床应用将更为广泛。

（黄　慧）

本章小结

造血检验主要包括骨髓细胞形态学检验、血细胞化学染色、骨髓活检、造血细胞体外培养、血细胞染色体检验、流式细胞分析和血液分子生物学检验等。骨髓细胞形态学检验是造血检验最基础、最经典的方法。正确识别正常血细胞形态是骨髓细胞形态学检验的基础。正常骨髓造血细胞主要包括粒细胞、红细胞、巨核细胞、单核细胞、淋巴细胞和浆细胞六大系统。各系细胞具有各自的形态特点，且在成熟阶段表现最为明显。骨髓细胞形态学检验是骨髓检验中最简单、最实用的首选方法，其检查步骤包括骨髓取材、瑞氏染色、低倍镜观察、油镜观察、计算结果、填写报告单、标本保存及资料存档。

血细胞化学染色，是以形态学为基础，结合运用化学反应的原理，对血细胞内的各种化学物质进行定位、定性、半定量分析的方法。MPO 染色、特异性酯酶染色及非特异性酯酶染色等有助于判断急性白血病的细胞类型；铁染色有助于缺铁性贫血和非缺铁性贫血的鉴别、NAP 染色有助于白血病和类白血病的鉴别等。不同血细胞化学染色的染色步骤不同，但基本步骤均为固定、显示及复染。骨髓穿刺是血液系统疾病常用的检查方法，特别适宜一些特殊情况（如干抽），骨髓活检便为一种很好的补充。骨髓活检能较全面地了解骨髓的增生程度及完整的组织结构，能够发现骨髓涂片不能检查出的某些病理变化，尤其对提高骨髓异常性疾病的诊断准确率具有重要作用，造血细胞体外培养技术、血细胞染色体检查、血液分子生物学检测技术及流式细胞分析等都属于造血检验的现代检查技术，目前这些技术已广泛用于遗传性疾病、恶性血液病的诊断、分型、治疗方案的选择，在疾病预后判断和微量残留病灶等方面的检测也发挥着重要的作用。

能力检测

1. 原始粒、原始红、原始淋巴及原始单核细胞的鉴别要点有哪些？
2. 红细胞系、粒细胞系各阶段细胞形态特征主要是什么？
3. 骨髓增生程度分为几级，分级标准如何？
4. 正常骨髓象有什么特点？
5. 判断骨髓取材满意指标有哪些？
6. 铁染色、髓过氧化物酶染色、糖原染色、非特异性酯酶染色原理及临床意义分别是什么？

第二篇

红细胞疾病及其检验

第三章　贫血概述

学习目标

掌握：贫血的诊断标准和贫血形态学分类。

熟悉：贫血的实验室检查程序、贫血病因与临床表现、红细胞异常形态及其在贫血诊断中的应用。

了解：红细胞的生成与破坏、无效造血。

贫血是由于多种原因引起的外周血单位容积内血红蛋白(Hb)浓度、红细胞计数(RBC)以及血细胞比容低于正常参考值下限的一种症状。贫血并不是一种独立的疾病,而是目前世界上最为常见的临床症状之一,可以原发于造血系统疾病,也可以是其他系统疾病的临床表现。

第一节　红细胞的生成与破坏

一、红细胞的生成与调节

红细胞生成的部位是骨髓。多能造血干细胞在骨髓造血微环境中,通过促红细胞生成素(EPO)等因子和甲状腺素、雄性激素等激素的调控,分化和增殖为红系祖细胞和原始红细胞。一个原始红细胞需要经过3~4次分裂形成8~16个晚幼红细胞,约5天后发育成网织红细胞,从网织红细胞发育至成熟红细胞约需2天。很多物质参与到红细胞生成的过程中,其中除蛋白质之外,还需要的一些重要原料如下。

1. 铁元素　血红蛋白是由珠蛋白和血红素组成,而后者则由原卟啉与铁元素合成,所以铁元素是合成血红素的必要原料之一。如果机体缺铁,血红蛋白就会合成不足,导致缺铁性贫血。如果原卟啉合成有缺陷,铁利用就会出现障碍,导致铁粒幼细胞贫血。

2. 叶酸和维生素B_{12}　在红细胞的DNA合成过程中,叶酸和维生素B_{12}都是重要辅酶,两者缺一不可,否则就会导致DNA合成障碍,引起巨幼细胞贫血。

二、红细胞的破坏

红细胞的平均寿命为120天左右。衰老是红细胞生理性破坏的主要原因。每天由骨髓释放入血的红细胞与衰老死亡的红细胞数量大致相当,所以外周血中的红细胞计数能维持动态平衡(图3-1)。

(一)红细胞的老龄化

成熟的红细胞在长期存活的过程中逐渐衰老,红细胞衰老的改变表现为:红细胞膜的活性降低、红细胞酶活性下降及血红蛋白的改变等。关于老龄红细胞的衰老的机制仍不清楚,可能与红细胞破裂、渗透性溶解、噬红细胞作用、补体诱导的红细胞溶解及糖代谢途径中酶活性降低等因素相关。

(二)红细胞的衰亡

如前所述,衰老是红细胞生理性破坏的主要原因。衰老的红细胞易被吞噬细胞吞噬。在体内破坏红细胞的场所主要是单核-巨噬细胞系统,主要器官是脾脏和肝脏。脾脏具有清除老龄红细胞和消除已受损伤红细胞的功能。当红细胞破坏后,可释放出蛋白质和铁,被机体重新利用。血红素分解产生的原卟啉转变为胆红素经胆汁排出体外。当某些原因使红细胞破坏加速或者丢失过多,而骨髓的代偿增生能力又无法达到平衡时,外周血中红细胞数量和血红蛋白的含量就会减少,从而出现贫血。

在骨髓内红细胞系分裂成熟的过程中,由于某些原因使其在成熟和进入外周循环之前就被破坏、死亡,称之为无效造血,或原位溶血。这种情况常见于巨幼细胞贫血、铁粒幼细胞贫血和珠蛋白合成障碍性贫血等。

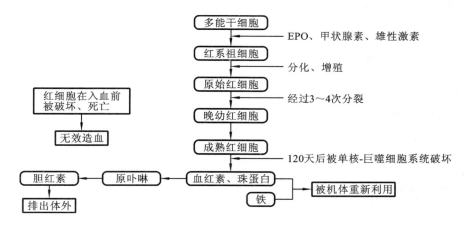

图 3-1 红细胞的生成与破坏示意图

 # 第二节 贫血的分类与临床表现

一、贫血的分类

只有明确了贫血的类型,才有利于纠正贫血。临床常用的贫血分类方法有如下几种。

(一)根据贫血的形态学分类

此种方法根据患者红细胞数量、容积及其变异系数、Hb 浓度进行分类,有 Wintrobe 分类法和 Bessman 分类法两种。

1. Wintrobe 分类法 根据红细胞的平均红细胞容积(MCV)、平均红细胞血红蛋白量(MCH)、平均红细胞血红蛋白浓度(MCHC)三者的平均值,将贫血分为如下四种类型(表 3-1)。

表 3-1 根据 MCV、MCH、MCHC 提示的贫血类型

贫血类型	MCV/fl	MCH/pg	MCHC	举例
正常细胞性贫血	80~100	26~32	0.31~0.35	急性失血、溶血、再障、白血病
大细胞性贫血	>94	>32	0.31~0.35	巨幼细胞贫血
小细胞低色素性贫血	<80	<26	<0.31	缺铁性贫血、珠蛋白生成障碍性贫血
单纯小细胞性贫血	<80	<26	0.31~0.35	感染、中毒、尿毒症

Wintrobe 分类法的优点在于根据血涂片中红细胞形态,可粗略进行贫血的细胞形态分类,能够推测出贫血的发病机制和可能病因,尤其对临床上较为常见的小细胞低色素性贫血及大细胞性贫血的病因估计有实用价值。缺点:过于简单,对正细胞性贫血的许多病因难以估计。需要同时有血红蛋白、红细胞数、平均红细胞体积的准确测定结果,才能计算出准确的平均参数,否则将导致分类错误或结果自相矛盾。

2. Bessman 分类法 1983 年由 Bessman 提出的利用 MCV 和 RDW 两个指标对贫血进行分类(表

3-2)。该分类法结合了红细胞大小均一性的特征,比 Wintrobe 分类法更加细化,更利于贫血的诊断和鉴别诊断。

表 3-2　根据 MCV、RDW 提示的贫血类型

贫血类型	MCV	RDW	举例
正细胞均一性	正常	正常	急性失血、某些慢性病、骨髓浸润
大细胞均一性	增高	正常	骨髓增生异常综合征、肝病性贫血
小细胞均一性	减低	正常	轻型地中海贫血
正细胞不均一性	正常	增高	早期造血物质缺乏、铁粒幼细胞贫血
大细胞不均一性	增高	增高	巨幼细胞贫血、溶血性贫血
小细胞不均一性	减低	增高	缺铁性贫血

(二)按贫血的病因和发病机制分类

按贫血的病因和发病机制可将贫血分为红细胞生成减少、红细胞破坏过多和红细胞丢失过多三大类(表 3-3)。

表 3-3　根据贫血的病因和发病机制分类

病因	发病机制	举例
红细胞生成减少	干细胞增殖分化障碍	再生障碍性贫血、纯红细胞再生障碍、骨髓增生异常综合征等
	骨髓被异常组织侵害	骨髓病性贫血(白血病、骨髓瘤、转移癌、骨髓纤维化等)
	骨髓造血功能低下	继发性贫血(肾病、肝病、感染性疾病、内分泌疾病等)
	铁缺乏和铁利用障碍	缺铁性贫血、铁粒幼细胞贫血等
	维生素 B_{12} 或叶酸缺乏	巨幼细胞贫血等
红细胞破坏增多	红细胞膜异常	遗传性球形红细胞增加症、遗传性椭圆形红细胞增加症、遗传性口形红细胞增加症、阵发性睡眠性血红蛋白尿症等
	红细胞酶异常	葡萄糖-6-磷酸脱氢酶(G-6-PD)缺乏症、丙酮酸激酶缺乏症等
	血红蛋白异常	珠蛋白生成障碍性贫血、异常血红蛋白病、不稳定血红蛋白病
	免疫性溶血因素	自身免疫性、药物诱发、新生儿同种免疫性溶血性贫血,血型不合的输血等
	理化感染等因素	微血管病性溶血性贫血,化学、物理、生物因素致溶血性贫血
其他	红细胞丢失过多	脾功能亢进、急性失血性贫血、慢性失血性贫血

(三)根据骨髓有核细胞增生情况分类

1. 增生性贫血　见于溶血性贫血、失血性及缺铁性贫血。

2. 增生不良性贫血　如再生障碍性贫血。

3. 骨髓细胞成熟障碍性贫血　如骨髓增生异常综合征、巨幼细胞贫血和慢性疾病性贫血。

二、贫血的临床表现

贫血可原发于造血组织,也可继发于非造血系统疾病,其临床表现主要是由体内器官组织缺氧和机体对缺氧的代偿机制所引起。一般而言,急性的贫血如急性失血或溶血,虽贫血程度较轻,亦可引起严重症状甚至休克;而慢性贫血,早期由于机体各器官的代偿功能较好,可无症状或症状较轻,当代偿不全时才逐渐出现症状。贫血的临床表现取决于贫血的严重程度、贫血的速度、机体的代偿能力、患者的日常体力活动、患者的年龄及身体状况等,故由贫血所致的临床症状和体征可涉及全身各系统(表 3-4)。

表 3-4　贫血常见的临床表现

	临床表现
一般表现	皮肤、黏膜和甲床苍白,疲倦、无力,重者皮肤往往呈蜡黄色,由红细胞数及血红蛋白含量减低所致
心血管系统症状	心悸、心率加快、呼吸加深、重者可出现心脏扩大、心力衰竭,由于组织缺氧出现的一系列代偿性功能改变
神经系统症状	头晕、耳鸣、头痛、畏寒、嗜睡、精神萎靡不振、注意力不集中,易激动等,是由于脑组织缺氧而导致
消化系统症状	食欲减退、恶心、消化不良、腹胀腹泻和便秘等,是由胃肠蠕动及消化酶的分泌功能受到影响所致
泌尿生殖系统	严重者可有多尿、轻度的蛋白尿,由肾脏浓缩功能减退所致。女性患者可出现月经不规则甚至闭经
特殊表现	个别患者可出现眼底苍白及视网膜出血等症状

第三节　贫血的诊断

如前所述,贫血不是一种疾病,而是临床常见的一类症状,只有做到多方面的综合分析才能正确地诊断贫血。贫血的实验室检查包括血常规检查、红细胞形态的观察、网织红细胞计数、骨髓细胞形态学观察及骨髓病理组织检查等。贫血的正确诊断重要步骤是:首先确定贫血的存在、贫血的程度和类型;其次查明贫血病因或原发病,最后综合临床资料,明确诊断。

一、确定贫血的存在与程度和类型

1. 贫血的诊断标准　成人贫血的诊断标准如表 3-5。

表 3-5│贫血的诊断标准

项目	男	女
血红蛋白/(g/L)	<120	<110(孕妇<100)
红细胞数/($\times 10^{12}$/L)	<4.0	<3.5
红细胞压积	<0.40	<0.35

注:以上诊断标准的地区以海平面计,海拔每增高 1000 m,血红蛋白应升高约 4%。同时在贫血的诊断过程中不能忽视血液浓缩和血液稀释对诊断的影响。

2. 划分贫血程度

根据血红蛋白的浓度,成人贫血可划分为 4 个等级。由轻到重依次如下。

轻度贫血:相应组别 Hb 参考范围至 91 g/L,症状较轻。

中度贫血:Hb 降至 90～61 g/L,体力活动时可伴有心慌、气促。

重度贫血:Hb 降至 60～31 g/L,休息时感到心慌、气促。

极重度贫血:Hb 降至 30 g/L 以下,常合并贫血性心脏病。

3. 确定贫血的类型　根据红细胞形态学指标划分的贫血类型是最经典的也是最有用的,见表 3-1。此类诊断虽不是病因诊断,但为进一步的病因诊断铺垫了很好的基础。

二、查明贫血病因

贫血诊断的关键是查明贫血的性质和病因,所以除了分析各项实验室检查结果之外,还要紧密结合临床进行分析。

1. 临床资料的收集及分析

（1）详细了解患者的病史：比如饮食习惯、药物史及有无接触有毒有害物质，有无出血史，月经史及经量是否过多，有无慢性病等疾病的家族史，输血史等。

（2）详细进行体格检查：体检时要注意患者有无肝、脾、淋巴结肿大，观察皮肤、黏膜是否苍白，是否出现紫癜和黄疸等。

2. 实验室检查　要有的放矢地选择最直接、最有效、最有价值、最经济的病因检查项目及项目组合和检验步骤（表 3-6）。

表 3-6　根据形态学特征诊断贫血的思路

血涂片红细胞形态学特点	Hb	RBC	Ret	病因
红细胞大小不等，小细胞为主，中心苍白区扩大	↓↓	↓	轻度↑	慢性失血或缺铁
红细胞大小、形态、染色大致正常	↓	↓	常<0.5%	骨髓再生障碍
红细胞大小不等，易见大、巨红细胞，中心浅染区消失，可见幼红细胞	↓	↓↓	轻度↑	维生素 B_{12}、叶酸缺乏
红细胞大小、形态、染色大致正常，易见多染性红细胞	↓	↓	↑↑↑	急性失血
易见多染性大红细胞，可见幼红细胞	↓	↓	↑↑	急性溶血

（1）确定贫血的形态学类型，进一步明确思路、分析诊断并寻找病因。

（2）依据骨髓的增生程度和临床资料考虑患者可能的贫血病因，选择相应实验室检查方法，进行最终诊断。

（3）选择针对性的实验室检测项目进行贫血的筛查、确诊和鉴别诊断。

三、红细胞形态异常与贫血

各类型贫血不仅红细胞数量和血红蛋白降低，而且在血涂片上会出现各种形态异常的红细胞，若这种形态异常的红细胞在血涂片中出现较多时，对贫血分类诊断有重要的提示作用（表 3-7）。因此，必须仔细观察贫血患者血涂片中有无红细胞异常形态变化。

观察红细胞形态时，首先用低倍镜选择涂片、染色良好、厚薄适中的区域，一般选择体尾交界处，在高倍镜或油镜下进行。异常红细胞数量可用少许（＋）、中度增加（2＋）、明显增加（3＋）和显著增加（4＋）描述。

表 3-7　红细胞形态异常对贫血分类诊断的意义

红细胞形态异常	常见疾病	其他疾病
小细胞低色素性红细胞	缺铁性贫血、珠蛋白生成障碍性贫血	慢性失血、铁粒幼细胞贫血等
大红细胞	巨幼细胞贫血	溶血性贫血、骨髓纤维化等
球形红细胞	遗传性球形红细胞增多症、自身免疫性溶血性贫血	微血管病性溶贫、低磷酸盐血症等
椭圆形红细胞	遗传性椭圆形红细胞增多症	巨幼细胞贫血、骨髓纤维化等
靶形红细胞	珠蛋白生成障碍性贫血、HbC/S 病、HbE 病、不稳定血红蛋白病	缺铁性贫血、脾切除术后、肝病等
镰形红细胞	镰状细胞贫血	血红蛋白病等
口形红细胞	遗传性口形红细胞增多症	遗传性球形红细胞增多症、轻型海洋性贫血等

续表

红细胞形态异常	常见疾病	其他疾病
泪滴形红细胞 伴有核红细胞	骨髓纤维化	骨髓病性贫血、巨幼细胞贫血、重型地中海贫血、骨髓增生异常综合征等
裂红细胞及碎片	微血管病性溶血性贫血	不稳定血红蛋白病、人工瓣膜置换等
棘形红细胞	肾衰竭、重症肝病	PK 缺乏症、β-脂蛋白缺乏症等
嗜多色性红细胞	溶血性贫血	各种增生性贫血等
嗜碱性点彩红细胞	铅中毒	汞、锌、铋中毒,巨幼细胞贫血等
豪-周小体	重度贫血	巨幼细胞贫血、脾切除等
卡波环	溶血性贫血	巨幼细胞贫血、白血病等
红细胞缗钱状排列	多发性骨髓瘤、巨球蛋白血症	冷凝集素综合征及其他球蛋白增多性疾病

（关　颖）

本章小结

贫血是由多种原因引起血红蛋白、红细胞及血细胞比容降低的一种症状。根据贫血的病因及发病机制、外周血红细胞的形态学特点、骨髓增生程度及形态学特征可进行贫血分类,各分类法均有优缺点,临床上多结合应用。对于贫血的诊断应先通过血细胞分析等筛检实验明确贫血的诊断并分类,再根据相应的特殊检查进行贫血的诊断和鉴别诊断,并查明贫血的原因或原发病。

能力检测

1. 什么是贫血？为什么说贫血只是一个症状,而不是一种疾病？

2. 贫血分类有哪几种方法？哪种方法能更好地揭示贫血的性质或原因？

3. 如何进行贫血诊断？

第四章　铁代谢障碍性贫血

学 习 目 标

掌握：缺铁性贫血概念、病因、实验室检验和临床表现。

熟悉：缺铁性贫血与其他小细胞性贫血的形态学的鉴别诊断；铁粒幼细胞贫血的概念、病因与检验。

了解：铁代谢的监测指标及血液铁蛋白测定。

第一节　概　述

一、铁代谢

　　铁是人体必需的营养素，在人体氧化代谢、细胞生长与增殖、氧的运输和储存中均有重要作用。铁是人体合成血红蛋白的原料，也是肌红蛋白、细胞呼吸酶（如细胞色素酶、过氧化物酶和过氧化氢酶）的组成成分，是正常人体生理活动不可缺少的物质。当铁缺乏时，除导致缺铁性贫血外，还将影响细胞和组织的氧化还原功能，造成人体多方面的功能紊乱。正常人机体铁代谢见图 4-1。

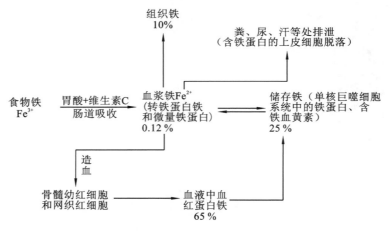

图 4-1　铁代谢示意图

（一）铁的分布

　　铁是人体必需微量元素中含量最多的一种，总量为 3～5 g。人体内几乎所有组织都含有铁（表 4-1），其中肝、脾含量最为丰富。体内铁 60%～75% 存在于血红蛋白中，4% 在肌红蛋白，1% 存在于含铁酶类。以上铁存在形式又称为功能性铁，其余 31% 为储存铁。呈运输状态的铁仅占全身铁的极小部分。多余的铁以铁蛋白和含铁血黄素的形式储存于肝、脾、骨髓和肠黏膜等处，储存铁的多少因人而异。

表 4-1　正常人体内铁的分布

铁存在部位	铁含量/mg	约占全身铁的比例/(%)
血红蛋白	2000	62.1
储存铁（铁蛋白及含铁血黄素）	1000（男）400（女）	31.0
肌红蛋白	130	4.0
易变池铁	80	2.5
组织铁	8	0.3
转运铁	4	0.1
合计	3222（男）2622（女）	100.0

（二）铁的来源

体内铁的来源有两条途径：一是食物中的铁；二是衰老红细胞破坏释放出的血红蛋白铁。后者可被机体储存利用，再次合成血红蛋白，因此很少丢失。

1. 外源性铁　含铁量较高的食物有海带、紫菜、木耳、香菇、动物肝等，而乳类、瓜果含铁量较低，用铁制炊具烹调食物可使食物中铁的含量明显增加，食物中铁的吸收量因人体对铁的需求而异。如瘦肉、肝脏、鱼类中的铁的吸收率在 10%～20%，而面粉、大米、玉米等食物中铁的吸收率只有 1%～3%。大豆中铁含量高，吸收率也较高。

2. 内源性铁　体内红细胞衰老破坏时释放出的铁经处理后作为铁的来源被再利用，每 24 h 约有 6.3 g 血红蛋白被氧化为高铁血红蛋白，随后血红素与珠蛋白解离，并释放出约 21 mg 的铁，其中大部分与运铁蛋白相结合，继而被机体再次利用。

（三）铁的吸收

摄入的食物铁在胃内，经胃酸的消化作用，溶解、离子化并由高铁状态还原成为亚铁状态，从而有利于铁的吸收。铁吸收的部位主要在十二指肠及小肠上段 1/4 处。吸收量主要取决于体内铁的储存量及红细胞的生成速度。健康人从一般膳食中能吸收所有铁的 5%～10%，而缺铁者吸收量约占 20%。不同身体状况的人群对铁的吸收量不同，如健康成年男性及无月经的妇女，每天需吸收铁 0.5～1 mg，婴儿 0.5～1.5 mg，月经期的妇女 1～2 mg，孕妇 2～5 mg。此外，身体内铁的储存量、食物中铁的存在形式、药物及胃酸的分泌等因素都会影响机体对铁的吸收。

（四）铁的转运和利用

吸收入血的亚铁被氧化成高铁之后，Fe^{3+} 与血浆中转铁蛋白结合并被运送至利用和储存场所。每分子转铁蛋白可结合 2 个 Fe^{3+}。幼红细胞和网织红细胞膜上有丰富的转铁蛋白受体，与转铁蛋白结合形成受体-转铁蛋白复合物，通过胞饮作用进入胞质，复合物在胞质中释放铁，转铁蛋白则返回细胞表面，再回到血浆中。当红细胞衰老死亡时，即被肝、脾和骨髓内的巨噬细胞吞噬并破坏，血红蛋白首先被氧化成高铁血红蛋白，而后血红素与珠蛋白分解，释放出的铁 80% 以上可被重新利用。

（五）铁的储存和排泄

铁主要储存在肝、脾和骨髓中，储存的形式主要为铁蛋白和含铁血黄素。铁蛋白的形状近似球形，包括两部分：一是不含铁的蛋白质外壳，称去铁蛋白；另一部分为中心腔，含铁多少不一，核心最多可容纳约 4500 个铁原子，具有很大的储铁能力。含铁血黄素是铁蛋白脱去部分蛋白质外壳后的聚合体，是铁蛋白变性的产物，但比铁蛋白中的铁更难以动员和利用。由于含铁血黄素存在于幼红细胞外，位于巨噬细胞等多种细胞内，因此称之为细胞外铁。幼红细胞内存在的细颗粒铁蛋白聚合体，称为细胞内铁，这种幼红细胞称为铁粒幼红细胞。在铁代谢平衡时，储存铁很少动用，缺铁时首先储存铁被消耗，通过转铁蛋白的运输而动用，由此可足够合成全身 1/3 的血红蛋白。当储存铁耗尽而继续缺铁时才出现贫血。

正常人铁的排泄量很少，通常通过胆汁、尿液和皮肤及胃肠道脱落细胞排出体外，每日大约丢失 1 mg，相应地需要补充与丢失等量的铁。成年男性平均每天排泄约 1 mg；成年女性由于月经、妊娠、哺乳等原因,平均每天排泄约 2 mg;当机体内铁负荷过多时,每日可排出 4 mg 铁。

二、铁代谢检验

(一)血清铁测定

【原理】 血清铁以 Fe^{3+} 形式与转铁蛋白(transferrin,Tf)结合而存在,降低介质 pH 或加入还原剂(如抗坏血酸、羟胺盐酸盐等)能将 Fe^{3+} 还原为 Fe^{2+},使转铁蛋白对铁离子的亲和力下降而解离,解离出的 Fe^{2+} 与显色剂(如亚铁嗪、三吡啶基三嗪等)反应生成有色配合物,同时做标准对照,计算血清铁的含量。

【参考区间】 成年男性 11~30 μmol/L;成年女性 9~27 μmol/L。

【临床意义】

1. 降低 常见于缺铁性贫血、慢性长期失血、恶性肿瘤、感染等。其中慢性长期失血占缺铁原因的首位,如月经过多、消化道失血、钩虫病、反复鼻衄、痔疮出血等。

2. 升高 见于红细胞破坏增多,如溶血性贫血;红细胞的再生或成熟障碍,如再生障碍性贫血、巨幼细胞贫血。

(二)血清总铁结合力及转铁蛋白饱和度测定

【实验原理】 血清铁与 Tf 结合进行转运,健康人血浆中的转铁蛋白仅约 1/3 与铁结合。总铁结合力是指血清(浆)中转铁蛋白能与铁结合的总量,实际上是反映血浆转铁蛋白的水平。先在标本中加入过量的铁,使血清(浆)中 Tf 完全被铁饱和,再加入碳酸镁吸附未结合的铁,以测定血清铁的方法测定结合铁的总量,即总铁结合力(total iron binding capacity,TIBC)。血清铁占总铁结合力的百分比为转铁蛋白饱和度(transferrin saturation,TS)。

【参考区间】 TIBC:男性 50~77 μmol/L;女性 54~77 μmol/L。TS:20%~55%。

【临床意义】

1. TIBC ①升高见于缺铁性贫血、红细胞增多症、急性肝炎等。②降低见于肝硬化、血色病、恶性肿瘤、溶血性贫血、慢性感染、肾病综合征、尿毒症等。

2. TS ①升高见于铁利用障碍,如铁粒幼细胞贫血、再生障碍性贫血;铁负荷过重,如血色病。②降低见于缺铁或缺铁性贫血、慢性感染性贫血。

综合分析血清铁、总铁结合力及转铁蛋白饱和度三项参数,对鉴别缺铁性贫血、继发性贫血和其他增生性贫血有重要价值。

(三)血清转铁蛋白测定

【实验原理】 血清转铁蛋白测定采用免疫散射比浊法:利用抗人转铁蛋白血清与待检测的转铁蛋白结合形成抗原抗体复合物,其光吸收和散射浊度增加,与标准曲线比较,可计算转铁蛋白含量。

【参考区间】 免疫散射比浊法:28.6~51.9 μmol/L。

【临床意义】 升高见于缺铁性贫血和妊娠。降低常见于肾病综合征、肝硬化、恶性肿瘤、炎症等。

(四)血清铁蛋白测定

【实验原理】 血清铁蛋白(serum ferritin,SF)的检测常采用固相放射免疫法。将血清铁蛋白(待测抗原)和 ^{125}I 标记铁蛋白(标记抗原)与限量的抗铁蛋白抗体混合温育,使待测抗原与标记抗原竞争结合抗体,除去过量的未结合的同位素标记抗原,利用第二抗体和聚乙二醇(PEG)分离抗原抗体结合物,测定其放射性,对照所得竞争抑制曲线,即可查出待测血清铁蛋白浓度。

【参考区间】 成年男性 15~200 μg/L;成年女性 12~150 μg/L。

【临床意义】 血清铁蛋白含量能准确反映体内储铁情况,与骨髓铁染色结果有良好的相关性。血清铁蛋白减少是诊断缺铁性贫血敏感方法之一。

1. 升高 ①体内储存铁增加,如血色病、频繁输血;②铁蛋白合成增加,如感染、恶性肿瘤;③组织内铁蛋白释放增加,如肝脏疾病。

2. 降低　常见于缺铁性贫血(IDA)早期、失血、营养缺乏和慢性贫血等。

（五）血清可溶性转铁蛋白受体测定

【实验原理】　血清可溶性转铁蛋白受体(soluble transferrin receptor,sTfR)测定一般采用酶联免疫双抗体夹心法。包被血清转铁蛋白受体特异的多克隆抗体,与血清中转铁蛋白受体反应,形成抗原抗体复合物,再加入酶标记的对转铁蛋白受体具有特异性的多克隆抗体,使之与抗原抗体复合物特异性结合,洗去未与酶标记的多克隆抗体结合的部分,加入底物和显色剂,其颜色深浅与转铁蛋白受体的量成正比。

【参考区间】　12.5～26.5 μmol/L,不同方法可有不同参考区间,各实验室应根据试剂说明书上的参考值进行判断。

【临床意义】　sTfR 可用于观察骨髓增生状况和治疗反应。如肿瘤化疗后骨髓受抑制和恢复情况,骨髓移植后的骨髓重建情况,及用促红细胞生成素(EPO)治疗各类贫血过程中的疗效观察和剂量调整等。

1. 升高　常见于缺铁性贫血和溶血性贫血。sTfR＞8 mg/L 可作为缺铁性红细胞生成的指标,对缺铁性贫血和慢性炎症的小细胞性贫血有鉴别价值。

2. 降低　见于再生障碍性贫血、慢性病贫血、肾衰竭等。

第二节　缺铁性贫血

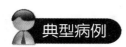
典型病例

患者,女性,22 岁,因头晕、乏力、气短、面色苍白近半年,加重 10 天入院。近 2 年来每次月经持续 7～8 天,有血块。查体:中度贫血貌,皮肤黏膜无出血与黄染,浅表淋巴结无肿大,肝、脾未触及,可见匙状指。实验室检查:RBC 3.15×10¹²/L,Hb75 g/L,Ret 2.6％,MCV 76 fL,MCH 24 pg,MCHC 303 g/L,RDW 20.6％;WBC 4.7×10⁹/L,N 62％,L 27％,M 3％,E 8％;PLT 168×10⁹/L;SI 7.6 μmol/L,TIBC 80 μmol/L。

【思考题】

1. 本例诊断线索有哪些? 诊断是什么病?

2. 本病的诊断依据是什么? 病因有哪些?

3. 小细胞低色素性贫血常见于哪些疾病? 其主要鉴别点有哪些?

4. 对本例实验室检查诊断价值较大的项目有哪些?

【概述】　缺铁性贫血(iron deficiency anemia,IDA)是各种原因引起机体对铁的需求和供给失衡,导致体内储存铁消耗殆尽,使合成血红蛋白的铁不足而发生小细胞低色素性贫血。根据病情的发展,缺铁可分为储存铁缺乏(iron depletion,ID)、缺铁性红细胞生成(iron depletion erythropoiesis,IDE)和缺铁性贫血三个阶段。缺铁性贫血是世界范围内的常见病,发病人数占全世界人口的 10％～20％,占各类贫血的 50％～80％,尤其在发展中国家多见,其好发人群为育龄期妇女、婴幼儿和儿童。

本病发生没有明显的季节性,治愈率为 80％。缺铁性贫血的原因:①铁的需要量增加和摄入不足,如婴幼儿、青春期、妊娠期和哺乳期妇女对铁的需求增大,营养不良,偏食的人群对铁的摄入不足;②铁的吸收不良,如胃酸缺乏、胃大部切除、萎缩性胃炎及其他胃肠道疾患等;③失血过多,如消化道出血、月经过多和慢性血管内溶血等。上述原因均会影响血红蛋白和红细胞生成而发生贫血。

缺铁性贫血常见的症状为面色苍白、乏力、头晕、头痛、心悸、气短、眼花、耳鸣、食欲减退和腹胀等;儿童表现为发育迟缓、体力下降、智商低、注意力不集中、烦躁、易怒和异食癖等。还可出现缺铁的特殊表现和其基础疾病的临床表现,如口角炎、舌炎,皮肤干燥、黏膜苍白,头发易折与脱落,指甲扁平、无光泽,重者呈反甲等体征。患者的免疫功能也会受到影响,导致免疫功能障碍和免疫调节紊乱。

【实验室检查】

1. 血象　轻度贫血时红细胞数量可在正常参考区间,血红蛋白含量可降低,红细胞形态改变不明显,可出现大小不均、红细胞分布宽度(RDW)增加。典型的缺铁性贫血呈明显的小细胞低色素性贫血,MCV<80 fL、MCH<26 pg、MCHC<0.31 g/L。血涂片中红细胞大小不等,以小细胞为主,其中心淡染区扩大,甚至呈环形,染色变浅(图 4-2)。可出现异形红细胞,如椭圆形红细胞、靶形红细胞。网织红细胞多正常或轻度增加,白细胞和血小板计数一般正常,慢性失血时血小板可增多,寄生虫感染引起的缺铁性贫血,嗜酸性粒细胞可增多。

2. 骨髓象　骨髓有核细胞增生活跃或明显活跃,红系增生为主,以中、晚幼红居多,粒/红比值减小。各阶段幼红细胞体积较正常偏小,胞质少而着色偏蓝,边缘不整,呈破布状或锯齿状,此为血红蛋白充盈不足的表现。细胞核小而致密、深染,结构不清,出现核质发育不平衡,表现为"老核幼质"(图 4-3)。成熟红细胞的形态表现与外周血一致。粒细胞系比值相对减少,各阶段比例及细胞形态大致正常,因寄生虫感染引起的缺铁性贫血,可见各阶段嗜酸性粒细胞增多。淋巴、单核和巨核细胞正常。

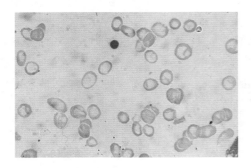

图 4-2　IDA 血象

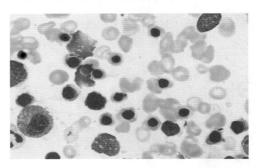

图 4-3　IDA 骨髓象

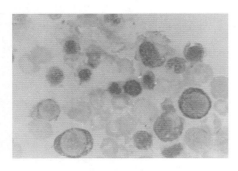

图 4-4　IDA 骨髓涂片铁染色

3. 铁代谢检查　骨髓涂片铁染色为诊断缺铁性贫血的一种可靠而直接的方法。常表现为细胞外铁消失,铁粒幼红细胞明显减低,铁颗粒数量减少,颗粒变小,染色变浅(图 4-4)。血清铁、血清铁蛋白、转铁蛋白饱和度均明显降低,血清总铁结合力、可溶性转铁蛋白受体和红细胞游离原卟啉均升高。

【诊断与鉴别诊断】

1. 国内诊断标准　符合第(1)条和(2)～(9)条中任何两条以上者即可诊断。

(1) 小细胞低色素性贫血:男性 Hb<120 g/L,女性 Hb<110 g/L,孕妇 Hb<100 g/L;MCV<80 fL,MCH<26 pg,MCHC<0.31 g/L;红细胞形态可有明显低色素表现。

(2) 有相应的缺铁病因和临床表现。

(3) 血清(血浆)铁<8.95 μmol/L(50 μg/dL),总铁结合力>64.44 μmol/L(360 μg/dL)。

(4) 转铁蛋白饱和度<0.15。

(5) 骨髓铁染色,细胞外铁阴性,细胞内铁含铁粒幼红细胞<15%。

(6) 红细胞游离原卟啉(FEP)>0.9 μmol/L(全血),或血液锌原卟啉(ZPP)>0.96 μmol/L(全血),或 FEP/Hb>4.5 μg/gHb。

(7) 血清铁蛋白<12 μg/L。

(8) 血清可溶性转铁蛋白受体(sTfR)浓度>26.5 nmol/L(2.25 mg/L)。

(9) 铁剂治疗有效。

2. 国外诊断标准　患者为低色素性贫血,伴有缺铁因素,且符合下述铁代谢指标中的任何 3 项者即可诊断为缺铁性贫血。

(1) 血清铁<8.95 μmol/L(50 μg/dL)。

（2）转铁蛋白饱和度＜0.15。

（3）血清铁蛋白＜12 $\mu g/L$。

（4）红细胞游离原卟啉（FEP）＞1.26 $\mu mol/L$（50 $\mu g/dL$）。

（5）血清可溶性转铁蛋白受体（sTfR）浓度＞2.2 mg/L。

（6）RDW≥0.14，MCV≤80 fL。

3. 鉴别诊断

缺铁性贫血需要与其他小细胞性贫血相鉴别，如珠蛋白生成障碍性贫血、慢性系统性疾病贫血、铁粒幼细胞贫血等。

（1）珠蛋白生成障碍性贫血：常有家族史，血涂片中可见较多靶形红细胞，血红蛋白电泳中可见胎儿血红蛋白（HbF）或血红蛋白 A2（HbA$_2$）增加。患者的血清铁及转铁蛋白饱和度、骨髓可染铁均增多。

（2）慢性病贫血：多为正细胞正色素性或者小细胞正色素性贫血。血清铁虽然降低，但总铁结合力不会增加或有降低，故转铁蛋白饱和度正常或稍增加。血清铁蛋白常有增高。骨髓中铁粒幼红细胞数量减少，巨噬细胞内铁粒及含铁血黄素颗粒明显增多。

（3）铁粒幼细胞贫血：临床上不多见，好发于老年人。主要病因并非缺铁而是铁利用障碍。常为小细胞正色素性贫血。血清铁增高而总铁结合力正常，故转铁蛋白饱和度增高。骨髓中铁颗粒及铁粒幼红细胞明显增多，可见到较多环状铁粒幼红细胞。血清铁蛋白的水平也增高。

第三节 铁粒幼细胞贫血

【概述】 铁粒幼细胞贫血（sideroblastic anemia，SA）是多种原因引起铁的利用不良、血红素合成障碍而引起的血红蛋白合成不足和无效造血的一类贫血。铁利用不良、血红素合成障碍和红细胞无效生成是本病发病的主要环节。与血红素合成有关的各种酶和辅酶的缺乏、活性减低和活性受阻为本病的发病机理。任何原因影响这些酶的活性均可导致铁利用不良和血红素合成障碍。由于血红素合成障碍，铁不能与原卟啉螯合，积聚在线粒体内而导致利用障碍，储存过量，红细胞内线粒体形态和功能受损，使红细胞过量破坏即无效生成。由于线粒体在幼红细胞内围绕核排列，故经铁染色可形成环形铁粒幼红细胞。过量的铁可损坏线粒体或细胞内的微细结构和功能，使红细胞过早破坏。本病特征为：①高铁血症，大量铁沉积于单核-巨噬细胞和各器官实质细胞内。②铁动力学显示：红细胞无效生成，呈低色素性贫血。③骨髓红系增生，细胞内、外铁明显增加，并伴随大量环形铁粒幼红细胞。

本病分为获得性和遗传性贫血，获得性又分为原发性和继发性。原发性患者多于 50 岁以上发病。继发性病例多见于使用异烟肼、氯霉素及抗癌药时间过长后发病，亦可见于肿瘤及骨髓增生性疾病。遗传性病例多发生于青少年和有家族史者，并以男性多见。本病主要的临床表现为进行性贫血，发病缓慢。患者常有皮肤苍白（部分病人皮肤呈暗黑色），乏力，活动后心悸、气促等表现。肝、脾轻度肿大，后期发生血色病（即含铁血黄素沉积症）时肝、脾肿大显著并可出现心、肾、肝、肺功能不全，少数可发生糖尿病。

【实验室检查】

1. 血象 贫血可轻可重，血涂片上细胞大小正常或偏大，部分为低色素性或正色素性，呈低色素和正色素两种红细胞并存的"双形性"是本病的特征之一。亦可出现红细胞大小不均、以小细胞低色素为主。可见异形红细胞、碎片红细胞、靶形红细胞或有核红细胞等。嗜碱性点彩红细胞可增多（尤其是继发于铅中毒者）。网织红细胞正常或轻度增高。白细胞和血小板正常或减低（图 4-5）。

2. 骨髓象 骨髓有核细胞增生活跃，红细胞系增生明显活跃，以中幼红为主，幼红细胞形态异常，可伴巨幼样改变，出现双核、核固缩，胞质呈泡沫状伴空泡形成。粒系细胞相对减少，原发性患者可见粒系的病态造血。巨核细胞一般正常。骨髓铁染色显示细胞外铁增加，铁粒幼红细胞明显增加，颗粒增加变粗。幼红细胞铁颗粒在 5 个以上，围绕并靠近核排列成环形或半环形（绕核 1/2 以上），称为环形铁粒幼红细胞（图 4-6）。此类细胞常占幼红细胞的 15% 以上，为本病特征和重要诊断依据。

3. 铁代谢检查 铁代谢检查的各项结果与缺铁性贫血明显不同，血清铁、血清铁蛋白、转铁蛋白饱和

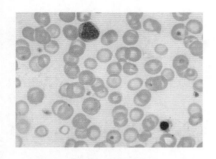

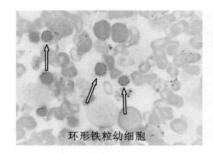

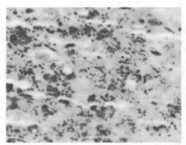

环形铁粒幼细胞

图 4-5　铁粒幼细胞贫血的血象　　　　　图 4-6　铁粒幼细胞贫血的细胞内铁染色(左)和细胞外铁染色(右)

度均明显增加,转铁蛋白饱和度甚至达到饱和;血清总铁结合力正常或减低;红细胞游离原卟啉常增高。

【诊断与鉴别诊断】

1. 诊断　铁粒幼细胞贫血的诊断依据是:小细胞低色素或呈双相性贫血,骨髓红系明显增生,细胞内铁和外铁明显增加,并伴有大量环形铁粒幼红细胞出现,血清铁、铁蛋白、转铁蛋白饱和度增加,总铁结合力降低。在作出铁粒幼细胞贫血的诊断后,还需结合患者的病史和临床表现区分其临床类型。

(1) 遗传性铁粒幼细胞贫血:男性多见,常伴家族史。多为不完全 X 染色体性连锁隐性遗传,一般为男性患病,通过女性遗传,极个别为常染色体隐性遗传。患者呈小细胞低色素性贫血,晚期患者可出现血色病表现。

(2) 原发性铁粒幼细胞贫血:本病为干细胞克隆性疾病,多见于中老年患者,男女均可发病。除贫血外,实验室检查还可见三系病态造血。现已将此病归入骨髓增生异常综合征(MDS),命名为难治性贫血伴环形铁粒幼细胞增多(MDS-RAS)。

(3) 继发性铁粒幼细胞贫血:常有原发病表现,或者曾有药物或毒物接触史。铁粒幼红细胞大于10%即可诊断。

2. 鉴别诊断　本病需与缺铁性贫血、珠蛋白生成障碍性贫血、慢性感染性贫血等小细胞低色素性贫血进行鉴别(参见缺铁性贫血)。

(关　颖)

本章小结

铁是正常人体生理活动不可缺少的物质,是人体合成血红蛋白的原料。铁的吸收、转运、利用、储存和排泄靠自身进行动态调节。任何因素破坏其平衡则引起铁代谢紊乱,甚至导致疾病的发生。如铁缺乏可导致缺铁性贫血,铁利用障碍可导致铁粒幼细胞贫血。

缺铁性贫血和铁粒幼细胞贫血的实验室检查方法与诊断依据包括血象、骨髓象和血清铁、血清铁蛋白、转铁蛋白饱和度、血清总铁结合力、血清可溶性转铁蛋白受体等铁代谢检查。

能力检测

1. 铁代谢检查有哪些项目？临床意义是什么？
2. 缺铁性贫血的血象和骨髓象有何特点？
3. 缺铁性贫血的诊断标准有哪些？
4. 什么是铁粒幼细胞贫血？本病需与哪些疾病相鉴别？

第五章　DNA 合成障碍性贫血

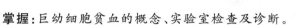

学习目标

掌握:巨幼细胞贫血的概念、实验室检查及诊断。

熟悉:巨幼细胞贫血病因、临床表现与鉴别诊断。

了解:维生素 B_{12} 和叶酸的代谢及巨幼细胞贫血的发病机制。

典型病例

患者,女,28 岁,面色苍白、头晕、气短、腹泻、腹痛 3 个月,患者妊娠已 5 个月,妊娠反应剧烈,严重恶心、呕吐,进食少。查体:重度贫血貌,皮肤黏膜无出血与黄染,浅表淋巴结无肿大,牛肉样舌。实验室检查:RBC 1.9×10^{12}/L,Hb 71 g/L,Ret 1.5%,MCV 106 fL,MCH 37 pg,MCHC 349 g/L,RDW 19.5%;WBC 4.1×10^9/L,N 61%,L 31%,M 3%,E 5%;PLT 167×10^9/L;血清叶酸 3.05 nmol/L。

【思考题】

1.巨幼细胞贫血的骨髓象中红细胞系有何特征性改变?

2.巨幼细胞贫血的细胞"老质幼核"的原因是什么?

3.巨幼细胞贫血的骨髓象中除红细胞系之外的其他系细胞为何也会出现巨幼样变?

　　　　第一节　概　　述

DNA 合成障碍性贫血是指由于不同原因导致的 DNA 合成障碍所引起的一类贫血。发生此类贫血最常见的原因为维生素 B_{12} 和(或)叶酸的缺乏。此类贫血的共同特点为外周血红细胞平均体积、平均血红蛋白含量增高,骨髓中出现巨幼细胞,并且此类细胞出现质核发育不平衡的表现,即细胞核的发育落后于细胞质。

一、维生素 B_{12} 和叶酸的代谢

(一) 维生素 B_{12}

维生素 B_{12}(vitamine B_{12})是一种含钴的结构复杂的红色化合物,又名钴胺素或氰钴胺,由咕啉环、钴原子和一个核苷酸组成,为水溶性 B 族维生素,耐热而不耐酸、碱。人类血浆中钴胺的主要形式是甲基钴胺。

人体的维生素 B_{12} 主要来自动物制品。食物中的肝、肾、肉类、禽蛋、乳类和海洋生物等维生素 B_{12} 含量丰富,而蔬菜中含量极少。成人每天维生素 B_{12} 的需要量为 $2 \sim 5\ \mu g$,人体内维生素 B_{12} 的储存量为 $4 \sim 5$ mg,可供机体 $3 \sim 5$ 年的需要。虽然维生素 B_{12} 每天从尿中排泄 $0 \sim 0.25\ \mu g$,泪液、唾液、乳汁及胆汁也有少量排出,但随胆汁排入肠腔的维生素 B_{12} 约 90% 可被重吸收,因此除非绝对的素食者或维生素 B_{12} 吸收障碍,一般不易产生缺乏。一般情况下,健康成年人每天的食物中应含维生素 B_{12} $5 \sim 30\ \mu g$(仅能吸收 $1 \sim$

$5\,\mu g$），而在身体的特殊时期，如青春期、妊娠及甲状腺功能亢进的高代谢状态时，维生素 B_{12} 的需要量会增加。

维生素 B_{12} 被摄入后，通过一系列的过程被吸收：食物蛋白进入胃内，在酸性环境中被解离而释放出维生素 B_{12}，后者游离后与壁细胞及涎细胞所分泌的 R 蛋白结合，形成维生素 B_{12}-R 蛋白复合物进入小肠上段。在小肠碱性环境中，该复合物被胰酶溶解，使维生素 B_{12} 游离，并与壁细胞分泌的内因子（intrinsic factor，IF）结合。维生素 B_{12}-IF 复合物运行至回肠末端后，与黏膜上皮细胞的受体结合，使维生素 B_{12} 游离而被吸收入血液。进入血液后，维生素 B_{12} 与转钴蛋白 Ⅱ（TCⅡ）结合而转运到其他组织中，其中一半储存于肝细胞中。影响维生素 B_{12} 吸收和转运的因素主要是摄入减少、吸收障碍和酶缺乏。

1. 摄入减少　人体内维生素 B_{12} 的储存量为 $4\sim5\,mg$。每天的需要量仅为 $2\sim5\,\mu g$。正常时，每天有 $5\sim10\,\mu g$ 的维生素 B_{12} 随胆汁进入肠腔，胃壁分泌的内因子足够帮助重吸收胆汁中的维生素 B_{12}。故素食者一般多年才会发展为维生素 B_{12} 缺乏。老年人和胃切除患者胃酸分泌减少，常会有维生素 B_{12} 缺乏。由于有胆汁中维生素 B_{12} 的再吸收（肠肝循环），这类患者也和素食者一样，需多年才出现维生素 B_{12} 缺乏的临床表现。故一般由于膳食中维生素 B_{12} 摄入不足而致巨幼细胞贫血者较为少见。

2. 吸收障碍

（1）内因子缺乏：主要见于萎缩性胃炎、全胃切除术后和恶性贫血患者。内因子是由胃底黏膜壁细胞分泌的一种糖蛋白，耐碱不耐热，与维生素 B_{12} 结合后不易被蛋白酶水解。当胃酸和胃蛋白酶分泌减少而内因子尚可足够与重吸收胆汁中的维生素 B_{12} 结合时，体内尚可有少量维生素 B_{12} 被吸收。在全胃切除或恶性贫血内因子完全缺乏时，对维生素 B_{12} 的吸收影响较大。这类患者由于缺乏内因子，食物中维生素 B_{12} 的吸收和胆汁中维生素 B_{12} 的重吸收均有障碍。

（2）胰蛋白酶缺乏：严重的胰腺外分泌不足的患者容易导致维生素 B_{12} 的吸收不良，这是由于在空肠内维生素 B_{12}-R 蛋白复合体需经胰蛋白酶降解，维生素 B_{12} 才能释放出来，与内因子相结合。这类患者一般在 $3\sim5$ 年后会出现维生素 B_{12} 缺乏的临床表现。由于慢性胰腺炎患者通常会及时补充胰蛋白酶，故在临床上合并维生素 B_{12} 缺乏的并不多见。

（3）消耗增加：小肠内存在异常高浓度的细菌和寄生虫可大量摄取和截留维生素 B_{12}，从而可影响维生素 B_{12} 的吸收，引起维生素 B_{12} 缺乏。

3. 酶缺乏　如先天性转钴蛋白 Ⅱ（TCⅡ）缺乏及接触氧化亚氮（麻醉剂）等均可影响维生素 B_{12} 的血浆转运和细胞内的利用，亦可造成维生素 B_{12} 缺乏。

（二）叶酸

叶酸（folic acid，FA）属 B 族维生素，广泛存在于绿色蔬菜中。由于它最早从植物叶子中提取而得，故命名为"叶酸"。叶酸又称蝶酰谷氨酸（pteroylglutamic acid），由蝶啶、对氨基苯甲酸和谷氨酸组成。由于叶酸参与核酸的嘧啶和嘌呤的合成，所以有助于骨髓中幼稚细胞成熟，若缺乏叶酸可导致红细胞的异常、未成熟细胞的增加和贫血等。

机体不能合成叶酸，必须从食物中获得。某些肠道细菌可以合成叶酸，但量极少。叶酸广泛存在于植物制品中，尤其在绿叶蔬菜和新鲜水果中的含量丰富，可达 $1\,mg/100\,g$ 干重，如柠檬、香蕉、瓜类、香菇等。另外，在肝脏、肾脏、蛋类及肉类等动物来源性食物中也含有叶酸。由于叶酸性质极不稳定，不耐热，易被光和热分解破坏，所以食物过度烹煮时叶酸易被破坏。

机体内叶酸的储存量为 $5\sim20\,mg$，仅可供成人 4 个月之用。且成人每日消耗量较大，约为 $200\,\mu g$，所以需要经常摄入富含叶酸的食物。WHO 建议每日叶酸的需要量应为：成人 $200\,\mu g$，婴儿 $60\,\mu g$，儿童 $100\,\mu g$，哺乳期妇女 $300\,\mu g$，孕妇 $400\,\mu g$。达到以上标准，机体内就不会出现叶酸缺乏。但如果机体处于生长发育期、妊娠期或者在某些病理条件下（如溶血性贫血、白血病、恶性肿瘤），则每日 FA 的需要量明显增加，为正常情况的 $3\sim6$ 倍，若补充不足，容易造成 FA 的缺乏。孕妇妊娠早期缺乏叶酸有可能导致胎儿出生时出现低体重、唇腭裂、心脏缺陷及胎儿神经管发育缺陷等畸形。

叶酸及其代谢产物主要由尿中排泄，少量经胆汁和粪便排出，其中胆汁中的叶酸浓度为血液中的 $2\sim10$ 倍，大部分可被空肠重吸收。

（三）维生素 B_{12} 和叶酸在 DNA 合成中的作用

叶酸在肠道吸收后，经门静脉进入肝脏，在肝内二氢叶酸还原酶的作用下，转变为具有活性的四氢叶酸，其功能是作为载体来转运体内的"一碳单位"（即含有一个碳原子的基团），从而帮助嘌呤核苷酸代谢的完成，尤其是胸腺嘧啶核苷酸的合成。

维生素 B_{12} 在体内主要是由甲基钴胺参与代谢过程，在同型半胱氨酸转变为甲硫氨酸（蛋氨酸）的反应中提供甲基，使 N_5-甲酰基四氢叶酸转变为四氢叶酸。维生素 B_{12} 和由叶酸转化而来的四氢叶酸均为 DNA 合成过程中的辅酶，在细胞的 DNA 合成过程中发挥着不可替代的重要作用。

二、维生素 B_{12} 和叶酸代谢检验

（一）维生素 B_{12} 测定

1. 血清维生素 B_{12} 的测定　由于放射免疫法具有较高的敏感度和特异度，且测定方便，临床上常使用此法进行血清维生素 B_{12} 的测定，低于 100 pg/mL 可诊断为维生素 B_{12} 缺乏（正常值为 200～900 pg/mL）。

2. 血清高半胱氨酸和甲基丙二酸测定　本法用于诊断维生素 B_{12} 缺乏及鉴定叶酸与维生素 B_{12} 缺乏。血清高半胱氨酸水平（正常值为 5～16 μmol/L）在叶酸缺乏和维生素 B_{12} 缺乏时均升高，而血清甲基丙二酸水平（正常值为 70～270 μmol/L）增高仅见于维生素 B_{12} 缺乏时。

3. 尿甲基丙二酸测定　健康人尿中的甲基丙二酸的排出量极微少，不超过 5 mg/24 h。维生素 B_{12} 缺乏使甲基丙二酰 CoA 转变为琥珀酰 CoA 受阻，使体内甲基丙二酸含量增加，尿甲基丙二酸可超过 300 mg/24 h。

4. 维生素 B_{12} 吸收试验（Schilling 试验）　用于判断维生素 B_{12} 缺乏的病因。肌注维生素 B_{12} 1 mg，同时或 1 h 后空腹口服 ^{57}Co 标记的维生素 B_{12} 0.5～2 μg，用于置换体内结合的维生素 B_{12}，使标记的维生素 B_{12} 随尿排出。于口服 2 h 后收集 24 h 尿液，测定尿液中 ^{57}Co 维生素 B_{12} 的含量。健康人排出量大于 8%，低于此值提示维生素 B_{12} 吸收不良，恶性贫血者此值只有 0%～1.2%。5 天后重复上述试验，同时口服内因子 60 mg，如排泄转为正常，则证实为内因子缺乏，有助于恶性贫血的诊断，否则为肠道吸收不良。如以广谱抗生素代替内因子进行试验，尿中 ^{57}Co 标记的维生素 B_{12} 排出增加，则提示维生素 B_{12} 的缺乏是由肠道细菌过度繁殖与宿主竞争维生素 B_{12} 所致。此试验与患者的肾功能和尿量等因素有关。

（二）叶酸测定

1. 血清叶酸测定　可用放射免疫法测定血清叶酸。正常血清叶酸浓度为 6～20 ng/mL，叶酸缺乏者血清叶酸浓度常低于 4 ng/mL。血清叶酸易受叶酸摄入量的影响，因此有较大的诊断价值。

2. 红细胞叶酸测定　可用微生物法和放射免疫法测定红细胞叶酸。红细胞叶酸相对较为稳定，不受短期内叶酸摄入的影响，故能反映体内叶酸储存情况。正常红细胞叶酸浓度为 150～600 ng/mL，低于 100 ng/mL，表示叶酸缺乏。但维生素 B_{12} 缺乏时，红细胞叶酸浓度也可下降。

3. 尿亚胺甲酰谷氨酸（FIGlu）　排泄试验中给患者口服组氨酸 15～20 g，收集 24 h 尿测定排出量。健康成人尿 FIGlu 排泄量在 9 mg/24 h 以下。叶酸缺乏时，组氨酸的中间代谢产物 FIGlu 转变为谷氨酸发生障碍，大量 FIGlu 在体内堆积随尿排出。

（三）其他

1. 脱氧尿嘧啶核苷抑制试验　取骨髓细胞或经植物血凝素（PHA）激活的淋巴细胞，加入脱氧尿嘧啶核苷孵育，再加入 ^{3}H 标记的胸腺嘧啶核苷（^{3}H-TdR）一定时间后，测定掺入细胞核中的 ^{3}H-TdR 量。叶酸和（或）维生素 B_{12} 缺乏时，脱氧尿苷利用障碍，^{3}H-TdR 掺入量明显增加（大于 20%）。如事先加入叶酸或维生素 B_{12} 来纠正其抑制率的减弱，有助于区别叶酸或维生素 B_{12} 缺乏。此试验较为敏感，在血清高半胱氨酸和血清甲基丙二酸升高之前即出现异常，可用于尚未出现贫血表现的患者。

2. 诊断性治疗　用生理剂量的维生素 B_{12}（1 μg/d）或叶酸（0.2 mg/d）治疗 10 天，观察患者用药后临床症状是否有所缓解，如网织红细胞升高，巨幼红细胞形态迅速好转以及血红蛋白上升，说明达到诊断目的。此方法有助于鉴别叶酸或维生素 B_{12} 缺乏。

第二节 巨幼细胞贫血

【概述】 巨幼细胞贫血(megaloblastic anemia,MgA)是由于叶酸和(或)维生素 B_{12} 缺乏或其他原因引起细胞核 DNA 合成障碍所致的一类贫血,主要特点是骨髓三系细胞质与细胞核发育不平衡及无效造血。此类贫血亦可因遗传性或药物等获得性 DNA 合成障碍引起。本症特点是外周血呈大细胞性贫血,伴有中性粒细胞的核右移,骨髓内粒细胞系、红细胞系、巨核细胞系的细胞均可出现巨幼变。患者出现的巨幼红细胞易在骨髓内破坏,出现无效性红细胞生成。约 95% 的病例是因叶酸和(或)维生素 B_{12} 缺乏引起的营养性贫血,其早期阶段单纯表现为叶酸或维生素 B_{12} 缺乏者临床上并不少见。在我国以缺乏叶酸所致的营养性巨幼细胞贫血多见,内因子缺乏的恶性贫血(pernicious anemia,PA)主要见于白种人(北欧多见),国内较少见。

1. 发病机制 巨幼细胞贫血的发病机制主要是细胞内 DNA 合成障碍。四氢叶酸和维生素 B_{12} 是细胞核 DNA 合成过程中重要的辅酶。叶酸缺乏时,四氢叶酸随之缺乏,细胞内脱氧尿嘧啶核苷酸(dUMP)转为脱氧胸腺嘧啶核苷酸(dTMP)(简称脱氧胸苷酸)的生化反应受阻。参加正常 DNA 合成的脱氧胸苷三磷酸(dTTP)被 dUTP 代替,合成异常的 DNA。细胞核的发育停滞,而细胞质仍在继续发育成熟。细胞呈现细胞质与细胞核发育不平衡,体积较正常为大的巨幼型改变,称之为巨幼细胞。这些巨幼细胞均有成熟障碍,表现出无效生成。维生素 B_{12} 与体内四氢叶酸的循环使用有关,而后者作为一碳基团载体生成的 N^5,N^{10}-亚甲酰四氢叶酸为 dUMP 转化为脱氧胸苷酸(dTMP)提供甲基,故当维生素 B_{12} 缺乏时,通过影响四氢叶酸的量而使 dTTP 合成障碍,细胞核发育迟缓,同样出现巨幼细胞贫血(图 5-1)。大部分巨幼红细胞在骨髓内因发育成熟障碍而破坏,造成红细胞的无效生成。外周血中的红细胞生存期亦缩短,引起贫血。类似的变化也可发生于粒细胞系和巨核细胞系。

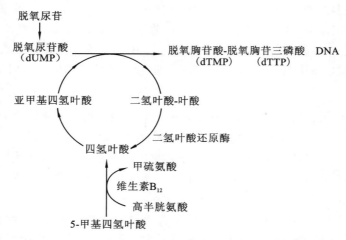

图 5-1 维生素 B_{12} 和叶酸在 DNA 合成过程中的作用

2. 临床表现 无论是缺乏叶酸还是维生素 B_{12},其临床表现基本相似,但维生素 B_{12} 缺乏引起的巨幼细胞贫血还可引起神经系统病变。

(1) 血液系统:发病较为缓慢,贫血呈慢性进行性发展,除贫血的一般临床表现外,皮肤黏膜常呈柠檬色,可出现轻度黄疸,严重者可有全血细胞减少,易反复感染。

(2) 消化系统:可有舌炎,舌乳突萎缩、味觉异常、有灼痛感,并可见舌表面光滑呈绛红色,即"牛肉样舌"。常出现恶心、食欲不振、呕吐、腹胀、腹痛或便秘等消化系统症状。

(3) 神经系统:维生素 B_{12} 缺乏者可有外周神经炎及其他神经系统症状。主要是由于维生素 B_{12} 缺乏导致血液中的丙酰辅酶 A 堆积,进一步生成非生理性单链脂肪酸,影响了神经鞘磷脂的生成,造成神经的脱髓鞘表现。患者可出现感觉异常、手足麻木和皮肤刺痛等周围神经症状。还可出现亚急性脊髓联合变性,表现为体位感觉障碍、运动失调、行走困难、语言障碍及抑郁等。小儿及老年患者常表现为脑神经受损的精神异常,如抑郁、嗜睡和精神错乱。

（4）其他:可出现皮肤黑色素沉着（维生素 B_{12} 缺乏使垂体黑色素细胞刺激素分泌增加）,部分患者可见肝脾肿大。

3. 分类 巨幼细胞贫血根据临床病因不同分为三类。

（1）营养性巨幼细胞贫血:多数由于膳食状况不良,缺少绿色新鲜蔬菜及水果的摄入,或缺乏肉类、蛋类食物,还有部分患者由于烹饪方式不当,如烹饪时间过长,导致叶酸受到破坏。如果常年素食,叶酸和维生素 B_{12} 可同时缺乏。慢性胰腺疾病、寄生虫竞争（如绦虫病）、小肠细菌过度生长、回肠疾病等也可导致维生素 B_{12} 吸收利用障碍而引起巨幼细胞贫血。

（2）恶性贫血:此类贫血患者胃腺可严重萎缩,壁细胞丧失,不能分泌内因子。内因子是维生素 B_{12} 吸收的辅助因子,内因子缺乏导致维生素 B_{12} 吸收障碍,从而引起维生素 B_{12} 在体内缺乏,导致贫血。

（3）其他原因所致的巨幼细胞贫血:①肠道疾病引起的吸收不良导致的巨幼细胞贫血:如热带性口炎性腹泻、麦胶肠病等所致的巨幼细胞贫血。②药物抑制 DNA 合成导致巨幼细胞贫血:如甲氨蝶呤、巯基嘌呤、硫代鸟蝶呤等嘌呤合成抑制药,甲氨蝶呤、6-氮杂尿苷等嘧啶合成抑制药,甲氨蝶呤、氟尿嘧啶等胸腺嘧啶合成抑制药及羟基脲、阿糖胞苷等 DNA 合成抑制药,均可导致 DNA 合成障碍引起巨幼细胞贫血。③先天性缺陷导致的巨幼细胞贫血:如选择性维生素 B_{12} 吸收不良、先天性钴胺素传递蛋白 II 缺乏、先天性内因子缺乏、Lesch-Nyhan 综合征、遗传性乳清酸尿症等。

【实验室检查】

1. 血象 巨幼细胞贫血为典型的大细胞性贫血。RDW 升高,血涂片上红细胞形态明显大小不等,以大细胞为主,可见一定数量的巨红细胞。红细胞中心淡染区不明显甚至消失,可见较多异常形态红细胞,如椭圆形红细胞、泪滴形红细胞、嗜多色性红细胞及嗜碱性点彩红细胞。亦可见 Howell-Jolly 小体及有核红细胞（图 5-2）。MCV、MCH 升高,MCHC 正常。红细胞和血红蛋白的下降不平行,红细胞下降更明显。网织红细胞绝对值减少,相对值正常或稍增高。白细胞正常或轻度减低,中性粒细胞体积偏大,核分叶过多。5 叶核的粒细胞常占中性粒细胞的 5% 以上,称之为"核右移"现象,分叶多者可达 6 叶以上。病情较重者可出现巨晚幼和巨杆状核粒细胞。血小板正常或减低,可见巨大血小板。

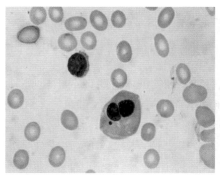 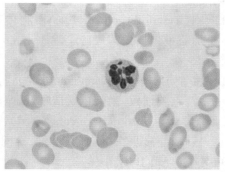

(a) 有核红细胞及Howell-Jolly小体 (b) 粒细胞过分叶现象

图 5-2 MgA 的血象

2. 骨髓象 骨髓有核细胞增生活跃或明显活跃（图 5-3）,红细胞系明显增生（图 5-4）,粒红比例下降或倒置。以三系细胞均出现巨幼样变为特征。常见异常的有丝分裂象,正常形态的幼红细胞减少或不变,出现各阶段的巨幼红细胞,其比例常大于 10%,高者可达 30%～50%。可见核畸形、核碎裂和多核巨幼红细胞。由于发育成熟受阻,原巨幼红细胞和早巨幼红细胞比例增高。核分裂象和 Howell-Jolly 小体易见。

识别巨幼样变的要点为胞核的形态和"老质幼核"的改变。粒细胞系增生相对减少。中性粒细胞自中幼阶段以后可见巨幼变,以巨晚幼粒和巨杆状核粒细胞多见。可见部分分叶核细胞分叶过多,各叶大小差别甚大,可畸形,称为巨多叶核中性粒细胞。骨髓形态学检测对巨幼细胞贫血的诊断起决定性作用,特别是发现粒系细胞巨幼变,对疾病的早期诊断和疑难病例的诊断更有价值。

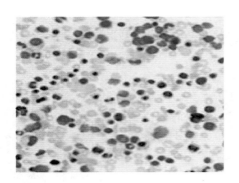

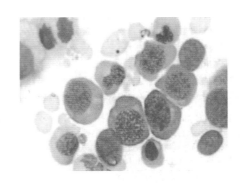

图 5-3　MgA 骨髓有核细胞增生明显活跃　　　　图 5-4　MgA 红细胞系明显增生

（1）巨幼红细胞发育各阶段形态特点：见图 5-5。

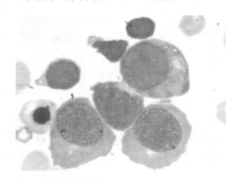

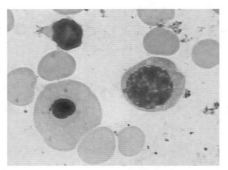

(a) 原巨幼红细胞和早巨幼红细胞　　　　　(b) 中巨幼红细胞和晚巨幼红细胞

图 5-5　巨幼红细胞发育各阶段形态特点

①原巨幼红细胞（promegaloblast）：胞体比原始红细胞大，直径 18～30 μm。核呈圆形或椭圆形，常偏位。染色质细粒状，分布均匀，疏松纤细似网，核仁 2～4 个，常融合在一起。胞质丰富，染深蓝色，着色不均，核周淡染区明显。

②早巨幼红细胞（basophilic megaloblast）：胞体直径 15～25 μm，核大，呈圆形，染色质部分开始聚集，多数无核仁，早期还可见核仁的痕迹。胞质丰富，染深蓝色不透明，有些细胞由于开始出现血红蛋白而呈灰蓝色胞质。

③中巨幼红细胞（polychromatic megaloblast）：直径 10～20 μm，核圆形或不规则。染色质开始聚集成块，但较正常中幼红细胞细致，副染色质清晰，呈略粗的网状，灰蓝色或淡红色。

④晚巨幼红细胞（orthochromatic megaloblast）：胞体直径 10～18 μm，常呈椭圆形。胞核较小，常偏于一侧，可见多核、核碎裂等现象；核染色质仍保持网状结构痕迹，胞质较多，含较为丰富的血红蛋白，着色可略呈灰色，可见 Howell-Jolly 小体。

（2）粒细胞系特点：粒细胞系增生相对减低，中性粒细胞自中幼阶段以后可见巨幼变，以巨晚幼粒和巨杆状核粒细胞多见（图 5-6）。粒细胞巨幼样变主要特征是：①胞体增大，直径可达 30 μm；②胞质可呈蓝灰色，颗粒减少，胞质中可出现空泡；③核肿胀，染色质疏松，可呈现马蹄形或不规则形；④分叶核粒细胞分叶过多，常为 5～9 叶，称之为巨多叶核中性粒细胞。

（3）巨核细胞系特点：巨核细胞系改变不明显，巨核细胞数量正常或减少，可见巨核细胞胞体过大，分叶过多（正常在 5 叶以下）与核碎裂，胞质内颗粒减少。

3. 细胞化学染色　骨髓铁染色，细胞外铁与细胞内铁均增高（图 5-7）；PAS 染色，原红细胞、幼红细胞呈阴性（图 5-8），偶见弱阳性。

4. 维生素 B$_{12}$和叶酸的检验

（1）血清维生素 B$_{12}$和叶酸含量的测定：血清维生素 B$_{12}$小于 75 pmol/L（<100 pg/mL）为缺乏。正常血清叶酸浓度为 6～20 ng/mL，叶酸缺乏者常低于 4 ng/mL。上述两者均可用放射性免疫法进行测定。由于这两种维生素的作用位于细胞内而非血浆中，因此部分患者也有出现血清维生素 B$_{12}$和叶酸含量在

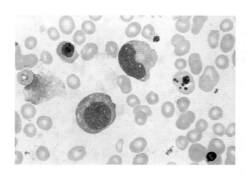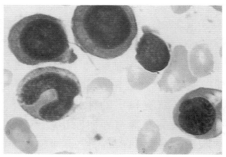

图 5-6 巨晚幼粒和巨杆状核粒细胞

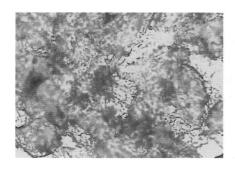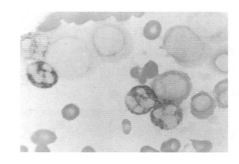

图 5-7 细胞外铁增高　　　　　图 5-8 PAS 染色:原红细胞、幼红细胞呈阴性

正常范围,故上述测定仅作为初筛试验,仅凭单纯的血清叶酸和维生素 B_{12} 测定,不能作为叶酸和维生素 B_{12} 缺乏的诊断标准。

（2）红细胞叶酸含量测定:红细胞叶酸含量较为稳定,不受当时叶酸摄入情况的影响,能反映机体叶酸的总体水平及组织叶酸水平,诊断价值更大。红细胞叶酸小于 227 nmol/L 时,为红细胞叶酸缺乏。

（3）甲基丙二酸测定:缺乏维生素 B_{12} 的患者血清和尿中该物质含量增高(参考区间 70～270 nmol/L)。

（4）血清高半胱氨酸测定:在钴胺和叶酸缺乏时血清高半胱氨酸水平升高。

（5）维生素 B_{12} 吸收试验(Schilling 试验):维生素 B_{12} 尿中排出量降低,本试验主要用于对钴胺缺乏的病因诊断,而不是诊断是否存在钴胺缺乏。如内因子缺乏,加入内因子可使结果正常。

（6）诊断性治疗试验:无法进行上述试验时,可采用试验性治疗以达到诊断目的。疗法是给患者小剂量叶酸或维生素 B_{12} 7～10 天,若 4～6 天后网织红细胞上升,应考虑相应物质的缺乏。巨幼细胞贫血对治疗药物的反应很敏感,用药 48 h 左右网织红细胞即开始增加,于 5～10 天达高峰,患者的血象、骨髓象和临床症状会有所改善甚至恢复。据此设计的试验简便易行,准确性较高,对不具备进行叶酸和维生素 B_{12} 测定条件的单位,可用此法判断叶酸缺乏抑或维生素 B_{12} 缺乏。

5. 其他检验　巨幼细胞贫血由于无效造血伴溶血,血清间接胆红素可轻度增高。血清铁及转铁蛋白饱和度可增高。恶性贫血患者血清中,内因子阻断抗体的阳性率在 50% 以上;胃液检查可出现胃液中游离胃酸消失,对组氨酸反应下降。

【诊断与鉴别诊断】

1. 诊断标准

（1）临床表现:①一般具有慢性贫血症状。②消化道症状:食欲不振或消化不良,常见舌红、舌痛及舌乳头萎缩等症状。③神经系统症状:见于维生素 B_{12} 缺乏患者,恶心贫血患者本症状更为典型。

（2）实验室检查:①大细胞性贫血(MCV＞100 fL,红细胞呈大椭圆形)。②白细胞和血小板可减少,中性分叶核分叶过多(5 叶者常在 5% 以上)。③骨髓呈巨幼细胞贫血形态改变(巨幼红细胞＞10%,粒细胞系和巨核细胞系也出现巨型变)。④叶酸:血清叶酸＜6.91 nmol/L,红细胞叶酸＜227 nmol/L。⑤血清维生素 B_{12} 测定＜75 pmol/L 和红细胞叶酸＜227 nmol/L。⑥血清维生素 B_{12} 测定＜29.6 pmol/L。⑦血清内因子阻断抗体阳性。⑧放射性维生素 B_{12} 吸收试验,24 h 尿中排出量＜4%,加内因子之后可恢复正常(＞7%);用放射性核素双标记维生素 B_{12} 进行吸收试验,24 h 维生素 B_{12} 排出量＜10%。

具备上述(1)的①或②和(2)的①、③或②、④者诊断为叶酸缺乏的巨幼细胞贫血;具备上述(1)的①和③和(2)的①、③或②、⑤者诊断为维生素 B_{12} 缺乏的巨幼细胞贫血;具备上述(1)的①、②、③和(2)的①、③、⑥、⑦者怀疑有恶性贫血,⑧为恶性贫血确诊试验。

2. 鉴别诊断 巨幼细胞贫血需与下列疾病进行鉴别。

(1)急性红白血病:急性红白血病为急性非淋巴细胞白血病的一种类型。在其红血病期,骨髓中红系可极度增生,以原始红细胞和早幼红细胞为主,出现明显的病态造血(如类巨幼样变、核畸形及核分叶等),同时还伴有白细胞的异常增生如原始粒细胞和早幼粒细胞常在30%之上。细胞组织化学染色 PAS 反应可见幼红细胞阳性或强阳性,而巨幼细胞贫血幼红细胞则为阴性,此为鉴别的重要依据。血清叶酸和维生素 B_{12} 测定正常或稍高,叶酸和维生素 B_{12} 诊断性治疗无效。

(2)骨髓增生异常综合征(MDS):骨髓增生异常综合征是一类起源于造血干、祖细胞的异质性克隆性疾病。部分骨髓增生异常综合征患者可有红细胞系显著增生,并伴有明显的病态造血;粒系细胞和巨核细胞也有病态造血;骨髓铁染色异常(环形铁粒幼红细胞常>15%);PAS 反应幼红细胞呈阳性;还可以通过染色体检查及骨髓活检鉴别。

(3)再生障碍性贫血:由于部分巨幼细胞贫血患者外周血三系减少,所以需要与其他全血细胞减少性疾病如再障进行鉴别,骨髓象检查有明显的区别。巨幼细胞贫血骨髓内有核细胞增生常明显活跃,分类以红系为主。而再生障碍性贫血骨髓内有核细胞增生减低或重度减低,细胞形态无明显异常,淋巴细胞、浆细胞及网状细胞等非造血细胞相对增多。此外再障患者血清叶酸和维生素 B_{12} 测定无异常。

(关　颖)

本章小结

巨幼细胞贫血是临床上最常见的贫血之一,它是由于叶酸、维生素 B_{12} 缺乏或某些药物影响核苷酸代谢,导致细胞核脱氧核糖核酸代谢障碍,引起的大细胞性贫血。最主要的临床症状为贫血,常伴有胃肠道症状,主要通过血象、骨髓象检查诊断。血象常呈大细胞性贫血,红细胞大小不等、中心淡染区消失,中性粒细胞核分叶过多,亦可见巨杆状核粒细胞。骨髓象常显示三系巨幼变,以红细胞系最为显著,细胞质较细胞核成熟早,细胞核的形态和"核幼质老"改变是识别巨幼样变的两大要点。粒细胞系略增生,巨晚幼和巨杆状核粒细胞多见,可见胞体大、分叶过多的分叶核粒细胞。骨髓象中出现粒系细胞巨幼变对疾病的早期诊断更有价值。当血象、骨髓象不能区分时,可结合细胞化学染色,或通过叶酸、维生素 B_{12} 测定明确诊断和鉴别诊断。

能力检测

1. 巨幼细胞贫血血象和骨髓象特点有哪些? 哪些检查有助于诊断和鉴别诊断?
2. 引起维生素 B_{12} 和叶酸缺乏的原因有哪些?
3. 巨幼细胞贫血需要与哪些疾病相鉴别?

第六章　造血功能障碍性贫血与检验

学习目标

掌握:再生障碍性贫血的概念、血象及骨髓象检查及诊断与鉴别诊断。

熟悉:再生障碍性贫血的分类、发病机制;再生障碍危象的概念、实验室检查。

了解:纯红细胞再生障碍性贫血概念、分类及实验室检查。

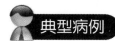

典型病例

　　患者,男,半个月前因腹泻用氯霉素后出现头晕、乏力、心悸气短、四肢皮肤散在出血点等,查体:浅表淋巴结无肿大,肝、脾未触及。实验室检查:RBC 2.5×10^{12}/L,Hb 72 g/L,Ret 0.2%,MCV 85 fL,MCH 29 pg,MCH 331 g/L,RDW 12.4%;WBC 3.3×10^9/L,N 44%,L 48%,E 3%,M 5%;PLT 50×10^{12}/L。

【思考题】

1. 本病的诊断线索有哪些?

2. 本病诊断为何种病? 诊断依据是什么?

3. 本病需要与哪些疾病相鉴别?

第一节　再生障碍性贫血

　　【概述】 再生障碍性贫血(aplastic anemia,AA),简称再障,是由多种原因引起的造血干细胞增殖、分化障碍和(或)造血微环境发生异常或被破坏,以致骨髓造血组织被脂肪组织代替引起造血功能衰竭的一类贫血。其特点是全血细胞减少,进行性贫血、出血和继发性感染。临床主要包括各种类型的再生障碍性贫血、纯红细胞再生障碍性贫血和再生障碍危象。

　　1. **发病机制**　再生障碍性贫血的发病机制比较复杂,至今尚不完全清楚。发病呈明显的异质性,往往是多方面因素共同作用的结果。目前公认的有:①免疫机制异常:又称为“虫子”学说。临床研究提示部分患者骨髓衰竭的发生与其细胞免疫和体液免疫调节异常有关,T 细胞及其分泌的某些造血负调控因子可导致造血干/祖细胞增殖和分化损伤。近年来,多数学者认为再障的主要发病机制是免疫异常,造血干/祖细胞的质和量及造血微环境的改变是免疫异常所致。②造血干细胞缺陷:又称为“种子”学说。应用体外细胞培养技术,发现再障患者造血干/祖细胞的数量减少,并有质的异常,骨髓增殖、分化障碍。③造血微环境缺陷:又称为“土壤”学说。研究发现某些致病因素在损伤造血干/祖细胞或诱发异常免疫反应的同时,累了造血微环境中的基质细胞,使多种细胞因子的分泌发生紊乱,影响造血干/祖细胞的增殖分化。如临床上有输入同基因骨髓而不能恢复造血功能的患者,部分再生障碍性贫血患者的造血干细胞在体外培养体系中给以适合的生长条件,能生成正常的集落;这些均说明,部分再生障碍性贫血患者的发病与骨髓造血微环境缺陷有关。

　　2. **分类**　再障按发病原因分为先天性再障和获得性再障。

（1）先天性再障：先天性再障又称为范科尼贫血（fanconi anemia，FA），为一种进行性骨髓造血功能衰竭伴多种先天畸形为特征的异质性常染色体隐形遗传性疾病。本病罕见，好发于儿童，随年龄增长逐渐出现发育停滞。

（2）获得性再障：有半数以上获得性再障患者无明确病因可寻，称为原发性再障。有病因可寻的称为继发性再障。继发性再障常见的病因主要有：①化学因素：包括药物和化学物质，其中与再障发病高度相关的有苯及其衍生物、抗肿瘤的细胞毒药物、氯霉素等。②生物因素：再障的发生可能与多种病毒感染有关，如肝炎病毒、EB病毒、巨细胞病毒、微小病毒等。③物理因素：骨髓是对电离辐射最敏感的组织，如X线、放射性同位素等均可导致DNA的损伤，引起骨髓抑制，且抑制程度与放射剂量呈剂量依赖性效应。

3. 临床表现　表现为进行性贫血，出血、反复感染和发热，肝、脾、淋巴结一般不肿大。根据临床表现、病程、血象和骨髓象，将再障分为急性再障（AAA）和慢性再障（CAA）。

（1）AAA：起病急，进展迅速，病程短，以感染和出血为最常见的早期表现，出血部位广泛，常有内脏出血，贫血多呈进行性加重，多数有发热，以呼吸道感染最常见，严重者可发生败血症，治疗效果差，预后不佳，此型又称为重型再障Ⅰ型（SAA-Ⅰ）。

（2）CAA：起病、进展缓慢，病程较长。以贫血为首发和主要表现，出血和感染较轻，又称轻型再障。如慢性再障病情恶化，临床表现、血象和骨髓象与急性再障相同，则为重型再障Ⅱ型（SAA-Ⅱ）。

【实验室检查】

1. 血象　以全血细胞减少（图6-1）、网织红细胞绝对值降低为主要特征。红细胞、粒细胞、血小板减少的程度各病例有所不同。贫血多为正细胞正色素性，红细胞分布宽度（RDW）多正常。网织红细胞比例和绝对值均下降（图6-2）。各类白细胞都减少，其中以中性粒细胞减少尤为明显，而淋巴细胞比例相对增加。血小板不仅数量减少，且体积小、颗粒少。急性再障时，网织红细胞<1%，绝对值$<15\times10^9$/L；中性粒细胞绝对值常$<0.5\times10^9$/L；血小板$<20\times10^9$/L。慢性再障血红蛋白下降速度较慢，网织红细胞、中性粒细胞和血小板均减少，但较急性再障为高（图6-2）。

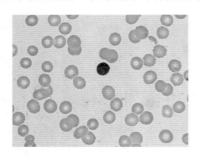

图6-1　再障的血象

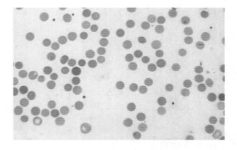

图6-2　再障的血象示网织红细胞减少

2. 骨髓象

（1）AAA：多部位骨髓穿刺显示增生减低或极度减低。骨髓穿刺液和制片后均可见脂肪滴明显增多，骨髓液稀薄。造血细胞（粒系、红系、巨核系细胞）明显减少，且不见早期幼稚细胞，巨核细胞常缺如；而淋巴细胞、浆细胞、肥大细胞及网状细胞相对增多，比例常>50%，淋巴细胞比例可高达80%。如有骨髓小粒，染色后镜下为空网状结构或为一团纵横交错的纤维网，其中造血细胞极少，大多为非造血细胞（图6-3）。

（2）CAA：病变呈向心性损害，骨髓有残存散在的造血增生灶，故穿刺部位不同，所得结果亦不一致，需多部位穿刺或进行骨髓活检检查，才能获得较为明确和可靠的诊断。多数病例骨髓增生减低，三系造血细胞减少，其中幼红细胞和巨核细胞减少明显；如穿刺遇增生灶，骨髓可增生活跃，红系可有代偿性增生，以核高度固缩的"炭核"样晚幼红细胞多见（图6-4）；粒系减少，主要见到的是晚幼粒和成熟型粒细胞，细胞质中的颗粒常粗大；巨核细胞减少，骨髓小粒中非造血细胞比例增加，以脂肪细胞较多见。

3. 骨髓活检　骨髓有核细胞增生减退，造血组织与脂肪组织容积比下降，常小于0.34。造血细胞减少（尤其是巨核细胞减少），非造血细胞增加，并可见间质水肿、出血，甚至液性脂肪坏死。骨髓活检比骨髓涂片对再障的诊断更有价值。

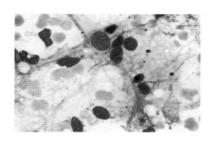

图 6-3 AAA 骨髓象(非造血细胞团)

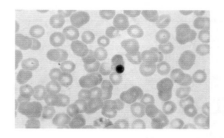

图 6-4 CAA 骨髓象(炭核样晚幼红细胞)

4. 其他检验 骨髓铁染色显示细胞内、外铁均增加(图 6-5),血清铁增高。中性粒细胞碱性磷酸酶(NAP)活性和积分增高(图 6-6);造血干细胞培养大多数患者 CFU-C、BFU-C 减少,免疫功能检查也有异常。

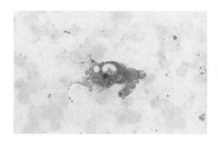

图 6-5 再障骨髓铁染色(内铁增加)

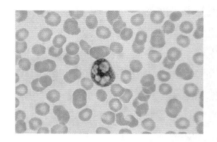

图 6-6 再障血象 NAP 染色(积分增高)

【诊断与鉴别诊断】 血液检查表现为全血细胞减少,特别是伴有出血、发热、感染的患者,而脾不大,均应考虑再生障碍性贫血。

1. 诊断标准(1987 年全国再障学术会议修订)

(1) 全血细胞减少,伴有相应的临床表现。

(2) 一般无明显肝、脾、淋巴结肿大。

(3) 网织红细胞绝对值低于正常。

(4) 骨髓至少 1 个部位增生减低,如增生活跃则晚幼红细胞、淋巴细胞相对增加,巨核细胞减少、非造血细胞增多,骨髓液油滴增加,骨髓小粒的造血细胞少于 50%(有条件者做骨髓活检)。

(5) 应排除其他全血细胞减少的疾病,如阵发性睡眠性血红蛋白尿症(PNH)、骨髓增生异常综合征(MDS)、自身抗体介导的全血细胞减少、急性造血功能停滞、骨髓纤维化、急性白血病等。

(6) 一般抗贫血药物治疗无效。

诊断再障后应进一步鉴别是急性型还是慢性型(表 6-1)。

表 6-1 获得性再生障碍性贫血的鉴别

鉴别点	急性再障	慢性再障
起病	多急骤,常以感染出血为首发症状	缓慢,常以贫血为首发症状
贫血	进展快,患者不能耐受	进展慢,患者能耐受
出血	部位多,程度严重,内脏出血多见	部位少,程度轻,多局限于体表
感染	多见、严重、常合并败血症	少见且较轻
血象	全血细胞下降严重,网织红细胞<1%,绝对值<15×10^9/L;中性粒细胞<0.5×10^9/L;血小板<20×10^9/L	全血细胞下降较轻,网织红细胞>1%,但绝对值降低;中性粒细胞>0.5×10^9/L;血小板>20×10^9/L
骨髓象	多部位增生减低,非造血细胞相对增多	增生减低,可有增生灶,非造血细胞增生不明显

续表

鉴别点	急性再障	慢性再障
骨髓活检	造血组织显著减少,脂肪细胞显著增多	造血组织减少,脂肪细胞增多
预后	病程短,一般治疗在1年内死亡,少数存活较长	病程较长,可达数年,部分患者可缓解,部分迁延不愈,少数死亡

2. 鉴别诊断

(1) 阵发性睡眠性血红蛋白尿(PNH):部分 PNH 患者无血红蛋白尿发生,而表现为全血细胞减少,不易和再障鉴别。PNH 酸溶血试验(Ham)、蔗糖溶血试验、尿含铁血黄素试验为阳性,再障为阴性。

(2) 骨髓增生异常综合征(MDS):再障与 MDS 中的难治性贫血鉴别比较困难,但后者骨髓增生活跃,以病态造血为特征,中性粒细胞碱性磷酸酶积分减低,骨髓活检可见造血前体细胞异常定位。

(3) 低增生性白血病:一般淋巴结、肝、脾肿大,外周血全血细胞减少,这与再障相似,但骨髓原始细胞大于30%,此为再障的主要区别。

(4) 再生障碍危象:与重症再障相似。但后者骨髓中可见到特征性的巨大原始红细胞和巨大的早幼粒细胞、反应性的异形淋巴细胞和组织细胞增多等,可区别于再障。

(5) 其他疾病:急性白血病、骨髓纤维化、骨髓转移癌、巨幼细胞贫血、脾功能亢进等疾病都可有外周血的三系减少,但患者体征中的脾大、淋巴结肿大、胸骨压痛,外周血有幼稚红细胞(简称幼红细胞)和幼稚白细胞,骨髓象特征都与再障明显不同。

第二节　再生障碍危象

【概述】　再生障碍危象(aplastic crisis)简称再障危象,是由于多种原因所致的自限性、可逆的骨髓造血功能急性停滞,血中红细胞及网织红细胞减少或全血细胞减少,因此,也称为急性造血功能停滞(acute arrest of hemopoiesis,AAH)。现已证实病毒感染,如人微小病毒 B19、传染性肝炎病毒、EB 病毒是致病的主要原因。此外,某些药物如氯霉素、苯妥英钠、磺胺类药物、秋水仙碱等也能引起急性造血功能停滞。患者在原有疾病,如慢性溶血性贫血、非溶血性血液疾病或非血液系统疾病的基础上出现急性造血功能停滞,常先有短暂的感染(如上呼吸道感染或胃肠炎)。患者临床表现不一,除原发疾病症状外,当只有红系造血停滞时,患者可突然贫血或原有贫血突然加重、乏力加剧;当有粒细胞系造血停滞和血小板减少时,可伴有高热或原有发热加重和有出血倾向。本病预后良好,多数去除病因1~2周后恢复,治疗目的在于帮助度过危象期,因此,及时、正确的诊断至关重要。

【实验室检查】

1. 血象　红细胞、血红蛋白、血细胞比容均明显减少,血红蛋白常低至 30 g/L,网织红细胞急剧下降或缺如,红细胞形态取决于原发病红细胞形态是否发生改变。当伴有粒细胞减少时,淋巴细胞相对升高,粒细胞内可见中毒颗粒。有的可见异型淋巴细胞,偶见组织细胞。当伴有巨核细胞造血停滞时,血小板明显减少。

2. 骨髓象　多数骨髓增生活跃,也可增生减低或极度减低。红细胞系造血停滞时,幼红细胞少见,粒红比值明显增高,可见巨大原始红细胞是其突出特点。粒细胞系和巨核细胞系大致正常。当伴有粒细胞系造血停滞时,粒细胞明显减少,可见巨大早幼粒细胞。当血小板减少时,巨核细胞相应减少,以颗粒型巨核细胞多见,有退行性变。如三系造血均停滞,骨髓增生极度减低,造血细胞明显减少,非造血细胞增加。

【诊断与鉴别诊断】　本病的诊断须结合病史、用药史、血象及骨髓象进行综合分析。如骨髓中出现特征性的巨大原始红细胞、巨大早幼粒细胞、异型淋巴细胞和组织细胞增多等,具有提示性诊断价值。需要与急性再生障碍性贫血、纯红细胞再生障碍性贫血进行鉴别。

第三节　纯红细胞再生障碍性贫血

【概述】　纯红细胞再生障碍性贫血(pure red cell aplasia,PRCA)简称纯红再障,是以骨髓单纯红细胞系统造血衰竭为特征的一组异质性综合征。临床上按其病因不同分为先天性 PRCA 和获得性 PRCA 两类。

1. 先天性 PRCA　先天性 PRCA 又称为 Diamond-Blackfan 贫血(DBA),是一种罕见的慢性贫血。大约35%患儿出生时即表现有贫血,绝大多数(超过90%)患儿在 1 岁内确诊。婴幼儿患者一般不伴有外周血白细胞及血小板减少,但随年龄增长,少数患者可呈不同程度的白细胞减少和(或)血小板减少,DBA 可出现先天性体格发育畸形,但一般较范科尼贫血(FA)轻。

2. 获得性 PRCA　可分为原发性和继发性两种,前者原因不清楚,后者又分为一过性和永久性。①一过性:暂时性儿童期幼红细胞减少、溶血性贫血再障危象、B_{19}微小病毒感染。②永久性:由肿瘤(胸腺瘤、恶性淋巴瘤、慢性淋巴细胞白血病)、自身免疫性疾病(系统性红斑狼疮、类风湿关节炎、特发性血小板减少性紫癜)和药物(苯妥英钠、氯霉素、异烟肼)等引起的 PRCA。获得性 PRCA 按病程可分为急性型和慢性型。获得性 PRCA 因病因不同,其发病机制也不同,主要有以下几个方面:①免疫介导性 PRCA。②药物相关性 PRCA:主要药物为氯霉素、异烟肼、硫唑嘌呤、甲基多巴等,它们对 BFU-Es、CFU-Es 有直接毒性作用。③病毒诱发性 PRCA:主要为 B_{19} 微小病毒感染诱发。免疫作用在病因和发病中占主要地位。PRCA 的贫血呈逐渐发展的缓慢过程,有贫血的一般症状,多无出血、发热和肝、脾、淋巴结肿大,获得性 PRCA 患者有原发病症状。

【实验室检查】

1. 血象　贫血呈正细胞正色素性,网织红细胞显著减少(<0.1%)或缺如。白细胞和血小板一般正常或轻度减少。血细胞比容减少,MCV、MCH、MCHC 均正常,白细胞分类、红细胞和血小板形态正常(图 6-7)。

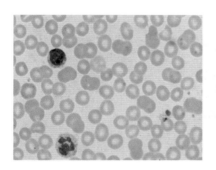
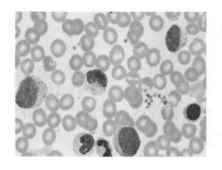

图 6-7　PRCA 的血象　　　　　图 6-8　PRCA 的骨髓象

2. 骨髓象　骨髓增生活跃,红细胞系各阶段均显著减少,幼红细胞<5%。粒细胞及巨核细胞系各阶段细胞均正常。红细胞系严重减少时,粒细胞系相对增加,但各阶段比例正常,个别患者巨核细胞增加。三系细胞形态均正常,无病态造血(图 6-8)。

3. 其他检验　Ham 试验和 Coombs 试验阴性,尿 Rous 试验阴性(反复输血者可阳性);骨髓祖细胞培养 BFU-E 及 CFU-E 减少;血清总铁结合力和铁蛋白增加;血清中可有多种抗体,如抗幼红细胞抗体、抗 EPO 抗体、抗核抗体、抗线粒体抗体等。

【诊断与鉴别诊断】

1. 诊断　PRCA 是一种少见的疾病,对于无法解释的单纯贫血要考虑本病的可能,诊断主要根据血象和骨髓象和临床表现,一般诊断不难。

(1) 临床表现:有一般贫血症状和体征;无出血、发热及肝脾肿大。

(2) 实验室检查:①血常规:血红蛋白低于正常值,网织红细胞<0.01,绝对值减少,呈正细胞正色素

性贫血。白细胞和血小板正常。②骨髓象：单纯红细胞系统增生低下，幼红细胞<0.05，粒细胞和巨核细胞系统在正常范围，比例可相对增加，一般无病态造血。③有关溶血性贫血的实验室检查均为阴性。④诊断确立后应分型，需积极寻找原发病及诱因，以确定是否为继发性。

2. 鉴别诊断　若 PRCA 出现粒细胞系和巨核细胞系同时受累引起全血细胞减少，应注意与再生障碍性贫血相鉴别，可结合临床表现、血象的变化及对治疗的反应予以区别。尤其注意应该与骨髓增生异常综合征（MDS）鉴别，当个别 MDS 以纯红再障形式出现易误诊为 PRCA，但 MDS 有病态造血是主要鉴别点。

（关　颖）

本章小结

　　再障是一种获得性骨髓造血功能衰竭症，累及红系、粒系和巨核细胞系等，临床主要表现为贫血、感染、出血，无肝、脾、淋巴结肿大。根据其病程及临床表现，分为急性再障和慢性再障两类，两者在临床症状、血象、骨髓象等方面有着一定的区别。再障的血象表现为全血细胞减少，网织红细胞绝对值降低，各类白细胞都减少，以中性粒细胞减少尤为明显，淋巴细胞相对增加，血小板减少，同时颗粒也减少。典型的再障骨髓象呈三系增生减低或极度减低，造血细胞减少，脂肪细胞增多，涂片时可看到油滴，无明显的病态造血。如有骨髓小粒，染色后镜下为空网状结构或为一团纵横交错的纤维网，其中造血细胞极少，大多为非造血细胞。通过血象（包括网织红细胞计数）、骨髓象检查即可诊断，对不典型者，可进一步观察病态造血、骨髓活检、造血祖细胞培养等。对于慢性再障，其骨髓内可能仍存在增生灶，需要多部位穿刺。再生障碍危象，是由于某些原因所致的骨髓造血功能急性停滞，具有自限性和可逆性，病毒感染是其主要病因。该病累及到哪一系细胞，则该系细胞相应减少，出现与其相应的临床症状。纯红细胞再生障碍性贫血，骨髓单纯红系造血衰竭，贫血，网织红细胞显著减少，白细胞和血小板一般正常或轻度减少，无病态造血。其诊断要点是血象、骨髓象红系明显减少，粒系和巨核细胞系正常。

能力检测

1. 何为再生障碍性贫血？其血象和骨髓象特点有哪些？
2. 再生障碍性贫血需要与哪些疾病鉴别？
3. 何为再生障碍危象？其骨髓象主要特征性改变有哪些？

第七章　溶血性贫血

学习目标

掌握:溶血性贫血概念、分类及一般检验;葡萄糖-6-磷酸脱氢酶缺陷症、丙酮酸激酶缺陷症、自身免疫性溶贫的实验室检查和实验室诊断;各种血红蛋白病实验室检查、诊断及鉴别诊断;抗人球蛋白试验临床应用。

熟悉:血管内和血管外溶血性贫血的病因鉴别和检验鉴别。

了解:溶血性贫血发病机理。

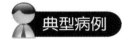

典型病例

患者,男,6岁,因皮肤发黄、头晕4天,伴呕吐、尿呈浓茶色2天入院。于入院前一周进食过蚕豆,入院前4天出现皮肤发黄并加重,伴头晕、恶心、呕吐,无头痛,无咳嗽,无抽搐,无视物模糊,既往有多次进食蚕豆后发病史。体检:T 37 ℃,BP 120/75 mmHg。神志模糊,精神差,面色蜡黄,颜面及周身皮肤黄染,全身皮肤未见皮疹及出血点,全身浅表淋巴结未触及肿大,巩膜黄染。血常规示:WBC 3.1×10⁹/L,RBC 1.20×10¹²/L,Hb 30 g/L,Hct 0.093,MCH 30.3 pg,PLT 160×10⁹/L。血涂片检查:M 13%,Ret 1.3%。尿常规检查结果正常。

【思考题】

1. 患者最可能的诊断是什么?

2. 患者需要做哪些筛选试验?

3. 该病的确诊试验是什么?

第一节　概　　述

溶血性贫血(hemolytic anemia,HA)是指由于某种原因使红细胞寿命缩短、破坏增加,超过了骨髓造血代偿能力所致的一类贫血。骨髓造血有强大的代偿能力,受红细胞破坏的刺激,其造血能力可增加至正常的6～8倍。当红细胞的平均寿命从正常的120天缩短到15～20天时,超过了骨髓造血的代偿能力才会发生溶血性贫血,若未超过骨髓造血代偿能力,临床上不表现为贫血,称为代偿性溶血性疾病。

一、溶血性贫血的分类

溶血性贫血分类的方法有多种:①按溶血的急缓分为:急性溶血性贫血和慢性溶血性贫血。②按溶血的场所分为:血管内溶血和血管外溶血。血管内溶血时红细胞在血液循环中直接破坏,血管外溶血时红细胞被单核-巨噬细胞识别并破坏。③根据溶血的病因和发病机制分为:遗传性溶血性贫血和获得性溶血性贫血。遗传性溶血性贫血多由红细胞内在的缺陷(如细胞膜、酶、血红蛋白合成异常等)所致;获得性溶血性贫血多由红细胞外在缺陷(如药物因素、生物因素、物理因素、免疫因素等)所致,但阵发性睡眠性血红蛋白尿症(PNH)例外,属于获得性、红细胞内在缺陷为特征的溶血性贫血。

溶血性贫血分类方法在临床应用上各有其优点,为了对溶血性贫血的鉴别更加有利,最好先分出是遗传性还是获得性的两大类后,再按发病机制进行分类,以缩小鉴别诊断的范围(表7-1)。

表 7-1 溶血性贫血的病因学分类

病因	主要疾病	主要溶血部位
遗传性		
红细胞膜缺陷	遗传性球形红细胞增多症	血管外
	遗传性椭圆形红细胞增多症	血管外
	遗传性口形红细胞增多症	血管外
	棘形细胞增多症	血管外
红细胞酶缺陷	葡萄糖-6-磷酸脱氢酶缺陷症	血管外
	丙酮酸激酶缺陷症	血管外
	葡萄糖磷酸异构酶缺陷症	血管外
	嘧啶-5′-核苷酸酶缺乏症	血管外
珠蛋白合成异常	地中海贫血	血管外
	镰形红细胞贫血	血管外
	不稳定血红蛋白病	血管外
获得性		
机械损伤	微血管病性溶血性贫血、行军性血红蛋白尿症	血管内
化学因素	砷化物、硝基苯、苯肼、磺胺类等中毒	血管内/外
生物因素	溶血性链球菌、疟原虫、产气荚膜杆菌等感染	血管内
免疫因素	温抗体型自身免疫性溶血性贫血	血管内/外
	冷抗体型自身免疫性溶血性贫血	血管外
	阵发性冷性血红蛋白尿症	血管内
	药物诱发的免疫性溶血性贫血	血管内/外
	新生儿同种免疫性溶血性贫血	血管外
	溶血性输血反应	血管内/外
红细胞膜缺陷	阵发性睡眠性血红蛋白尿症	血管内
其他	脾功能亢进	血管外

虽然溶血性贫血的病种繁多,但其具有某些相同特征。溶血性贫血的临床表现主要与溶血过程持续的时间和溶血的严重程度有关。

二、临床表现

1. 急性溶血 多为血管内溶血。发病急骤,患者表现为寒战、发热、头痛、呕吐、四肢及腰背疼痛及腹痛、烦躁、胸闷、气促、面色苍白,继之出现血红蛋白尿等。12 h后出现黄疸,严重者可发生休克、急性肾衰竭、心功能不全等临床表现。检测中常有一些独一无二的指标变化,如游离血红蛋白血症、血红蛋白尿等。

2. 慢性溶血 多为血管外溶血。发病缓慢,症状较轻,如面色苍白、乏力、头晕、气短等。部分患者表现贫血、黄疸和脾大三大特征。病程较长可出现高胆红素血症,患者可并发胆石症和肝功能损害及下肢踝部皮肤溃疡。在慢性溶血过程中,可因感染、药物中毒等因素诱发溶血加重,表现为急性溶血,称溶血危象。也可表现为一过性骨髓造血功能停滞,全血细胞减少,网织红细胞减少,骨髓增生低下,称为再生障碍性危象。

三、溶血性贫血的发病机理

红细胞破坏可发生于血管外或血管内。血管外溶血是红细胞被肝、脾中的单核-巨噬细胞系统吞噬破坏。血管内溶血是红细胞直接在血液循环中被破坏,血红蛋白直接释放入血浆。

（一）血管外溶血

血管外溶血发生于肝、脾或骨髓的巨噬细胞。由于红细胞的内在缺陷,红细胞被单核-巨噬细胞破坏后释放出血红蛋白,血红蛋白进一步分解成珠蛋白和血红素,后者分解为铁、胆绿素等,胆绿素转化为胆红素,经血浆蛋白运达肝脏。在肝脏内,胆红素与葡萄糖醛酸结合的部分称为直接胆红素,未与葡萄糖醛酸结合为间接胆红素。胆红素葡萄糖醛酸经胆汁排入小肠,被细菌还原为粪（尿）胆原,一部分随粪便排出体外,另有一部分粪（尿）胆原被重吸收入血,经肾脏随尿排出。

血管外溶血发生于肝、脾或骨髓的巨噬细胞。脾能最有效地清除轻微损伤的红细胞,肝脏中有 C_{3b} 受体的肝巨噬细胞可清除 IgM 和补体致敏的红细胞,脾脏巨噬细胞可清除 IgG 致敏的红细胞。血管外溶血的部位和程度取决于抗体的种类和有无补体存在。骨髓巨噬细胞清除有内在异常的成熟的前体细胞,导致无效红细胞生成,如巨幼细胞贫血和珠蛋白合成障碍性贫血。遗传性红细胞膜、血红蛋白和细胞内的酶缺陷等伴发的溶血性贫血,都有一定程度的无效红细胞生成。

（二）血管内溶血

血管内溶血时,血红蛋白直接释放入血,游离的血红蛋白与血浆中的结合珠蛋白（haptoglobin，Hp）结合,形成 Hp-Hb 复合物。Hp-Hb 复合物分子较大,不被肾脏排泄而被肝细胞摄取并清除,最后转变成胆红素。严重溶血时血浆中结合珠蛋白浓度显著降低或消失。但肝病时可引起 Hp 降低,而感染和恶性肿瘤时 Hp 却增高,故正常或增高不能排除血管内溶血。

当血浆内结合珠蛋白全部与血红蛋白结合后,剩余游离的血红蛋白被氧化为高铁血红蛋白（methemoglobin，MHb）,MHb 分解为高铁血红素和珠蛋白,高铁血红素与血浆白蛋白（Alb）结合形成高铁血红素白蛋白（methemalbumin，MHAlb）,然后被肝细胞摄取进行胆红素代谢。若有剩余的高铁血红素,则与血红素结合蛋白结合形成大分子复合物,被单核-巨噬细胞系统吞噬,最后也进入胆红素代谢。血液中 MHAlb 转换缓慢,它的出现表明有严重的血管内溶血。

当血浆中的蛋白质与血红蛋白的结合达到饱和时,未结合的血红蛋白由于相对分子质量较小,经肾脏随尿排出,形成血红蛋白尿。尿中血红蛋白被肾小管上皮细胞吸收后分解,以铁蛋白及含铁血黄素（hemosiderin）的形式沉积于肾小管上皮细胞内,随上皮细胞脱落从尿中排出形成含铁血黄素尿。含铁血黄素尿常见于慢性血管内溶血,如阵发性睡眠性血红蛋白尿症、机械性溶血性贫血等。溶血时血红蛋白代谢见图 7-1。

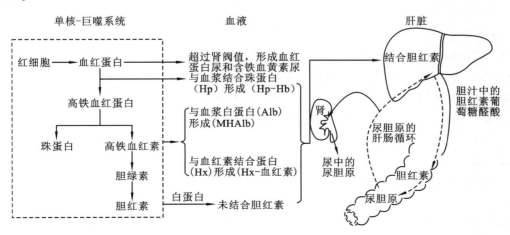

图 7-1 溶血时血红蛋白代谢示意图

四、溶血性贫血的过筛检验

溶血性贫血的检验除红细胞计数及其相关参数测定、网织红细胞计数、胆红素测定等一般检查外还常包括以下项目。

(一)血浆游离血红蛋白测定

【原理】 血管内溶血时,血浆游离血红蛋白浓度增高。血红蛋白中亚铁血红素具有类过氧化物酶的作用,能催化 H_2O_2 释放新生态氧,使无色邻-甲联苯胺氧化而显蓝色。颜色深浅与血红蛋白浓度成正比,在波长 435 nm 进行比色,测定吸光度,即可测出血浆游离血红蛋白的含量。

【参考区间】 <40 mg/L。

【注意事项】 患者发生溶血即时检测,并注意采样及分离血浆操作过程不得发生溶血。

【临床意义】 当血管内溶血时,释放的游离血红蛋白的量超过与结合珠蛋白结合的量,则血浆游离血红蛋白增高。测定血浆游离血红蛋白可判断红细胞的破坏程度。血浆游离血红蛋白明显增高是判断血管内溶血的指征,见于蚕豆病、PNH、阵发性寒冷性血红蛋白尿、冷凝集素综合征、溶血性输血反应等明显增高。自身免疫溶血性贫血、珠蛋白生成障碍性贫血可轻到中度增高。

【评价】 本试验是检测有无溶血和判断血管内溶血的常规筛检方法之一。只有当血浆中游离血红蛋白量超过 Hp 的结合能力时,血浆游离血红蛋白含量才增高,因此该试验不如血清结合珠蛋白测定敏感。

(二)血清结合珠蛋白测定

【原理】 用醋酸纤维薄膜电泳法。待测血清中 Hp 与一定浓度的 Hb 溶液混合后,使之形成 Hp-Hb 复合物,在 pH 8.6 条件下进行醋酸纤维膜电泳,将结合的 Hp-Hb 复合物与未结合 Hb 分开,测定 Hp-Hb 复合物的量,可得到血清中 Hp 含量。

【参考区间】 0.5~1.5 gHb/L。

【临床意义】

1. Hp 减低 见于各种溶血性贫血,尤其是血管内溶血。严重肝病、先天性无珠蛋白症血症、传染性单核细胞增多症等 Hp 也明显减低,此时不能作为判断溶血指标。

2. Hp 增高 常见于妊娠、慢性感染、恶性肿瘤等,如 Hp 正常,不能排除合并溶血的可能。

【评价】 血清结合珠蛋白检测可与血浆游离血红蛋白和尿含铁血黄素检测同时进行,用于溶血存在的实验室诊断。溶血时,血浆中的血红蛋白与 Hp 的结合增多,使血清中 Hp 减少,测定其含量可反映溶血尤其是血管内溶血的情况,是反映溶血较敏感的指标。各种溶血性贫血,其含量均可减低甚至消失,减少程度常与病情的严重程度一致。

(三)尿含铁血黄素试验

【原理】 尿含铁血黄素试验又称尿 Rous 试验。当游离血红蛋白通过肾小球过滤时,部分铁离子以含铁血黄素的形式沉积于上皮细胞,并随尿液排出。尿中的含铁血黄素是不稳定的铁蛋白聚合体,其高铁离子与亚铁氰化钾作用,在酸性环境下产生蓝色的亚铁氰化铁沉淀,称为普鲁士反应。尿沉渣显微镜检查,肾小管细胞内外可见直径为 1~3 μm 的蓝色颗粒。

【参考范围】 健康人呈阴性。

【临床意义】

1. 本试验阳性主要见于慢性血管内溶血,如 PNH。也可见于溶血性输血反应、机械性红细胞损伤、烧伤、药物性溶血等。

2. 血管内溶血初期,上皮细胞内尚未形成可检出的含铁血黄素,本试验可呈阴性反应。

【评价】 Rous 试验阳性提示血管内溶血(尤其是慢性血管内溶血)的存在,但阴性不能排除血管内溶血存在的可能。因血管内溶血首次发作 72 h 内 Rous 试验可为阴性,应在 3~7 天后重复此试验。由于试剂、标本、容器等易被铁污染而致假阴性和假阳性,故应同时作正常对照。

（四）高铁血红素白蛋白试验

【原理】 血液中的白蛋白和特异性血红素结合蛋白（hemopexin，Hx）均能与血红素结合，但血红素与特异性血红素结合蛋白的亲和力远高于与白蛋白的亲和力。在溶血发生时，游离血红蛋白先与结合珠蛋白（Hp）结合，当 Hp 耗尽后，血浆中游离血红蛋白可被氧化为高铁血红蛋白，再分解为珠蛋白和高铁血红素，后者与血中 Hx 结合成复合物运送至肝脏降解。当 Hx 亦消耗完后，高铁血红素与白蛋白结合形成高铁血红素白蛋白（methemalbumin，MHAlb），MHAlb 与黄色硫化铵形成铵血色原，用光谱仪观察结果，在 558 nm 处有一条最佳的吸收区带。

【参考区间】 健康人呈阴性。

【临床意义】 本试验阳性提示严重血管内溶血。

【评价】 高铁血红素首先与特异性血红素结合蛋白结合，当后者耗尽后才与白蛋白结合形成高铁血红素白蛋白，故本试验阳性说明患者有严重血管内溶血，是检测血管内溶血的重要指标。若为阴性也不能排除血管内溶血存在。出血性胰腺炎也可在 580 nm 波长处有吸收光带，出现假阳性。

五、溶血性贫血的诊断

（一）确定溶血的存在

溶血的存在以红细胞寿命缩短、破坏增加及骨髓红细胞造血代偿性增加同时并存为特征，下列检查有助于协助诊断溶血存在。

1. 红细胞寿命测定 用 ^{51}Cr 标记患者的红细胞，再注入患者体内，逐日观察标记红细胞的放射性消失率，记录成活曲线，计算出红细胞寿命。

2. 红细胞破坏过多证据 患者出现血红蛋白浓度降低、红细胞形态异常，血中游离血红蛋白浓度增加、血清结合珠蛋白下降、血清乳酸脱氢酶活性增高、间接胆红素增加，尿胆原阳性、尿含铁血黄素试验阳性等。

3. 红细胞代偿性增生 外周血出现有核红细胞，点彩红细胞、嗜多色性红细胞和红细胞碎片，可见卡波环和 Howell-Jolly 小体，网织红细胞明显增多，骨髓红系增生明显活跃，粒红比值降低或倒置等。

（二）确定主要的溶血部位

血管内溶血多为急性溶血，以获得性溶血性贫血多见；血管外溶血多为慢性溶血，常伴黄疸、脾肿大。严重的溶血两者常同时存在。根据临床特征和实验室检查可对其进行鉴别。血管内溶血和血管外溶血的鉴别见表 7-2。

表 7-2 血管内溶血和血管外溶血的鉴别

特征	血管内溶血	血管外溶血
病因	获得性多见	遗传性多见
红细胞主要破坏场所	血管内	单核-吞噬细胞系统
病程	多为急性	常为慢性，急性加重
贫血、黄疸	常见	常见
肝、脾大	少见	常见
红细胞形态	正常或轻度异常	明显异常
红细胞脆性改变	改变小	多有改变
血红蛋白尿	常见	无或偶见
尿含铁血黄素	慢性可见	严重溶血时可见
骨髓再障危象	少见	严重溶血时可见
LDH	增高	轻度增高

（三）确定溶血原因

溶血原因很多，并无特异的临床表现，治疗和预后各不相同，因此，要依据病史找线索，注意患者的年龄、种族、家族遗传史、婚姻史、生育史、职业、病史、饮食、药物史等,要密切结合本地常见病、多发病和临床资料,进行综合分析,有的放矢地选择筛选试验和确诊试验(表 7-3),对不同类型的溶血性贫血进行确诊。

表 7-3   不同类型溶血性贫血试验选择

部位	溶血性贫血疾病名称	筛选/排除试验	确诊试验
血管外	遗传性椭圆形红细胞增多症 遗传性球形红细胞增多症	渗透脆性试验、酸化甘油溶血试验 红细胞形态检查	膜蛋白电泳分析、膜脂质分析 高渗冷溶血试验
	遗传性口形红细胞增多症	自身溶血试验、红细胞腺苷三磷酸活性、Coombs 试验	膜蛋白基因分析、家系调查
	先天性非球形红细胞性溶血性贫血(G-6-PD-CNSHA)	高铁血红蛋白还原试验、G-6-PD 荧光斑点试验、硝基四氮唑蓝试验、Heinz 小体生成试验	红细胞 G-6-PD 活性测定、基因分析
	丙酮酸激酶缺乏症	红细胞形态检查、PK 荧光斑点试验	PK 活性定量测定
	珠蛋白生成障碍性贫血、血红蛋白病	红细胞形态检查、红细胞包涵体试验、异丙醇沉淀试验、热变性试验、Heinz 小体生成试验	红细胞镰变试验、血红蛋白电泳、珠蛋白肽链分析、基因分析、吸收光谱测定
	温抗体型自身免疫性溶贫	红细胞形态检查	Coombs 试验
	冷凝集素综合征	红细胞形态检查、Coombs 试验	冷凝集素试验
	药物致免疫性溶血贫血	红细胞形态检查、Coombs 试验	加药后 IAGT
	新生儿同种免疫性溶血症	红细胞形态检查、Ret 计数、胆红素代谢检查、血型鉴定	Coombs 试验、孕妇产前免疫性抗体检查
	迟发性溶血性输血反应	红细胞形态检查、Ret 计数、血型鉴定	Coombs 试验、聚凝胺试验
	蚕豆病	高铁血红蛋白还原试验、G-6-PD 荧光斑点试验、硝基四氮唑蓝试验、Heinz 小体生成试验	红细胞 G-6-PD 活性测定、基因分析
血管内	PNH	Rous 试验、尿隐血试验、蔗糖溶血试验	Ham 试验、蛇毒溶血因子试验、补体敏感性试验
	阵发性冷性血红蛋白尿症	Rous 试验、Coombs 试验	冷热溶血试验
	药物致免疫性溶血性贫血	Coombs 试验	IAGT 及加药后的 IAGT
	急发性溶血性输血反应	Coombs 试验	血型鉴定及不同方法的交叉配血试验
	微血管病性溶血性贫血	红细胞形态检查、Ret 计数、血小板计数、血浆游离血红蛋白测定等	止血与血栓实验室检查及其他相关检查

第二节   红细胞膜缺陷性溶血性贫血

一、概述

红细胞膜由蛋白质(占 49.3%)、脂质(占 42%)、糖类(占 8%)及无机离子等组成,红细胞膜特点是脂质含量高,膜中蛋白质与脂质的比例约为 1∶1,比值变化与膜的功能密切相关,如膜对离子的通透性、红细胞的柔韧性和变形能力。

（一）膜脂质

膜脂质包括 3 种成分:磷脂(占 60%)、胆固醇和中性脂肪(占 33%),其余为糖脂。

1. 磷脂　磷脂包括甘油磷脂和鞘磷脂两大类。甘油磷脂通常与丝氨酸、乙醇胺、胆碱及肌醇结合,分别称为磷脂酰丝氨酸(PS)、磷脂酰乙醇胺(PE)、磷脂酰胆碱(PC)和磷脂酰肌醇(PI)。鞘磷脂分子中含有三种特殊的基本单位组成成分,即 1 分子脂酸、1 分子鞘氨醇和 1 分子磷酸胆碱。

2. 糖脂　红细胞膜上的糖脂属鞘糖脂。鞘糖脂有很多功能,如红细胞膜抗原性、细胞表面的黏附、细胞与细胞间的相互作用等均与糖脂有关。

3. 胆固醇　胆固醇在膜中可能起调节脂质物理状态的作用。红细胞膜中游离胆固醇较多,胆固醇脂较少。细胞膜中胆固醇含量与磷脂含量接近,胆固醇/磷脂比值为 0.8~1.0。

（二）膜蛋白

红细胞膜上的蛋白质大多与脂质或糖类结合为脂蛋白或糖蛋白。膜蛋白可分为外在蛋白和内在蛋白两类。用十二烷基磺酸钠聚丙烯酰胺电泳(SDS-PAGE)可将红细胞膜蛋白分成 7~8 条主带,Fairbank 将其命名为 1、2、3、4、5、6、7、8。用 Triton-100 处理约 1 h,去除大部分膜磷脂及胆固醇,红细胞在相差显微镜下观察仍为双凹圆盘形,这时的膜由区带 1、2、2.1、4.1、4.9 及 5 组成,这些蛋白被称为"膜骨架蛋白"(cytoskeleton protein),它们在维持红细胞形态及功能上起着重要作用。

（三）膜糖类

细胞膜中主要是一些寡糖和多糖链。它们以共价键的形式与膜脂质或蛋白质结合,形成糖脂或糖蛋白。糖链绝大多数裸露在膜的外面,单糖排列顺序构成蛋白质的特异性结构,例如,有些糖链作为抗原决定簇,有些作为膜受体的"可识别性"部分,特异地与某种递质、激素或其他化学信号分子相结合。在人类 ABO 血型系统中,A 抗原和 B 抗原的差别仅是糖链中一个糖基不同而已。由此可见,生物体多聚糖核苷酸中的碱基排列和肽链中的氨基酸排列起"分子语言"作用,这些糖链有"天线"之称,具有抗原性、受体反应、传递信息等多种功能。

（四）膜的结构

红细胞膜结构与其他细胞膜的结构相似,根据液态镶嵌模型学说,红细胞膜为脂质双层结构,蛋白质镶嵌在脂质双层内,又相互连续形成膜的骨架。电镜下观察红细胞膜呈 3 层:暗-亮-暗区带,外层含糖脂、糖蛋白和蛋白质,具亲水性;中间层含磷脂、胆固醇、蛋白质,为疏水性;内层主要是蛋白质,呈亲水性,见图 7-2。

红细胞膜结构有两个最基本特征:不对称性和膜的流动性。膜内外两层在组分和功能上有明显的差异,称为膜的不对称性。膜的不对称性包括膜脂、膜蛋白和复合糖,在膜上均呈不对称分布,导致膜的功能具有不对称性和方向性,即膜内、外两层的流动性不同,使物质传递有一定的方向,信号的接受和传递也有一定的方向。

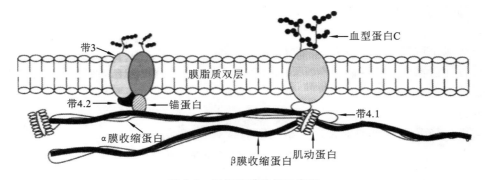

图 7-2　红细胞膜结构示意图

（五）膜的功能

1. 运输物质　红细胞内外物质交换需要通过细胞膜，红细胞内外无机离子、糖和水等浓度差异很大，通过红细胞膜的运输，以维持膜内外物质的浓度。

2. 免疫功能　红细胞不仅参与机体的免疫反应，还参与免疫调控。如清除免疫复合物的作用、对淋巴细胞的调控作用、对吞噬细胞的作用和对补体活性调节等。

3. 抗原性

（1）血型抗原：红细胞膜上的抗原性由遗传基因决定，其化学组成为糖蛋白或糖脂。在红细胞系统中，已发现 400 多种抗原物质，分属于 20 多个血型系统。近年来对血型的研究很多，发现许多膜蛋白都带有某种血型抗原。

（2）老化抗原：衰老或病变红细胞主要是通过脾脏吞噬细胞吞噬清除，异常红细胞膜表面出现了一种新的老化抗原（senescent cell antigen，SCA），可被血浆自身抗体识别并结合，吞噬细胞有 IgG Fc 段受体，可识别结合在异常红细胞上的 IgG，将这些异常红细胞吞噬。

4. 变形性　红细胞的变形性与红细胞的功能和寿命密切相关，红细胞具有变形性，有利于通过微循环。红细胞平均直径约为 $7.2~\mu m$，而某些微血管，如脾窦的毛细血管直径只有 $2\sim3~\mu m$，正常红细胞变形后得以通过。衰老或有病变的红细胞其变形能力下降，在通过微血管时受挤压而被破坏，或受阻于狭小的脾窦裂隙，被脾窦内的吞噬细胞清除。膜的变形性也有助于防止未成熟红细胞进入血循环，红细胞由骨髓进入血循环必须经过骨髓血窦裂隙。成熟红细胞无核，变形后易通过，而未成熟的有核红细胞变形性差，不易通过。红细胞变形性还可影响血黏度，如果变形性好，可降低血黏度，使血流通畅。

影响红细胞的变形性主要有以下几个因素：①膜骨架蛋白组分和功能状态：骨架过于僵硬则不易变形，骨架松散则易于碎裂。②膜脂质流动性大有利于变形。③细胞表面积与细胞体积比值：正常红细胞呈双凹圆盘状，有较大比值，变形性良好；如果比值减小，细胞趋于口形或球形，则变形性降低。④血红蛋白的质和量：红细胞内的血红蛋白浓度增高，或有变性血红蛋白附着在膜上，均使变形性降低。⑤膜的离子通透性：一般离子通过膜的速度很慢，极性弱的易通过，极性强的不易通过。

二、实验室检查

（一）红细胞渗透脆性试验

【实验原理】　红细胞渗透脆性试验（osmotic fragility）是测定红细胞对不同浓度低渗盐溶液的抵抗力。红细胞在不同浓度的低渗盐溶液中，当水分通过细胞膜进入细胞内达到一定程度时，可使之膨胀破坏而溶血。红细胞对低渗盐溶液的抵抗力与其表面积和体积的比值有关，比值越大，则抵抗力越大，脆性越小；反之比值越小，则抵抗力越小，脆性越大。

【器材与试剂】

1. 器材　试管（架）、静脉采血器材、移液管、分析天平等。

2. 试剂　10 g/L NaCl 溶液：准确称取经 100 ℃烘干的分析纯氯化钠 1.000 g，置于 100 mL 容量瓶中，先加少量蒸馏水溶解，再加蒸馏水至刻度。

【操作】

1. 取清洁干燥小试管 12 支，按表 7-4 进行操作。

2. 用一次性注射器取待检者静脉血 1 mL，针头斜面向上，平持注射器，通过针头向每管加入 1 滴全血，轻轻混匀。

3. 用同样方法取健康人血加入正常对照组试管。

4. 将各管室温静置 2 h 后，从高浓度开始观察全部 12 支管溶血现象。

表 7-4　红细胞渗透脆性试验操作表

试管号	1	2	3	4	5	6	7	8	9	10	11	12
10 g/L NaCl/mL	0.3	0.35	0.40	0.45	0.5	0.55	0.6	0.65	0.7	0.75	0.8	0.85

续表

试管号	1	2	3	4	5	6	7	8	9	10	11	12
蒸馏水/mL	0.95	0.90	0.85	0.8	0.75	0.7	0.65	0.6	0.55	0.5	0.45	0.4
						各管混匀						
NaCl 浓度/(g/L)	2.4	2.8	3.2	3.6	4.0	4.4	4.8	5.2	5.6	6.0	6.4	6.8

静脉采血 1 mL,每管加入 1 滴血,轻轻摇匀,在室温静置 2 h 后,观察结果

【结果观察】 开始溶血管:上层溶液初现浅红色,管底尚有多量未溶解的红细胞。完全溶血管:全管溶液为透明红色且管底红细胞完全消失。分别记录其各管相应的 NaCl 浓度。

【参考区间】 开始溶血:3.8~4.6 g/L。完全溶血:2.8~3.2 g/L。

【注意事项】

1. 每次试验均应做正常对照,其结果应在正常范围内,待检者与正常对照 NaCl 溶液浓度相差 0.4 g/L,即具有诊断价值。

2. 在白色背景下观察结果,判断完全溶血管时,必要时可低速离心 1 min 后观察。黄疸患者开始溶血管不易观察,严重贫血患者红细胞太少,皆可用等渗盐水将红细胞洗涤后再配成 50% 红细胞悬液进行试验。

3. 氯化钠必须干燥、称量精确,用前新鲜配制。所用的器材必须清洁干燥。

【临床意义】

1. 脆性增高 常见于遗传性球形红细胞增多症、遗传性椭圆形红细胞增多症和部分遗传性口形红细胞增多症。轻型遗传性球形红细胞增多症患者孵育后脆性明显增高。

2. 脆性减低 见于缺铁性贫血、珠蛋白生成障碍性贫血、血红蛋白病和肝脏疾病等。

(二)红细胞孵育渗透脆性试验

【原理】 将患者血液置于 37 ℃ 孵育 24 h,使红细胞继续代谢,由于葡萄糖的消耗,储备 ATP 减少,导致需要能量的红细胞膜对阳离子的主动传递受阻,钠离子在红细胞内积累,细胞膨胀,导致渗透脆性明显增加。健康人红细胞经孵育处理,其脆性变化不明显,而细胞膜有缺陷及某些酶缺陷的红细胞,其葡萄糖和 ATP 很快耗尽,孵育渗透脆性明显增加。

【试剂器材】

1. 器材 分光光度计、孵育箱、离心机、注射器、针头、一次性肝素抗凝无菌试管等。

2. pH 7.4 氯化钠磷酸盐缓冲液 干燥 NaCl 9.000 g、Na_2HPO_4(无结晶水)1.365 g、0.243 g 的 $NaH_2PO_4 \cdot 2H_2O$ 加蒸馏水至 1000 mL。

3. 碘伏溶液。

【操作】

1. 取肝素抗凝血 2 mL,分成 2 份,1 份立即试验,另一份置试管内加塞,37 ℃ 孵育 24 h 再做试验。

2. 取试管 13 支,按表 7-5 进行操作。

表 7-5 红细胞孵育渗透脆性试验操作表

试管	1	2	3	4	5	6	7	8	9	10	11	12	13
缓冲液/mL	4.25	3.75	3.50	3.25	3.00	2.75	2.50	2.25	2.00	1.75	1.50	1.00	0.05
蒸馏水/mL	0.75	1.25	1.50	1.75	2.00	2.25	2.50	2.75	3.00	3.25	3.50	4.00	4.50
NaCl/(g/L)	8.5	7.5	7.0	6.5	6.0	5.5	5.0	4.5	4.0	3.5	3.0	2.0	1.0

3. 以上每管加入孵育后的肝素抗凝血 0.05 mL,轻轻颠倒混匀。置室温(20 ℃ 左右)30 min。

4. 分别将各管混匀 1 次,以 2000 r/min 离心 5 min,取上清液,用分光光度计在波长 540 nm 处,以 9 g/L 氯化钠磷酸盐缓冲液调零,测定各管的吸光度。以完全溶血管(NaCl 浓度为 1 g/L 管)上清液为 100% 溶血,计算出每一管的溶血百分率(简称溶血率)。

5. 计算：

$$溶血百分率(\%)=\frac{测定管吸光度}{完全溶血管吸光度}\times100\%$$

6. 以 NaCl 浓度为横坐标、溶血百分率为纵坐标绘制溶血曲线，即为红细胞盐水渗透脆性曲线。在曲线上 50％溶血率的 NaCl 浓度为红细胞中间脆性(图 7-3)。

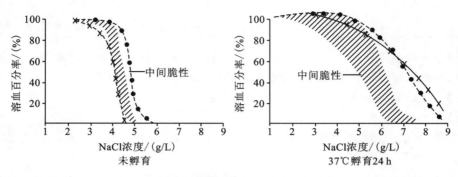

图 7-3 红细胞孵育渗透脆性试验曲线图

▨▨▨ 正常范围 --●--●-- 遗传性球形红细胞增多症 --×--×-- 丙酮酸激酶缺乏症

7. 每次试验应同时作正常对照。

【注意事项】 与红细胞渗透脆性试验相同(见实验 15)。

【参考区间】 未孵育 50％溶血的 NaCl 浓度:4.00～4.45 g/L。孵育 50％溶血的 NaCl 浓度:4.65～5.90 g/L。

【临床意义】 本试验多用于轻型遗传性球形红细胞增多症(HS)、遗传性非球形红细胞溶血性贫血的诊断和鉴别诊断。脆性增高见于轻型遗传性球形红细胞增多症和遗传性非球形红细胞溶血性贫血(Ⅱ型),如丙酮酸激酶缺乏症。脆性减低见于珠蛋白生成障碍性贫血、缺铁性贫血、镰状细胞贫血和脾切除术后。

(三)红细胞自身溶血试验及其纠正试验

【原理】 患者的红细胞在 37 ℃ 孵育 48 h,由于膜异常引起钠内流倾向明显增加,ATP 消耗过多;或糖酵解途径酶缺乏所引起 ATP 生成不足等原因可导致溶血,称为自身溶血试验。在孵育时,加入葡萄糖或 ATP 作为纠正物,观察溶血可否被纠正,称为纠正试验。

【参考区间】 健康人红细胞孵育 48 h 后,不加纠正物的溶血率＜4.0％,加葡萄糖或加 ATP 后溶血率＜0.6％。

【临床意义】 遗传性球形红细胞增多症溶血率增加,加葡萄糖或 ATP 后可被纠正;G-6-PD 缺乏症等戊糖旁路代谢缺陷的患者溶血率增加,能被葡萄糖纠正;丙酮酸激酶缺乏症时溶血率明显增加,不能被葡萄糖纠正,但能被 ATP 纠正;PNH、自身免疫性溶血性贫血等结果各不同,对诊断意义不大。本试验敏感、特异性差,仅对遗传性球形红细胞增多症有较大的诊断价值,其他仅作为筛选试验。

(四)酸化甘油溶血试验

【原理】 酸化甘油溶血试验(acidified glycerin lysis test,AGLT),当甘油存在于低渗氯化钠磷酸缓冲液时,可阻止其中的水快速进入红细胞内,减慢溶血过程,但甘油与膜脂质有亲和性,可使膜脂质减少。当红细胞膜蛋白及膜脂质有缺陷时,在 pH 6.85 的甘油缓冲液中比正常红细胞溶解速度快,导致红细胞悬液的吸光度降至 50％的时间(AGLT 50)明显缩短。

【参考区间】 健康人 AGLT 50＞290 s。

【临床意义】 遗传性球形细胞增多症 AGLT 50 明显缩短(15～25 s)。肾功能衰竭、慢性白血病、自身免疫性溶血性贫血和妊娠等 AGLT 50 也可缩短。

(五)酸化血清溶血试验(Ham 试验)

【原理】 PNH 患者的红细胞由于本身膜缺陷,对补体敏感性增高,在酸化的正常新鲜血清中(pH

6.6~6.8),经 37 ℃孵育,被溶解,但不能被健康人灭活血清(无补体)溶解。

【参考区间】　健康人呈阴性反应。

【临床意义】　阳性主要见于 PNH。

（六）蔗糖溶血试验

【原理】　蔗糖溶血试验,由于 PNH 患者红细胞膜有缺陷,对补体敏感,在低离子强度的蔗糖溶液中,血清补体与红细胞膜的结合加强,使对补体敏感的红细胞膜损伤,引起红细胞溶解而溶血,正常红细胞则不发生溶血。

【参考区间】　健康人为阴性。

【临床意义】　本试验比酸化血清溶血试验敏感,但特异性差,阳性主要见于 PNH,为 PNH 简易过筛试验。自身免疫性溶血性贫血、再生障碍性贫血和巨幼细胞贫血也可出现阳性,故必要时需做酸化血清溶血试验加以鉴别。

（七）蛇毒因子溶血试验

【原理】　蛇毒因子溶血试验多采用从眼镜蛇毒中提取的一种蛇毒因子(C3b),此因子可与备解毒系统中的 B 因子结合,形成旁路途径的 C3 转化酶,激活补体,使 PNH 患者对补体敏感的红细胞破坏、溶血。

【参考区间】　健康人溶血度<5%,溶血度>10%为阳性。

【临床意义】　本试验为 PNH 的特异性实验,PNH Ⅲ 型红细胞对本试验敏感性最高,PNH Ⅱ 型次之,PNH Ⅰ 型不敏感。本试验的溶血度的高低可大致说明 PNH Ⅲ 型所占的比例。

（八）血细胞表型测定

【原理】　PNH 患者由于通过糖基磷脂酰肌醇(GPI)锚连接在细胞表面的膜蛋白缺失,如 CD59、CD55,其在细胞膜上表达明显减少或缺乏,用 CD59(或 CD55)的单克隆抗体作分子探针,用流式细胞术分析红细胞和白细胞膜 CD59 等分子表达量并计算其缺乏表达(阴性)细胞的数量对 PNH 诊断与鉴别诊断有重要意义。

【参考区间】　以 CD59 阴性的红细胞>5%和 CD59 阴性的中性粒细胞>10%作为 PNH 诊断的临界值。非 PNH 的患者和健康人 CD59 阴性率均<5%。PNH 患者 CD59 阴性的红细胞均>9%,多数患者>20%。CD59 阴性的中性粒细胞均>16%。

【临床意义】　该试验对 PNH 诊断的灵敏度和特异性达到 99%以上,而酸化血清溶血试验的灵敏度为 50%左右。

（九）红细胞膜蛋白电泳分析

【原理】　将制备的红细胞膜样品进行 SDS-PAGE 电泳,根据样品中各蛋白相对分子质量的不同,分离得到红细胞膜蛋白的电泳图谱,以分析各种膜蛋白组分的百分率。

【参考区间】　各种膜蛋白组分百分率变化较大,多与正常红细胞膜蛋白电泳图谱进行比较。或以带 3 蛋白为基准,用各膜蛋白含量与带 3 蛋白的比例来表示。

【临床意义】　膜蛋白组分异常多见于红细胞膜蛋白异常的溶血性疾病,如遗传性球形红细胞增多症有收缩蛋白含量降低或结构异常。某些血红蛋白病骨架蛋白等可明显异常。

三、遗传性红细胞膜缺陷症及其检验

（一）遗传性球形红细胞增多症

【概述】　遗传性球形红细胞增多症(hereditary spherocytosis,HS)是一种红细胞膜蛋白结构异常所致的遗传性溶血病,其特点是外周血中出现较多小球形红细胞。本病多呈常染色体显性遗传,少数呈常染色体隐性遗传并伴有新的基因突变,为第 8 号染色体短臂缺失。其发病机制是红细胞膜蛋白基因异常引起的分子病,主要涉及膜收缩蛋白(spectrin)、锚蛋白(ankyrin)区带 4.2 蛋白和区带 4.1 蛋白。由于红细胞膜收缩蛋白自身聚合位点及其结构的区域异常,影响收缩蛋白四聚体的形成,与其他骨架蛋白结合,引起膜的结构与功能异常,出现红细胞的膜蛋白磷酸化及钙代谢缺陷,钠泵功能亢进,钠、水进入细胞增

多,红细胞呈球形变。球形红细胞需要更多的 ATP 加速过量钠的排出,使细胞内 ATP 相对减少。同时,钙-ATP 酶受抑制,钙易沉积于膜上,使膜的可变形性和柔韧性减低,通过脾脏时易被截留于巨噬细胞内被破坏,不能被机体代偿时即出现溶血性贫血。

遗传性球形红细胞增多症为慢性溶血过程,伴有急性发作的溶血性贫血。以贫血、黄疸和脾肿大为最常见的临床表现。感染或长期重体力活动可诱发溶血加重,甚至发生再障危象。多数在儿童期发病,轻型患者到成年才被诊断,多数病例有阳性家族史。

【实验室检查】

1. 血象　血红蛋白和红细胞多呈不同程度的减低,当出现急性造血停滞时血红蛋白可小于 30 g/L。白细胞和血小板均正常。外周血涂片中小球形红细胞增多,中心淡染区消失,占 10%~70%,可见嗜多色性红细胞及幼红细胞,网织红细胞增多(图 7-4)。血涂片和阳性家族史有决定性诊断价值。

2. 骨髓象　骨髓有核细胞增生明显活跃,粒红比值减低甚至倒置。红细胞系显著增生,幼红细胞百分率>50%,以中幼红细胞为主,其他阶段的幼红细胞亦相应增多,易见核分裂象,球形红细胞增多。粒细胞系相对减少,各阶段比例及细胞形态大致正常(图 7-5)。

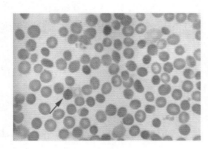 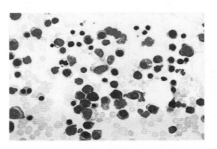

图 7-4　遗传性球形红细胞增多症血象　　　　图 7-5　遗传性球形红细胞增多症骨髓象

3. 红细胞渗透脆性试验　红细胞渗透脆性增高,常于 5.2~7.2 g/L 的低渗盐水中开始溶血,4.0 g/L 完全溶血,孵育后脆性更高,加入葡萄糖或 ATP 能够纠正。本试验较敏感,但约有 25% 的患者缺乏典型的球形红细胞使结果正常,但孵育后脆性增高。

4. 红细胞膜电泳分析　SDS-PAGE 电泳可得到红细胞膜蛋白各组分的百分率,80% 的患者可发现异常。

5. 红细胞膜蛋白定量测定　绝大多数 HS 有一种或多种膜蛋白缺乏,采用放射免疫法或 ELISA 法直接测定每个红细胞膜蛋白的含量,是一种可靠的方法。

6. 分子生物学技术应用　应用单链构象多态性分析、PCR 技术,结合核苷酸测序等可检出膜蛋白基因的突变位点。

【诊断与鉴别诊断】

1. 诊断　遗传性球形红细胞增多症无特异的临床表现和实验室特点,诊断时应结合病史、临床表现和实验室检查综合分析。血涂片中小球形红细胞比例>10%,红细胞渗透脆性增加,有阳性家族史,可诊断为遗传性球形红细胞增多症。

2. 鉴别诊断　应注意与自身免疫性溶血性贫血所致继发性球形细胞增多鉴别,后者 Coombs(+)。对 Coombs 多次呈阴性者,应做红细胞膜蛋白分析和组分定量,必要时采用基因序列分析,寻找诊断依据并结合家系调查予以鉴别诊断。

(二) 遗传性椭圆形红细胞增多症

【概述】　遗传性椭圆形红细胞增多症(hereditary elliptocytosis,HE)是一组由红细胞膜蛋白异常引起的异质性家族遗传性溶血病,其特点是外周血中出现大量的椭圆形成熟红细胞。本病大多为常染色体显性遗传,极少数为常染色体隐性遗传。本病的原发病变是膜骨架蛋白异常,其膜收缩蛋白结构有缺陷,膜骨架稳定性降低。患者红细胞在骨髓释放入血循环后,由于膜骨架蛋白缺陷,在通过微循环时受切变力的作用变成椭圆形而不能恢复正常,同时,由于红细胞膜骨架稳定性降低,大多数椭圆形红细胞在脾脏被破坏。HE 的临床表现差异大,贫血程度轻重不一,常见肝、脾肿大。隐匿型无症状,无贫血和明显的溶血证据。溶血代偿型有慢性溶血但无贫血。纯合子症状严重，感染等因素可诱发溶血加重，可出现再障危象。

【实验室检查】

1. 血象 贫血轻重不等，隐匿型可表现正常。血涂片中易见椭圆形红细胞，一般＞25％，呈椭圆形、卵圆形、棒状或腊肠形，红细胞横径与纵径之比＜0.78，硬度增加，中心淡染区消失（图 7-6）。

2. 骨髓象 骨髓红细胞系统增生活跃，为增生性贫血骨髓象。

3. 红细胞渗透脆性试验 红细胞渗透脆性和溶血率多增加。

4. 红细胞膜蛋白电泳分析及低离子强度非变性凝胶电泳膜收缩蛋白分析 结果异常有助于膜分子病变的确定。

5. 分子生物学方法 检测某些膜蛋白基因突变。

【诊断与鉴别诊断】

1. 诊断 依据临床表现、家族史和相关实验室检查多数病例可确诊，无阳性家族史者若椭圆形红细胞＞50％也可确诊。

2. 鉴别诊断 本病应与缺铁性贫血、巨幼细胞贫血、骨髓纤维化、骨髓病性贫血、骨髓增生异常综合征、珠蛋白生成障碍性贫血等鉴别。上述疾病除有少数椭圆形红细胞外，常伴有其他异形红细胞和特殊的临床表现。

（三）遗传性口形红细胞增多症

【概述】 遗传性口形红细胞增多症（hereditary stomatocytosis，HST）是一种罕见的常染色体显性遗传性慢性溶血性贫血，其特征是血涂片中出现较多的口形红细胞，有轻重不一的溶血阳性家族史。本病不是单一的疾病，而是发病机制、红细胞形态和临床表现都不同的一组综合征。本病红细胞膜病变的分子机制尚不清楚，但在口形红细胞中，钾离子浓度减低，钠离子浓度增高，使离子泵的负荷增至 6～10 倍，仍不足以代偿钾钠的失衡状态，导致细胞水肿、肿胀，体积增大，红细胞脆性增高。

【实验室检查】

1. 血象 血红蛋白、红细胞值可有不同程度的减少。血涂片中口形红细胞增多，可达 10％～50％。口形红细胞中心苍白区呈狭窄的裂缝（图 7-7）。白细胞数、血小板数一般正常。

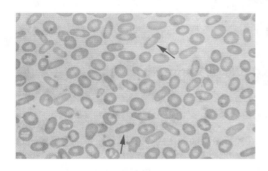 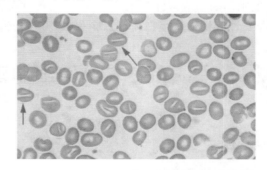

图 7-6 遗传性椭圆形红细胞增多症血象　　　　图 7-7 遗传性口形红细胞增多症血象

2. 骨髓象 骨髓有核细胞增生活跃。溶血发生者可见幼红细胞增生，以中、晚幼红细胞增生为主，可见口形红细胞。粒系及巨核系细胞大致正常。

【诊断与鉴别诊断】

1. 诊断 根据临床表现、血涂片中口形红细胞增多和阳性家族史可作出诊断。

2. 鉴别诊断 本病应与继发性口形红细胞增多症鉴别，后者一般无溶血，无阳性家族史，但有相应疾病的特征。

四、阵发性睡眠性血红蛋白尿症

【概述】 阵发性睡眠性血红蛋白尿症（paroxysmal nocturnal hemoglobinuria，PNH）是一种获得性造血干细胞基因突变引起红细胞膜缺陷所致的溶血性贫血。包括红细胞、粒细胞和血小板膜都对补体异常敏感而被破坏,导致慢性持续性血管内溶血。补体敏感细胞的多少决定临床表现和血红蛋白尿的发作频率,典型的血红蛋白尿是在睡眠后首次尿呈酱油色或浓茶色,一般持续 2～3 天,可自行消退,重者可持续 1～2 周。部分患者可伴有全血细胞减少和反复血栓形成。

PNH 发病机制是由于红细胞膜上有多种蛋白是通过糖基磷脂酰肌醇(GPI)连接在膜上的,如作为补体调节蛋白的衰退加速因子(DAF,CD55)、反应性溶血的膜抑制物(MIRL,CD59)和同种限制因子(HRF),前者能加速 C3 转化酶的衰退,从而阻断 C3 的激活;后二者能抑制攻膜复合物 C5b～C9 的形成,故三者都有抑制补体激活和溶血的作用。PNH 患者因控制 GPI 合成的基因突变,使其合成异常,导致红细胞膜这些蛋白缺乏,因而对补体敏感发生溶血。根据对补体的敏感性,PNH 细胞分为三型:Ⅰ型对补体的敏感性正常;Ⅱ型对补体中度敏感;Ⅲ型对补体高度敏感。

【实验室检查】

1. 血象　血红蛋白和红细胞减少,血红蛋白 50～70 g/L,可为正细胞正色素性或小细胞低色素性贫血,网织红细胞增高,可见有核红细胞。白细胞数和血小板数多减少,半数患者呈全血细胞减少。

2. 骨髓象　半数以上患者粒、红、巨三系细胞增生活跃,以红系造血旺盛为特征,穿刺部位不同增生程度差异明显,可呈增生低下。血红蛋白尿导致机体缺铁时,可见细胞内、外铁减少。

3. 特殊溶血试验

(1) 溶血存在的依据:尿含铁血黄素试验或尿隐血试验阳性。

(2) 补体敏感的红细胞存在的依据:蔗糖溶血试验是 PNH 的筛选试验,灵敏度高,但特异性较差。热溶血试验阳性,其敏感性高,阴性结果一般可排除诊断。酸化血清溶血试验特异性高,约 50% 患者为阳性,是诊断 PNH 的重要依据。

4. 流式细胞术分析:CD55 或 CD59 低表达的异常细胞群增高,对 PNH 诊断特异性和灵敏度均达 99% 以上。

【诊断与鉴别诊断】

1. 诊断　①临床表现符合 PNH;②有肯定的血红蛋白尿发作或血管内溶血的直接、间接证据;③实验室检查证明有补体敏感的红细胞群存在:蔗糖溶血试验、热溶血试验、尿含铁血黄素试验为 PNH 的筛选试验,标准化的酸溶血试验和检测 CD55 及 CD59 锚蛋白相关抗原表达为确诊试验。

2. 鉴别诊断　应排除其他溶血病,如遗传性球形红细胞增多症、自身免疫性溶血性贫血、G-6-PD 缺乏症及阵发性冷性血红蛋白尿症。全血细胞减少还应与再障鉴别。

第三节　红细胞酶缺陷溶血性贫血

一、概述

红细胞酶缺陷是指由于基因突变导致参与红细胞代谢(主要是糖代谢)酶的活性或性质改变引起的溶血和(或)其他表现的疾病。按细胞代谢作用不同可将其分为如下三类。

1. 糖酵解途径的酶缺陷　糖酵解途径是红细胞生存所需能量的主要代谢途径,通过葡萄糖的无氧酵解生成 ATP,以维持红细胞的正常形态、代谢及生理功能。此途径中己糖激酶、葡萄糖磷酸异构酶、磷酸果糖激酶、丙酮酸激酶等酶缺陷与溶血有关。

2. 戊糖磷酸旁路代谢的酶缺陷　戊糖磷酸旁路代谢主要形成 NADPH(还原型辅酶Ⅱ),提供红细胞的还原能力,以对抗氧化剂,保护细胞膜、血红蛋白和酶蛋白的巯基等不被氧化,从而维持红细胞的正常功能。葡萄糖-6-磷酸脱氢酶(G-6-PD)、6-磷酸葡萄糖酸脱氢酶等酶缺陷可引起溶血。

3. 核苷酸代谢的酶缺陷　红细胞成熟过程中 RNA 被核苷酸酶降解为各种核苷酸。嘧啶 5′,核苷酸酶(P5′,N)和腺苷酸激酶(AK)等缺乏可引起溶血。

二、实验室检查

（一）高铁血红蛋白还原试验

【原理】 在血液中加入亚硝酸盐使红细胞中的亚铁血红蛋白转变成高铁血红蛋白,正常红细胞的 G-6-PD 催化戊糖旁路使 NADP 转化成 NADPH,其脱的氢通过亚甲蓝的递氢作用使高铁血红蛋白(Fe^{3+})还原成亚铁血红蛋白(Fe^{2+}),通过比色观察其还原率。当 G-6-PD 缺乏时,由于 NADPH 生成减少或缺乏,高铁血红蛋白不被还原或还原速度减慢,使高铁血红蛋白还原率下降。如图 7-8 所示。

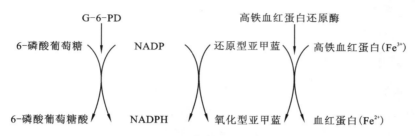

图 7-8 高铁血红蛋白还原试验示意图

【参考区间】 健康人高铁血红蛋白还原率≥75%(脐带血≥77%)。

【临床意义】 蚕豆病和伯氨喹型药物溶血性贫血等患者,由于 G-6-PD 缺乏,高铁血红蛋白还原率下降。中度缺乏(杂合子)为 31%~74%,严重缺乏(半合子或纯合子)<30%。

（二）变性珠蛋白小体生成试验

【原理】 G-6-PD 缺乏者的血样加入乙酰苯肼于 37 ℃孵育 2~4 h,乙酰苯肼可使血红蛋白氧化为高铁血红蛋白,高铁血红蛋白解离成高铁血红素和变性珠蛋白。变性珠蛋白聚合成变性珠蛋白小体,附于红细胞膜上,煌焦油蓝染色观察红细胞中变性珠蛋白小体的情况(图 7-9)。

【参考区间】 健康人含 5 个及以上变性珠蛋白小体的红细胞一般小于 30%。

【注意事项】

1. 不稳定血红蛋白病也可出现变性珠蛋白小体,但其形态呈单一的圆形或椭圆形粗大颗粒,附于红细胞膜或突出在红细胞膜外,注意同网织红细胞区别。

2. 乙酰苯肼液应在 4 ℃冰箱中保存。

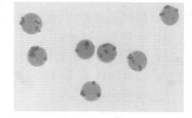

图 7-9 红细胞内变性珠蛋白小体

【临床意义】

1. G-6-PD 缺乏症阳性率>45%,故可作为 G-6-PD 缺乏的筛检试验。但还原型谷胱苷肽缺乏症时也增高,不稳定血红蛋白含变性珠蛋白小体细胞的百分率为 75%~84%,HbH 病和化学物质中毒时也可增高。

2. 变性珠蛋白小体主要是 α、β 珠蛋白链的病变而引起的溶解度和稳定性降低所致,是一种变性血红蛋白颗粒,附于红细胞膜上,故又称血红蛋白包涵体。多见于药物或接触化学物质后引起血红蛋白变性,也见于不稳定血红蛋白病患者。该试验与异丙醇试验、热不稳定试验等用于不稳定血红蛋白的诊断。

（三）G-6-PD 荧光斑点试验和活性测定

【原理】 根据 G-6-PD 可催化葡萄糖-6-磷酸(G-6-P)和 $NADP^+$ 形成 6-磷酸葡萄糖酸和 NADPH,NADPH 在紫外线照射下可发出荧光。G-6-PD 活性越强,荧光越强,G-6-PD 缺乏时,不出现荧光。NADPH 的吸收峰在 340 nm 波长处,可通过单位时间 NADPH 的生成量来测定 G-6-PD 活性。

【参考区间】 健康人有强荧光,酶活性为(12.1 ± 2.09)U/gHb(37 ℃)(WHO 推荐的 Zinkhan 法);(8.34 ± 1.59)U/gHb(37 ℃)(ICSH 推荐的 Glock 与 Melean 法)。G-6-PD 缺陷者荧光很弱或无荧光;杂合子或某些 G-6-PD 变异者可能有轻到中度荧光。

【临床意义】 G-6-PD 缺陷见于蚕豆病、伯氨喹型药物性溶血。此试验可对高发区域人群或疑诊的新生儿进行筛查。

（四）丙酮酸激酶荧光斑点试验和活性测定

【原理】 丙酮酸激酶（PK）在二磷酸腺苷（ADP）存在的条件下催化磷酸烯醇丙酮酸（PEP）转化成丙酮酸，在还原型辅酶Ⅰ（NADH）存在的情况下，丙酮酸被LDH转化为乳酸，若标记荧光于NADH上，此时NADH（有荧光）氧化为NAD（无荧光），在长波紫外线照射下检测荧光消失的时间可反映PK的活性。

【参考区间】 健康人的荧光斑点在25 min内消失。酶的活性为(15.0 ± 1.99)U/gHb（37 ℃）（ICSH推荐的Blume法）。

【临床意义】 荧光斑点不消失或25 min后才消失，说明丙酮酸激酶活性缺乏，中度缺乏（杂合子）时，荧光25～60 min消失，严重缺乏（纯合子）时，荧光60 min不消失。

三、葡萄糖-6-磷酸脱氢酶缺乏症

【概述】 葡萄糖-6-磷酸脱氢酶（G-6-PD）缺乏症是一种X性连锁隐性或不完全显性遗传性疾病，是指由于G-6-PD基因突变导致红细胞中G-6-PD活性降低，临床以溶血为主要表现的一类疾病。G-6-PD基因位于X染色体（Xq28）上，基因突变近80种，我国已发现13种基因变异型，男性半合子和女性纯合子有显性表现，女性杂合子为隐性表现，但G-6-PD活性有不同程度下降。当G-6-PD缺乏时，还原型辅酶Ⅱ生成减少，进入体内的氧化性物质（如氧化性药物、体内感染等）对机体氧化损伤加重，导致高铁血红蛋白及包涵体的生成，红细胞膜脂质和膜蛋白巯基被氧化而损伤，红细胞膜的流动性和变形性下降，红细胞膜变僵硬，易被肝、脾的巨噬细胞破坏导致溶血。根据临床表现将G-6-PD缺乏症分为以下五种类型。

1. 蚕豆病 指G-6-PD缺乏患者食用蚕豆、蚕豆制品或接触蚕豆花粉后引起的急性溶血性贫血。因蚕豆中含有蚕豆嘧啶核苷、异戊氨基巴比妥酸葡糖苷和多巴糖苷，具有强氧化作用，蚕豆嘧啶核苷还能抑制G-6-PD活性，可引起溶血。蚕豆病多发于小儿，男性为主，有明显的季节性，食用蚕豆后数小时或数天内发生急性溶血，母亲食用蚕豆可以通过哺乳使婴儿发病。

2. 药物性溶血和感染性溶血 患者在疾病稳定期无贫血和溶血表现，只有在某些诱因作用下才发生溶血，如服用某些药物、细菌或病毒感染和某些代谢紊乱状态。

3. 新生儿高胆红素血症 婴儿出生后一周内出现黄疸，并呈进行性加重。

4. 先天性非球形红细胞性溶血性贫血 是一组红细胞G-6-PD缺乏所致的慢性自发性血管外溶血性贫血，其共同特点为酶活性降低，一般为轻度到中度贫血，感染或某些药物可加重溶血，引起溶血危象。

【实验室检查】

1. 溶血的检查 红细胞寿命缩短、血浆游离血红蛋白增高、血清结合珠蛋白减少、血浆高铁血红素白蛋白增加等。

2. G-6-PD缺乏的筛检试验 目前常用实验有高铁血红蛋白还原试验、荧光斑点试验、硝基四氮唑蓝纸片法，这三种方法特点见表7-6。

表7-6 G-6-PD缺乏的筛检试验

试验项目	正常	中度缺乏	严重缺乏
高铁血红蛋白还原试验（特异性最高）	$>75\%$	$31\% \sim 74\%$	$<30\%$
荧光斑点试验（敏感性最强）	<10 min	$10 \sim 30$ min	>30 min
硝基四氮唑蓝纸片法	紫蓝色	淡紫蓝色	红色

3. G-6-PD确诊试验 G-6-PD活性定量检查能准确反映酶的活性，提高检出率。

【诊断】 临床表现及阳性家族史对G-6-PD的诊断非常重要。实验室检查出现下列情况之一即可确诊。①G-6-PD缺乏的筛检试验中有两项中度异常；②一项筛检试验中度异常，加上Heinz小体生成试验阳性并排除其他溶血病因；③一项筛检试验中度异常，伴有明确的家族史；④一项筛检试验严重异常；⑤定量测定G-6-PD活性较正常平均值降低40%以上。

在急性溶血期，如G-6-PD活性正常而高度怀疑者，应采取下列方法确定有无G-6-PD缺乏：①将全血高速离心沉淀后，取底层红细胞测G-6-PD活性，待检者明显低于正常对照，可诊断为G-6-PD缺乏。②低渗处理红细胞,测溶血液 G-6-PD 活性明显降低,亦可诊断为 G-6-PD 缺乏。③急性溶血后 2 个月至 3 个月复查 G-6-PD 活性,能较准确反映患者 G-6-PD 活性。

四、丙酮酸激酶缺陷症

【概述】 丙酮酸激酶缺陷症(pyruvate kinase deficiency,PKD)是由丙酮酸激酶(PK)基因缺陷导致红细胞内无氧糖酵解途径中 PK 酶活性减低或性质改变所致的溶血性贫血。其发病率仅次于 G-6-PD 缺陷症的遗传性红细胞酶缺陷症,属于常染色体隐性遗传,男女均可发病,纯合子型症状明显,杂合子型无症状或极轻。PK 缺陷时,糖酵解途径的各种中间产物堆积,ATP 产生减少,红细胞膜泵功能丧失,K^+ 丢失超过 Na^+ 摄入,细胞内钠水增多,细胞体积变小,外形出现棘状突起,膜钙增加,变形性降低,表现为血管外慢性溶血性贫血。

【实验室检查】

1. 筛选试验 红细胞自溶血试验阳性,加入 ATP 可完全纠正,加入葡萄糖不能纠正。PK 荧光斑点试验,正常者 25 min 内荧光消失,中等缺乏者(杂合子型)25～60 min 荧光消失,严重缺乏者(纯合子型)60 min 荧光仍不消失。

2. 酶活性定量试验 ICSH 推荐的 Blume 法检测 PK 活性,健康人为 (15.0 ± 1.99) IU/gHb(37 ℃);杂合子型为正常活性的 25%～33%,纯合子型为正常活性的 25% 以下。

3. ATP 测定 参考值为 (4.32 ± 0.29) μmol/gHb,PK 缺乏时低于正常 2 个标准差以上。

4. 中间代谢产物测定 ①2,3-二磷酸甘油酸:参考值为 (12.27 ± 1.87) μmol/gHb,PK 缺乏时较正常增加 2 个标准差以上。②磷酸烯醇式丙酮酸:参考值为 (12.2 ± 2.2) μmol/L RBC,PK 缺乏时较正常增加 2 个标准差以上。③2-磷酸甘油酸:参考值为 (7.3 ± 2.5) μmol/L RBC,PK 缺乏时较正常增加 2 个标准差以上。

【诊断与鉴别诊断】

1. 诊断 主要通过红细胞 PK 活性的测定进行诊断。实验室诊断标准:①PK 荧光斑点试验结果为严重缺乏值范围;②PK 活性定量属纯合子范围;③PK 活性定量属杂合子范围,但伴有明显家族史和(或)2,3-磷酸甘油酸含量升高 2 倍以上或有其他中间产物改变。符合上述 3 项中任何 1 项,支持 PK 缺陷的实验诊断。在测定 PK 活性时,应尽可能消除白细胞,因白细胞的 PK 活性高于正常红细胞的 100 倍,可能掩盖红细胞的 PK 缺乏。

2. 鉴别诊断 ①在诊断时应注意与继发性丙酮酸激酶缺陷症进行鉴别。部分红细胞丙酮酸激酶缺陷症变异型在高底物浓度时,其红细胞丙酮酸激酶活性接近正常,但在低底物浓度时其活性明显下降。②与先天性红细胞膜异常和血红蛋白异常性疾病进行鉴别,可通过实验室对红细胞 PK 活性测定来鉴别。

第四节　血红蛋白病

一、概述

血红蛋白是一种由血红素和肽链结合而成的结合蛋白。血红蛋白的珠蛋白肽链有 6 种,分别命名为:α、β、γ、δ、ϵ、ζ。正常情况下,人出生后血红蛋白主要有 α、β、γ、δ 四种珠蛋白肽链。在胚胎发育早期(胚胎第 3～12 周),合成 3 种胚胎血红蛋白,即 Hb Gower Ⅰ($\delta_2\epsilon_2$)、Hb Gower Ⅱ($\alpha_2\epsilon_2$)和 Hb Portland($\zeta_2\gamma_2$)。胎儿期血红蛋白主要是 HbF($\alpha_2\gamma_2$),又称胎儿血红蛋白,占胎儿血红蛋白总量的 80% 以上。胎儿出生后,HbF 即迅速下降,2 岁时接近成人水平。健康成人血红蛋白有 3 种:HbA($\alpha_2\beta_2$)、HbA$_2$($\alpha_2\delta_2$)、HbF($\alpha_2\gamma_2$),其中 HbA 占血红蛋白总量的 96%～98%,HbA$_2$($\alpha_2\delta_2$)占 2%～3%,HbF($\alpha_2\gamma_2$)约占 1%。

血红蛋白病(hemoglobinopathy)是一组由于生成血红蛋白的珠蛋白肽链的结构发生异常或合成肽链速率发生改变,而引起血红蛋白功能异常所致的一组遗传性溶血性疾病,主要包括珠蛋白生成障碍性贫血和异常血红蛋白病,前者系珠蛋白合成不足所致,后者是因珠蛋白的一级氨基酸构成异常引起,国内以珠蛋白生成障碍性贫血较多见,异常血红蛋白病较为少见。

二、实验室检查

(一) 血红蛋白电泳

【原理】 根据组成各种血红蛋白的珠蛋白肽链组成不同,不同的肽链含有不同的氨基酸,因此具有不同的等电点。在 pH 8.5 的碱性缓冲液中,Hb 带负电荷,向正极移动,其迁移的速度与所带电荷的强弱、相对分子质量的大小有关,可在支持物中形成各种区带,对电泳出的各区带进行比色或电泳扫描,即可对各种血红蛋白进行定量分析,从而达到检出和确认各种正常和异常的血红蛋白的目的。

【器材与试剂】

1. 器材 电泳仪、加样器、离心机等。

2. 试剂

(1) pH8.6 TEB 缓冲液:Tris 10.29 g,EDTA-Na2 0.6 g,硼酸 3.2 g,加蒸馏水至 1000 mL。

(2) 硼酸盐缓冲液:硼砂 6.87 g,硼酸 5.56 g,加蒸馏水至 1000 mL。

(3) 染液及漂洗液:可选用以下任意一种。

① 2 g/L 丽春红 S 染液:丽春红 S 0.1 g、二氯醋酸 1.4 g,加蒸馏水至 100 mL。其漂洗液为 3% 醋酸溶液。

② 氨基黑溶液:氨基黑 10B 1.0 g、磺基水杨酸 10 g、冰醋酸 20 mL,加蒸馏水至 400 mL。其漂洗液为乙醇 45 mL、冰醋酸 5 mL,加蒸馏水至 100 mL。

③ 联苯胺染液:联苯胺 0.1 g 溶于 10 mL 的甲醇中,加入 500 mL 冰醋酸钠缓冲液(乙酸 1.2 mL,结晶醋酸钠 0.8 g,加蒸馏水至 500 mL),混匀于 4 ℃保存。临用时取上述液体 30 mL,再加入 1 滴 30% 过氧化氢溶液和 1 滴 5% 硝普钠,混匀。其固定液为 10% 磺柳酸溶液,漂洗液为蒸馏水。

【操作】

1. 血红蛋白液的制备 取肝素抗凝全血 3 mL,1500 r/min 离心 10 min,弃去血浆;再用生理盐水洗涤红细胞 3 次(1000 r/min,离心 10 min),最后用 3000 r/min 离心 10 min,弃去上清液得压积红细胞;在压积红细胞内加入等量的蒸馏水充分振摇,再加入 0.5 倍体积四氯化碳,用力振摇 5 min,2000 r/min 离心 10 min 后将上层血红蛋白液吸出备用。

2. 浸膜 将 3 cm×8 cm 大小的醋酸纤维素薄膜浸入 pH 8.6 的 TEB 缓冲液,浸透后取出,用滤纸吸干。

3. 点样 用加样器取血红蛋白液 20 μL,垂直点样到醋酸纤维素薄膜粗糙面上,距边缘 1.5 cm 处。

4. 电泳 将硼酸盐缓冲液作为电泳缓冲液倒入电泳槽中,将点样后的醋酸纤维素膜放于电泳槽架上,点样在阴极端,点样面向下。调电压为 200~250 V,电泳 20~30 min。

5. 染色

(1) 丽春红染色:将薄膜浸入丽春红 S 染液中浸泡 10 min,移入 3% 醋酸溶液中漂洗至背景为无色,贴于玻片上干燥后肉眼观察。

(2) 联苯胺染色:将电泳后的薄膜用 100 g/L 磺柳酸溶液固定 3 min,充分水洗后,浸于联苯胺染液中,至显现出清晰蓝色区带,取出水洗,观察电泳结果。

(3) 氨基黑染色:将电泳后的薄膜浸入氨基黑染液中,染色约 30 min,移入漂洗液中浸泡漂洗,更换漂洗液数次,直至薄膜洗净为止,取出待干后观察。

【结果观察】

1. 洗脱 分别剪下 HbA、HbA₂ 和与 HbA₂ 大小相当的空白带,如有异常血红蛋白带也应剪下。将各带放入试管内,分别加入 10 mL、2 mL 和 2 mL 的 0.4 mol/L 的 NaOH 溶液浸泡,不时轻轻振摇,待血红蛋白完全洗脱下后混匀。

2. 比色 将以上各管洗脱液用空白管调零,在波长为 600 nm 处测定吸光度。

3. 计算

$$HbA_2(\%) = \frac{HbA_2 \, 管吸光度}{HbA \, 管吸光度 + HbA_2 \, 管吸光度} \times 100\%$$

$$异常血红蛋白(\%) = \frac{异常血红蛋白管吸光度}{HbA \, 管吸光度 + HbA_2 \, 管吸光度 + 异常血红蛋白管吸光度} \times 100\%$$

【参考区间】 正常血红蛋白电泳区带(pH 8.5 的 TEB 缓冲液醋酸纤维素薄膜电泳法):HbA>95%、HbF<2%、HbA_2 为 1.0%～3.0%。常见的异常血红蛋白电泳带见图 7-10。

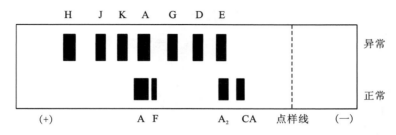

图 7-10　pH 8.5 醋酸纤维素薄膜电泳异常血红蛋白分带示意图

【注意事项】

1. 电泳时间不能太长,电泳时醋酸纤维素薄膜不能变干,观察到 HbA 和 HbA_2 清晰分开即停止电泳,否则电泳时间太长区带反而扩散模糊。

2. 点样量不能太多,如血红蛋白液太多,色带易脱落或染色不透,可出现 HbA_2 相对增高的假阳性结果。

3. 电流不应过大,否则血红蛋白区带不易分开。

4. 避免醋酸纤维素薄膜被蛋白质污染。

5. 染色和漂洗时间与气温有关,温度低时,时间应长一些;温度高时,时间不宜过长,否则会影响结果的准确性。

6. 应同时做正常对照,必要时可用已知异常血红蛋白的标本进行对照。

【临床意义】

1. 通过与健康人的血红蛋白电泳图谱进行比较,可发现异常血红蛋白区带。如 HbH、HbE、Hb Barts、HbS、HbD 和 HbC 等血红蛋白异常疾病。

2. HbA_2 增多时,见于 β 珠蛋白合成障碍性贫血,为 β 珠蛋白合成障碍性贫血杂合子的重要实验室诊断指标。HbE 病时,HbE 区带与 HbA_2 区带位置重合,HbA_2 区带处位置增宽,含量增高幅度在 10% 以上。HbA_2 轻度增多还可见于肝病、肿瘤和某些血液病。

(二)抗碱血红蛋白检测

【原理】 胎儿血红蛋白(HbF)及某些异常血红蛋白具有比 HbA 更强的抗碱作用,将待检溶血液与一定量的碱性溶液混合,HbA 变性沉淀,而 HbF 仍存在于上清液中,经过滤后取上清液于 540 nm 处测定吸光度,检测抗碱血红蛋白的含量,此试验也称为碱变性试验。除 HbF 外,Hb Barts 和部分 HbH 也具有抗碱能力,需通过电泳鉴别。

【器材与试剂】

1. 器材　分光光度计、定时钟、漏斗及滤纸等。

2. 试剂

(1) 0.083 mol/L KOH 或 NaOH 溶液:经标定后置于聚乙烯瓶内,4 ℃以下保存,用时倒出少许。

(2) 酸性半饱和硫酸铵溶液:4 mL 饱和硫酸铵溶液与等体积蒸馏水混合,再加入 10 mol/L 的盐酸 0.02 mL。

【操作】

1. 制备血红蛋白液　与血红蛋白电泳检测相同。

2. 碱变性作用　取 3.2 mL 0.083 mol/L 氢氧化钠溶液置于试管内,(25±1) ℃水浴中放置 10 min。

加入 0.2 mL 上述血红蛋白溶液,立即计时,并迅速摇动。碱化 1 min 时,加入 6.8 mL 酸性半饱和硫酸铵溶液终止反应,迅速颠倒混匀 6 次,过滤后留取滤液。

3. 比色测定   选择波长为 540 nm,以蒸馏水作空白管调零点,测定滤液的吸光度 A,再取 5 mL 蒸馏水,加入血红蛋白溶液 0.02 mL 作为对照管,相同条件下测定吸光度 B。

4. 计算

$$抗碱血红蛋白的百分含量(\%) = \frac{测定管吸光度 A \times 51}{对照管吸光度 B \times 251} \times 100\%$$

51 和 251 分别为测定管和对照管的血红蛋白稀释倍数。

【参考区间】   2 岁以上健康人 HbF<2%,新生儿 HbF 可高达 40% 以上。

【注意事项】

1. 每份标本要重复测定以提高准确性。

2. 碱液浓度和碱化时间、温度应准确,过滤后应在 1 h 内完成比色。

3. 血红蛋白溶液应新鲜,否则会形成高铁血红蛋白,遇碱变性,测定结果偏低。

4. 滤液必须清澈透明,以免影响比色结果。

【临床意义】

1. HbF 绝对增加   见于珠蛋白合成障碍性贫血,重型者 HbF 为 30%～90%,中间型 HbF 为 5%～30%,轻型 HbF 小于 5%。遗传性胎儿血红蛋白持续综合征 HbF 高达 100%。

2. HbF 相对增加   见于骨髓纤维化、白血病、浆细胞瘤等恶性疾病,以及再生障碍性贫血、PNH、卟啉病等。

3. HbF 生理性增加   见于孕妇及新生儿。

(三)血红蛋白 F 酸洗脱试验

【原理】   HbF 的抗碱性及抗酸性均较 HbA 强。将血涂片置于酸性缓冲液后,含 HbF 的红细胞不被酸洗脱,可被伊红染色呈鲜红色,而其他含 HbA 的红细胞被酸洗脱,不能被伊红着色,呈极淡红色。

【参考区间】   健康成人血涂片中着色的含 HbF 的红细胞<1%。新生儿可占 55%～85%,之后逐渐下降。孕妇可有轻度增加。

【临床意义】   珠蛋白生成障碍性贫血患者阳性细胞明显增加,重型患者(纯合子)大多数红细胞染成红色,轻型患者(杂合子)可见少量染成红色的细胞。遗传性胎儿血红蛋白持续综合征全部红细胞均染为红色。

(四)异丙醇沉淀试验

【原理】   非极性溶剂异丙醇能破坏血红蛋白分子内部氢键,使血红蛋白的稳定性下降而发生变性。不稳定血红蛋白较正常血红蛋白更容易解裂变性,加入异丙醇后很快混浊,并形成绒毛状沉淀。本试验可作为不稳定血红蛋白的筛选试验。

【参考区间】   健康人为阴性。

【临床意义】   不稳定血红蛋白病患者常于 5 min 时出现混浊,20 min 后开始出现绒毛状沉淀。在 HbF、HbH、HbE 含量>4%,G-6-PD 缺乏症及 α-珠蛋白生成障碍性贫血时也可出现阳性。

(五)热变性试验

【原理】   根据不稳定血红蛋白比正常血红蛋白更容易遇热变性的特点,观察血红蛋白溶液在 50 ℃时是否出现沉淀,对不稳定血红蛋白进行筛检。

【参考区间】   健康成人小于 5%。

【注意事项】

1. 血红蛋白液应新鲜,以避免假阳性结果。

2. 严格控制温度和时间,如温度过高沉淀出现快,可出现假阳性结果。

3. 离心要充分,取上清液时要小心,不能吸取沉淀的蛋白,否则结果减低甚至可出现负值。

【临床意义】   血红蛋白沉淀率增加,证明有不稳定血红蛋白的存在。

（六）红细胞包涵体试验

【原理】 将煌焦油蓝与新鲜血液一起孵育,不稳定血红蛋白易变性沉淀形成包涵体。

【参考区间】 包涵体红细胞小于5%。

【临床意义】

1. 不稳定血红蛋白病 孵育1～3 h多数红细胞内出现变性珠蛋白沉淀形成的包涵体。G-6-PD缺乏或红细胞还原酶缺乏及化学物质中毒等,红细胞中也可出现包涵体。

2. HbH病 孵育1 h可出现包涵体,也称HbH包涵体。

三、珠蛋白生成障碍性贫血

【概述】 珠蛋白生成障碍性贫血(thalassemia)又称地中海贫血或海洋性贫血,是由于遗传基因缺陷导致血红蛋白中至少一种珠蛋白合成不足或缺乏引起的贫血或病理状态,是一组常染色体不完全显性遗传性溶血性贫血。珠蛋白生成障碍性贫血根据缺乏的珠蛋白链的种类不同分为α珠蛋白生成障碍性贫血和β珠蛋白生成障碍性贫血。

1. α珠蛋白生成障碍性贫血 本病是由于α珠蛋白基因的缺乏或缺陷,使α珠蛋白链合成速度明显降低或几乎不能合成所致。由于胎儿期的HbF和出生后的HbA和HbA$_2$均含有α链,所以在胎儿期由于α链缺乏,过多γ链聚合形成γ$_4$,即Hb Barts。Hb Barts与氧的亲和力高,在组织中释放氧极少,常导致胎儿宫内窒息死亡,未死亡的胎儿也因长期缺氧,生长发育受到严重影响,即使生存到早产,也因胎儿水肿综合征在围产期死亡。出生后,由于γ链的合成逐步转化为β链,过多的β链聚合形成β$_4$,即HbH。HbH与氧的亲和力是HbA的10倍。但因为HbH一般在30%以下,出生后能存活和成长。HbH是一种不稳定血红蛋白,形成小量的红细胞内包涵体,并易沉积在红细胞内。这种红细胞膜的通透性增高,红细胞膜易破碎,使红细胞的生存时间明显缩短,出现慢性溶血性贫血和骨髓造血代偿性增加。

控制正常人α链合成的基因位于16号染色体的短臂上,每条染色体上有2个α基因,即正常人从父母双方各继承2个α基因(αα/αα),如果4个α基因仅缺失1个(α-/αα),患者无血液学异常表现,称为α$^+$珠蛋白生成障碍性贫血静止型;若4个α基因缺失2个(α-/α-或--/αα),红细胞呈小细胞低色素性改变,称为α$^+$珠蛋白生成障碍性贫血标准型;若4个α基因缺失3个(--/α-),有代偿性溶血性贫血表现,为α^0/α$^+$双重杂合子,即HbH病;若4个α基因完全缺失,无α珠蛋白生成,为α^0/α^{0}纯合子,即胎儿水肿综合征,又称Hb Barts病。

2. β珠蛋白生成障碍性贫血 β珠蛋白生成障碍性贫血是珠蛋白生成障碍性贫血中发病率最高的一种类型。由于第11号染色体上控制β珠蛋白链合成的基因发生突变,使β珠蛋白链合成受到抑制,杂合子的α链的合成速度比β链快2.0～2.5倍,纯合子的α链合成的速度超过β链更多,甚至可完全没有β链合成。故多余的α链将导致:①α链聚合成不稳定的四聚体(α$_4$)增加,而δ、γ链代偿性增多,多余的α链与δ、γ链聚合形成HbA$_2$和HbF而致其含量增加。②很不稳定,容易发生沉淀,在幼红细胞和红细胞中形成包涵体,使红细胞形态变得扁平,细胞中央的血红蛋白稍多,而周边较少,形成靶形红细胞。③形成的α链包涵体附着于红细胞膜,使红细胞僵硬,部分细胞未发育成熟就在骨髓破坏导致无效造血;部分成熟的病变细胞进入外周血液循环后,由于缺乏变形性,通过脾窦时易被破坏和撕裂。④使红细胞对钾离子的通透性增加,能量代谢能力降低,生存期缩短。由此导致慢性溶血性贫血的各种临床表现及骨髓造血增生的改变。

由于患者可从父母继承一个或两个异常β基因,β链合成减少或不能合成,从而形成不同类型:①轻型杂合子β珠蛋白生成障碍性贫血,多数杂合子没有任何症状和贫血,但血涂片中发现少数靶形红细胞,红细胞脆性试验轻度减低,HbA$_2$轻度增高(大于3.5%)。②重型纯合子β珠蛋白生成障碍性贫血,父母双方均为轻型β珠蛋白生成障碍性贫血,出生后贫血进行性加重,临床表现有发热、腹泻、黄疸、肝脾肿大。由于骨髓造血代偿性增生出现地中海贫血面容。相关实验室检查明显异常。③中间型β珠蛋白生成障碍性贫血,是β珠蛋白生成障碍性贫血纯合子型或双重杂合子型。

【实验室检查】

1. 血象 贫血轻重不一,外周血成熟红细胞大小不均,靶形红细胞增多($>10\%$),嗜碱性点彩红细胞增多,网织红细胞增多。可见红细胞内变性珠蛋白小体。

2. 骨髓象 红系增生明显活跃,以中、晚幼红细胞增生为主,粒红比例显著倒置,呈无效性增生和原位溶血,成熟红细胞形态改变与外周血象相同。

3. 红细胞渗透脆性试验 红细胞脆性减低。

4. 血红蛋白电泳 通过 pH 8.5 及 pH 6.5 醋酸纤维素薄膜电泳检查,β 珠蛋白生成障碍性贫血患者 HbA_2 和 HbF 增加,α 珠蛋白生成障碍性贫血患者 HbH 和 Hb Barts 增加。

5. 基因诊断 因珠蛋白生成障碍性贫血均为基因突变所引起,利用体外珠蛋白比率分析、基因探针及限制性内切酶图谱、聚合酶链反应(PCR)、特异性寡核苷酸杂交法等检测进行基因分析,可用于该疾病的诊断和分型,以及骨髓移植和基因治疗的研究。

【诊断与鉴别诊断】

1. α 珠蛋白生成障碍性贫血 轻型主要是 Hb Barts 可见增高,出生后逐渐消失。HbH 病一般有轻度到中度的贫血,可有黄疸、肝脾大,靶形红细胞多见,外周 HbH 包涵体检测为阳性,能确诊的是血红蛋白电泳出现 HbH 带($5\%\sim40\%$)。Hb Barts 病血红蛋白明显降低,血红蛋白电泳 Hb Barts$>90\%$。

2. β 珠蛋白生成障碍性贫血 轻型多无症状,可有轻度贫血,外周血中可出现少量靶形红细胞,HbA_2升高($>3.5\%$)可确定诊断。重型多有重度贫血,肝大明显,黄疸,生长发育缓慢,特殊面容,靶形红细胞较多($10\%\sim35\%$),骨髓红系增生极度活跃,HbF$>30\%$。而中间型介于以上两者之间,HbA_2 和 HbF 增高。

3. 珠蛋白生成障碍性贫血 多为小细胞性贫血,须与缺铁性贫血相鉴别,前者血红蛋白电泳可见异常,后者铁代谢指标明显改变。

四、异常血红蛋白病

异常血红蛋白病(hemoglobinopathy)是一组遗传性珠蛋白分子结构异常疾病,是由于控制多肽链合成的基因发生突变,氨基酸组成改变,产生结构异常的肽链。血红蛋白变异90%以上表现为肽链的单个氨基酸替代,而双氨基酸替代、缺失、插入、链延伸及链融合较少见。可表现出轻重不一的临床症状,也可无临床症状。目前已发现异常血红蛋白 600 多种,临床上常见的有四种:①镰状细胞综合征(血红蛋白 S 病);②不稳定血红蛋白;③氧亲和力增高血红蛋白;④血红蛋白 M(家族性紫绀症)。

(一)镰状细胞贫血

【概述】 镰状细胞贫血(sickle-cell anemia)(HbS 病)好发于非洲黑人,是常染色体显性遗传疾病。因 HbA 的 β 链上第 6 个谷氨酸被缬氨酸替代形成 HbS,当氧含量过低时,HbS 互相聚集,形成多聚体并生成镰变红细胞。镰变后的红细胞失去正常的可塑性和变形能力,在微循环中易被破坏发生溶血。镰变的红细胞也可使血液黏滞性增加,血流缓慢,引起微血管堵塞,加重组织缺氧,引起酸中毒,从而进一步诱发更多的红细胞发生镰变。这种恶性循环的结果,不仅加重溶血,还导致组织器官的损伤和坏死。严重时可出现"镰状细胞危象"。在临床上,HbS 病有 3 种表现形式:①纯合子形式:镰状细胞贫血。②杂合子形式:镰状细胞性状。③HbS 和其他异常血红蛋白的双杂合子状态:如 HbS-β 珠蛋白生成障碍性贫血、HbC 病和 HbD 病。

【实验室检查】 血红蛋白降低(多为 $50\sim100$ g/L),红细胞大小不等,嗜多色性红细胞及嗜碱性点彩红细胞增多,网织红细胞增加(常大于 10%),有核红细胞、靶形红细胞、Howell-Jolly 小体多见,严重时可见镰状红细胞。红细胞镰变试验呈阳性,红细胞渗透脆性试验脆性明显下降。血红蛋白电泳可见 HbS 带,位于 HbA 和 HbA_2 间,HbS 占 80% 以上,HbF 增加至 $2\%\sim15\%$,HbA 缺乏,HbA_2正常。

【诊断】 根据种族和家族史、血红蛋白电泳出现 HbS 为主要成分、镰变试验呈阳性,结合临床表现可作出诊断。目前采用聚合酶链反应(PCR)和限制性内切酶片段长度多态性(RFLP)方法,或 PCR 合并寡核苷酸探针(ASO)杂交法,可作出基因诊断。

（二）血红蛋白 E 病

【概述】 血红蛋白 E（hemoglobin E，HbE）是 β 链第 26 位谷氨酸被赖氨酸替代的异常血红蛋白，是常染色体不完全显性遗传性血红蛋白病，为我国最常见的血红蛋白病，在东南亚一带也很常见。血红蛋白 E 病包括 HbE 纯合子（即 HbE 病）、HbE 杂合子（即 HbE 特征）和双重杂合子（即 HbE/β 珠蛋白生成障碍性贫血）三种类型。临床表现一般为轻度溶血性贫血或呈小细胞低色素性贫血。脾不肿大或轻度肿大，易感染并使贫血加重。因类型的不同，其临床表现轻重不一，实验室检查结果也有差异。

【实验室检查】 HbE 纯合子多为小细胞低色素性轻度贫血，红细胞渗透脆性减低，血红蛋白电泳显示 HbE 占 75%～92%。在 pH 8.6 或 pH 8.8 电泳时，HbE 移动速度较 HbC 稍快，与 HbA₂ 速度相同而不能分开；在 pH 6.8 酸性凝胶电泳时可与 HbC 和 HbA₂ 区分。因 HbE 不稳定，异丙醇沉淀试验阳性和热变性试验弱阳性；变性珠蛋白小体检测阳性。

【诊断】 ①HbE 纯合子：轻度贫血，脾轻度肿大，易感染，血涂片中可有 25%～75% 的靶形红细胞。血红蛋白电泳显示 HbE 占 75%～92%，无 HbA，HbF 正常或轻度增加。②HbE 特征：HbA 和 HbE 基因杂合子，一般无贫血、无症状；血红蛋白电泳时 HbE 占 30%～45%，其余为 HbA。③ HbE/β 珠蛋白生成障碍性贫血：是 HbE 与珠蛋白生成障碍性贫血的杂合子状态，贫血多严重，血红蛋白电泳显示 HbE 明显增多，并具有珠蛋白生成障碍性贫血的血红蛋白电泳特征。

（三）不稳定血红蛋白病

【概述】 不稳定血红蛋白病（unstable hemoglobinopathy）是由于控制血红蛋白肽链的基因突变，使某些维持稳定性的氨基酸被取代或缺失，导致血红蛋白结构不稳定，称为不稳定血红蛋白（unstable hemoglobin，uHb）。不稳定血红蛋白易发生变性和沉淀，形成变性珠蛋白小体（Heinz body）附着于红细胞膜上，使红细胞膜的变形性下降，在循环中尤其是脾内被破坏，引起溶血性贫血。部分患者表现为常染色体共显性遗传；另一部分无阳性家族史，可能是因为自发性体细胞性基因突变。至今发现的病例均为杂合子，偶见双重杂合子。不稳定血红蛋白病已发现 130 余种，其不稳定程度各异，相应的临床表现差异很大，可从完全无症状到伴显著脾肿大和黄疸的严重慢性溶血性贫血。多数病例由于骨髓代偿性增生而不出现贫血，当发生感染或服氧化剂类药物后，可引起急性溶血发作。

【实验室检查】 变性珠蛋白小体检查、热变性试验和异丙醇沉淀试验阳性对诊断本病有重要意义。一般用异丙醇沉淀试验作为筛选试验，再做热变性试验和变性珠蛋白小体检查诊断。血常规检查多为正细胞性贫血，红细胞大小不均，有异形和碎片，有时可见靶形红细胞，网织红细胞增高。血红蛋白电泳仅有部分病例可分离出异常血红蛋白区带。通过分辨率高的聚丙烯酰胺凝胶电泳，可清晰分离不稳定血红蛋白和潜在的异常血红蛋白。

【诊断】 证明不稳定血红蛋白的存在是诊断本病的主要依据。应用热变性试验、异丙醇沉淀试验和变性珠蛋白小体检查可进行不稳定血红蛋白的常规检查，再结合临床表现进行诊断。通过珠蛋白链的氨基酸组成分析，可确定不稳定血红蛋白异常的部位。

第五节　免疫性溶血性贫血

一、概述

免疫性溶血性贫血是由于红细胞表面抗原与相应抗体发生特异性结合，或在补体参与下，使红细胞过早破坏而出现的溶血性贫血。本病为红细胞外在因素所致，为较常见的一类获得性溶血性贫血。依据病因的不同，可将免疫性溶血性贫血分为自身免疫性溶血性贫血、同种免疫性溶血性贫血和药物免疫性溶血性贫血三大类。不同的免疫性溶血性贫血，实验室检查方法各有不同。常用的试验方法有抗人球蛋白试验、冷凝集素试验、冷热溶血试验等。

二、实验室检查

（一）抗人球蛋白试验

【原理】 抗人球蛋白试验（Coombs 试验）主要是检测有无导致自身免疫性溶血性贫血（AIHA）的自身抗体（IgG）。以检测红细胞表面有无不完全抗体的试验为直接抗人球蛋白试验（DAGT），检测血清中有无不完全抗体的试验为间接抗人球蛋白试验（IAGT）。在 AIHA 的患者体内，这种自身抗体能与表面有相应抗原的红细胞相结合，红细胞致敏但不发生凝集，直接试验应用抗人球蛋白试剂（抗 IgG 和（或）C_{3d}）与红细胞表面黏附的 IgG 分子结合，因红细胞表面存在自身抗体，当红细胞并在一起时即出现凝集反应。间接试验应用 Rh(D)阳性 O 型正常人红细胞与受检血清混合孵育，如血清中存在不完全抗体，红细胞致敏，再加入抗人球蛋白血清，可出现凝集反应，图 7-11 为试验示意图。

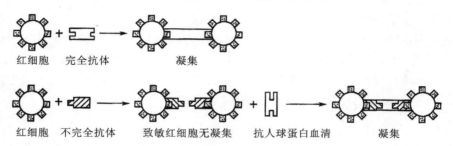

图 7-11　抗人球蛋白试验检测原理示意图

【参考区间】 健康人直接和间接抗人球蛋白试验均为阴性。

【临床意义】 自身免疫性溶血性贫血、冷凝集素综合征、新生儿同种免疫性溶血、PNH、药物性免疫性溶血等直接抗人球蛋白试验阳性，当抗体与红细胞结合后，有过剩抗体时直接和间接试验均为阳性。其他如结缔组织病、淋巴细胞增殖性疾病、传染性单核细胞增多症、某些慢性肝肾疾病等直接抗人球蛋白试验可出现阳性。

（二）冷凝集素试验

【原理】 冷凝集素综合征的患者血清中存在冷凝集素，为 IgM 类完全抗体，在低温时可使自身红细胞、O 型红细胞或与受检者血型相同的红细胞发生凝集。凝集反应的高峰在 0～4 ℃，当温度回升到 37 ℃时凝集消失。

【参考区间】 健康人血清抗红细胞抗原的 IgM 冷集素效价＜1：16。

【临床意义】 冷凝集素综合征患者为阳性，效价可达 1：1000 以上。淋巴瘤、支原体肺炎、传染性单核细胞增多症、疟疾等可引起冷凝集素效价继发性升高。

（三）冷热溶血试验

【原理】 阵发性冷性血红蛋白尿症患者血清中有一种特殊的冷反应抗体即 D-L 抗体（Donath-Landsteiner），在 20 ℃ 以下（常为 0～4 ℃）时与红细胞结合，同时吸附补体，但不溶血。当温度升至 37 ℃时，补体激活，红细胞膜破坏而发生溶血。

【参考区间】 健康人为阴性。

【临床意义】 本试验是一种冷溶血抗体简易筛选试验，阳性见于阵发性冷性血红蛋白尿症患者，D-L抗体效价可高于 1：40。病毒感染也可出现阳性反应。

三、自身免疫性溶血性贫血

自身免疫性溶血性贫血（autoimmune hemolytic anemia，AIHA）是获得性溶血性贫血中最重要的一种。是由抗体参与的溶血反应所致的贫血。根据抗体作用的最适温度，可分为温抗体型自身免疫性溶血性贫血和冷抗体型自身免疫性溶血性贫血两类。其中冷抗体型自身免疫性溶血性贫血又分为冷凝集素综合征和阵发性冷性血红蛋白尿症。

（一）温抗体型自身免疫性溶血性贫血

【概述】 温抗体型自身免疫性溶血性贫血是由于机体产生的抗自身红细胞抗体与自身红细胞表面抗原结合而导致的溶血性贫血。抗体主要为IgG,最适反应温度为37 ℃,大多数自身免疫性溶血性贫血患者属于此型。根据病因可分为原发性和继发性两种,20％～30％患者病因不明,属于原发性,其余为继发性。原发性患者多为女性,年龄不限。多数病例表现为慢性溶血,少数病例为急性溶血。临床主要表现除溶血和贫血外无特殊症状,半数有脾肿大,1/3有黄疸和肝肿大。继发性患者常伴有原发疾病的临床表现。

【实验室检查】 贫血程度不一,有时很严重,可暴发急性溶血危象。外周血涂片可见较多球形红细胞及数量不等的幼红细胞,偶见吞噬红细胞现象,网织红细胞增多;骨髓粒红比值缩小或倒置,红细胞系统增生活跃,偶见红细胞系轻度巨幼样变。再障危象时,网织红细胞极度减少,骨髓再生障碍时,全血细胞减少;直接抗人球蛋白试验阳性,主要为抗IgG和抗补体C₃型,偶有抗IgA型;红细胞渗透脆性增高。

【诊断】 ①近4个月内无输血或特殊药物服用史,如直接抗人球蛋白试验阳性,结合临床表现和实验室检查可确立诊断。②如抗人球蛋白试验阴性,但临床表现较符合,肾上腺皮质激素或切脾术有效,排除其他溶血性贫血特别是遗传性球形细胞增多症可诊断为抗球蛋白试验阴性的自身免疫性溶血性贫血。

（二）冷抗体型自身免疫性溶血性贫血

【概述】 冷抗体型自身免疫性溶血性贫血抗体作用于红细胞的体外最适温度为4 ℃,包括冷凝集素综合征和阵发性冷性血红蛋白尿症。前者的抗体称冷凝集素,多为IgM,亦可为IgA、IgG;后者的抗体为特殊的冷抗体(17S,IgG),称为D-L抗体。

1. 冷凝集素综合征 冷凝集素综合征(cold agglutinin syndrome,CAS)是冷诱导因素导致的冷凝集素IgM抗体引起的自身免疫性慢性溶血性贫血和微循环阻塞为特征的一组疾病,又叫"冷血凝集素病"或"冷凝集素病"。其特点是在较低的温度下,这种抗体能作用于患者自己的红细胞,在体内发生可逆性的红细胞凝集。当体表皮肤温度较低时,凝集的红细胞阻塞末梢微循环而发生手足发绀,可伴有较轻的溶血。在体外,抗体与抗原发生作用的最适宜温度是0～4 ℃,在37 ℃时,抗体与红细胞抗原发生完全可逆的分解,红细胞凝集迅速消失。临床表现为寒冷环境下有耳廓、鼻尖、手指发绀,一经加温即消失。除贫血和黄疸外,其他体征很少。

2. 阵发性冷性血红蛋白尿症 阵发性冷性血红蛋白尿症(paroxysmal cold hemoglobinuria,PCH)是全身或局部受寒后突然发生的以血红蛋白尿为特征的一种罕见疾病,其特点是患者暴露于寒冷环境后突然发生大量血管内溶血,出现血红蛋白尿。患者体内出现一种双相温度的强烈冷溶血素,又称为D-L型溶血素,属于IgG型,在温度低于20 ℃时,与红细胞膜结合,并结合补体。当温度升高至37 ℃时,已结合在红细胞表面的补体依次激活,产生溶血。患者主要临床表现为受寒后出现寒战、高热、全身乏力、腰背疼痛、恶心、呕吐等症状,随后第一次尿出现血红蛋白尿,第三次尿基本正常。反复发作者出现含铁血黄素尿、黄疸、脾脏肿大等。

【实验室检查】 冷抗体型自身免疫性溶血性贫血具有溶血性贫血共同的实验室检查特征,Coombs试验阳性;可见红细胞呈缗钱状及自身凝集现象;冷凝集素试验阳性;PCH冷热溶血试验为阳性。

【诊断】

1. 冷凝集素综合征 ①患者有临床表现;②慢性轻度至中度贫血,外周血中无红细胞畸形,可有轻度的高胆红素血症,反复发作者可有含铁血黄素尿;③Coombs试验阳性,几乎均为补体C₃型;④冷凝集素试验呈阳性,4 ℃时效价高至1∶1000甚至1∶16000。满足以上条件者可诊断为冷凝集素综合征。

2. 阵发性冷性血红蛋白尿症 ①患者有临床表现;②发作时贫血严重,进展迅速,外周血红细胞大小不一及有畸形,并有球形红细胞、红细胞碎片、嗜碱性点彩细胞及幼红细胞;③反复发作者有含铁血黄素尿;④抗人球蛋白试验呈阳性,大多为补体C₃型;⑤冷热溶血试验呈阳性。满足以上条件者可诊断为阵发性冷性血红蛋白尿症。

（三）新生儿同种免疫性溶血性贫血

见临床检验技术。

（四）药物诱发的免疫性溶血性贫血

【概述】 药物引起的免疫性溶血性贫血系某些药物通过免疫机制对红细胞产生免疫性损伤，诱发溶血的贫血。按发病机制分为半抗原细胞型、免疫复合型、自身免疫型三种类型。

1. 半抗原细胞型 药物作为半抗原与红细胞膜及血清蛋白非特异性牢固结合，形成完全抗原，导致机体对药物产生抗体，该抗体与吸附在红细胞膜上的药物发生反应，进而单核-吞噬细胞破坏有药物结合的红细胞，发生血管外溶血反应，而对正常的红细胞无作用。诱发的药物有青霉素类、头孢菌素类、四环素、甲苯磺丁脲等。抗体主要是 IgG 型，一般发生在超大剂量用药时，停药几天或几周后病情缓解。

2. 免疫复合型 药物初次与机体接触时，与血清蛋白结合形成抗原，刺激机体产生抗体，当再次用药后，导致药物-抗体（免疫）复合物吸附在红细胞膜上，并激活补体，破坏红细胞，引起血管内溶血，又称为免疫复合物型溶血性贫血。诱发的药物有异烟肼、利福平、奎宁、奎尼丁、非那西丁、对氨水杨酸及胰岛素等。抗体主要是 IgG 型、IgM 型。

3. 自身免疫型 药物或其代谢产物作用于红细胞膜蛋白，使红细胞自身抗原决定簇发生变化，刺激机体产生抗自身红细胞的抗体，引起血管外溶血。诱发的药物有甲基多巴、左旋多巴、干扰素等。一般用药 3 个月至 6 个月以上，才会产生抗体，主要是 IgG 型。

【实验室检查】

1. 半抗原细胞型 ①直接 Coombs 试验阳性，抗 IgG 强阳性，而抗 C_3 弱阳性或阴性。②利用患者放射物和青霉素致敏的红细胞，间接 Coombs 试验也可呈阳性，对诊断青霉素诱发的免疫性溶血有重要意义。③直接测定血清中青霉素抗体类型。

2. 免疫复合型 ①大多数抗体为 IgM，不能经抗人球蛋白试验显示，但抗 C_3 可以阳性。②血清试验时，必须同时加入药物，红细胞预先经酶处理，才引起凝集或溶血反应。

3. 自身免疫型 ①直接 Coombs 试验阳性，主要为抗 IgG 型；抗 C_3 型多阴性。②直接 Coombs 试验 IgG 型阴性，可排除甲基多巴引起的自身免疫性溶血。

【诊断与鉴别诊断】 根据临床表现及实验室检查，如有肯定的近期用药史一般不难诊断。如停药后溶血迅速消失，诊断常确立。部分患者在发生溶血前有药物过敏反应，如皮疹及发热等，溶血通常呈亚急性、轻度，停药物后预后良好，少见溶血严重，可危及生命，主要表现为血管外溶血。凡出现自身免疫性溶血性贫血者均应仔细询问病史，实验室检查可肯定溶血性质及与药物间的关系。

四、其他溶血性贫血

（一）机械损伤所致溶血性贫血

红细胞在血管内循环时受机械外力作用而引起红细胞破裂发生溶血。机械性溶血主要分为三类。①创伤性心源性溶血性贫血：少数心脏瓣膜狭窄、心脏瓣膜成形术、人工瓣膜置换术及大血管手术后患者，由于机械摩擦及撞击使红细胞破裂，引起血管内溶血。②微血管病性溶血性贫血：溶血性尿毒综合征、弥散性血管内凝血和肿瘤等患者，因为微血管内有血栓形成，或血管壁有病变，而且管腔变窄，红细胞通过时受牵拉撕裂而发生血管内溶血。③行军性血红蛋白尿症：直立姿势的运动、行军、长跑等活动，使浅表微血管内红细胞撞击碎裂，引起血管内溶血。

（二）感染所致溶血性贫血

多种微生物及寄生虫感染可引起溶血性贫血，常见的细菌性感染有溶血性链球菌、产气荚膜杆菌等。病毒性感染见于柯萨基病毒、巨细胞病毒、EB 病毒等。原虫感染见于疟原虫、弓形虫等。

（三）生物化学物质所致溶血性贫血

许多药物和化学物质可以引起溶血性贫血，按溶血发生机制可分为：①有遗传缺陷者，因某些药物诱发溶血，如 G-6-PD 缺乏症患者服用伯氨喹，不稳定血红蛋白病患者服用磺胺。②奎尼丁、青霉素、甲基多巴等药引起的药物相关免疫性溶血性贫血。③苯、蛇毒等化学物质可直接导致溶血性贫血。

（陈少华）

本章小结

溶血性贫血是指由于某种原因使红细胞寿命缩短、破坏增加，超过了骨髓造血代偿能力所致的一类贫血。溶血性贫血分类的方法有多种：①按溶血的急缓分为：急性溶血性贫血和慢性溶血性贫血。②按溶血的场所分为：血管内溶血和血管外溶血。③根据溶血的病因和发病机制分为：遗传性溶血性贫血和获得性溶血性贫血。

溶血性贫血的诊断，首先确定是否存在溶血，如有贫血、黄疸、网织红细胞增高，外周血涂片可见有核红细胞，骨髓涂片呈增生性贫血。依据病史、临床症状、实验室检查，考虑是否有溶血性贫血的可能。其次确定溶血的部位是血管内还是血管外。血管外溶血是红细胞被脾、肝的单核-巨噬细胞系统破坏，多为慢性发作，常伴有脾大；血管内溶血是红细胞直接在血循环中破裂，出现血红蛋白血症，多为获得性，常呈急性发作，常无脾大。再结合病史和临床资料分析溶血的病因，正确选择筛选试验和确诊试验。实验室检查外周血涂片红细胞形态，如异常球形红细胞、椭圆形红细胞、口形红细胞、靶形红细胞和镰形红细胞等，有利于溶血性贫血鉴别。

能力检测

1. 何为溶血性贫血？分为哪几类？如何通过实验室检查确定溶血性贫血的存在？
2. 如何通过溶血性贫血的实验室检查鉴别血管内、血管外溶血？
3. 珠蛋白异常性疾病临床上有哪些常用检验方法？
4. 免疫性溶血性贫血如何进行实验室检查？

第八章 继发性贫血及贫血鉴别诊断

第一节 慢性系统性贫血

继发性贫血(secondary anemia)也称症状性贫血,指非造血器官疾病所致的贫血,有原发疾病存在,贫血属于原发病表现症状之一。继发于某类疾病的贫血可由多种原因引起,如营养不良、铁储存减少、红细胞丢失或破坏过多及红细胞再生障碍,造血因子调节骨髓的造血功能降低也可引起继发性贫血。贫血有时为首发症状,它不仅可以作为临床诊断的线索,而且对治疗和预后有重要的意义。

一、慢性感染性贫血

【概述】 支气管扩张、肺脓肿、肺结核、泌尿系统感染、亚急性细菌性心内膜炎、骨髓炎和败血症等急性、慢性感染和炎症都可发生贫血,风湿病、系统性红斑狼疮等非感染性炎症也多合并贫血。感染性贫血病因可分为:①失血:如细菌性痢疾、伤寒、幽门螺杆菌等可引起胃和十二指肠溃疡,导致出血。②红细胞生成减少:病毒对造血细胞的抑制,感染造成骨髓坏死,炎症导致铁代谢紊乱。③红细胞破坏增加:感染时,由于机体产生 IL-1、TNF 等细胞因子可使单核-巨噬细胞活化,吞噬能力增强;红细胞在脾破坏过多;病原体产生的毒素也可使红细胞被破坏。

慢性感染性贫血临床可分两大类:一类是感染后迅速发生,常以急性溶血性贫血为主;另一类是在慢性感染或炎症时逐渐发生,表现为慢性病贫血。

【实验室检查】 ①血象:早期呈正细胞正色素性贫血,后期可呈小细胞低色素性;网织红细胞大致正常。②骨髓象:红细胞系统增生可减低,但粒红比值一般正常;骨髓铁染色细胞外铁增多,多存在于巨噬细胞中,铁粒幼红细胞数降低。③生化检查:血清铁水平低于正常,总铁结合力也低于正常,转铁蛋白饱和度降低是本病的特点。

二、慢性肝脏疾病所致贫血

【概述】 慢性肝脏疾病所致贫血是指在肝脏疾病的病程中出现的贫血并发症。引起贫血的主要原因:①代谢障碍所致的造血物质缺乏;②脾功能亢进及脂肪代谢障碍导致红细胞破坏增多;③凝血因子合成减少引起的出血;④促红细胞生成素合成减少导致红细胞生成障碍。

临床表现以肝病为主,贫血多为轻、中度的大细胞性贫血。

【实验室检查】 ①血象:红细胞大小不均,可见棘形、靶形红细胞,呈正常或大细胞性贫血,网织红细胞轻度增加。伴有感染、出血者白细胞可增加,血小板计数偏低。②骨髓象:可见巨幼红细胞增多或正常,粒系、巨核细胞系正常,浆细胞可增高。③生化检查:肝功能异常,血清维生素 B_{12} 或叶酸低于正常,出血者血清铁和转铁蛋白饱和度降低。

三、慢性肾脏疾病所致贫血

【概述】 慢性肾脏疾病所致贫血是指由各种因素造成慢性肾功能不全,肾促红细胞生成素分泌减少或造成肾排泄功能减低所致毒性代谢产物干扰红细胞的生成和代谢而导致的贫血。引起贫血的主要原因:①肾小管旁器促红细胞生成素分泌减少,使骨髓生成红细胞减少。②肾功能不全时,代谢毒物积聚,抑制红细胞生成及分化,并损害红细胞,使其寿命缩短引起红细胞生成减少。③慢性肾疾病引起恶心、食欲减退等消化道症状,影响铁、叶酸和维生素 B_{12} 吸收而导致营养不良性贫血。

临床表现主要为慢性肾功能不全的症状和体征。本病易于诊断,一般为中度贫血,以肾功能异常和促红细胞生成素生成减少为特征。

【实验室检查】 ①血象:呈正细胞正色素性或正细胞低色素性贫血,偶见小细胞低色素性贫血;红细胞出现大小不等、异形(三角形、锯齿形、盔形、球形等),提示可能合并微血管病性溶血;白细胞及血小板正常。②骨髓增生受抑制,骨髓铁正常或增多。③生化检查:血清尿素氮、肌酐增加,EPO降低。

四、内分泌疾病所致贫血

【概述】 内分泌疾病所致贫血主要见于甲状腺、肾上腺、垂体和性腺功能降低等疾病。由于内分泌紊乱引起红细胞的造血功能受影响,主要调节造血活动的内分泌激素不足,使骨髓增生低下,继而出现贫血。引起贫血的主要原因:①甲状腺激素和肾上腺皮质激素不足改变机体组织对氧的需求而间接影响红细胞的生成;②垂体功能减退所致贫血是继发于其所致的甲状腺、肾上腺皮质功能减退;③雄激素可刺激肾脏产生促红细胞生成素,也可直接刺激骨髓促进红细胞生成,当雄激素降低时,红细胞生成减少;雌激素可降低红系祖细胞对促红细胞生成素的反应,抑制红细胞的生成。

临床表现以相应的内分泌疾病的症状和体征为主,贫血多为轻度或中度正细胞正色素性贫血。

【实验室检查】 内分泌疾病所致的贫血血象具有一些共同特征:如贫血一般为轻至中度,主要为正细胞正色素性,也可见到小细胞性或大细胞性贫血;网织红细胞增加;白细胞计数正常或偏低,血小板正常。骨髓红系一般增生低下,其中甲状腺激素分泌不足的骨髓可表现脂肪细胞增多;肾上腺皮质功能低下常伴有血糖、血钠减低,血钾高;垂体功能减退的骨髓红系增生低下,严重时可发展为再障。

五、恶性肿瘤所致贫血

【概述】 恶性肿瘤所致贫血的原因常是肿瘤细胞浸润引起的出血、骨髓转移、感染,或与放射疗法、化学疗法和营养摄入、利用不良有关。常见的肿瘤有胃癌、肠癌、肺癌、子宫癌、卵巢癌和前列腺癌等。临床表现主要是原发肿瘤的症状和体征,全身衰弱,贫血呈轻至中度,组织破坏和感染的毒素常引起 DIC 和微血管病性贫血。中年后发生原因不明的贫血应考虑消化道或其他系统恶性肿瘤。

【实验室检查】 血涂片中可出现异形、三角和盔形的破碎红细胞,呈正细胞正色素性或小细胞低色素性贫血,肿瘤细胞转移和浸润到骨髓,使骨髓造血系统受损,可同时做活检辅助诊断。

第二节 骨髓病性贫血

【概述】 骨髓病性贫血(myelopathic anemia)是指骨髓被异常组织浸润后造成造血微环境结构破坏所致的贫血,其特征是外周血中出现幼粒细胞和幼红细胞。骨髓病性贫血的原因如下:①异常组织或细胞侵入骨髓并恶性增生,使造血组织破坏或被排挤。②异常细胞所分泌的某些物质,可抑制正常造血细胞的功能。

临床表现由于病因不同而各有不同,一般以恶性肿瘤症状为主,同时出现贫血和出血症状,有明显骨髓浸润所致的全身骨骼疼痛、病理性骨折和局部压痛。其次肝、脾肿大。

1. 血象 ①贫血程度不一,呈正常细胞性。②红细胞变化特征有:大小不等、异形(有梨形、泪滴状、碎片状)、嗜多色性红细胞和嗜碱性点彩红细胞多见、中晚幼红细胞可见。③网织红细胞增高。④可出现中晚幼粒细胞,嗜酸性和嗜碱性粒细胞可增高。⑤血小板通常减低,呈畸形、巨大的血小板,可见裸核型巨核细胞。

2. 骨髓象和活检 骨髓涂片找到瘤细胞,即可确诊骨髓转移瘤。骨髓活检比涂片发现瘤细胞阳性率高。

3. X线检查 骨骼有浸润和破坏性改变。

 # 第三节 贫血的鉴别诊断

贫血是很常见又极其复杂的症状,既可能原发于血液系统的疾病,又可能是其他系统疾病的表现。病因与病种的不同,其预后也不相同。只有明确病因与病种才能有效地进行治疗和预防复发。因此,对贫血的诊断和鉴别诊断是十分重要的,贫血的鉴别诊断思路见图 8-1。

(陈少华)

本章小结

继发性贫血是以全身系统性疾病为原发病,按发病病因分为慢性系统性贫血、骨髓病性贫血和慢性病性贫血。贫血是很常见又极其复杂的症状,既可能原发于血液系统的疾病,又可能是其他系统疾病的表现。贫血的诊断一般可通过血细胞分析仪、网织红细胞计数等试验,明确贫血并进行初步分类,再根据相应的特殊检查进行贫血的诊断和鉴别诊断。

能力检测

1. 继发性贫血可分为哪几类?
2. 实验室检查如何对贫血进行粗略的鉴别诊断?

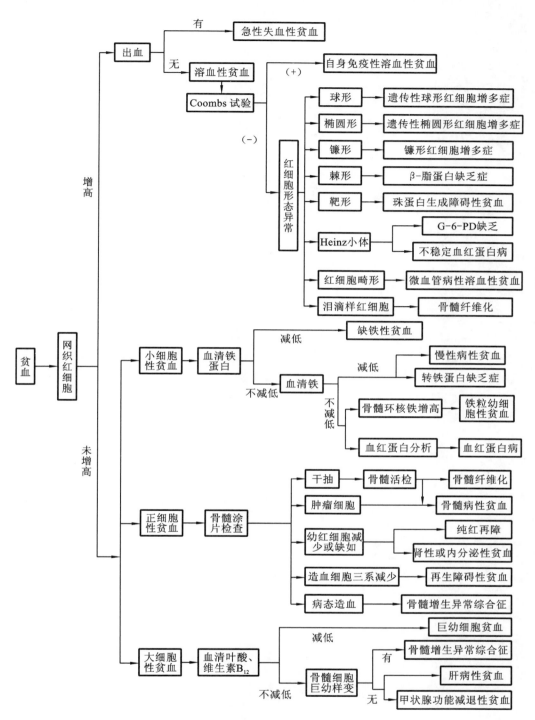

图 8-1 贫血的鉴别诊断思路

第三篇

白细胞疾病及其检验

第九章　造血与淋巴组织肿瘤

学习目标

掌握：急性白血病细胞形态学诊断要点；造血与淋巴组织肿瘤的概念，以及 FAB 和 WHO 对其分类的依据和框架；WHO"造血和淋巴组织肿瘤分类"方案对急性髓系肿瘤、"前驱型淋巴系肿瘤"、骨髓增生异常综合征的分型，以及各自分型与对应的 FAB 分型的区别和联系。

熟悉：WHO 系列模糊的急性白血病类型和特点；骨髓增殖性肿瘤的分型；急性白血病各亚型的鉴别；急性白血病疗效判断标准。

了解：造血与淋巴组织肿瘤的病因、发病机制和临床表现；少见白血病的血象和骨髓象特征。

第一节　造血与淋巴组织肿瘤概述

白细胞疾病是血液系统疾病中种类最多且最常见的一组疾病，临床上白细胞疾病可分为恶性或肿瘤型（malignant or neoplastic type）及良性或反应型（benign or reactive type）两大类。恶性或肿瘤型白细胞疾病的生物学表现为异常白细胞克隆性自主增殖、分化障碍、凋亡受阻，包括骨髓和淋巴组织分化、发育的细胞，属造血与淋巴组织肿瘤（tumor of hematopoietic and lymphoid tissues），俗称为白血病（leukemia）。良性或反应型白细胞疾病则指机体对自身变化和外界刺激的一种反应性改变，表现为白细胞数量或质量改变，但这种改变不表现肿瘤增殖特征，有些呈一过性或可逆性。

一、造血与淋巴组织肿瘤的临床特点

（一）发病情况

在我国，各类白血病的发病率为 2.76/10 万人，男性发病率略高于女性（1.81：1）。在恶性肿瘤死亡率中，白血病居第 6 位（男性）和第 8 位（女性），在儿童及 35 岁以下成人中居第 1 位。急性白血病（acute leukemia，AL）比慢性白血病（chronic leukemia，CL）多见（约 5.5：1），其中以急性髓系白血病（acute myeloid leukemia，AML）最多（1.62/10 万人），急性淋巴细胞白血病（acute lymphoblastic leukemia，ALL，简称急淋）次之（0.69/10 万人）。慢性白血病中慢性粒细胞白血病（chronic myelocytic leukemia，CML，简称慢粒）发病最高（0.36/10 万人），慢性淋巴细胞白血病（chronic lympho-blastic leukemia，CLL，简称慢淋）少见。成人急性白血病以急粒和急性单核细胞白血病（acute monocytic leukemia，AMoL，简称急单）多见，急淋多见于儿童，慢粒随着年龄增长，发病率逐渐升高，慢淋多见于 50 岁以上的老年人。

我国白血病发病率与亚洲其他国家相近，低于欧美国家。我国慢淋少见（不足白血病的 5%），欧美国家则较常见（占白血病的 25%）。

（二）病因和发病机制

急性白血病的病因和发病机制十分复杂，目前认为白血病的发生是多因素、多基因、多步骤、多阶段复杂的生物学现象。目前为止,白血病的发病机制未能完全阐明,可能与下列因素有关:①病毒感染:病毒感染宿主后,激活宿主癌基因的癌变潜力,从而导致白血病的发生。②物理与化学因素:电离辐射(核辐射)、电磁场等可损伤细胞的染色体,继而造成基因突变,发生恶性病变;细胞毒药物(烷化剂)、苯及其衍生物、氯霉素、保泰松等化学物质可激活隐藏于体内的白血病病毒,使癌基因畸变,或抑制机体的免疫功能而导致白血病。③遗传因素:研究证明患有其他遗传性疾病或严重免疫缺陷病的患儿,白血病的发病率明显高于一般儿童,同时调查发现白血病患儿家族中可有多发性恶性肿瘤现象。

（三）临床表现

白血病起病急缓不一,临床症状和体征由骨髓衰竭或白血病细胞浸润所致,同时不同亚型的临床表现也有所不同。主要的临床表现有贫血、感染、出血及肝、脾和淋巴结肿大等。

1. 贫血 可为首发症状,表现为皮肤黏膜苍白、乏力、虚弱、心悸和劳力性呼吸困难等。

2. 感染和发热 白血病最常见的症状,白血病本身可有低热,较高发热常提示继发感染,主要与成熟粒细胞明显减少有关。常见的感染有口腔炎、咽峡炎、上呼吸道感染、肺炎、肠炎、肛周炎等,严重者有败血症。

3. 出血 半数以上有出血,主要表现为皮肤淤点、淤斑、鼻出血、牙龈出血,严重时可表现为消化道、泌尿道和呼吸系统甚至颅内出血。急性早幼粒细胞白血病出血症状较明显。

4. 浸润 由于过量的白血病细胞使骨髓内压力增高,髓-血屏障结构被破坏,不成熟的血细胞进入外周血液,并可离开血管侵袭其他器官和组织,造成髓外白血病细胞浸润,临床出现不同程度的胸骨压痛,肝、脾和淋巴结肿大,骨髓和关节疼痛,皮肤和黏膜病变,中枢神经系统白血病,绿色瘤和睾丸白血病等。

（1）肝、脾和淋巴结肿大:急性淋巴细胞白血病较急性非淋巴细胞白血病多见,肿大程度也较显著。

（2）骨髓和关节疼痛:胸骨压痛常见。白血病细胞浸润关节、骨膜或在髓腔内过度增殖引起关节痛和骨痛,儿童多见,急淋较急非淋常见且显著。

（3）皮肤和黏膜病变:急单和急性粒-单核细胞白血病较常见。表现为皮肤弥漫性斑丘疹,皮肤结节或肿块,牙龈增生、肿胀等。

（4）中枢神经系统白血病(central nervous system leukemia,CNSL):可发生于疾病各期,以治疗后缓解期常见,急淋较急非淋常见。常表现为头晕、头痛、烦躁,严重时出现颈项强直、呕吐、视神经乳头水肿和脑神经、脊髓瘫痪等。

（5）绿色瘤(chloroma):又称粒细胞肉瘤(granulocytic sarcoma),见于 2%～14% 的急非淋,常累及骨、骨膜、淋巴结、软组织或皮肤,以眼眶部位最常见,可表现为眼球突出、复视或失明等。

（6）睾丸白血病:白血病细胞浸润睾丸,是男性幼儿或青年仅次于中枢神经系统白血病的髓外浸润表现,是白血病髓外复发的根源。主要表现为一侧睾丸无痛性肿大,急淋多于急非淋。

（7）其他:白血病细胞还可浸润心脏、呼吸道、消化道等。胸腔积液多见于急淋,肾脏浸润可常见发生蛋白尿和血尿。

二、造血肿瘤的分类和分型

1976 年由法国、美国、英国三国的血液学专家组成的 FAB 协作组(French-American-British Group)对白血病进行分型,根据白血病细胞的形态学特征和相应病变细胞的数量(百分比)将急性白血病(acute leukemia,AL)分为急性髓细胞白血病(acute myeloid leukemia,AML)和急性淋巴细胞白血病(acute lymphoblastic leukemia,ALL)两大类以及若干亚型,并于 1985 年和 1991 年进行了一些补充。

1999 年,世界卫生组织(World Health Organization,WHO)在欧-美淋巴组织肿瘤分类方案修订版(Revised European-American Classification of Lymphoid Neoplasm)的基础上,将血液肿瘤相关疾病的形态学(morphology)、免疫学(immunology)、细胞遗传学(cytogenetics)和分子生物学(molecular biology)结合起来,形成了以 MICM(morphology,immunology,cytogenetics and molecular biology)为分型内容和依据,同时结合临床特征对血液肿瘤进行分型的方法。将造血和淋巴组织肿瘤分为髓系肿瘤、淋巴系肿瘤、肥大细胞疾病、组织细胞和树突细胞肿瘤 4 大类,称为 WHO 分型。此后,WHO 于 2000 和 2001 年进行了修改和完善,并于 2008 年颁布了第四版"造血和淋巴组织肿瘤分类"方案,将造血和淋巴组织肿瘤分为四个大框架,将以往单独归类的肥大细胞疾病归入骨髓增殖性肿瘤。WHO 分型,不仅可以用于诊断、分型,还可以评估预后,指导治疗。

（一）白血病的 FAB 分型

经过几次修订和补充,根据当时对血液肿瘤的认识和实验诊断条件,FAB 提出了以细胞形态学为主的急性白血病、骨髓增生异常综合征（myelodysplastic syndrome,MDS）和慢性骨髓增殖性疾病的分型方案。

1. 急性白血病 FAB 分型　FAB 分型主要依据骨髓细胞形态和细胞化学特征,规定原始细胞≥30% 为急性白血病的诊断标准,并将急性白血病分为急性淋巴细胞白血病（ALL）和急性非淋巴细胞白血病（ANLL）两大类,其中 ALL 有 3 个亚型（L_1、L_2、L_3）,ANLL 有 8 个亚型（M_0、M_1、M_2、M_3、M_4、M_5、M_6、M_7）,见表 9-1。

表 9-1　急性白血病的 FAB 分型

类型	分型依据
ALL	
L_1	原始和幼稚淋巴以小细胞（直径<12 μm）为主,大小较一致,胞质量少,核形规则,染色质较粗,无核仁或有 1~2 个小核仁
L_2	原始和幼稚淋巴以大淋巴细胞（直径>12 μm）为主,胞体大小不一,胞质丰富,核形不规则,常见凹陷或切迹,染色质颗粒较 L_1 型细致,易见核仁
L_3	原始和幼稚淋巴以大淋巴细胞（直径>12 μm）为主,胞体大小较一致,胞质丰富,染深蓝色,内含明显小空泡而呈蜂窝状,核形规则,染色质呈细颗粒状,核仁明显
ANLL	
M_0	急性髓细胞白血病微分化型:原始细胞≥90%（NEC）,无 T、B 细胞系标记,至少表达一种髓系抗原,免疫细胞化学或电镜 MPO 呈阳性
M_1	急性粒细胞白血病未分化型:骨髓中原始粒细胞（Ⅰ型＋Ⅱ型）≥90%（NEC）,早幼粒细胞很少,中幼粒细胞以下阶段不见或罕见
M_2	急性粒细胞白血病部分分化型:骨髓中原始粒细胞（Ⅰ型＋Ⅱ型）占 30%~89%（NEC）,早幼粒及以下阶段粒细胞>10%,单核细胞<20%
M_3	急性早幼粒细胞白血病:骨髓中以含大量密集、粗大颗粒的异常早幼粒细胞为主,此类细胞≥30%（NEC）,胞质中常有成束的棒状小体。M_{3v} 为变异型急性早幼粒细胞白血病,胞质内颗粒较小或无
M_4	急性粒-单核细胞白血病:骨髓及外周血中粒系及单核系细胞增生,骨髓中的原始细胞≥30%（NEC）,单核系细胞>20%,粒系细胞>20%;外周血单核系细胞>$5.0×10^9$/L,或溶菌酶为正常的 3 倍和骨髓前体细胞中单核细胞酯酶阳性细胞>20%。M_{4Eo} 为伴嗜酸性粒细胞增多的急性粒-单核细胞白血病,除 M_4 特征外,骨髓中异常嗜酸性粒细胞增多,常大于或等于 5%（NEC）,此类细胞除有典型的嗜酸性颗粒外,还有大的嗜碱性（不成熟）颗粒,还可有不分叶的核
M_5	急性单核细胞白血病:根据细胞分化成熟程度分为两种亚型。①M_{5a}（未分化型）,骨髓中原单核细胞（Ⅰ型＋Ⅱ型）≥80%（NEC）;②M_{5b}（部分分化型）,骨髓中原单核细胞和幼单核细胞（NEC）>30%,原单核细胞（Ⅰ型＋Ⅱ型）<80%
M_6	急性红白血病:骨髓中有核红细胞≥50%（ANC）,且常有形态异常,骨髓原始细胞≥30%（NEC）或周围血原始细胞≥20%
M_7	急性巨核细胞白血病:骨髓中原巨核细胞≥30%,电镜下血小板过氧化酶（PPO）阳性,外周血中出现原始巨核（小原巨）细胞,血小板膜蛋白Ⅰb、Ⅱb/Ⅲa 或因子Ⅷ相关抗原（VWF）阳性

注:①原始细胞不包括原红细胞和小巨核细胞。髓系原始细胞（myeloblast）包括Ⅰ型和Ⅱ型,Ⅰ型为典型原始细胞,Ⅱ型胞质可出现少许细小嗜天青颗粒,核质比例稍低,其他同Ⅰ型原始细胞。②NEC 即非红系细胞,指不包括浆细胞、淋巴细胞、组织嗜碱细胞、巨噬细胞及所有有核红细胞的骨髓有核细胞。③ANC:指所有有核细胞。

2. 骨髓增生异常综合征(MDS)FAB 分型　FAB 协作组(1982 年)对 MDS 的分型主要是根据患者外周血及骨髓中原始细胞的比例、形态学改变、单核细胞的数量及幼细胞的铁染色情况,将 MDS 分为 5 型:难治性贫血(RA),环形铁粒幼细胞难治性贫血(RAS),难治性贫血伴原始细胞增多(RAEB),难治性贫血伴原始细胞增多转变型(RAEB-T)和慢性粒-单核细胞白血病(CMML),见表 9-2。

表 9-2　MDS 的 FAB 分型

类型	骨髓环形铁粒幼红细胞 *	原始粒细胞		外周血中的单核细胞 (×10⁹/L)	棒状小体 #
		骨髓	外周血		
RA	<15%	<5%	<1%	不定	(—)
RAS	>15%	<5%	<1%	不定	(—)
RAEB	+,—	5%~20%	<5%	<1	(—)
RAEB-T	+,—	21%~29%	≥5%	<1	(±)
CMML	+,—	5%~20%	<5%	>1	(—)

注:* 占红系细胞的百分比;# 见到棒状小体,即使其他条件不符合,亦诊断为 RAEB-T。

3. 慢性骨髓增殖性疾病 FAB 分型　FAB 协作组也曾对当时称为骨髓增殖性疾病(myeloproliferative disease,MPD)的一组髓系肿瘤提出过部分分型建议,根据临床和骨髓象特点,将 MPD 分为慢性髓细胞性白血病、真性红细胞增多症、原发性血小板增多症和原发性骨髓纤维化四种类型。

（二）WHO 造血和淋巴组织肿瘤分类

FAB 分型在指导白血病的诊断、治疗和预后判断方面起了重要的作用,但是也存在一定的主观性和局限性,WHO 提出了更为全面的基于 MICM 内容和临床特征的分型方案。2008 年 WHO 颁布的第四版“造血和淋巴组织肿瘤分类”将造血和淋巴组织肿瘤分为髓系肿瘤、淋巴组织肿瘤、系列模糊的急性白血病、组织细胞和树突状细胞肿瘤四个大框架,以往单独归类的肥大细胞疾病归入骨髓增殖性肿瘤,分类框架见表 9-3。

表 9-3　WHO 造血和淋巴组织肿瘤分类框架(2008 年)

造血和淋巴组织肿瘤	1.髓系肿瘤	骨髓增殖性肿瘤（MPN）
		髓系和淋巴系细胞肿瘤,伴嗜酸性粒细胞增多和 PDGFRA、PDGFRB 或 PDGFR1 基因异常
		骨髓增生异常/骨髓增殖性肿瘤(MDS-MPN)
		骨髓增生异常综合征(MDS)
		急性髓系白血病(AML)和相关前驱细胞肿瘤
	2.淋巴组织肿瘤	前驱淋巴细胞肿瘤(淋巴母细胞白血病/淋巴瘤,ALL)
		成熟 B 细胞肿瘤
		成熟 T 细胞和 NK 细胞肿瘤
		霍奇金淋巴瘤
		移植后淋巴增殖性疾病(PTLD)
	3.系列模糊的急性白血病	
	4.组织细胞和树突状细胞肿瘤	

1. 髓系肿瘤分类　2008 年 WHO 将髓系肿瘤分为:①骨髓增殖性肿瘤(myeloproliferative neoplasm,MPN);②髓系、淋巴系细胞肿瘤伴嗜酸性粒细胞增多和 PDGFRA、PDGFRB 或 PDGFR1 基因异常(myeloid and lymphoid neoplasms with eosinophilia and abnormalities of PDGFRA,PDGFRB or FGFR1);③骨髓增生异常/骨髓增殖性肿瘤(myelodysplastic/myeloproliferative neoplasm,MDS-MPN);④骨髓增生异常综合征;⑤急性髓系白血病及相关前驱细胞肿瘤(acute myeloid leukemia and related precursor neoplasm)。

（1）急性髓系白血病及相关前驱细胞肿瘤：WHO 分型对 FAB 分类最显著的修改是，推荐 AML 的诊断标准为外周血或骨髓中原始细胞（blast）的百分率≥20％，WHO 的分型见表 9-4。由于大量的研究证实，骨髓中原始细胞占 20％～30％与≥30％相比较，患者们的生存期相似。在某些情况下，如检测到有表 9-4 中的重现性染色体或融合基因时，即使骨髓中原始细胞＜20％也应诊断为 AML。

（2）骨髓增生异常综合征的 WHO 分型：2008 年 WHO 对 MDS 提出了新的分型方案，由 FAB 的 5型变为 7 型（表 9-5），分型更细，除了考虑原始细胞（blast）的比例、形态学改变及单核细胞的数量外，还进一步将细胞遗传学的因素也加进去。

（3）骨髓增殖性肿瘤（MPN）的 WHO 分型：2008 年，WHO 对 2001 年已成形的骨髓增殖性疾病（myeloproliferative disease，MPD）分类方案重新修订，更名为骨髓增殖性肿瘤（myeloproliferative neoplasm，MPN），并在慢性髓细胞性白血病、真性红细胞增多症、原发性血小板增多症和原发性骨髓纤维化 4 种典型疾病的基础上，增加为 8 个类型，见表 9-6。

（4）骨髓增生异常-骨髓增殖性肿瘤的 WHO 分型：骨髓增生异常-骨髓增殖性肿瘤既具有骨髓病态造血的特征又具有骨髓增殖的特征。2001 年开始有此命名，2008 年 WHO 的"造血和淋巴组织肿瘤分类"将其分为 4 型，见表 9-7。

表 9-4　髓系肿瘤中急性髓系白血病及相关前驱细胞肿瘤分类（WHO，2008 年）

1. AML 伴重现性细胞遗传学异常	（1）AML 伴 t(8;21)(q22;q22)；RUNX1-RUNX1T1
	（2）AML 伴 inv(16)(p13.1;q22)或 t(16;16)(p13;q22)；CBFB-MYH11
	（3）急性早幼粒细胞白血病伴 t(15;17)(q22;q12)；PML-RARa
	（4）AML 伴 t(9;11)(p22;q23)；MLLT3-MLL
	（5）AML 伴 t(6;9)(p23;q34)；DEK-NUP214
	（6）AML 伴 inv(3)(q21;q26.2)或 t(3;3)(q21;q26.2)；RPN1-EVI1
	（7）AML(原始巨核细胞性)伴 t(1;22)(p13;q13)；RBM15-MKL1
	（8）AML 伴 NPM1 突变
	（9）AML 伴 CEBPA 突变
2. AML 伴骨髓增生异常相关改变	
3. 治疗相关的髓系肿瘤	
4. 急性髓系白血病，非特殊类型	（1）AML 微分化
	（2）AML 非成熟
	（3）AML 伴成熟
	（4）急性粒-单核细胞白血病
	（5）急性原始单核细胞和单核细胞白血病
	（6）急性红白血病（包括纯红白血病和红白血病）
	（7）急性原始巨核细胞白血病
	（8）急性嗜碱性粒细胞白血病
	（9）急性全髓增殖伴骨髓纤维化
5. 髓系肉瘤	
6. 与 Down 综合征相关的骨髓增殖	（1）过渡性异常骨髓增生
	（2）与 Down 综合征相关的髓系白血病
7. 原始浆细胞样树突细胞肿瘤	

表 9-5　髓系肿瘤中 MDS 分型（WHO，2008 年）

1. 难治性贫血伴单系病态造血（RCUD）
（1）难治性贫血（RA）

续表

（2）难治性中性粒细胞减少（RN）

（3）难治性血小板减少（RT）

2.难治性贫血伴环形铁粒幼红细胞（RARS）

3.难治性血细胞减少伴多系病态造血（RCMD）

4.难治性贫血伴原始细胞增多-1（RAEB-1）

5.难治性贫血伴原始细胞增多-2（RAEB-2）

6.MDS-未分类（MDS-U）

7.MDS 伴单纯 5q⁻

表 9-6　髓系肿瘤中骨髓增殖性肿瘤（MPN）分型（WHO，2008 年）

1.慢性髓细胞性白血病，BCR-ABL 阳性（chronic myelogenous leukemia-BCR-ABL positive，CML-BCR-ABL⁺）

2.慢性中性粒细胞白血病（chronic neutrophilic leukemia，CNL）

3.真性红细胞增多症（polycythemia vera，PV）

4.原发性骨髓纤维化（primary myelofibrosis，PMF）

5.原发性血小板增多症（primary thrombocythemia，PT）

6.慢性嗜酸性粒细胞白血病，非特指型（chronic eosinophilic leukemia-not otherwise specified，CEL-NOS）

7.肥大细胞增多症（mastocytosis）

8.不能分类的骨髓增殖性肿瘤（myeloproliferative neoplasm-unclassifiable，MPN-U）

表 9-7　髓系肿瘤中骨髓增生异常/骨髓增殖性肿瘤（MDS-MPN）分型（WHO，2008 年）

1.慢性粒-单核细胞白血病（chronic myelomonocytic leukemia，CMML）

2.不典型慢性髓细胞性白血病（atypical chronic myelogenous leukemia-BCR-ABL negative）

3.幼年型慢性粒-单核细胞白血病（juvenile myelomonocytic leukemia，JMML）

4.不能分类的骨髓增生异常/骨髓增殖性肿瘤（myelodysplastic/myeloproliferative neoplasm-unclassifiable，MDS/MPN-U）

2. 淋巴组织肿瘤分类　WHO 对淋巴细胞肿瘤的分类主要是根据细胞的来源（B 或 T）和细胞成熟程度（前驱细胞或成熟细胞）来进行分类，将淋巴瘤和淋巴细胞白血病合在一起分类。2008 年 WHO 的第四版"造血和淋巴组织肿瘤分类"方案根据疾病的细胞类型、分化特征和临床特征将淋巴组织肿瘤分为 5 类：前驱型淋巴系肿瘤（precursor lymphoid neoplasm）、成熟 B 细胞肿瘤（mature B-cell neoplasm）、成熟 T/NK 细胞肿瘤（mature T-cell and NK-cell neoplasm）、霍奇金淋巴瘤（Hodgkin lymphoma，HL）及移植后淋巴细胞增殖紊乱（post-transplantation lymphoproliferative disorder，PTLD）。在 WHO 的淋巴组织肿瘤分型中将淋巴瘤和淋巴细胞白血病都归为一大类，其原因是许多淋巴组织肿瘤患者存在实体瘤（淋巴瘤）和循环扩散（白血病）期，如 B 细胞慢性淋巴细胞白血病与 B 细胞小细胞淋巴瘤、淋巴母细胞白血病和淋巴母细胞淋巴瘤、Burkitt 淋巴瘤和 Burkitt 白血病，研究认为淋巴瘤和淋巴细胞白血病是同一肿瘤的不同疾病时期的表现。

（1）前驱型淋巴系肿瘤的 WHO 分型：见表 9-8。

表 9-8　前驱型淋巴系肿瘤的分型（WHO，2008 年）

1.B 淋巴母细胞白血病/淋巴瘤（Bacutelymphoblastic leukemia/lymphoblastic lymphoma）

（1）B 淋巴母细胞白血病/淋巴瘤，非特指型

（2）B 淋巴母细胞白血病/淋巴瘤，伴重现性细胞遗传学异常

①B 淋巴母细胞白血病/淋巴瘤，伴 t(9;22)(q34;q11.2)；BCR-ABL

②B 淋巴母细胞白血病/淋巴瘤，伴 t(v;11q23)；MLL 重排

③B 淋巴母细胞白血病/淋巴瘤，伴 t(12;21)(p13;q22)；TEL-AML1（ETV6-RUNX1）

④B 淋巴母细胞白血病/淋巴瘤，伴超二倍体

⑤B 淋巴母细胞白血病/淋巴瘤,伴低二倍体(伴低二倍体 ALL)

⑥B 淋巴母细胞白血病/淋巴瘤,伴 t(5;14)(q 31;q32);IL3-IGH

⑦B 淋巴母细胞白血病/淋巴瘤,伴 t(1;19)(q23;p13.3);E2A-PBX1(TCF3-PBX1)

2.T 淋巴母细胞白血病/淋巴瘤(Tacutelymphoblastic leukemia/lymphoblastic lymphoma)

（2）成熟 B 细胞肿瘤的 WHO 分型:见表 9-9。

表 9-9　成熟 B 细胞肿瘤的分型(WHO,2008 年)

1.慢性淋巴细胞性白血病/小淋巴细胞性淋巴瘤	14.弥漫性大 B 细胞淋巴瘤(DLBCL),非特指型
2.B 细胞幼淋巴细胞性白血病	(1)T 细胞/组织细胞丰富的大 B 细胞淋巴瘤
3.脾 B 细胞边缘带淋巴瘤	(2)原发性中枢神经系统 DLBCL
4.毛细胞白血病	(3)原发性皮肤 DLBCL("腿型")
5.脾 B 细胞淋巴瘤/白血病,不能分类	(4)老年性 EB 病毒阳性 DLBCL
(1)脾弥漫性红髓小 B 细胞淋巴瘤	15.慢性炎症相关 DLBCL
(2)毛细胞白血病-变异型	16.淋巴瘤样肉芽肿病
6.淋巴浆细胞性淋巴瘤/Waldenström 巨球蛋白血症	17.原发性纵隔(胸腺)大 B 细胞淋巴瘤
7.重链病:α 重链病、γ 重链病、μ 重链病	18.血管内大 B 细胞淋巴瘤
8.浆细胞骨髓瘤	19.ALK 阳性大 B 细胞淋巴瘤
9.骨孤立性浆细胞瘤	20.浆母细胞性淋巴瘤
10.髓外浆细胞瘤	21.起自 HHV8 相关的多中心性 Castleman 病相关的大 B 细胞淋巴瘤
11.黏膜相关淋巴组织结外边缘带 B 细胞淋巴瘤(MALT 淋巴瘤)	22.原发性渗出性淋巴瘤
12.结内边缘带淋巴瘤	23.Burkitt 淋巴瘤
儿童淋巴结边缘区淋巴瘤	24.B 细胞淋巴瘤,不能分类(介于 DLBCL 与 Burkitt 淋巴瘤、DLBCL 与经典型霍奇金淋巴瘤之间)
13.滤泡性淋巴瘤	
(1)儿童滤泡性淋巴瘤	
(2)原发性皮肤滤泡中心淋巴瘤	
(3)套细胞淋巴瘤	

（3）成熟 T/NK 细胞肿瘤的 WHO 分型:见表 9-10。

表 9-10　成熟 T/NK 细胞肿瘤的分型(WHO,2008 年)

1.T 幼淋巴细胞白血病	13.Sezary 综合征
2.T 细胞大颗粒淋巴细胞性白血病	14.原发性皮肤 CD30+ T 细胞淋巴组织增生性疾病
3.慢性 NK 细胞淋巴组织增生性疾病	(1)淋巴瘤样丘疹病
4.侵袭性 NK 细胞白血病	(2)原发性皮肤间变性大细胞淋巴瘤
5.儿童系统性 EBV+ T 细胞淋巴组织增生性疾病	15.原发性皮肤 γδT 细胞淋巴瘤
6.种痘水疱病样淋巴瘤	16.原发性皮肤 CD8+ 侵袭性嗜表皮细胞毒性 T 细胞淋巴瘤
7.成人 T 细胞白血病/淋巴瘤	17.原发性皮肤 CD4+ 小/中 T 细胞淋巴瘤
8.结外 NK/T 细胞淋巴瘤,鼻型	18.周围 T 细胞淋巴瘤,非特指型
9.肠病相关性 T 细胞淋巴瘤	19.血管免疫母细胞性 T 细胞淋巴瘤
10.肝脾 T 细胞淋巴瘤	20.间变性大细胞淋巴瘤(ALCL),ALK 阳性
11.皮下脂膜炎样 T 细胞淋巴瘤	21.间变性大细胞淋巴瘤(ALCL),ALK 阴性
12.蕈样霉菌病	

（4）霍奇金淋巴瘤 WHO 分型：见表 9-11。

表 9-11　霍奇金淋巴瘤的分型（WHO，2008 年）

1. 结节性淋巴细胞为主型霍奇金淋巴瘤（nodular lymphocyte predominance Hodgkin lymphoma，NLPHL），占 HL 的 5％左右

2. 经典型霍奇金淋巴瘤（classical Hodgkin lymphoma，CHL），占 HL 的 95％左右

（1）结节硬化型经典霍奇金淋巴瘤（nodular sclerosis CHL，NSCHL）

（2）混合细胞型经典霍奇金淋巴瘤（mixed cellularity CHL，MCCHL）

（3）淋巴细胞消减型经典霍奇金淋巴瘤（lymphocyte-depleted CHL，LDCHL）

（4）淋巴细胞丰富型经典霍奇金淋巴瘤（lymphocyte-rich CHL，LRCHL）

（5）移植后淋巴细胞增殖紊乱的 WHO 分型：移植后淋巴细胞增殖紊乱是由于患者在接受异体的造血干细胞移植和实体器官移植后引起免疫抑制，继发的一种淋巴组织增生或淋巴瘤。约 90％的移植后淋巴细胞增生性疾病（post-transplantation lymphoproliferative disorder，PTLD）由 B 细胞起源，少数由 T 细胞起源，90％～95％与 EB 病毒感染有关。WHO（2008）将 PTLD 分为 3 型：早期病变、多形性 PTLD 和单形性 PTLD。早期病变和多形性 PTLD 随着免疫抑制剂的减量可自行消退，而大部分单形性 PTLD 的预后很差，死亡率较高。

3. **系列模糊的急性白血病的分类**　系列模糊的急性白血病（acute leukemia of ambiguous lineage）又称急性未定系列白血病，是白血病细胞分化系别不明或由于细胞的病理系别的特点无法证明细胞向某系别分化，采用细胞形态学、细胞化学和细胞免疫学表型、细胞遗传学及分子生物学技术等仍难以明确细胞系列归属的一型白血病。系列模糊的急性白血病包括两类：一类为无特征性系别抗原分化的白血病，如急性未分化型白血病（acute undifferentiated leukemia，AUL）；另一类为原始细胞表达不止一种系别抗原的白血病，如混合表型急性白血病（mixed phenotype acute leukemia，MPAL）。后一类白血病中可能存在不同的原始细胞群或一种细胞群中同一细胞上同时表达不同系别的多种抗原标志物，也可能这两种情况同时存在。

4. **组织细胞和树突状细胞肿瘤的分类**　组织细胞和树突状细胞肿瘤（histiocytic and dendritic cell neoplasm）比较少见。组织细胞/巨噬细胞有抗原处理功能，树突状细胞向 T 细胞和 B 细胞提呈抗原。WHO 将组织细胞和树突状细胞肿瘤分为 8 个类型，如表 9-12 所示。

表 9-12　组织细胞和树突状细胞肿瘤的分型（WHO，2008 年）

1. 组织细胞肉瘤	5. 滤泡树突状细胞肉瘤
2. 朗格汉斯细胞组织细胞增生症	6. 成纤维母细胞性网状细胞肿瘤
3. 朗格汉斯细胞肉瘤	7. 未定型树突状细胞肿瘤
4. 指突状树突状细胞肉瘤	8. 弥漫性幼年性黄色肉芽肿

第二节　急性白血病的实验室检查

白血病的实验室检查包括血象和骨髓象为基础的形态学检验，并结合免疫学、细胞遗传学和分子生物学检验的 MICM 综合分析。

一、细胞形态学检验

白血病细胞在骨髓组织中恶性增殖、大量增生，破坏髓-血屏障，进而释放到外周血中，引起骨髓和外周血细胞数量和形态的异常，这是急性白血病外周血和骨髓细胞形态学检查的理论基础。

1. **血象**　多数白血病患者白细胞增多，白细胞计数可高达 $100 \times 10^9/L$，外周血可出现较多的白血病原始细胞，此为白血性白血病（leukemic leukemia）；部分患者白细胞计数不增高甚至减少，外周血中无白

血病细胞,则称为非白血性白血病(aleukemic leukemia)。绝大多数患者红细胞计数、血红蛋白浓度和血小板计数不同程度地下降,个别患者早期红细胞和血小板数量下降不明显。

2. 骨髓象　骨髓细胞形态学检查是急性白血病诊断的主要方法,是 FAB 分型的主要依据,也是WHO 分型方案中 MICM 分型的基础。在 2008 年版 WHO 造血与淋巴组织肿瘤分型方案中,骨髓或外周血中髓系白血病原始细胞比值≥20%为 AML 诊断的首要条件,其中 NEC 比值仅用于 AML-无成熟型和红白血病,其余的 AML 均用 ANC 比值。当患者被证实有重现性遗传学异常时(表 9-4),即使外周血和骨髓中的原始细胞<20%,也诊断为 AML。对于不伴有重现性遗传学异常的 AML,要根据 MICM 分型方案确定其亚型。对于前驱型淋巴系肿瘤而言,若肿瘤性前驱淋巴细胞(原始、幼稚淋巴细胞)主要分布在淋巴组织,而骨髓、外周血中较少者(<20%),应首先考虑淋巴瘤;若骨髓和(或)外周血中肿瘤性前驱淋巴细胞≥20%,并能排除母细胞性淋巴瘤浸润骨髓的可能,则诊断为 ALL。ALL 的肿瘤细胞主要在骨髓和外周血中,病程中也有浸润淋巴组织的可能。若有母细胞性淋巴瘤,又有较多浸润而来的前驱淋巴细胞出现在骨髓和(或)外周血,此状态称为淋巴瘤细胞白血病。

3. 细胞化学染色　细胞化学染色有助于鉴别各种类型的白血病细胞,如髓过氧化物酶(MPO)染色、氯乙酸酯酶(CAE)染色、α-醋酸萘酚酯酶(α-NAE)、PAS 和 NAP 染色等。1995 年国际血液学标准化委员会(ICSH)推荐以最少细胞化学染色组合(包括 MPO、CAE、α-NAE 三种染色)为急性白血病实验诊断的首选细胞化学染色项目。

4. 细胞形态学诊断要点　结合临床表现,根据骨髓、血液和其他造血器官内血细胞变化特点,可作出白血病的细胞学诊断。白血病的主要形态学特点如下。

(1) 某系细胞增生:骨髓中某系细胞数目显著增加,外周血细胞也增加,并可见幼稚细胞,但少数急性白血病外周血白细胞无明显增加,甚至数量减少。

(2) 细胞成熟障碍:急性白血病时,白血病细胞克隆性增生并伴分化受阻,受累细胞系成熟受阻,停滞于某一阶段,其以下各阶段细胞减少,或缺乏原始细胞与成熟细胞中间过渡阶段的细胞,即"断尾"或"白血病裂孔"现象。

(3) 细胞形态畸形:主要表现为:①细胞大小、形态和核质比改变,细胞大于或小于正常,或显著大小不均,细胞形态常不规则、具伪足或拖尾等,常伴核质比增大,胞质减少。②胞质异常,呈强嗜碱性,出现异常粗大颗粒,或正常颗粒减少或消失,出现包涵体、空泡、内外质等。③核异常,圆形的核可出现凹陷、切迹、分叶等,核仁增大、数目增多或畸形,核染色质变粗糙,分布不均。④核、质发育不平衡,核和胞质的成熟不同步,如成熟致密的核伴嗜碱性具有未分化颗粒的胞质(核老质幼),或具有原始粒细胞的核,而胞质内充满中性颗粒等(核幼质老)。⑤细胞易破碎,在涂片中形成破碎(涂抹)细胞,尤以急淋白血病多见。

(4) 细胞分裂异常:骨髓中呈有丝分裂的细胞显著增多,且出现各种分裂异常,如多极分裂、不对称分裂等,核分裂而胞质不分裂形成多核细胞,核不能完成分裂形成大的畸形核。

(5) 骨髓中其他系细胞受抑制:如淋巴细胞或单核细胞白血病,骨髓中粒系、红系、巨核系细胞受抑制而明显减少。

(6) 白血病细胞浸润:除骨髓外,肝、脾、淋巴结等造血器官常有白血病细胞浸润,皮肤、中枢神经系统等器官也受浸润(髓外浸润),这是组织病理学诊断白血病的主要依据。淋巴结穿刺物涂片或印片的细胞学检查亦有助于诊断。中枢神经系统白血病,脑脊液中可找到白血病细胞。

二、免疫学检验

血细胞的表面和胞质有大量的蛋白抗原,可用单克隆抗体识别。造血细胞分化成熟过程中会出现一系列抗原(免疫表型)的变化,某些抗原表达于特定系列不同发育阶段的细胞上,患白血病时受累细胞系成熟受阻,停滞于某一阶段。因此,用单克隆抗体技术检测这些抗原有助于对急性白血病各型的诊断与鉴别,从而指导治疗、判断疗效及预后。用于白血病免疫分型的 CD 抗体可分为一线 CD 抗体和二线 CD 抗体,常采用急性白血病的一线 CD 抗体来筛选 AML 及 T 细胞系、B 细胞系白血病,再用二线 CD 抗体进一步确定亚型及判别急性混合细胞白血病(表 9-13、表 9-14)。

表 9-13 各系细胞常表达的 CD 分子

类型	一线抗体	二线抗体
髓系	CD13、CD33、CD117、Anti-MPO＊	CD11、CD14、CD15、CD36、CD41、CD42、CD61、CD71、CD235a(血型糖蛋白 A)
B 淋巴系	CD22＊、CyCD22、CD19、CD10、CD79a＊	CD20、Cyμ、SmIg
T 淋巴系	CD3＊、CyCD3、CD7、CD2	CD1a、CD4、CD5、CD8
非系列特异性	CD34、TdT＊＊、HLA-DR	

注：＊胞质表达，＊＊胞核表达

1. ALL 免疫学分析　ALL 的免疫学分析较常用来将 ALL 分为 B 细胞系 ALL(占 80%)和 T 细胞系 ALL(占 20%)。在欧洲白血病免疫分型协作组(EGIL)和 2008 年版 WHO《造血与淋巴组织肿瘤分类》方案中，B 细胞性急性白血病和 T 细胞性急性白血病有专门的免疫学分型方法，两者基本相同。

(1) B 淋巴母细胞白血病/淋巴瘤(B-ALL/LBL)的免疫表型分析：EGIL 方案中，B 淋巴母细胞白血病均表达 CD19、CD22、cCD79a，并主要依据 CD10、TdT、cIg(胞质内免疫球蛋白，其中重链型为 cμ)和 sIg(膜表面免疫球蛋白)分为四种亚型：早前 B-急淋(Pro-B-ALL)、普通 B-急淋(Common B-ALL)、前 B-急淋(Pre-B-ALL)、成熟 B 细胞-急淋(B-ALL)，如表 9-15 所示。稍有不同的是，在 2008 年版 WHO《造血与淋巴组织肿瘤分类》中，成熟 B 细胞-急淋(B-ALL)归入周围型白血病/淋巴瘤，不再归为急性白血病，这是因为其生物学行为类似于 Burkitt 淋巴瘤。B-ALL 免疫表型分析见表 9-14。

在 2008 年版 WHO《造血与淋巴组织肿瘤分类》中 B-ALL/LBL 伴重现性遗传学异常的几种亚型与某些特定的免疫表型具有一定的联系，并影响其预后，见表 9-15。

表 9-14　B 淋巴母细胞白血病的免疫表型(EGIL 方案)

类型	CD10	CD19	CD34	CD22 c/m	CD38	TdT	HLA-DR	CD20	cCD79	sIg	Cyμ	特殊表型
Pro-B-ALL	−	+	+	+	+	+	+	−	+	−	−	CD9+
Pre-B-ALL	+/−	+	−	+	+	+/−	+	+/−	+	−	+/−	CD24+
Common B-ALL	+	+	+	+	+	+	+	+/−	+	−	−	CD13/33+ MPO−
B-ALL	+/−	+	−	+	+	+	+	+	+	+	+	Ki-67+

表 9-15　B-ALL/LBL 伴重现性遗传学异常的免疫表型(WHO,2008 年)

类型	CD10	CD34	CD19	CD22 c/m	TdT	CD20	CD38	CD24	特殊表型
B-ALL/LBL 伴 t(9;22)(q34;q11);BCR-ABL	++	+	+	+	+	+/−	弱表达	+	CD13/CD33+ CD25+
B-ALL/LBL 伴 t(v;11q23);MLL 重排	−	+/−	++	+	+	+/−	+	−	CD15+
B-ALL/LBL;t(12;21)(p13;q22);TEL-AML1	+	+	+	+	+	−	+	+/−	CD9−
B-ALL/LBL 伴超二倍体	+	+	+	+	+	+	+	+	CD45−

续表

类型	CD10	CD34	CD19	CD22 c/m	TdT	CD20	CD38	CD24	特殊表型
B-ALL/LBL 伴亚二倍体	+	+	+	+	+	+/-	+	+/-	
B-ALL/LBL 伴 t(5;14)(q31;q32)/IL3-IGH	+	+/-	+	+	+	+/-	+/-	+/-	
B-ALL/LBL 伴 t(1;19)(q23;q13.3),E2A-PBX1	+	-	+	+	+	常+	+/-	+/-	CD19+CD10+Cyμ+/Cyμ+CD9+CD34-

（2）T 淋巴母细胞白血病/淋巴瘤（T-ALL/LBL）免疫表型分析：T-ALL/LBL 细胞经常表达 TdT、cCD3 和 CD7，但仅有 cCD3 具有系列特异性；此外，该类细胞不同程度地表达 CD1a、CD2、CD3、CD4、CD5、CD8。近年来，CD99 也被认为是 T 淋巴母细胞白血病/淋巴瘤最特异的标志之一，主要强表达于原始和幼稚淋巴细胞。WHO 依据免疫表型的差异，将 T 淋巴母细胞白血病分为四个亚型：早前 T-急淋（Pro-T-ALL）、前 T 细胞急淋（Pre-T-ALL）、皮质-T-ALL（Cortical T-ALL）和髓质-T-ALL（Medullary T-ALL），见表 9-16。

表 9-16　T 淋巴母细胞白血病的免疫表型（WHO,2008 年）

类型	CD3 c/m	CD4/CD8	CD7	CD2	TdT	CD1a	CD99	CD38	CD34	特殊表型
Pro-T-ALL	+	-/-	+	-	+	-	+	+/-	+/-	部分 CD33+
Pre-T-ALL	+	-/-	+	+	+	-	+	+	+/-	
Cortical T-ALL	+	+/+	+	+	+	+	+	+	-	部分 CD10+
Medullary T-ALL	+	+/- 或 -/+	+	+	+/-	-	+/-	+	-	CD10-

2. AML 的免疫学分析　免疫表型分析有助于急性髓系白血病的系别和亚型的诊断。如 CD34、HLA-DR、CD38 和 CD117 是早期造血细胞的标志；CD14 是成熟单核细胞的标志；CD15、CD11b 和 CD16 是偏成熟粒细胞分化的标志。主要 AML 的免疫表型特征，见表 9-17。

表 9-17　主要 AML 的免疫表型特征（WHO,2008 年）

类型	CD34	CD13	CD33	CD15	HLA-DR	CD14	CD71/CD235a	CD41/42 CD61	CD117	MPO	特殊表型
AML t(8;21)(q22;q22)(M2b)	部分+	++	+/-	+	+	常-	-	-	-	++	CD19/79a 可表达
APL t(15;17)(q22;q12)/(M3)	-	++	++	+/-	-	-	-	-	+	++	M3v 部分 CD34+
AML inv(16)(p13.1;q)及 t(16;16)(p13.1;q22)(M4Eo)	-	++	++	+	-	++	-	-	+	++	CD9+CD38+CD16-
急性髓系白血病微分化型（相当于 M0）	++	至少表达一种阳性				多数-	-	-	+		CD7+CD56+
急性髓系白血病不伴成熟型（相当于 M1）	常+	常+	+	部分+		常-	-	-	+	++	部分 CD7+CD19+
急性髓系白血病伴成熟型（相当于 M2a）	部分+	++	++	+		常-	-	-	部分+	++	部分 CD7+
急性粒-单核细胞白血病（M4）	部分+	++	++						+/-	++	部分 CD7+

续表

类型	CD34	CD13	CD33	CD15	HLA-DR	CD14	CD71/CD235a	CD41/42 CD61	CD117	MPO	特殊表型
急性原始单核和单核细胞白血病(M_5)	多数—	+/—	+	+	+	+	—	—	+	+	$CD56^+$ $CD68^+$
急性红白血病（红白血病）(M_{6a})	+/—	+	部分+	—	+/—	部分+	++	—	部分+	+	部分 $CD7^+$
急性红白血病（纯红血病）(M_{6b})	+/—	—	—	—	+/—	—	++	—	—	—	Gly 可—
急性巨核细胞白血病(M_7)	+/—	+	+	—	—	—	+	++	+	—	部分 $CD7^+$

三、细胞遗传学检验

近年来，随着改良的细胞培养和染色体分带技术的发展，特别是荧光原位杂交（FISH）技术、多元 FISH 和多色频谱核型（spectral karyotyping，SKY）等检测技术的应用，染色体异常的检出率明显提高，已发现多数急性白血病存在特异或非特异性的染色体异常，可用于分型和诊断。

急性白血病在亚细胞水平的改变表现为染色体的异常，其中部分类型的染色体异常具有特异性和重现性，有些类型的染色体异常具有随机性。

急性白血病的染色体异常分为平衡型畸变和不平衡型畸变。平衡型畸变主要是易位或倒位。AML 中具有病理学意义的染色体平衡型畸变的检出率为 60%。这些染色体平衡型畸变产生特异性染色体结构重排，进而产生融合基因和融合蛋白。这些融合蛋白部分具有转录因子或酪氨酸激酶功能，可引起骨髓细胞分化阻滞和恶性增殖。染色体平衡型畸变与急性髓系白血病的某些亚型有关，如 t(15;17)(q22;q12)见于急性早幼粒细胞白血病，t(8;21)(q22;q22)见于急性髓系白血病伴成熟型（M_2 型），inv(16)(p13.1;q22)见于伴嗜酸性粒细胞增多的急性粒-单核细胞白血病（M_{4Eo}）。急性髓系白血病的染色体非平衡型畸变多表现为染色体数目异常、染色体整条或部分丢失或增加，如 +8、—5/5q⁻、—7/7q⁻、20q⁻ 及 +21 等，这些异常与急性髓系白血病的亚型关联性不强，不同于重现性染色体异常。

急性淋巴细胞白血病中具有病理学意义的染色体平衡型畸变的检出率为 66%，这些异常多累及 Ig 基因（B 细胞）或 TCR 基因（T 细胞）。B-ALL 常见的染色体异常包括 t(12;21)(p13;q22)和 t(1;19)(q23;q13.3)，也可见于与慢性髓细胞性白血病中 Ph 染色体相同的细胞遗传学改变，即 t(9;22)(q34;q11.2)。T-ALL 常见的染色体异常包括 t(1;14)(p32;q11)、t(7;9)(q34;q32)、t(10;14)(q24;q11)、t(8;14)(q24;q11)和 t(11;14)(p15;q11)等，多数累及 TCR 位点 14q11(TCRα,δ)、7q34-36(TCRβ)和 7p15(TCRγ)。急性淋巴细胞白血病的染色体数目异常以超二倍体、亚二倍体、单倍体等为主。

四、分子生物学检验

染色体平衡型畸变常形成于与急性白血病发病机制相关的基因重排和各种融合基因，成为血液肿瘤的重现性分子标志，这些分子标志是白血病的诊断指标、微小残留白血病的检测指标和治疗的靶点。如 t(15;17)(q22;q12)形成的 PML-RARα 融合基因见于急性早幼粒细胞白血病；t(8;21)(q22;q22)形成的 AML1-ETO 融合基因见于急性髓系白血病成熟型；inv(16)t(16;16)(p13.1;q22)形成的 CBFβ-MYH11 见于伴嗜酸性粒细胞增多的急性粒-单核细胞白血病（M_{4Eo} 型）。

急性淋巴细胞白血病也具有一些与发病机制相关的分子标志。部分 B-ALL 染色体易位涉及 14q32，导致 IgH 重排，IgH 重排是 B 细胞恶性增殖的标志之一。某些 T-ALL 染色体易位导致 TCR 基因与细胞生长和分化相关的转录因子（个别为蛋白激酶）基因发生重排，进而引起 T 细胞恶性增殖。临床常存在 B-ALL 伴 TCR 重排、T-ALL 伴 IgH 重排的现象，TCR 重排与 IgH 重排可作为淋巴细胞恶性增殖的指标，但不能区分其类型。

五、其他检验

（一）生化检验

1. 血清溶菌酶 活性明显增加常见于急性粒-单核和单核细胞白血病,急性粒细胞白血病也可增高,急性淋巴细胞白血病时一般正常或者下降。

2. 末端脱氧核苷酸转移酶 急性淋巴系肿瘤活性增高,而急性髓系肿瘤时活性正常或轻度增加。

3. 电解质和酸碱度检查 白血病在治疗过程中可以出现血清低钠血症、低钾血症伴酸中毒、高钙血症,血清、尿液中尿酸增高,可出现乳酸酸中毒。

（二）急性白血病疗效判断标准

急性白血病经治疗后,大部分可以完全缓解,但缓解后部分可复发,有些可达到临床治愈,具体疗效判断标准见表9-18。

表 9-18 急性白血病疗效判断标准（1987 年 11 月制定）

1. 缓解标准
①完全缓解（complete remission,CR）
临床：无贫血、感染、出血和白血病浸润所致的症状和体征,生活正常或接近正常
血象：男性血红蛋白≥100 g/L,女性及儿童血红蛋白≥90 g/L,中性粒细胞绝对值≥5×10^9/L,血小板≥100×10^9/L,外周血白细胞分类无白血病细胞
骨髓象：原粒细胞Ⅰ型＋Ⅱ型（原单核细胞＋幼单核细胞或原淋巴细胞＋幼淋巴细胞）≤5%,红细胞及巨核细胞系正常。M_{2b}型：原粒细胞Ⅰ型＋Ⅱ型≤5%,中性中幼粒细胞比例正常。M_3型：原粒细胞＋早幼粒细胞≤5%。M_4型：原粒细胞Ⅰ型＋Ⅱ型、原单核细胞＋幼单核细胞≤5%。M_6型：原粒细胞Ⅰ型＋Ⅱ型≤5%,原红细胞＋幼红细胞以及红系细胞比例基本正常。M_7型：粒、红两系比例正常,原巨核及幼巨核细胞基本消失
②部分缓解（partial remission,PR）：骨髓原粒细胞Ⅰ型＋Ⅱ型（原单核细胞＋幼单核细胞或原淋巴细胞＋幼淋巴细胞）＞5%且≤20%,或临床、血象两项中有一项未达完全缓解标准者
③未缓解（non-remission,NR）：临床、血象及骨髓象三项均未达上述标准者

2. 复发标准
有下列三者之一者称为复发（relapse）：
①骨髓原粒细胞Ⅰ型＋Ⅱ型（原单核细胞＋幼单核细胞或原淋巴细胞＋幼淋巴细胞）＞5%且＜20%,经过有效抗白血病治疗一个疗程仍未达骨髓完全缓解；
②骨髓原粒细胞Ⅰ型＋Ⅱ型（原单核细胞＋幼单核细胞或原淋巴细胞＋幼淋巴细胞）≥20%；
③骨髓外白血病细胞浸润

3. 持续完全缓解（continually complete remission,CCR） 从治疗后完全缓解之日起,其间无白血病复发达3～5年者

4. 长期存活 自白血病确诊之日起,带病生存达5年或5年以上者

5. 临床治愈 停止化学治疗5年或无病生存达10年者

注：①缓解标准以FAB分型为参考标准（目前国内没有制定WHO分型相应的疗效判断标准）；②统计生存率时,应包括诱导治疗不足一个疗程者。诱导治疗满一个疗程以上的病例应归入疗效统计范围。

（三）微量残留白血病检验

微量残留白血病（minimal residual leukemia,MRL）也称微小残留病（minimal residual disease,MRD）,是指白血病患者经化疗完全缓解后或骨髓移植治疗后,体内仍残存微量白血病细胞的状态。一般认为,白血病患者就诊时体内有白血病细胞10^{12}～10^{13}个,达到完全缓解后估计体内还可能有10^6～10^8个白血病细胞存在,这些残存的细胞是白血病复发的根源,用常规显微镜检查难以检出,但采用更为敏感的方法（如FCM及PCR等）能检测出这些细胞。检测MRL的关键是要找到白血病的相关标志,并要求敏感性高、特异性强、重复性好,快速简便,能定量分析。但由于白血病的高度异质性,目前尚未有一种理想的检测MRL的方法,常用MRL的检测方法的优、缺点见表9-19。

表 9-19　常用 MRL 的检测方法

方法	灵敏度	主要优点	主要缺点
细胞遗传学	$1\%\sim5\%$	可发现特异性核型	不敏感
细胞原位杂交	1%	可用于间期细胞	不敏感,受分裂期影响
流式细胞法	$10^{-4}\sim10^{-2}$	快速,较灵敏,可定量	需特殊探针,有时难与正常细胞区别
分子生物学方法(PCR)	$10^{-6}\sim10^{-4}$	高灵敏度,可定量,可自动分析	假阴性或假阳性

（王　林）

本章小结

临床上白细胞疾病可分恶性、肿瘤型和良性、反应型两大类,前者是造血与淋巴组织肿瘤,是造血干细胞水平上的恶性克隆性疾病。血液肿瘤分型经历了以细胞形态学为基础的 FAB 分型到 2008 年颁布的 WHO 分型(第 4 版),WHO 分型是依据疾病的生物学特征,包括形态学、免疫学、细胞遗传学和分子生物学,结合临床特征,用于血液肿瘤诊断、分型的同时还可以评估预后,指导治疗。

骨髓细胞形态学检查对急性白血病的诊断是必不可少的,细胞化学染色可以补充单纯细胞形态学的不足,细胞免疫表型对 AL 的诊断与鉴别诊断有非常重要的意义。细胞遗传学对于阐明 AL 发病机制及指导分层治疗、判断预后价值明显。

能力检测

1. FAB 将急性白血病分为哪些类型?

2. WHO 对"造血与淋巴组织肿瘤"进行分类所采用的依据是什么?

3. WHO 的"造血和淋巴组织肿瘤分类"方案中髓系肿瘤的类型有哪些?

4. WHO 的分类中"AML 及相关前驱细胞肿瘤"有哪些类型? 其与 FAB 急性髓系白血病的分类有哪些区别和联系?

5. WHO 的"造血和淋巴组织肿瘤分类"方案将淋巴组织肿瘤分为哪些类型?

6. WHO 分类淋巴组织肿瘤中"前驱型淋巴系肿瘤"有哪些类型? 其与 FAB 急性淋巴细胞白血病的分类有何区别和联系?

第十章 髓系肿瘤

学习目标

掌握：急性髓系白血病实验室诊断；慢性髓细胞性白血病的诊断及鉴别诊断。

熟悉：慢性髓细胞性白血病分期和急变标准；骨髓增生异常综合征病态造血的特点及实验室检查；骨髓增生性疾病的特点和实验室检查。

了解：急性髓系白血病的病因、骨髓增生异常综合征的病因和临床表现等。

 典型病例

刘某，男，26岁，农民。主诉面色苍白、心慌半月余，皮下出血2周。于半月前出现面色苍白、头晕、心慌，近10多天来下肢有出血点、低热，去当地医院检查发现贫血、白细胞异常，经骨髓穿刺检查诊断为"急性白血病"。经输血400 mL无效，入院进一步治疗。无咯血、呕血、黑便、酱油色小便。既往健康，无肝炎、肺结核、肾炎、溃疡病、甲状腺疾病和系统性红斑狼疮等病史，无农药、化学试剂和射线接触史，无过敏史。

体格检查：体温37.6 ℃，脉搏95次/分，血压105/75 mmHg，轻度贫血貌，皮肤及巩膜无黄染，左颈和右腹股沟可触及1.5 cm×1.0 cm淋巴结，质中，无压痛。胸骨下段压痛明显，心肺无异常，腹软，肝肋下可触及，脾肋下1.0 cm。右侧睾丸肿大，质软，无明显压痛。

实验室检查：血红蛋白测定79 g/L，白细胞计数$81×10^9$/L，原粒细胞0.44，早幼粒细胞0.27，可见Auer小体，血小板$34×10^9$/L。肝、肾功能正常。骨髓增生明显活跃，粒系细胞占91%，幼红细胞偶见，全片见巨核细胞3个。原始细胞POX染色反应阳性。NAP活性降低。

【思考题】

1. 本例临床特点有哪些？

2. 本例可诊断为何种疾病？

3. 本病的诊断依据有哪些？

 ## 第一节 急性髓系白血病

急性髓系白血病（acute myeloid leukemia，AML）以髓系起源的白血病细胞在血液、骨髓和其他组织中克隆性增殖为主要特征，部分亚型具有重现性细胞遗传学异常和特异性融合基因。

一、急性髓系白血病伴重现性细胞遗传学异常

急性髓系白血病伴重现性细胞遗传学异常（AML with reappearing and abnormal cytogenetics）是一类具有明确的染色体异常、特异性融合基因和特殊的临床表现，对化疗敏感、预后较好的急性髓系白血病。此类AML在WHO的2008年分类标准中主要包括9种亚型，约占AML的30%。WHO分类中规

定,如果患者存在放疗或化疗史,即使能检出单列的 AML 伴重现性细胞遗传学异常,也不能归入此类,而应归入"治疗相关性 AML"。本节重点阐述最常见的 3 种亚型:①AML 伴 t(8;21)(q22;q22);RUNX1-RUNX1T1;②AML 伴 inv(16)(p13.1;q22)或 t(16;16)(p13.1;q22);CBFβ-MYH11;③急性早幼粒细胞白血病伴 t(15;17)(q22;q12);PML-RARα 及其变异易位亚型。

(一) AML 伴 t(8;21)(q22;q22);RUNX1-RUNX1T1

【概述】 AML 伴 t(8;21)(q22;q22);RUNX1-RUNX1T1 约占 AML 的 5%,是一种粒系部分分化成熟的 AML。该亚型的细胞形态学特征类似于 FAB 分型方案中的急性非淋巴细胞白血病 M_{2b} 型以及个别 M_1 和 M_{2a} 型。90% 以上的急性非淋巴细胞白血病部分成熟型伴有重现性细胞遗传学异常 t(8;21)(q22;q22);RUNX1-RUNX1T1。有此遗传学特征者,即使原始细胞比值<20% 也可诊断为 AML 伴 t(8;21)(q22;q22);RUNX1-RUNX1T1。

【实验室检查】

1. 血象 白细胞减少,部分病例可升高。分类可见各阶段粒细胞,异常中性中幼粒细胞、嗜酸性粒细胞和嗜碱性粒细胞亦可增加。红细胞和血红蛋白常轻度至中度减低。血小板计数轻度减低。

2. 骨髓象 绝大部分病例有核细胞增生明显活跃或极度活跃。粒系增生明显活跃或极度活跃(图 10-1)。异常中性中幼粒细胞比值可大于或等于 20%。异常中性中幼粒细胞形态特点:胞核与胞质发育不平衡,核染色质疏松细致,核仁一般大而明显,胞质内有丰富的粉红色颗粒,周边有少量的嗜天青颗粒,可见 Auer 小体和假性 Chediak-Higashi 小体,高尔基体(Golgi apparatus)形成区(核周淡染区)明显。Ⅰ、Ⅱ型原始粒细胞和早幼粒细胞可增多。红系增生受抑或增生活跃,有的病例可见双核和畸形核幼红细胞。巨核细胞和血小板常减少。

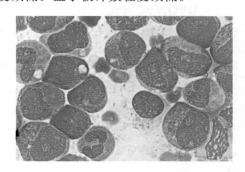

图 10-1 AML 伴 t(8;21)(q22;q22)骨髓象

3. 细胞化学染色 大部分原始细胞呈髓过氧化物酶(MPO)染色阳性至强阳性;粒细胞酯酶染色呈强阳性;单核细胞酯酶染色包括 α-NAE 染色和 α-NBE 染色呈阴性或弱阳性,而前者的阳性结果不被氟化钠抑制。

4. 免疫表型分析 原始细胞高表达 MPO,部分高表达 CD34、HLA-DR、CD117 和 CD13,弱表达 CD33。有时原始细胞表达成熟阶段粒细胞标志 CD15。AML 伴 t(8;21)免疫表型最大的特点是部分粒细胞伴 CD19 和(或)CD56 的表达。少数病例弱表达 TdT。表达 CD56 的病例预后不良。

5. 细胞遗传学和分子生物学检验 该亚型特征性的遗传学改变是 t(8;21)(q22;q22),该易位使染色体 8q22 上的 RUNX1(又称 AML1)与 21q22 的 RUNX1T1(又称为 ETO)交互重排,形成 RUNX1-RUNX1T1 融合基因。具有伴随性染色体丢失(-Y)的特点。少数病例还伴 t(9;22)(q34;q11)、9q⁻、9q22⁻ 等染色体改变。有 30% 的儿童患者存在 KRAS 和 NRAS 突变;20%~25% 患者可检出 c-KIT 突变。

【诊断】 ①符合急性白血病诊断标准;②骨髓粒系明显增生,原始细胞、早幼粒细胞明显增多,异常中性中幼粒细胞≥20%,其胞核常有核仁,有明显核质发育不平衡;③t(8;21)(q22;q22)或 AML1 基因重排为诊断本型的特异性分子标志。

(二) AML 伴 inv(16)(p13.1;q22)或 t(16;16)(p13.1;q22);CBFβ-MYH11

【概述】 该型白血病是一种有单核细胞系和粒细胞系分化迹象的 AML,骨髓中有特征性的异常形态嗜酸性粒细胞,相当于 FAB 分型中的 AML-M_{4Eo},发病率占全部 AML 的 5%~8%,各年龄组均可发病,年轻人多见。髓细胞肉瘤(绿色瘤)可为首发表现,或为复发时的唯一表现。

【实验室检查】

1. 血象 白细胞常减低,部分病例可升高。可见各阶段的粒细胞和单核细胞,嗜酸性粒细胞增加。红细胞、血红蛋白和血小板常减少。

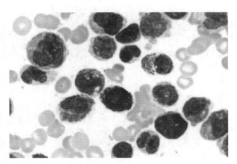

图 10-2　AML 伴 inv(16)(p13.1;q22)或 t(16;16)(p13.1;q22)骨髓象

2. 骨髓象　绝大部分病例有核细胞增生明显活跃或极度活跃。粒、单核两系同时增生,原始粒细胞及原始、幼稚单核细胞增高,胞质内可见长短不一的 Auer 小体(图10-2)。嗜酸性粒细胞增多,各阶段细胞均可见,常大于或等于 5%(个别病例可以不高),其胞质中充满粗大、橘黄色的嗜酸性颗粒,同时伴有粗大、深染的棕黑色异常颗粒。红系增生受抑,可见双核和畸形核的幼红细胞。有时可见病态巨核细胞,血小板减少,可见巨大血小板。有些病例易见浆细胞。

3. 细胞化学染色　原始粒细胞和原始、幼稚单核细胞 MPO 染色呈阳性或弱阳性,嗜酸性粒细胞呈强阳性;异常嗜酸性粒细胞特异性氯醋酸酯酶(NAS-DCE)染色呈阳性;酯酶双重染色中可见 α-NAE 染色阳性、NAS-DCE 阳性或双酯酶阳性细胞。

4. 免疫表型分析　该型免疫表型较复杂,一般存在四个细胞群。粒、单核两系原始细胞表达 CD34、CD117 和 MPO;具有粒系特征的细胞群一般表达 CD34、MPO、CD13、CD33 和 CD15;具有单核系特征的细胞群一般表达 CD4、CD14、CD11b、CD11c、CD64、CD36 及溶菌酶阳性;嗜酸性粒细胞表达 MPO 和 CD9,不表达 CD16。

5. 细胞遗传学和分子生物学检验　白血病细胞具有 inv(16)(p13.1;q22)或 t(16;16)(p13.1;q22),以前者为多见。16q22 上的 CBFβ 基因与 16p13.1 的 MYH11 基因发生交互重排,形成 CBFβ-MYH11 融合基因。

【诊断】　本型为伴有嗜酸性粒细胞增多的急性粒-单核细胞性白血病。除急性粒-单核细胞白血病的特征外,异常的嗜酸性粒细胞常大于或等于 5%,其胞质中充满粗大、橘黄色的嗜酸性颗粒,常伴有粗大深染的棕黑色异常颗粒。16 号染色体异常形成的 CBFβ-MYH11 融合基因为本病的诊断和鉴别诊断的特异性指标。

(三)急性早幼粒细胞白血病伴 t(15;17)(q22;q12);PML-RARα 及其变异易位亚型

【概述】　急性早幼粒细胞白血病(acute promyelocytic leukemia,APL)是一种异常早幼粒细胞恶性增生,并具有重现性细胞遗传学 t(15;17)(q22;q12)和 PML-RARα 融合基因的急性髓系白血病。其形态学特征相当于 FAB 分型中的急性早幼粒细胞白血病 M₃ 型。临床上除有发热、感染、贫血和浸润等急性白血病的症状外,广泛而严重的出血常是本病的特点,以皮肤黏膜最明显,其次为胃肠道、泌尿道、呼吸道及阴道出血,颅内出血最为严重,是致死的原因之一。出血除血小板减少和功能异常外,还易并发弥散性血管内凝血(DIC),亦可发生原发性纤溶(primary fibrinolysis)亢进。染色体 t(15;17)形成的 PML-RARα 融合基因是本病最特异的基因标志。此类白血病细胞可被全反式维甲酸(all trans retinoic acid,ATRA)、三氧化二砷诱导分化成熟,缓解率较高。

【实验室检查】

1. 血象　白细胞常减少,部分病例可增多。分类可见异常早幼粒细胞,胞质易见 Auer 小体。红细胞和血红蛋白常明显减低。血小板计数中度至重度减低,多数为(10~30)×10⁹/L。

2. 骨髓象　多数病例有核细胞增生明显活跃或极度活跃。红系增生受抑,巨核细胞和血小板明显减少。分类以颗粒增多的早幼粒细胞为主,可见到一定数量的原粒和中幼粒细胞,早幼粒细胞与原始粒细胞之比为 3∶1 以上。异常早幼粒细胞易见,其胞质内可见长而粗大的 Auer 小体,有时呈多根堆积的柴捆样,故称之为"柴捆细胞"(faggot cell)(图10-3)。颗粒增多的早幼粒细胞形态异常,细胞常大小不一,核形多不规则,呈肾形或双叶形;核染色质致密,有的可见模糊核仁;细胞质丰富,可见内外胞质现象,表现为细胞边缘部位的外胞质层颗粒稀少或无,

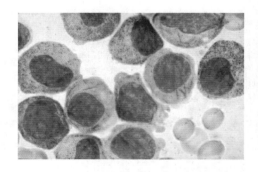

图 10-3　急性早幼粒细胞白血病骨髓象

并常见伪足样突起,而内胞质层(近核周)则颗粒密集。有的异常早幼粒细胞胞质中充满密集的紫红色嗜天青颗粒(粗颗粒型),有的异常早幼粒细胞则为细颗粒型或微颗粒型。FAB 分型法将急性早幼粒细胞白血病分为三种亚型。

①M$_{3a}$(粗颗粒型):胞质中充满了粗大、深染、密集或融合的嗜苯胺蓝颗粒,或含较多的 Auer 小体,有时呈"柴捆"状,胞核常被颗粒遮盖而轮廓不清。

②M$_{3b}$(细颗粒型):胞质中的嗜苯胺蓝颗粒细小、淡染而密集。

③M$_{3v}$(变异型):胞质蓝染,颗粒稀少,胞核扭曲、折叠或分叶明显,易误认为是单核细胞。

3. 细胞化学染色 APL 白血病细胞 MPO 染色呈强阳性,但有极个别过氧化物酶缺乏的 APL 白血病细胞可呈弱阳性或阴性,也有极个别急性单核细胞白血病(acute monocytic leukemia AMoL)的 MPO 染色呈强阳性,因此形态疑似 APL 或 AMoL 者,应做 α-NAE 染色和氟化钠抑制实验。

4. 免疫表型分析 APL 中异常早幼粒细胞表达 CD13、CD33、CD117,低比例表达或不表达 CD34、HLA-DR、CD15、CD11b、CD11c 和 CD16。

5. 细胞遗传学和分子生物学检验 常规染色体检查、FISH 和 Q-PCR 技术对于该亚型中的异常染色体和融合基因检出率高。APL 遗传学改变以 t(15;17)(q22;q12);PML-RARα 为主,占 90% 之多,尚有少数病例为变异型遗传学异常。

【诊断】 骨髓中以颗粒增多的异常早幼粒细胞增生为主,≥20%(NEC),异常早幼粒细胞胞体大小不一,核形多不规则。胞质丰富,胞质中充满密集的紫红色嗜天青颗粒,可见 Auer 小体,呈"柴捆"样排列。细胞化学染色,MPO 染色呈强阳性。特异性细胞遗传学指标为 t(15;17)(q22;q12)和 PML-RARα 融合基因。

在 M$_{3b}$ 中,多数细胞的非特异性颗粒细小似尘样,甚至在光镜下颗粒看不清楚,细胞核常呈显著异形,此型很易误诊为 M$_5$、M$_4$ 或 M$_2$,可借助于细胞化学染色、染色体和基因检查予以鉴别。

二、急性髓系白血病非特指型

急性髓系白血病非特指型(AML not otherwise specified,AML-NOS)是 AML 及相关前驱髓细胞肿瘤中的一种类型,其与伴重现性细胞遗传学异常的 AML 的不同是没有特异性染色体或基因异常。急性髓系白血病非特指型中各亚型的分类主要依据白血病细胞形态学、细胞化学和免疫表型特征。WHO 分型与 FAB 分型主要的不同点是以骨髓或血涂片白血病原始细胞(blast)≥20% 为形态学诊断的主要标准。当骨髓涂片有核细胞减少时,骨髓活检切片免疫组织化学染色中髓系白血病原始细胞(blast)≥20%,也可做出 AML 的诊断。AML-NOS 包含一组不同类型的 AML,可以大致对照 FAB 分型的各亚型,它们在形态学、细胞化学和免疫表型等方面相互联系。

(一)急性髓系白血病微分化型

【概述】 急性髓系白血病微分化型(AML with minimal differentiation)是指形态学和细胞化学不能提供髓系分化的证据,但可以通过免疫学标志和(或)超微结构检查(包括超微结构细胞化学)证实原始细胞髓系特征的 AML。此型发病率较低,占 AML 的 2%～3%,各年龄段均可见,但以婴幼儿和老年人居多,肝、脾、淋巴结肿大不明显,治疗效果差,生存期短。骨髓细胞形态学特征大致相当于 FAB 分型中的急性非淋巴细胞白血病(M$_0$ 型)。

【实验室检查】

1. 血象 白细胞常增高,部分病例可减低,分类可见原始细胞、少量幼粒细胞、幼红细胞。红细胞和血红蛋白明显减少,血小板计数明显减低。

2. 骨髓象 有核细胞多增生明显活跃或极度活跃。髓系原始细胞≥20%,高者甚至可达 90% 以上,原始细胞中等大小,胞质量较少,嗜碱性强、无颗粒;细胞核圆形或轻微不规则、核染色质弥散、有 1～2 个核仁。也可见类似原始淋巴细胞的原始细胞,细胞较小,胞质量较少,核染色质聚集,核仁不明显,易误诊为急性淋巴细胞白血病。此类原始细胞大致相当于髓系造血干细胞或祖细胞阶段,不宜归为粒系、单核系或巨核系中的某种原始细胞。胞质内无 Auer 小体,如有 Auer 小体,应诊断为 AML 无成熟型。红系、

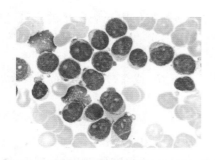

图 10-4 急性髓系白血病微分化型骨髓象

巨核系有不同程度抑制(图 10-4)。

3. 细胞化学染色 原始细胞 MPO 和 SBB 染色呈阴性或阳性,阳性率常小于 3%,PAS 和酯酶染色阴性或弱阳性,电镜 MPO 染色原始细胞可呈阳性。

4. 免疫表型分析 原始细胞通常表达早期造血细胞相关抗原(如 CD34、CD38 和 HLA-DR)以及 CD13 和(或)CD117,大约 60% 病例表达 CD33。缺乏髓系和单核系细胞成熟相关抗原以及 T 和 B 细胞相关的淋巴系抗原的表达,部分病例表达 CD7。流式细胞术或免疫细胞化学检查可有部分原始细胞 MPO 阳性。大约 50% 的病例 TdT 阳性。免疫表型分析对于该亚型白血病的鉴别诊断必不可少。

5. 细胞遗传学和分子生物学检验 染色体核型异常的发生率高达 58%~81%,复杂异常发生率可达 42%。常见的异常包括 $-7/7q^-$ 和(或)$-5/5q^-$,以及 8、4、13 号染色体三体,染色体异常提示其预后较差。部分病例可检测到 Flt-3 突变,提示预后欠佳。

【诊断】 异常增生细胞形态学上呈原始细胞特征≥20%,细胞形态学和光学显微镜细胞化学染色不能提供髓系分化证据,免疫表型和超微结构检查可证实原始细胞髓系特征。原始细胞中等大小,胞质量较少、嗜碱性强、无颗粒,无 Auer 小体,核仁明显,类似 FAB 分型中急淋的 L_2 型。细胞化学染色,MPO 和 SBB 阳性率常小于 3%。免疫学检查,髓系早期标志 CD33 和(或)CD13 可呈阳性,淋巴系抗原呈阴性。电镜 MPO 阳性。

(二)急性髓系白血病无成熟型

【概述】 急性髓系白血病无成熟型(AML without maturation)是一种骨髓中向粒系方向分化的原始细胞显著增生,但缺乏粒系方向进一步发育、成熟证据的 AML。原始细胞的粒系性质可通过 MPO 或 SBB 细胞化学染色(阳性率≥3%)来确认。该亚型占 AML 的 5%~10%,多见于成年人,除具有急性白血病的共同表现外,还有以下特征:①多数起病急骤,进展迅速,病情凶险,常伴有严重感染、发热、出血、贫血,口腔和咽喉常有炎症、溃疡或坏死;②肝、脾及淋巴结肿大,但程度轻,较急淋少见,常出现中枢神经系统浸润;③绿色瘤常见于此型,多见于儿童和青壮年,典型表现为骨膜下绿色肿瘤。此型骨髓细胞形态学、细胞化学和免疫表型等特征大致相当于 FAB 分型方案中的 AML-M_1 型。

【实验室检查】

1. 血象 白细胞常增高,以(10~50)×10^9/L 多见,部分病例可正常或减低。易见原始粒细胞,有时高达 90% 以上,可见 Auer 小体。红细胞和血红蛋白常明显减低。血小板常明显减低。

2. 骨髓象 有核细胞增生明显活跃或极度活跃,少数可以增生活跃或减低。粒系增生明显活跃或极度活跃,以原始粒细胞(Ⅰ型和Ⅱ型)明显增多为最主要的形态学特征,比值≥90%(NEC)。原始粒细胞可出现多种畸变,胞体大小不一,胞质量不定,胞质中含有数量不等的嗜天青颗粒,偶见空泡和 Auer 小体。见小原始粒细胞,其胞体小,类似淋巴细胞,胞核圆形,核染色质呈细颗粒状,较正常原始粒细胞密集,核仁 1~2 个,胞质少,有伪足(图 10-5)。早幼粒细胞很少,中幼粒细胞及以下各阶段粒细胞罕见或不见。红系增生常受抑,各阶段幼红细胞比值减少。巨核细胞常减少,血小板明显减少。

3. 细胞化学染色(MPO 或 SBB 染色) 呈阳性的原始细胞数量常≥3%;α-NAE 染色呈阴性或弱阳性反应,阳性不被氟化钠抑制;PAS 染色少数原始细胞胞质呈红色弥漫性阳性反应,大部分原始细胞呈阴性。

4. 免疫表型分析 原始细胞表达一个或多个髓系相关抗原如 CD13、CD33、CD117、CD34 和 HLA-DR。部分病例可表达 CD11b。部分细胞表达 MPO,为该亚型最重要的标志之一。约 1/3 病例表达 CD7,少数病例(<10%)可表达淋巴系相关标志,如 CD2、CD4、CD19 和 CD56。

5. 细胞遗传学和分子生物学检验 部分可见 Ph 染色体 t(9;22)、inv(3)(q21;q26)、+8、-5 和 -7 等染色体异常。部分病例可检测到 BCR-ABL 融合基因,提示预后不良。

【诊断】 ①符合急性白血病的诊断标准;②骨髓中原始粒细胞(Ⅰ型＋Ⅱ型)≥90%(NEC),伴形态

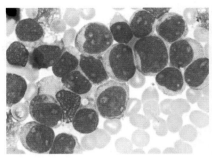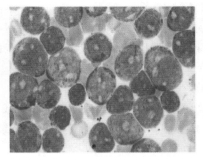

(a) AML-M₁型骨髓象　　　　　　　　(b) AML-M₁型（MPO染色）

图 10-5　急性髓系白血病无成熟型骨髓象

异常,早幼粒及以下各阶段粒细胞或单核细胞<10％;③MPO 或 SBB 阳性的原始细胞>3％;④依免疫表型特点与 ALL 鉴别。

（三）急性髓系白血病成熟型

【概述】　急性髓系白血病成熟型（AML with maturation）是一种常见的 AML。表现为骨髓或外周血原始粒细胞增加,并伴有粒细胞成熟的证据,但骨髓中单核细胞<20％。本病发病率占 AML 的 10％ 左右,好发于青年和老年人。此亚型的骨髓细胞形态学、细胞化学和免疫表型等特征大致相当于 FAB 分型方案中的急性非淋巴细胞白血病（M₂ₐ型）。

【实验室检查】

1. 血象　白细胞计数常增高,部分病例可减低。可见原始粒细胞及各阶段幼粒细胞。有些病例可见有核红细胞。红细胞、血红蛋白和血小板常明显减少。

2. 骨髓象　有核细胞增生明显活跃或极度活跃,少数增生活跃甚至减低。粒系增生明显活跃至极度活跃,原始粒细胞≥20％,但小于 90％,胞质内可见 Auer 小体（图 10-6）。原始粒细胞表现为大小异常,形态多变,胞体畸形,有瘤状突起,胞核形态异常,如凹陷、扭曲、折叠,呈肾形、分叶等,也可表现为核发育迟缓,胞质内有少数嗜苯胺蓝颗粒。有些病例出现小原始粒细胞,易被误认为原淋巴细胞。细胞退行性变多见,如胞核与胞质内出现空泡变性、胞体模糊、胞膜消失、胞核固缩、结构紊乱等。早幼粒及以下阶段粒细胞容易见到,比值≥10％。单核细胞

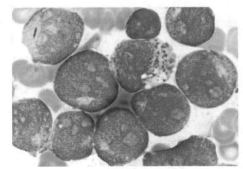

图 10-6　急性髓系白血病成熟型骨髓象

<20％（如骨髓单核细胞≥20％则归为急性粒-单核细胞白血病）。红系增生常受抑,巨核细胞常减少,血小板明显减少。

3. 细胞化学染色　MPO 与 SBB 染色呈阳性或强阳性反应;醋酸 AS-D 萘酚酯酶染色（NAS-DCE）呈阳性反应;α-NAE 可呈阳性或弱阳性反应,且不被氟化钠抑制。

4. 免疫表型分析　原始细胞常表达早期造血细胞相关的抗原标志,如 CD34 和（或）CD117、HLA-DR。大多数原始细胞表达髓系共同抗原 CD13 和 CD33 以及粒系分化成熟的抗原标志,如 CD11b 和 CD15。

5. 细胞遗传学和分子生物学检验　可检测到 AML 常伴有的染色体异常,如＋8、－5/5q⁻、－7/7q⁻、20q⁻及＋21,Ph＋/BCR-ABL,但无特异性重现性染色体异常。

【诊断】　①符合急性白血病的诊断标准;②骨髓中原始粒细胞（Ⅰ型＋Ⅱ型）≥20％,但小于 90％,并伴有形态异常,早幼粒细胞以下阶段细胞>10％,单核细胞<20％;③可进一步以免疫表型特点与 ALL 鉴别。

（四）急性粒-单核细胞白血病

【概述】　急性粒-单核细胞白血病（acute myelomonocytic leukemia,AMMoL）是一种以粒系和单核

系前体细胞共同增殖为特征的 AML。本病发病率占 AML 的 5%～10%，可见于各年龄段，但多见于中、老年人。患者表现为中至重度贫血，易见单核细胞浸润，如肝脾肿大明显、牙龈肿胀，也容易合并中枢神经系统白血病。骨髓细胞形态学、细胞化学和免疫表型等特征相当于 FAB 分型中的急性髓系白血病 M_4 型。

【实验室检查】

1. 血象　白细胞常增高，部分病例可正常或减低。可见原始及幼稚阶段的粒细胞和单核细胞，原始细胞（包括幼稚单核细胞）可大于或等于 20%。红细胞、血红蛋白和血小板常明显减少。

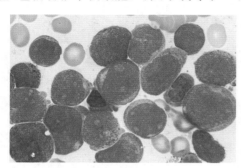

图 10-7　急性粒-单核细胞白血病骨髓象

2. 骨髓象　有核细胞增生明显活跃或极度活跃。粒、单核两系同时增生。原始细胞明显增多，比值≥20%，且有证据表明存在粒系和单核系两个方向的分化，即中性粒细胞及其前体细胞、单核细胞及其前体细胞分别大于或等于 20%。白血病细胞可见两种类型：①异质性白血病细胞增生型：白血病细胞有两类，分别具有粒系、单核系形态学特征。②同质性白血病细胞增生型：白血病细胞为一类细胞，同时具有粒系及单核系特征。原始和幼稚单核细胞胞质丰富，呈中度或强嗜碱性，可见散在分布的嗜天青颗粒和空泡变性，并可出现伪足。原始单核细胞胞核通常呈圆形，染色质细致，有一个或多个大而明显的核仁。部分病例胞质中可见细长 Auer 小体，幼稚单核细胞核形不规则，呈明显扭曲、折叠。红系和巨核系增生常受抑，血小板减少（图 10-7）。

3. 细胞化学染色　对鉴别粒系和单核系早期细胞有重要意义。①MPO 染色：原始单核细胞和幼稚单核细胞呈阴性或弱阳性反应，而原始粒细胞呈弱阳性或阳性反应。②NAS-DCE 染色：原始、幼稚和成熟粒细胞呈阳性（红色颗粒），单核系细胞呈阴性。③α-NAE 染色：单核细胞呈阳性反应并可被氟化钠抑制。即使 α-NAE 阴性，如果细胞形态和 MPO 染色符合急性粒-单核细胞白血病的特点，也不能排除此型。④酯酶双染色：可在同一骨髓涂片中同时显示粒系和单核系白血病细胞的两种不同颜色的阳性反应，甚至同一白血病细胞显示双阳性反应。

4. 免疫表型分析　表型较为复杂，白血病细胞主要表达粒系、单核系抗原。可有几个表型不同的细胞群：早期原始细胞表达 CD34 和（或）CD117，大多数情况下表达 HLA-DR，约 30% 表达 CD7；髓系细胞表达 CD13、CD33 和 CD15；单核系细胞表达 CD4、CD11b、CD11c、CD14、CD36 和 CD64，可表达巨噬细胞特异性抗原 CD68（PGM1）和 CD163，共表达 CD15 和高强度表达 CD64 是单核细胞分化的特异性免疫标志。

5. 细胞遗传学和分子生物学检验　大多数病例有髓系相关的非特异性细胞遗传学异常，如+8。

【诊断】　①符合急性白血病的诊断标准。②骨髓中原始粒细胞、原始单核细胞和幼稚单核细胞异常增生。中性粒细胞及其前体细胞、单核细胞及其前体细胞均大于或等于 20%。③可进一步以免疫表型、遗传学和分子生物学特点与 AML 特指类型进行鉴别。

（五）急性原始单核细胞和单核细胞白血病

【概述】　急性原始单核细胞和单核细胞白血病（acute monoblastic/monocytic leukemia，AMoL）是一种骨髓或外周血中白血病性单核细胞恶性增殖的 AML。骨髓或血涂片中白血病性原始单核细胞、幼稚单核细胞和单核细胞之和可大于 80%，粒系细胞<20%。AMoL 包括急性原始单核细胞白血病（acute monoblastic leukemia）和急性单核细胞白血病（acute monocytic leukemia）两个亚型，前者白血病性原始单核细胞≥80%，常见于年轻患者，后者常见于中、老年患者。患者常有肝脾肿大、关节肿胀，易并发中枢神经系统白血病。形态学相当于 FAB 分型方案中的急性髓系白血病 M_5 型。

【实验室检查】

1. 血象　白细胞常明显增高，部分病例可减低。可见原始和幼稚单核细胞。红细胞、血红蛋白和血小板常减少。

2. 骨髓象　有核细胞增生明显活跃或极度活跃,少数活跃。急性原始单核细胞白血病原始单核细胞≥80%,呈圆形,染色质细致,有1~3个大而明显的畸形核仁;细胞质丰富,呈蓝色或灰蓝色,并且有伪足形成,Auer小体较少见(图10-8(a))。其形态学特征相当于FAB分型中的急性髓系白血病M$_{5a}$型。急性单核细胞白血病以幼稚单核细胞为主。胞体圆形或椭圆形;核形不规则,呈明显扭曲折叠,核染色质细致疏松,核仁1~3个;胞质呈灰蓝色,有时颗粒较多,部分细胞可见空泡,有明显伪足,外层胞质呈淡蓝色,常有较多细小的嗜天青颗粒。可见Auer小体。其形态学特征相当于FAB分型中的急性髓系白血病M$_{5b}$(图10-8(b))。两种类型的单核细胞白血病中红系细胞和粒系细胞增生多受抑制,巨核细胞常减少,血小板明显减少。

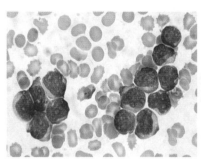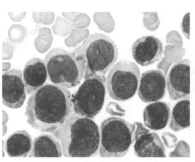
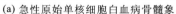

(a) 急性原始单核细胞白血病骨髓象　　　(b) 急性单核细胞白血病骨髓象

图 10-8　急性原始单核细胞和单核细胞白血病骨髓象

3. 细胞化学染色　①MPO、SBB染色:原始单核细胞呈阴性或弱阳性,幼稚单核细胞多呈弱阳性。②PAS染色:约半数原始单核细胞呈阴性,约半数呈细粒状或粉红色弱阳性反应,幼稚单核细胞多数呈阳性反应。③酯酶染色:非特异性酯酶染色阳性,可被氟化钠抑制,其中α-丁酸萘酚酯酶(α-NBE)染色的诊断价值较大,但有10%~20%的病例非特异性酯酶染色呈阴性或弱阳性,此时需通过免疫分型来确定其单核细胞来源。

4. 免疫表型分析　白血病性原始、幼稚单核细胞可表达早期造血细胞抗原CD34和CD117,几乎所有病例均表达HLA-DR;同时可表达其他髓系标志,如CD13和CD15,高表达CD33;一般至少表达两种单核系分化的抗原标志,如CD4、CD11b、CD11c、CD14、CD36、CD64和CD68。通常原始单核细胞白血病很少表达MPO,而单核细胞白血病细胞MPO可呈阳性。部分病例可异常表达CD7和(或)CD56。

5. 细胞遗传学和分子生物学检验　在急性原始单核细胞白血病的原始单核细胞中,若见到吞噬红细胞现象,通常提示与t(8;16)(p11.2;p13.3)有关,该染色体易位可形成MOZ-CBP融合基因,但这种异常也可见于AML成熟型。

【诊断】　①符合急性白血病的诊断标准,临床上有明显的浸润症状;②骨髓中原始单核、幼稚单核细胞异常增生,原始单核细胞≥80%(NEC),可诊断为急性原始单核细胞白血病(形态学特征相当于FAB M$_{5a}$);原始单核细胞<80%,原始单核+幼稚单核细胞>30%(NEC),可诊断为急性单核细胞白血病(形态学特征相当于FAB M$_{5b}$);③白血病细胞α-丁酸萘酚酯酶阳性而确诊为单核细胞性白血病。

（六）急性红白血病

【概述】　急性红白血病(acute erythroid leukemia,AEL)是以红系恶性增殖为主的AML。根据是否存在髓系原始细胞(粒系或单核系)异常增生,可分为红白血病(erythroleukemia,EL)和纯红系白血病(pure erythroid leukemia,PEL)。红白血病是红系及粒系(或单核系)两系同时恶性增生的疾病。骨髓中红系细胞≥50%,非红系原始细胞≥20%(NEC);纯红系白血病为幼稚型红细胞系肿瘤性增生≥80%,没有明显的其他髓系原始细胞成分的证据。

【实验室检查】

1. 血象　白细胞常增高,部分病例可减低。可见各阶段的幼红细胞,以中、晚幼红细胞为主,有时可见原始和早幼红细胞,可见嗜碱性点彩红细胞、靶形红细胞和其他异常形态红细胞。红细胞、血红蛋白和血小板常明显减少。

2. 骨髓象　有核细胞增生明显活跃或极度活跃,少数增生活跃。常分为红白血病阶段和纯红系白血病阶段。

EL:红系和粒系(或单核系)细胞同时呈恶性增殖。髓系早期细胞可以是原始粒细胞或原始、幼稚单核细胞,比例≥20%(NEC),有核红细胞比例≥50%。大部分病例以异常中、晚幼红细胞为主,原红和早幼红细胞亦增多,幼红细胞常伴有明显的形态异常,如巨幼样变、核分叶、多核、核碎裂、核质发育不平衡等。部分原始细胞可见 Auer 小体(图 10-9)。

PEL:原红和早幼红细胞多见,红系早期细胞呈肿瘤性增生,比例≥80%。原红和早幼红细胞胞体变大,胞核圆形,可见双核或多核,染色质细致,有 1 个或多个核仁,胞质呈深蓝色,常含有分界不清的空泡,边缘可见伪足。中、晚幼红细胞常有形态异常,如类巨幼样变、核碎裂、双核和畸形核等。粒系和单核系增生常受抑,巨核细胞常减少,血小板明显减少。

3. 细胞化学染色　幼红细胞 PAS 常呈强阳性反应,多呈粗颗粒、块状、环状或弥漫状分布,积分明显增高;成熟中性粒细胞反应比正常人减低,淋巴细胞 PAS 反应增强(图 10-10)。原始粒细胞 MPO、SBB染色阳性,原始单核细胞、幼稚单核细胞呈阴性或弱阳性反应。

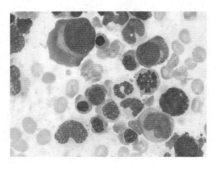 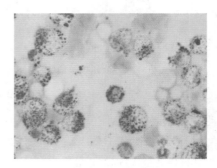

图 10-9　AEL(红白血病期)骨髓象　　　　图 10-10　AEL(纯红系白血病期)骨髓象,PAS 染色

4. 免疫表型分析　有核红细胞通常缺乏髓系相关标志,不表达 MPO;较成熟的有核红细胞表达血型糖蛋白 A(Gly-A)。原始红细胞常不表达 CD34、HLA-DR 和 MPO,可表达 CD117,低强度表达 CD71。红系早期细胞可表达 CD36,但非特异性,该抗原也可在单核系和巨核系中表达。

5. 细胞遗传学和分子生物学检验　可有复杂染色体异常,如−5/5q⁻、−7/7q⁻、+8 等。

【诊断与鉴别诊断】

1. 诊断　红白血病骨髓增生明显活跃或极度活跃,EL 诊断标准:幼红细胞≥50%,并伴有形态异常,PAS 染色阳性,原始粒细胞或原始单核+幼稚单核细胞比例≥20%(NEC)。PEL 诊断标准:骨髓中有核红细胞>80%,并伴有形态异常,PAS 染色阳性。血型糖蛋白 A 的表达有助于本病的诊断。

2. 鉴别诊断　本病应与骨髓增生异常综合征和巨幼细胞贫血进行鉴别(表 10-1)。

表 10-1　红白血病与骨髓增生异常综合征、巨幼细胞贫血的鉴别

鉴别要点	红白血病	骨髓增生异常综合征	巨幼细胞贫血
红系巨幼样变	较明显	较明显	明显
红系多核、核畸形等改变	较易见	较易见	少见
有核红细胞 PAS 反应	多强阳性	阳性	阴性
原始粒细胞(或原始、幼稚单核细胞)	≥20%(NEC)	可增加	正常
巨核细胞减少或病态造血	明显	较易见	不明显

(七)急性原始巨核细胞白血病

【概述】　急性原始巨核细胞白血病(acute megakaryoblastic leukemia,AMKL)是巨核细胞恶性增生的一种少见类型白血病。骨髓中原始细胞≥20%,而且至少 50%为巨核系原始细胞。儿童和成人均可发病,发病率在所有 AML 中不足 5%,FAB 协作组将此型命名为 M₇ 型。其主要临床表现类似于其他AML,常以贫血和发热起病,肝、脾及淋巴结不肿大,少数肿大者较轻微。易伴发骨髓纤维化,因此可出现

骨髓干抽现象。常规细胞形态学和细胞化学染色难以确诊,需借助免疫学检查(检测 CD41、CD42、CD61 和 PPO)技术来明确诊断。

【实验室检查】

1. 血象 常见全血细胞减少,白细胞常减低,部分病例可增高。血涂片中可见到类似淋巴细胞的小巨核细胞,易见到畸形和巨大血小板。红细胞、血红蛋白和血小板常明显减少。

2. 骨髓象 有核细胞增生活跃或明显活跃。巨核系细胞异常增生,骨髓原始细胞≥20％,其中巨核系原始细胞≥50％。可见小原始巨核细胞,其形态类似于小淋巴细胞,多数直径为 12~18 μm,少数达 20 μm,胞体呈圆形或不规则形;染色质粗而浓集,多数核仁不明显,偶见蓝染的核仁;胞质蓝色或灰蓝色不透明,可有伪足样突起(图 10-11)。幼稚巨核细胞也增多,体积较原始巨核细胞略大,胞质易脱落成大小不一的碎片。血小板易见,形态明显异常,常可见巨大血小板。红系增生常受抑。

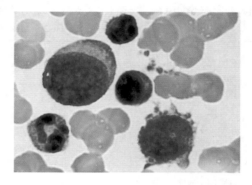

图 10-11 急性原始巨核细胞白血病骨髓象

3. 细胞化学染色 ①MPO 染色:原始巨核细胞呈阴性。②α-NAE 染色:原始巨核细胞和血小板胞质中出现点状或块状阳性,不被氟化钠抑制。③PAS 染色:原始巨核细胞胞质中出现大小不一、粗细不等的紫红色阳性颗粒。超微结构检查对识别巨核细胞有重要意义,原始和幼稚巨核细胞的血小板过氧化物酶(platelet-peroxidase,PPO)呈阳性反应。

4. 免疫表型分析 免疫表型分析是急性原始巨核细胞白血病的必检项目:巨核细胞表达一种或多种血小板糖蛋白,包括 CD41 和(或)CD61、CD36 和 vWF。检测胞质 CD41 或 CD61 比检测膜表面 CD41 或 CD61 更加特异和敏感。较少表达更成熟的血小板相关抗原 CD42。不表达 MPO,可表达髓系相关抗原 CD13 和 CD33。原始细胞通常不表达 CD34、CD45 和 HLA-DR,尤其在儿童病例,亦不表达淋巴系标志如 TdT,但可异常表达 CD7。对于发生骨髓纤维化病例,骨髓活检切片中原始细胞的免疫表型对诊断尤为重要。

5. 细胞遗传学和分子生物学检验 可有 inv(3)或 del(3);＋8、＋21 染色体异常。

【诊断】 外周血可见原始巨核细胞(小巨核细胞),骨髓中原始细胞≥20％,其中巨核系原始细胞≥50％。原始巨核细胞可通过电镜 PPO 检查、单克隆抗体(CD41、CD61、CD42)检查等证实。骨髓中常有纤维组织增生,穿刺往往为干抽。骨髓活检发现原始巨核细胞增多,网状纤维增加。

(王 林)

第二节 骨髓增生异常综合征

骨髓增生异常综合征(myelodysplastic syndrome,MDS)是一组获得性、造血功能严重紊乱的克隆性造血干细胞疾病。其特征为单纯髓系或多系血细胞发育异常和无效造血,造成外周血细胞数量减少、功能及形态异常,以及急性髓系白血病发病风险增高。最终可丧失分化成熟能力而演变成急性白血病(绝大多数为 AML,少数为 ALL)。

MDS 多发生于老年人,多数患者无确切病因,为原发性,少数常与烷化剂、放射性核素及有机溶剂等密切接触有关即为继发性 MDS。男性多于女性,本病主要表现为不明原因的难治性慢性进行性血细胞减少,伴骨髓增生及病态造血,病程中常易发生致死性感染和出血。部分患者病情较稳定,表现为长期"良性病程",1/3 以上的患者在数月至数年或更长时间发展为急性髓系白血病,故本病曾称为造血组织异常增生症、低原始细胞白血病、白血病前期等。

1982 年 FAB 协作组主要依据患者外周血及骨髓中原始细胞比例、发育异常的类型及程度,以及环形铁粒幼红细胞的数量等特征将 MDS 分为 5 个类型(表 10-2),即难治性贫血(refractory anemia,RA)、难治性贫血伴环形铁粒幼红细胞(RA with ring sideroblasts,RARS)、原始细胞增多的难治性贫血(RA with an excess of blast,RAEB)、转化中的原始细胞增多的难治性贫血(RAEB in transformation,RAEB-T)和慢性粒-单核细胞白血病(chronic myelomonocytic leukemia,CMML)。FAB 分型方案在临床工作中沿用多年,但形态学分型对于治疗、预后等判断具有局限性。WHO 在该分型的基础上进行了几次修订,综合了形态学、免疫学、遗传学及分子生物学等特征,使分型更接近于疾病本质(表 10-3)。

表 10-2　MDS 的诊断及分型标准(FAB,1982 年)

亚型	原始粒细胞		骨髓环形铁粒幼红细胞(%)*	外周血中单核细胞(×10⁹/L)	Auer 小体#
	骨髓中	外周血			
RA	>5	<1	<15	不定	(一)
RARS	>5	<1	>15	不定	(一)
RAEB	5~20	<5	±	<1	(一)
RAEB-T	21~30	≥5	±	<1	(±)
CMML	5~20	<5	±	>1	(一)

注:* 占红系细胞的百分比;# 见到 Auer 小体,即使其他条件不符合,亦诊断为 RAEB-T。

表 10-3　MDS 的分型标准(WHO,2008 年)

亚型	血象	骨髓象
RCUD (RA、RN、RT)	单系减少或两系细胞减少①,无或偶见原始细胞(<1%)②	单系发育异常细胞≥10%,原始细胞<5%
RARS	贫血,无或偶见原始细胞	仅红系发育异常,原始细胞<5%,环形铁粒幼红细胞≥15%
RCMD	单系或多系血细胞减少,无或偶见原始细胞(<1%)②,无 Auer 小体,单核细胞<1×10⁹/L	两系或三系发育异常细胞≥10%,原始细胞<5%,无 Auer 小体,±环形铁粒幼红细胞<15%
RAEB-1	单系或多系血细胞减少,原始细胞<5%②,无 Auer 小体,单核细胞<1×10⁹/L	单系或多系增生异常,原始细胞 5%~9%②,无 Auer 小体
RAEB-2	单系或多系血细胞减少,原始细胞 5%~19%,无或有 Auer 小体③,单核细胞<1×10⁹/L	单系或多系发育异常,原始细胞 10%~19%,无或有 Auer 小体③
MDS-U	多系血细胞减少,原始细胞≤1%,无 Auer 小体	单系或多系的发育异常细胞<10%,但伴有典型的 MDS 细胞遗传学异常,原始细胞<5%
MDS 5q⁻	贫血,血小板正常或增多,无或偶见原始细胞(<1%)	巨核细胞计数正常或增多伴核分叶过少,原始细胞<5%,孤立性 5q⁻ 细胞遗传学异常,无 Auer 小体

注:①偶见两系细胞减少,如全血细胞减少,应归为 MDS-U;②如骨髓中原始细胞<5%,而外周血原始细胞为 2%~4%,诊断为 RAEB-1;除外周血原始细胞为 1%,其余特征符合 RCUD 和 RCMD 的患者应归于 MDS-U;③有 Auer 小体,而外周血原始细胞<5% 和骨髓原始细胞<10% 的患者应归于 RAEB-2。

一、难治性血细胞减少伴单系发育异常

【概述】　难治性血细胞减少伴单系发育异常(refractory cytopenia with unilineage dysplasia,RCUD)为单一系列细胞发育异常的难治性血细胞减少的 MDS,包括难治性贫血(refractory anemia,RA)、难治性

中性粒细胞减少(refractory neutropenia,RN)和难治性血小板减少(refractory thrombocytopenia,RT)。RCUD占所有MDS的10%～20%,多见于老年人,以RA为主,RN和RT罕见。本病病因未明,可能与多能干细胞缺陷有关。

【实验室检查】

1. 血象　呈正细胞正色素性或大细胞正色素性贫血的特点,可见大小不均及数量不等的异形红细胞;髓系原始细胞罕见(<1%);中性粒细胞和血小板形态及数量多正常,有时可见一定程度的中性粒细胞或血小板减少。

2. 骨髓象

(1) RA:幼红细胞可从减少到显著增多,红系可有轻度到中度的发育异常,计数100个幼红细胞,异常细胞比例≥10%。红系发育异常主要表现有(图10-12):①核异常,可见核出芽、核间桥联、核碎裂、多核及类巨幼样变;②胞质异常,可见空泡形成;③幼红细胞中可见环形铁粒幼红细胞,但比例<15%;④髓系原始细胞<5%,中性粒细胞和巨核细胞正常或有轻度发育异常。

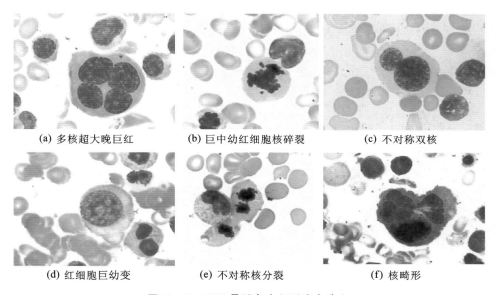

(a) 多核超大晚巨红　　(b) 巨中幼红细胞核碎裂　　(c) 不对称双核

(d) 红细胞巨幼变　　(e) 不对称核分裂　　(f) 核畸形

图10-12　MDS骨髓象中红系病态造血

(2) RN:以粒系发育异常为主要特征,主要表现为中性粒细胞核分叶过少及胞质颗粒过少,数量≥10%;其他髓系细胞可无明显异常。

(3) RT:以巨核系发育异常为主要特征,可见低分叶、双核或多核巨核细胞及小巨核细胞;计数30个巨核细胞,异常细胞≥10%;其他髓系细胞可无明显异常。

3. 细胞化学染色　铁染色环形铁粒幼红细胞≥15%;RA患者部分有核红细胞PAS染色呈弥散状或颗粒状阳性,并与病情进展程度呈正相关。

4. 骨髓活检　骨髓活检对于MDS的诊断具有一定价值。

5. 免疫表型分析　红系细胞可检测到异常表型改变。

6. 细胞遗传学和分子生物学检验　50%以上的RA患者可检出克隆性染色体异常,常见的有del(20q)、+8及5号和(或)7号染色体的异常,但特异性较低。

【诊断】　见表10-2和表10-3。

二、难治性贫血伴环形铁粒幼红细胞

【概述】　难治性贫血伴环形铁粒幼红细胞(refractory anemia with ring sideroblasts,RARS)的典型特征为贫血伴红系细胞发育异常,且骨髓中环形铁粒幼红细胞≥15%;粒系、巨核系细胞无明显发育异常。RARS多见于老年人,主要表现为贫血,同时伴有铁负荷过多症状;部分患者可伴有血小板或中性粒细胞减少。诊断时需排除先天性铁粒幼细胞贫血或由于酒精、毒性物质(铅和苯)、药物(异烟肼)、铜缺乏等因素所导致的继发性环形铁粒幼红细胞增多。

【实验室检查】

1. 血象 呈大细胞正色素或正细胞正色素性贫血。红细胞呈双形性,多数呈正色素,少数呈低色素。一般无原始细胞。

2 骨髓象 主要表现为幼红细胞增多伴红系发育异常,常见核分叶及巨幼样变,粒系和巨核系无明显异常。骨髓原始细胞<5%;骨髓涂片中环形铁粒幼红细胞≥15%。

3. 免疫表型分析 红系细胞可检测到异常表型改变。

4. 细胞遗传学和分子生物学 5%~20%的 RARS 患者可见克隆性染色体异常,通常仅涉及一条染色体的改变。

【诊断】 见表 10-2 和表 10-3。

三、难治性血细胞减少伴多系发育异常

【概述】 难治性血细胞减少伴多系发育异常(refractory cytopenia with multilineage dysplasia, RCMD)的特征是单系或多系血细胞减少,伴两系以上的髓系细胞发育异常。多见于老年人,约占 MDS 患者的 30%。

【实验室检查】

1. 血象 单系或多系血细胞减少,无或有极少量(<1%)的原始细胞,无 Auer 小体,单核细胞$<1\times10^9/L$。

2. 骨髓象 骨髓增生明显活跃,两系或两系以上髓系细胞发育异常。髓系原始细胞<5%,中性粒细胞发育异常,特征为胞质颗粒稀少、胞核分叶过少、核染色质明显聚集(假 Pelger-Huët)。部分病例红系发育异常显著。巨核细胞发育异常表现为核不分叶或分叶少、双核或多核;小巨核细胞(体积近似或小于早幼粒细胞,不分叶或分两叶)是巨核系病态造血最可靠和最常见的特征(图 10-13)。

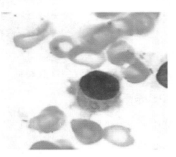 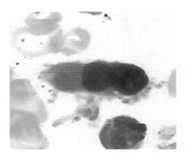

(a) 单圆核小巨核细胞   (b) 双圆核小巨核细胞

图 10-13 MDS 骨髓象中巨核系病态造血

3. 细胞化学染色 部分有核红细胞 PAS 染色可呈阳性;骨髓原始细胞比例高时,MPO 染色有助于原始细胞的判断。

4. 骨髓活检 可见 ALIP+,有助于骨髓涂片中原始细胞无明显增高 RCMD 的诊断。

5. 免疫表型分析 无特征性免疫表型改变。

6. 细胞遗传学和分子生物学检验 约 50% 的 RCMD 患者可见克隆性染色体异常,包括+8、−7、del(7q)、−5、del(5q)、del(20q)及其他复杂核型异常。

【诊断】 见表 10-2 和表 10-3。

四、难治性贫血伴原始细胞增多

【概述】 难治性贫血伴原始细胞增多(refractory anemia with excess of blasts, RAEB)的主要特征为骨髓中原始细胞为 5%~19%,或外周血中原始细胞占 2%~19%。按照生存率及急性白血病的转化率的不同,可将其分为两个亚型:①RAEB-1:外周血原始细胞为 2%~4%,或骨髓原始细胞占 5%~9%。②RAEB-2:外周血原始细胞为 5%~19%,或骨髓原始细胞占 10%~19%。如出现 Auer 小体,即便原始

细胞在相关标准以下也归类为 RAEB-2。RAEB 主要见于 50 岁以上人群,占 MDS 患者的 40% 以上。

【实验室检查】

1. 血象　常见三系细胞异常。髓系原始细胞比例 > 1%,中性粒细胞可见胞质颗粒少、核分叶过少或过多;红细胞大小不均;可见巨大血小板、畸形血小板、微小巨核细胞等。

2. 骨髓象　增生明显活跃,伴不同程度的发育异常。粒系异常包括核假 Pelger-Huët、分叶过多,胞质颗粒过少、假 Chediak-Higashi 颗粒等(图 10-14);幼红细胞可见核分叶、多核、核间桥联及巨幼样变等;可见分叶少的小巨核细胞。

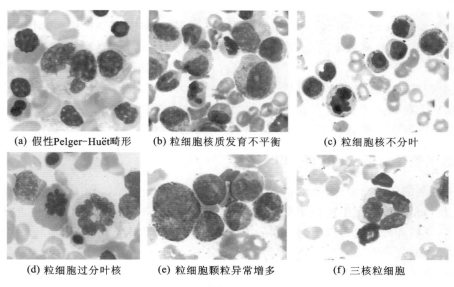

(a) 假性Pelger-Huët畸形　　(b) 粒细胞核质发育不平衡　　(c) 粒细胞核不分叶

(d) 粒细胞过分叶核　　(e) 粒细胞颗粒异常增多　　(f) 三核粒细胞

图 10-14　MDS 骨髓象中粒系病态造血

3. 骨髓活检　骨髓活检可见 ALIP+。如骨小梁旁出现大片或弥漫分布的原始细胞,则病情已进展至 AML 状态。

4. 免疫表型分析　原始细胞表达一系或多系抗原,包括 CD34、CD117、CD38、HLA-DR 及 CD13、CD33;还可见成熟粒细胞抗原 CD15、CD11b 和(或)CD65 的不同步表达;部分病例可异常表达 CD7及 CD56。

5. 细胞遗传学和分子生物学检验　30% ~ 50% 的患者可有克隆性染色体异常,包括 +8、-5、del(5q)、-7、del(7q)及 del(20q)。部分患者还可见复杂核型,一般预后较差。如出现 AML 特征性的染色体异常或基因异常,即便原始细胞比例不及 20%,也应诊断为 AML。

【诊断】　见表 10-2 和表 10-3。

五、骨髓增生异常综合征伴孤立 5q 缺失

【概述】　骨髓增生异常综合征伴孤立 5q 缺失(myelodysplastic syndrome with isolated del(5q))又称"5q⁻ 综合征"(5q⁻ syndrome),其特点为贫血或不伴其他细胞减少和(或)血小板增多,伴有单纯的 5q⁻ 细胞遗传学异常。该病的发生可能与 5q 缺失区域的部分抑癌基因有关。多见于中老年女性,临床表现多与难治性贫血有关,感染和出血较少见,转变为白血病风险较小。

【实验室检查】

1. 血象　贫血多为大细胞性贫血。有轻度的白细胞减少,原始细胞偶见或 < 1%。约半数患者血小板明显增多。

2. 骨髓象　增生明显活跃或正常,髓系原始细胞 < 5%,红系常增生减低。红系和粒系异常现象较少见。巨核细胞增多且可见发育异常,表现为胞核分叶减少或不分叶。

3. 免疫表型分析　无特征性免疫表型改变。

4. 细胞遗传学和分子生物学检验　孤立的 5q 缺失为其特征,缺失的大小和断裂点的位置不定,但总

有 q31～33 缺失。

【诊断】 见表 10-2 和表 10-3。

（范海燕）

第三节 骨髓增殖性肿瘤

骨髓增殖性肿瘤（myeloproliferative neoplasm，MPN）又称为骨髓增殖性疾病（MPD），是以分化相对成熟的髓系细胞的某一系或多系细胞增殖为主要特征的一组造血干细胞的慢性克隆性疾病。其包括慢性髓细胞性白血病（BCR-ABL$^+$）、慢性中性粒细胞白血病、真性红细胞增多症、原发性血小板增多症、原发性骨髓纤维化、慢性嗜酸性粒细胞白血病（非特指型）、肥大细胞增生症以及不能分类的骨髓增殖性肿瘤。该类疾病临床上起病多缓慢，常有肝、脾肿大，尤以脾肿大多见。各型之间表现可重叠和相互转化，最终可转化为急性白血病或骨髓衰竭。2008 年 WHO 将其名称修订为 MPN，以强调其肿瘤特性。

一、慢性髓细胞性白血病（BCR-ABL$^+$）

【概述】 慢性髓细胞性白血病（chronic myelogenous leukemia，CML，BCR-ABL$^+$），又称慢性粒细胞白血病（简称慢粒），是一种起源于造血干细胞的骨髓增殖性肿瘤。其特点是持续性、进行性外周血白细胞总数显著增多，骨髓和外周血出现不同分化阶段的幼粒细胞，以中晚幼粒细胞为主。起病多较缓慢，初期症状不明显，常因血象异常而被发现；脾肿大是其最突出体征，常在就诊时已达脐或脐以下。胸骨压痛常见，随病程进展出现贫血并逐渐加重。90％以上患者白血病细胞中有特征性的 Ph 染色体及其分子标志 BCR-ABL 融合基因。CML 可见于各年龄组，以 20～50 岁多见。该病自然病程分为慢性期、加速期和急变期，中位生存期 3～4 年，病情最终向急性变转化。

CML 病因尚不确定，其发病机制与 BCR-ABL 融合基因的形成导致细胞增殖异常有关，Ph 染色体多数为 9 号和 22 号染色体之间的平衡易位，即 t(9;22)(q34;q11)，为典型易位。但是 Ph 染色体并不是 CML 所特有，其他髓系细胞，甚至是淋巴细胞也可见到，从而提示 CML 是起源于多能干细胞的克隆性疾病。

【实验室检查】

1. 血象 CML 血象特点见表 10-4。血涂片特点见图 10-15。

表 10-4 CML 血象特点

	血细胞计数	血细胞形态
慢性期		
红细胞	早期正常或少数可增高	一般为正细胞正色素性贫血。血涂片中可见有核红细胞、嗜多色性红细胞、点彩红细胞
白细胞	显著增高，程度不一，可达（12～1000）×10^9/L，中位数约 100×10^9/L	以中性中、晚幼粒细胞和杆状核粒细胞增多为主，原始粒细胞与早幼粒细胞总和＜10％，常伴嗜碱性粒细胞和（或）嗜酸性粒细胞增多，嗜碱性粒细胞可高达 10％～20％，是慢粒的特征之一
血小板	早期正常或明显增加，可达 1000×10^9/L，晚期常减少	形态可发生异常，如巨大血小板和畸形血小板，也可见少量微小巨核细胞
加速期		
红细胞	减少，随病情进展逐渐降低出现贫血	原始细胞可≥10％，嗜碱性粒细胞增加，并可见幼粒细胞
白细胞	常增加	
血小板	可进行性减少或增加、正常	

续表

血细胞计数		血细胞形态
急变期		
红细胞	减少	原始细胞可大于或等于20%,或原始粒＋早幼粒细胞＞30%,并常可见嗜酸性粒细胞、嗜碱性粒细胞和幼粒细胞等
白细胞	常增加	
血小板	可进行性减少	

2. 骨髓象　CML分慢性期、加速期和急变期,骨髓象特点见表10-5、图10-16。因CML是多能干细胞病变,可向各种细胞类型的白血病转变,CML急变的原始细胞以髓系为主,占70%以上;其次为淋巴系,占20%～30%。完全急变后和相应的急性白血病骨髓象一致。

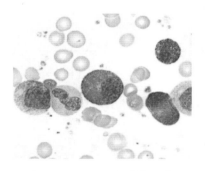

图10-15　CML慢性期血象

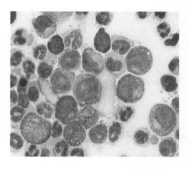

图10-16　CML慢性期骨髓象

表10-5　CML骨髓象特点

临床分期	骨髓涂片主要特点
慢性期	
增生程度	增生明显或极度活跃,粒红比值明显增高,可达(10～50):1
粒细胞系统	以粒系极度增生为主,中性中、晚幼粒和杆状核粒细胞居多,嗜碱性粒细胞和嗜酸性粒细胞明显增多,原始粒细胞<5%。粒细胞可出现细胞大小不一、核质发育不平衡、核染色质疏松、胞质内有空泡等形态异常
红细胞系统	一般正常,随病情发展逐渐减低
血小板	多增加,也可减少,可见巨大血小板
巨核细胞系统	数量增多或正常,可见小巨核细胞。有些患者可出现类似戈谢细胞和海蓝细胞的组织细胞
加速期(急变的开始阶段称加速期)	
增生程度	增生明显或极度活跃
粒细胞系统	原始细胞逐渐增多,原始细胞可大于10%,但小于20%
巨核细胞系统	明显受抑制,可见异常核型的巨核细胞以及小巨核细胞
其他细胞系统	常抑制
急变期	
增生程度	增生明显或极度活跃
白血病细胞	原始粒、原始单核细胞＋幼稚单核细胞或原始淋巴细胞＋幼稚淋巴细胞≥20%;或原始粒细胞＋早幼粒细胞>50%
其他细胞系统	常抑制,其他变化同慢性期

3. 细胞化学染色　NAP阳性率及积分明显减低;但也有少数病例NAP积分可升高,可能与合并感染等因素有关。治疗完全缓解可恢复正常,示预后较好。

4. 免疫表型分析　无特殊意义。在慢性期为髓系表型,偏成熟粒细胞CD15、CD13、CD33明显增高;加速期和急变期CD34、CD33、HLA-DR明显高于正常并先于形态学改变;如为急淋变和急性巨核变,则相应的免疫学标记物可呈阳性。

5. 细胞遗传学和分子生物学检验　90%以上的 CML 可检出 Ph 染色体,即 t(9;22)(q34;q11)和 BCR-ABL 融合基因,二者是 CML 的特征性标志。约 5%的 CML 患者检测不到 Ph 染色体,但在分子水平可检测到 BCR-ABL 融合基因,仍属该类 CML。大部分 CML 患者发展至加速期和急变期时,可出现 Ph 染色体以外的染色体异常,即核型演变,如双 Ph、+8、i(17q)、+19、22q⁻ 和 +21 等,通常比临床或血液学急变指标早出现 2~4 个月。

6. 其他检验　血清维生素 B_{12} 浓度及其结合力显著增加,且与白细胞增高呈正比;血清钾、乳酸脱氢酶、溶菌酶、血和尿中尿酸含量增高,系由白细胞破坏所致。

【诊断与鉴别诊断】

1. 诊断　CML 诊断并不困难。凡有脾大和不明原因的持续外周血白细胞增高,有典型的血象和骨髓象变化、NAP 积分减低,Ph 染色体阳性或检测到 BCR-ABL 融合基因,即可确诊。CML 的临床分期及各期诊断标准见表 10-6。

表 10-6　CML 的临床分期及各期诊断标准

分期	诊断标准
慢性期	具备下列五项中的四项者诊断成立: 1. 临床特征　无症状或有低热、乏力、多汗、食欲减退等症状,可有贫血或脾肿大 2. 血象　白细胞数增高,主要为中性中、晚幼和杆状核粒细胞,原始细胞<2%。嗜酸性粒细胞和嗜碱性粒细胞增多,单核细胞一般小于 3%,血小板正常或增多,多数患者有轻度贫血 3. 骨髓象　明显增生,以粒系为主,中性中、晚幼粒和杆状核粒细胞增多,原始细胞<5%。红系比例常减少,巨核细胞可明显增生、正常或轻度减少 4. NAP　积分极度降低或消失 5. Ph 染色体　阳性及分子标志 BCR-ABL 融合基因阳性
加速期	具下列之一者,可考虑为本期: 1. 治疗无效的进行性白细胞增高和(或)脾肿大 2. 治疗不能控制的持续性血小板增多($>1000\times10^9/L$) 3. 治疗无关的血小板持续性减低($<100\times10^9/L$) 4. 外周血和(或)骨髓中原始细胞占 10%~19% 5. 外周血嗜碱性粒细胞≥20% 6. 细胞遗传学显示有克隆演变
急变期	具下列之一者可诊断为本期: 1. 外周血或骨髓中原始细胞≥20%或有髓外原始细胞浸润。约 70%患者原始细胞为髓系,20%~30%患者为淋系 2. 髓外浸润:常见部位是皮肤、淋巴结、脾、骨骼或中枢神经系统 3. 骨髓活检显示原始细胞局灶性大量聚集,即使其余部位骨髓活检显示为慢性期,仍可诊断为急变期

2. 鉴别诊断　本病主要与粒细胞型类白血病反应(表 10-7)和原发性骨髓纤维化(因部分 CML 患者在疾病后期出现局灶性骨髓纤维化)进行鉴别(表 10-8)。

表 10-7　慢性粒细胞白血病(CML)与粒细胞型类白血病反应鉴别

鉴别项目	慢性粒细胞白血病	粒细胞型类白血病反应
血象		
白细胞总数	显著增高,$\geqslant100\times10^9/L$	轻、中度增高,$<50\times10^9/L$
嗜酸性粒细胞	增多	不增多
嗜碱性粒细胞	增多	不增多
幼稚细胞	中、晚幼粒细胞多	晚幼粒、杆状核粒细胞多
中毒性改变	无	有

续表

鉴别项目	慢性粒细胞白血病	粒细胞型类白血病反应
骨髓象	增生极度活跃,粒系增生为主,中、晚幼粒细胞多,红系、巨核受抑制	核左移,红系、巨核系不受抑制
NAP	下降	增加
Ph 染色体和 BCR-ABL 融合基因	多存在	无

表 10-8　慢性粒细胞白血病(CML)与原发性骨髓纤维化的形态学鉴别

鉴别项目	慢性粒细胞白血病	原发性骨髓纤维化
血象		
白细胞总数	显著增高	正常或中度增高,少数明显增高
异形红细胞	不明显	明显,常见泪滴形红细胞
有核红细胞	无或少见	常见,量多
骨髓象	骨髓增生极度活跃,中、晚幼、杆状核粒细胞多	经常"干抽",早期可见骨髓增生活跃,晚期增生低下,可见大量网状纤维细胞
骨髓活检	粒系增生与脂肪组织取代一致	为纤维组织取代;有新骨髓组织形成,巨核细胞增多

二、原发性血小板增多症

【概述】　原发性血小板增多症(primary thrombocythemia,PT)是一种主要累及巨核细胞的骨髓增殖性疾病。本病以骨髓中巨核细胞过度增殖、血小板数持续增多、出血和(或)血栓形成(以肢体血管栓塞较为多见)、半数以上有脾肿大等为特征。临床表现无特异性,多在进行血细胞检查时才偶然发现血小板异常增高而引起注意。发病多为中年及其以上人群。PT 又称特发性血小板增多症、出血性血小板增多症和慢性巨核细胞性白血病。本病可以与 CML、真性红细胞增多症(polycythemia vera,PV)等相互转化。

【实验室检查】

1. 血象　PT 的血象特征见表 10-9,图 10-17。

表 10-9　原发性血小板增多症血象特征

检测内容	细胞数	分类及形态特征
血小板	持续大于 1000×10⁹/L,多为(1000~3000)×10⁹/L 或更高	MPV 增大,PCT 增加,形态大小不一,可见巨大型、小型及不规则血小板,常聚集成堆
白细胞	多为(10~30)×10⁹/L,偶达(40~50)×10⁹/L	以中性分叶核粒细胞为主,偶见幼粒细胞。中性粒细胞碱性磷酸酶积分增高
红细胞	30%的患者红细胞正常或轻度增多	形态大小不一,呈多染性,也可见豪-周小体及嗜碱性点彩红细胞。少数因反复出血导致低色素性贫血

2. 骨髓象　PT 的骨髓象特征见表 10-10,图 10-18。

表 10-10　原发性血小板增多症骨髓象特征

检测内容	细胞分类	形态特征
骨髓增生度	增生活跃或明显活跃	—
巨核细胞	增生明显,原巨核细胞及幼巨核细胞增高	巨核细胞形态异常,核质发育不平衡,颗粒稀缺,空泡形成,核分叶过多,约 40%见到小巨核细胞

续表

检测内容	细胞分类	形态特征
红细胞、粒细胞	明显增生	幼粒细胞和幼红细胞增多,形态无明显异常
血小板	增高	聚集成堆

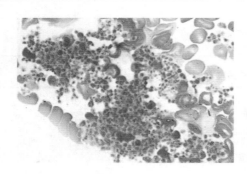

图 10-17　PT 血象

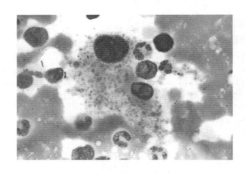

图 10-18　PT 骨髓象

3. 细胞化学染色　NAP 积分增高,用非特异性酯酶、酸性磷酸酶、糖原染色可帮助鉴别小巨核细胞,均呈阳性。

4. 免疫表型分析　无特殊的免疫表型异常,CD41 和 CD42 染色可发现标本中的原始巨核细胞和微小原始巨核细胞。

5. 细胞遗传学和分子生物学检验　未发现其他特异性细胞遗传学改变。5%～10% 的 PT 患者可见异常核型,如 +8、9q 异常及 del(20q),5q 缺失需与 MDS 的亚型鉴别。

6. 其他检查　60%～80% 患者的血小板对胶原、ADP、花生四烯酸诱导的聚集反应减低,而对肾上腺素诱导的聚集反应消失是本病的特征之一。出血时间延长,凝血酶原消耗时间缩短,血块退缩不良,凝血酶原时间延长,凝血活酶生成障碍。

【诊断及鉴别诊断】

1. 诊断　凡与 PT 临床症状和体征相符合,血小板 >1000×10⁹/L,排除其他骨髓增生性疾病和继发性血小板增多症者外,即可诊断。国内诊断标准如下。

(1) 临床上有出血、脾肿大、血栓形成引起的症状和体征。

(2) 实验室检查:①血小板 $>1000×10^9/L$;②血涂片中血小板成堆,有巨大血小板;③骨髓增生活跃或以上,巨核细胞增多、胞体大、胞质丰富;④白细胞和中性粒细胞都增加;⑤血小板肾上腺素聚集反应减低。

2. 鉴别诊断　在临床上继发性血小板增多症较为常见,多与感染、某些贫血、肿瘤、手术尤其是脾切除后以及生理因素等有关,其临床表现依不同的疾病而异。原发性血小板增多症与继发性血小板增多症的鉴别要点见表 10-11。

表 10-11　原发性血小板增多症与继发性血小板增多症的鉴别要点

鉴别点	原发性血小板增多症	继发性血小板增多症
病因和病程	病因不明,病程持续性	继发某种病理因素等,病程常为暂时性
血栓栓塞出血	常见	不常见
脾肿大	80% 肿大	常无
单个巨核细胞的核数	增加	下降
巨核细胞	明显增多	轻度增多
平均巨核细胞容量	增加	减少
血小板	$>1000×10^9/L$	$<1000×10^9/L$

续表

鉴别点	原发性血小板增多症	继发性血小板增多症
血小板功能和形态	异常	正常,但脾切后血小板黏附性增高
白细胞计数	90%增高	正常

三、原发性骨髓纤维化

【概述】 原发性骨髓纤维化(primary myelofibrosis,PMF)又称骨髓硬化症,是指以骨髓巨核细胞和粒系细胞异常增殖,伴有骨髓结缔组织反应性增生和髓外造血为特征的一种骨髓增殖性肿瘤。2001年WHO新分型将PMF分为骨髓纤维化前期和骨髓纤维化期或骨膜硬化期。骨髓纤维化前期,骨髓显著增生,伴有少量网硬蛋白纤维;骨髓纤维化期,骨髓造血细胞明显减少,以显著网硬蛋白纤维和胶原纤维化以及常见骨髓硬化为主要特征,该期突出特点是外周血中出现幼红、幼粒细胞及泪滴形红细胞。骨髓因纤维化而穿刺困难,常取不出骨髓即"干抽",骨髓活检可确定诊断。

本病多见于60~70岁老人,起病隐袭,开始多无症状,多因常规体检发现脾肿大、贫血或血小板减少而被发现。巨脾是本病的一大特征,约50%病例有轻至中度肝肿大,病程中可与其他骨髓增生性疾病相互转化。晚期发生骨髓衰竭,少数患者可以转化为急性白血病。

【实验室检查】

1. 血象 血象特征见表10-12。

表 10-12 原发性骨髓纤维化血象特征

项目	骨髓纤维化前期	骨髓纤维化期
红细胞和血红蛋白	轻或中度贫血,可见有核红细胞,泪滴形红细胞	贫血,伴幼红细胞增多及数量不等泪滴形红细胞
白细胞	轻到中度增高	增减不一,多在$(10\sim30)\times10^9$/L,少数至$(40\sim50)\times10^9$/L,低者可至$(2\sim4)\times10^9$/L,伴幼粒细胞增多,嗜碱性粒细胞也有增多。若原始细胞明显增加则提示疾病向白血病进展
血小板	显著增多	增减不定,可见大血小板和畸形血小板
巨核细胞	有时可见微小巨核细胞	小型的裸核巨核细胞和碎片,及微巨核细胞

2. 骨髓象 早期骨髓增生活跃,以粒系和巨核系细胞为主,少数可见细胞灶性增生;后期显示增生低下,因骨髓纤维化,骨质坚硬,骨髓穿刺常干抽,示有核细胞增生大多减低,常与外周血涂片相近,需做骨髓活检证实。

3. 骨髓活检 为确诊本病的必要条件。原发性骨髓纤维化可见到不同程度的纤维化改变,脾、肝、淋巴结活检可见大量网状纤维组织增生,为诊断本病的依据。

4. 免疫表型分析 无特异的免疫表型。

5. 细胞遗传学和分子生物学检验 无特异性的遗传学改变。约60%患者有克隆性染色体异常,有染色体核型异常者常预示向白血病转化。

6. 其他检验 血小板功能缺陷,故出血时间延长,血块退缩不良,血小板黏附性及聚集性降低。约1/3的病例凝血酶原时间延长,凝血时间延长,毛细血管脆性试验阳性。2/3的慢性病例可有血清尿酸、乳酸脱氢酶、碱性磷酸酶增高。

【诊断及鉴别诊断】

1. 诊断 对临床上有不明原因的进行性脾肿大或巨脾,外周血出现幼粒、幼红细胞及泪滴形红细胞的患者,应考虑本病的可能。2008年WHO提出对PMF的诊断需要同时符合以下3个主要标准和2个次要标准。

(1)主要标准:①巨核细胞增生,且有形态异常伴有网硬蛋白纤维和(或)胶原蛋白纤维增生;无明显网硬蛋白纤维化时,须同时有粒细胞增生及红细胞的生成减少;②不符合 WHO 对 PV、CML、MDS 或髓系其他肿瘤的诊断标准;③存在 JAK2V617F 或其他克隆标记,如果没有克隆标记则必须排除继发性骨髓纤维化。

(2)次要标准:①外周血幼红、幼粒细胞增多;②血清乳酸脱氢酶明显升高;③贫血;④可触及的脾肿大。

2.鉴别诊断

(1)与慢性髓细胞性白血病鉴别:后者白细胞计数明显升高,NAP 活性降低,Ph 染色体阳性,存在 BCR-ABL 基因重排。骨髓活检及骨髓 X 线检查有助于鉴别。

(2)与继发性骨髓纤维化鉴别(PV、PT、骨转移癌、骨髓瘤):①PV 和 PT 通常无畸形及泪滴形成熟红细胞,幼粒细胞、幼红细胞少见,PV 在发生骨髓纤维化前有红细胞、血细胞比容升高,PT 以血小板升高为主要特征,常有血栓及出血表现;②骨转移癌和骨髓瘤在骨髓片中可找到典型的癌细胞和骨髓瘤细胞等。

四、真性红细胞增多症

【概述】 真性红细胞增多症(polycythemia vera,PV)是一种原因未明的起源于造血干细胞的慢性骨髓增殖性疾病,其特征为骨髓红细胞系、粒细胞系及巨核细胞系均有异常增生,尤以红细胞系增生显著。由于不明原因的全身红细胞总是明显地高于正常,又俗称多血症。临床病程可分为三期:①增殖期(多血前期):红细胞轻度增高。②多血期:红细胞明显增多伴红细胞容量增大。③消耗期(多血期后骨髓纤维化期):包括贫血在内的血细胞减少、骨髓纤维化、骨外造血和脾功能亢进,严重者最终可转化为急性白血病。本病以老年男性居多。临床表现是起病隐袭,病程较长,皮肤及颜面紫红,尤以两颊、口唇、眼结膜和手掌等处为显著。可有皮肤瘙痒,易发生血栓和出血,随病情发展肝、脾肿大,脾肿大更突出。

【实验室检查】

1.血象 全血呈暗红色,红细胞数增多,男性 $>6.5×10^{12}$/L,女性 $>6.0×10^{12}$/L。血红蛋白增高,男性 >180 g/L,女性 >165 g/L。血细胞比容:男性 >0.54,女性 >0.50。红细胞形态大致正常。白细胞计数多在 $(11～30)×10^9$/L,白细胞分类可有核左移现象。血小板增高,可达 $(400～500)×10^9$/L,可见巨型或畸形血小板。

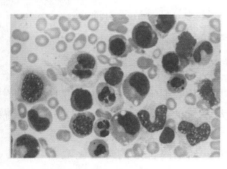

图 10-19　PV 骨髓象

2.骨髓象 增生明显活跃或极度活跃,红系、粒系、巨核系均增生,但以红系增生显著。各系各阶段有核细胞比值及形态大致正常(图 10-19),巨核细胞可成堆出现。偶有"干抽"现象。

3.细胞化学染色 中性粒细胞碱性磷酸酶积分常明显增高。骨髓铁染色示细胞外铁减少或消失。

4.骨髓活检 显示脂肪组织被造血细胞替代,红系、粒系、巨核系均增高,巨核细胞可呈异常的多形核改变,与原发性血小板增多症相似;间质中静脉窦增多,可见血窦充血和骨小梁变薄。后期网状纤维及胶原纤维增多,造血细胞减少,可致骨髓"干抽"。

5.其他检查 全血容量、红细胞容量均增加,血液比重增加至 $1.070～1.080$,全血黏度增加(比正常高 5～6 倍),血沉减慢。血小板黏附、聚集功能可降低或正常。维生素 B_{12} 和叶酸水平增高,血清铁正常或减低,总铁结合力正常或增高。

【诊断与鉴别诊断】

1.国内诊断标准 ①临床有多血症和脾肿大表现。②血红蛋白:男性 >180 g/L,女性 >170 g/L。或红细胞数:男性 $>6.5×10^{12}$/L,女性 $>6.0×10^{12}$/L。③红细胞容量:男性 >39 mL/kg,女性 >27 mL/kg。④血细胞比容:男性 >0.54,女性 >0.50。白细胞 $>11×10^9$/L,血小板 $>400×10^9$/L,中性粒细胞碱性磷酸酶积分 >100,骨髓三系均增生尤以红系增生显著。⑤在排除继发和相对性红细胞增多症,凡符合上述①②③项,即可确诊。若无条件测定③,则须具备①②④⑤项方可诊断。本病应首先与继发性红细胞增多症和相对性红细胞增多症鉴别。

2. WHO 诊断标准（2008 年）

（1）主要标准：①血红蛋白：男性＞185 g/L，女性＞165 g/L。或血红蛋白、血细胞比容大于参考范围上限（相应年龄、性别及居住地海拔）。或血红蛋白：男性＞170 g/L，女性＞150 g/L，排除缺铁等继发性因素，血红蛋白较前持续增高（＞200 g/L）。或红细胞数量增多＞25％，超过其平均值正常预测值。②存在 JAK2V617F 基因或相似突变。

（2）次要标准：①骨髓三系增殖；②血清促红细胞生成素（erythropoietin，EPO）水平降低；③内源性红系集落生长。PV 的诊断需符合 2 项主要标准和 1 项次要标准，或符合第 1 项主要标准和 2 项次要标准。

3. 鉴别诊断 本病应与继发性红细胞增多症、相对性红细胞增多症鉴别（表 10-13）。

表 10-13 三种红细胞增多症鉴别

鉴别要点	真性红细胞增多症	继发性红细胞增多症	相对性红细胞增多症
红细胞容积	增加	增加	正常
动脉血氧饱和度	正常	减少或正常	正常
白细胞计数、血小板计数	增加	正常	正常
脾肿大	有	无	无
骨髓象	三系均增生	红系增生	正常
中性粒细胞碱性磷酸酶	增加	正常	正常
血清维生素 B_{12}	增加	正常	正常
红细胞生成素	减少或正常	增加	正常
内源性 CFU-E 生长	生长	不生长	不生长

（尹利华）

本章小结

AML 及相关原幼细胞肿瘤主要包括特定类型和非特指型。AML 中的特定类型中伴有重现性细胞遗传学异常的常见有：①AML 伴 t(8;21)(q22;q22)；RUNX1-RUNX1T1；②AML 伴 inv(16)(p13.1；q22)或 t(16;16)(p13.1;q22)；CBFβ-MYH11；③急性早幼粒细胞白血病伴 t(15;17)(q22;q12)；PML-RARα 及其变异易位亚型三种类型。其主要特点除了外周血或骨髓中原始细胞的百分率≥20％特征外，还出现相应的重现性的遗传学和分子生物学异常。非特指型相当于 FAB 的 M_0～M_7 中除去特定类型外的其他类型，主要包括急性髓系白血病微分化型、急性髓系白血病无成熟型、急性髓系白血病成熟型、急性粒-单核细胞白血病、急性原始单核细胞和单核细胞白血病、急性红白血病、急性原始巨核细胞白血病共7 种类型。

骨髓增生异常综合征（MDS）是一种获得性的克隆性造血干细胞疾病，骨髓发生病态造血或无效造血。好发于老年人，多表现为难治性贫血和（或）其他血细胞减少，转化为急性白血病的风险较高。WHO 在 FAB 形态学分型标准的基础上，结合 MDS 的免疫表型、遗传学及分子生物学的特征，于 2008 年颁布了新的分型标准，其实验室检查内容的特点在各亚型间既有联系，又有区别。不同分型的病理生理基础、临床表现及预后均存在较大差异。在诊断时需与某些急性髓系白血病、巨幼细胞贫血以及慢性再生障碍性贫血等疾病相鉴别。

骨髓增殖性肿瘤（MPN）是以分化相对成熟的一系或多系髓系细胞持续增殖为主要特征的一组克隆性造血干细胞肿瘤，增殖的细胞分化相对成熟，外周血多呈全血细胞增多，肝、脾常肿大。临床以慢性髓细胞性白血病、原发性血小板增多症、原发性骨髓纤维化、真性红细胞增多症较为多见。各型之间表现可重叠和相互转化，每种 MPN 都可逐渐演变，最终出现骨髓纤维化、骨髓衰竭或转化为急性白血病。CML

是骨髓增殖性疾病中以白血病命名的一种恶性疾病,脾肿大是其最突出体征,实验室检查特点是较成熟的粒细胞显著增多并伴有嗜碱、嗜酸性粒细胞增多,多数有特征性的 Ph 染色体及其分子标志 BCR-ABL 融合基因,但并非 CML 所特有,其自然病程分为慢性期、加速期和急变期,其中急变期是 CML 的一种自然转归。

能力检测

1. 何为急性髓系白血病、急性髓系白血病非特指型、骨髓增生异常综合征、骨髓增殖性疾病?
2. 急性早幼粒细胞白血病伴 t(15;17)(q22;q12)骨髓象形态学有哪些主要特征?
3. 急性髓系白血病非特指型中各型的诊断要点是什么?
4. 急性髓系白血病的特异性细胞遗传学和基因的标志有哪些?
5. 慢性髓细胞性白血病的临床分期及各期的血象、骨髓象主要特点有哪些?
6. WHO(2008 年)将骨髓增生异常综合征分为几型?病态造血有哪些特点?
7. 骨髓增生性疾病有哪些共性?嗜异性凝集试验的主要临床价值是什么?

第十一章 淋巴组织肿瘤

学习目标

掌握：急性淋巴细胞白血病和多发性骨髓瘤的血象、骨髓象形态学特点与诊断。

熟悉：慢性淋巴细胞白血病、霍奇金病与非霍奇金淋巴瘤的血象、骨髓象形态学特点与诊断。

了解：多发性骨髓瘤细胞的主要临床表现与鉴别诊断；其他少见类型淋巴细胞白血病的形态学特征。

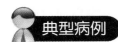 **典型病例**

张某，男，17岁，患者于20天前发现颈部结节，一周后牙龈出血，下肢皮肤有淤点，疲乏无力、面色苍白，无关节痛、无鼻血。近4天低热、盗汗伴头痛入院治疗。无呕吐，大小便正常，体重无明显减轻。无特殊病史。

体格检查：体温37.7 ℃，呼吸26次/分，脉搏84次/分，血压120/68 mmHg，五官端正，巩膜无黄染，舌身居中，神志清醒。面色苍白，腹部及下肢可见散在出血点，双侧颈部和腹股沟可触及多个肿大的淋巴结，约1 cm×1.2 cm，质中等，无压痛。颈软，胸骨压痛，肝肋下2 cm，质中等，脾肋下2 cm。

实验室检查：Hb 60 g/L，RBC $2.8×10^{12}$/L，WBC $26×10^9$/L，原淋巴细胞19%，幼淋巴细胞32%，淋巴细胞30%，PLT $19×10^9$/L。尿、大便常规阴性，肝、肾功能正常，嗜异性凝集反应阴性。骨髓象：增生极度活跃，以淋巴细胞系统为主，原淋巴细胞占23%，幼淋巴细胞占48%，淋巴细胞占18%。此类幼淋巴细胞大小不一，细胞核形不规则，部分有凹陷，核仁无或为1～2个，胞质量不多，无空泡。红细胞系统占8.5%，全片见巨核细胞1个，血小板较少。原幼淋巴细胞过氧化酶染色反应阴性。脑脊液压力78滴/分，WBC $21×10^6$/L，可找到幼稚细胞。

腹部B超检查：肝、脾增大，未见占位性病变，腹膜后淋巴结不大。

【思考题】

1. 本例的临床特点有哪些？应该诊断为何种病？诊断根据是什么？

2. 本例应和哪些疾病进行鉴别诊断？

第一节 前驱型淋巴细胞肿瘤（淋巴母细胞白血病/淋巴瘤）

前驱型淋巴细胞肿瘤（淋巴母细胞白血病/淋巴瘤）（precursor T/B acute lymphoblastic leukemia/lymphoblastic lymphoma，T/B-ALL/LBL）主要为来源于B细胞系或T细胞系的淋巴母细胞肿瘤，发生部位在中心淋巴组织（骨髓或胸腺），在FAB分型中形态学特征相当于急性淋巴细胞白血病（ALL）。2008年版WHO推荐的造血与淋巴组织肿瘤分类标准基于MICM方法，将前驱型淋巴细胞肿瘤分为三种类型四种亚型：B 淋巴母细胞白血病/淋巴瘤（B acute lymphoblastic leukemia/lymphoblastic lymphoma，B-ALL/LBL），T 淋巴母细胞白血病/淋巴瘤（T acute lymphoblastic leukemia/lymphoblastic lymphoma，T-ALL/LBL）和 NK 细胞淋巴母细胞白血病/淋巴瘤（NK lymphoblastic leukemia/lymphoblastic lymphoma）。其中根据是否伴重现性遗传学异常，将 B-ALL/LBL 分为 B 淋巴母细胞白血病/淋巴瘤伴重现性遗传学异常（B acute lymphoblastic leukemia/lymphoblastic lymphoma with recurrent genetic abnormalities）和 B 淋巴母细胞白血病/淋巴瘤非特指型（B acute lymphoblastic leukemia/lymphoblastic lymphoma not otherwise specified，B-ALL/LBL NOS）两种亚型。NK 细胞淋巴母细胞白血病/淋巴瘤在 2008 年版 WHO 推荐的造血与淋巴组织肿瘤分类中归在急性未定系列白血病中。

一、B 淋巴母细胞白血病/淋巴瘤（B-ALL/LBL）

【概述】 B 淋巴母细胞白血病/淋巴瘤为前驱型 B 细胞来源的造血肿瘤，包括 B 淋巴母细胞白血病/淋巴瘤伴重现性遗传学异常和 B 淋巴母细胞白血病/淋巴瘤非特指型。本病可见于各年龄段，但以儿童和青壮年为主，是好发于青少年和儿童的恶性肿瘤。在成人白血病中，ALL 发生率明显低于 AML。临床上以中至重度贫血、感染发热、轻至中度肝脾肿大为表现。超过 50% 的病例诊断时伴有无痛性淋巴结肿大、关节疼痛和胸骨压痛。

B 淋巴母细胞白血病/淋巴瘤伴重现性遗传学异常是指 B 细胞性淋巴母细胞肿瘤伴有重现性、特异性细胞遗传学和分子生物学异常。肿瘤细胞广泛出现在骨髓和（或）外周血，原始和幼稚淋巴细胞比值≥20%者诊断为急性淋巴母细胞白血病。原始和幼稚淋巴细胞<20%者，一般应考虑为 B 淋巴母细胞淋巴瘤。依据细胞遗传学和分子生物学的改变，伴重现性遗传学异常的 B-ALL/LBL 分为 7 个亚型，见表 9-15。

B 淋巴母细胞白血病/淋巴瘤非特指型，是指一类具有 B 细胞免疫表型特征，但不具有重现性遗传学异常的淋巴母细胞白血病/淋巴瘤。不同阶段的 B 淋巴母细胞表达 TdT、CD10、Cyμ、CD34 的强度和比例不同，按上述抗原的表达情况可将 B-ALL 分为四类，见表 9-14。此种分类有利于 B-ALL/LBL 非特指型的预后判断和治疗方案的选择。

【实验室检查】

1. 血象　白细胞常增高，可高达 $100×10^9/L$，部分病例可正常或减低。血小板减低。可见原始和幼稚淋巴细胞，涂抹退化细胞（也称篮细胞、退化细胞）易见。红细胞和血红蛋白常中度减少，个别病例早期可能只有轻度减少。

2. 骨髓象　有核细胞增生明显活跃或极度活跃，少数增生活跃。原始和幼稚淋巴细胞比值>20%，可高达 90% 以上。原始淋巴细胞大小不一，小细胞的胞质量少、核染色质致密、核仁不清楚；大细胞的胞质量中等、呈亮蓝至灰蓝色、偶见空泡，核染色质弥散、多个核仁且明显，核呈圆形或不规则形，部分胞质中可见粗大的嗜苯胺蓝颗粒（图 11-1）。某些病例还可见胞质伪足样突起的淋巴母细胞，称为手镜细胞（hand mirror cells）。多数病例骨髓涂片中涂抹退化细胞显著增多，这是急性淋巴细胞白血病形态学特点之一。FAB 根据淋巴细胞的形态特征将急性淋巴细胞白血病分为三型，即 L_1（小原始淋巴细胞为主型），L_2（大原始淋巴细胞为主型），L_3（burkitt 淋巴瘤白血病）（表 11-1）。粒细胞系、红细胞系增生受抑制，幼红、幼粒细胞少见或不见。巨核细胞系多数显著减少或不见，血小板减少。

3. 细胞化学染色　原始细胞 MPO 染色呈阴性，如有阳性则为残存髓系原始细胞，比值应小于 3%，否则应考虑其他系列白血病或髓系-淋巴系混合白血病。PAS 染色大部分病例呈粗颗粒或粗块状阳性，少数呈弱阳性。NAP 活性增强，积分增高。

表 11-1　急性淋巴细胞性白血病的 FAB 分型形态特征

细胞学特征	L_1	L_2	L_3
细胞大小	小细胞（直径≤12 μm）为主，大小较一致	大细胞（直径>12 μm）为主，大小不一致	大细胞为主，大小较一致
胞质量	少	不定，常多	较多

续表

细胞学特征	L₁	L₂	L₃
胞质嗜碱性	轻或中度	不定,有些细胞常深染	深蓝
胞质空泡	不定	不定	明显,呈蜂窝状
核形	规则,偶有凹陷或折叠	不规则,常有扭曲或折叠	较规则
核染色质	较一致、较粗	较不一致、较疏松	均匀细点状
核仁	核仁不见或少,小而清楚	数目不定,清楚	数目不定,清晰呈小泡状

4. 淋巴结或骨髓活检 淋巴结病理活检是诊断淋巴瘤的主要手段。当淋巴结出现实质病变,而骨髓或外周血中没有或少量出现肿瘤细胞时,应诊断为淋巴瘤。当肿瘤性淋巴细胞浸润骨髓或外周血时,可以诊断为淋巴瘤细胞白血病,骨髓活检有助于诊断,但并非必需。

5. 免疫表型分析 B-ALL/LBL 伴重现性遗传学异常中的淋巴母细胞除表达 B 细胞标志性抗原(如 CD19、CyCD79a 和 CyCD22)外,还表达早期细胞的阶段性抗原,如 CD34、TdT、CD38 和 CD10。不同遗传学类型有所差异,如 CD25 的表达与伴 t(9;22)的 B-ALL 高度相关,而伴 t(12;21)(p13;q22);TEL-AML1(或 EVT6-RUNX1)

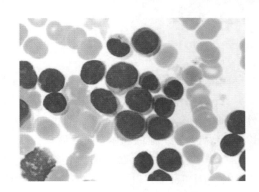

图 11-1 B-ALL 骨髓象

的 B-ALL/LBL 经常表达 CD34,几乎不表达 CD20,可表达髓系抗原,尤其是 CD13。伴 t(1;19)(q23;p13.3);E2A-PBX1(TCF3-PBX1)的 B-ALL/LBL 的典型表型为前 B-ALL,即 CD19⁺CD10⁺Cyμ⁺,低表达 CD34。

B-ALL/LBL 非特指型的淋巴母细胞高比例表达 B 淋巴系抗原,如 CD19、CyCD79a 和 CyCD22、PAX5,不表达髓系标志性抗原 MPO 和 T 淋巴系抗原。有些病例常交叉表达髓系抗原标志 CD13 和 CD33,少数病例还可能交叉表达 CD15。

6. 细胞遗传学和分子生物学检验 各类 B-ALL/LBL 伴重现性遗传学异常主要有:①伴 t(9;22)(q34;q11.2),BCR-ABL 的 B-ALL/LBL;②伴 t(v;11q23),MLL 重排的 B-ALL/LBL;③伴 t(12;21)(p13;q22),TEL-AML1(或 EVT6-RUNX1)的 B-ALL/LBL;④伴超二倍体的 B-ALL/LBL;⑤伴亚二倍体的 B-ALL/LBL;⑥伴 t(5;14)(q31;q32)/IL3-IGH 的 B-ALL/LBL;⑦ 伴 t(1;19)(q23;p13.3),E2A-PBX1(TCF3-PBX1)的 B-ALL/LBL。

B-ALL/LBL 非特指型病例具有 IgH 基因的克隆性 DJ 区域重排,70% 的 B-ALL/LBL 病例尚存在 TCR 基因重排。因此,IgH 和 TCR 基因重排的检测不能作为分型的标准,但可以作为淋巴细胞异常增殖的重要指标。还有一些 B-ALL/LBL 病例伴有一些随机性遗传学异常,如 del(6q)、del(9p11~12)、del(12p12)等。

【诊断与鉴别诊断】 见 T 淋巴母细胞白血病/淋巴瘤的诊断和鉴别诊断。

二、T 淋巴母细胞白血病/淋巴瘤(T-ALL/LBL)

【概述】 T 淋巴母细胞白血病/淋巴瘤属于前驱型 T 细胞肿瘤,当肿瘤细胞浸润骨髓和外周血,且原始和幼稚淋巴细胞≥20%,则称为 T 淋巴母细胞白血病(T-ALL);当肿瘤损害仅涉及胸腺、淋巴结或结外组织,而骨髓和(或)外周血仅有少量原始和幼稚淋巴细胞(一般小于 20%)时,考虑为 T 淋巴母细胞淋巴瘤(T lymphoblastic lymphoma,T-LBL)。T-LBL 好发于青少年男性,常伴有肝脾肿大、纵隔淋巴结肿大和其他组织包块,易并发中枢神经系统白血病。依据免疫表型特征,T 淋巴母细胞白血病可分为四种亚型(表 9-16)。

【实验室检查】

1. 血象 白细胞常增高,部分病例可减低。可见原始和幼稚淋巴细胞,易见涂抹细胞。红细胞和血红蛋白常减低,血小板计数常明显减低。

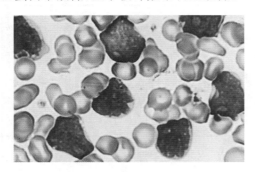

图 11-2　T-ALL 骨髓象

2. 骨髓象　与 B-ALL/LBL 大致相似。有核细胞增生明显活跃或极度活跃。以原始和幼稚淋巴细胞增生为主,比值≥25%。常伴有形态异常;原始淋巴细胞胞体呈圆形、椭圆形或有尾状突起;胞核多呈圆形,核大,核染色质粗细不均、核形不规则,可见核凹陷、折叠、切迹和裂痕;胞质量少,核质比高(图 11-2)。核形明显不规则是部分 T-ALL/LBL 的形态学特点之一。粒细胞系、红细胞系增生受抑制,幼红、幼粒细胞少见或不见。巨核细胞系多数显著减少或不见,血小板减少。

3. 细胞化学染色　原始细胞 MPO 染色呈阴性;20%～80% 的原幼淋巴细胞 PAS 反应呈强阳性,反应产物呈红色粗颗粒状或块状;α-萘酚酯酶(α-NAE)染色呈阴性,或为点状弱阳性,且不被氟化钠抑制。

4. 淋巴结或骨髓活检　淋巴结病理活检是诊断淋巴瘤的主要手段。当淋巴结出现实质病变,而骨髓或外周血中没有或少量出现肿瘤细胞时,应诊断为淋巴瘤。当肿瘤性淋巴细胞浸润骨髓或外周血时,可以诊断为淋巴瘤细胞白血病,骨髓活检有助于诊断,但并非必需。

5. 免疫表型分析　原始细胞通常表达 TdT,可不同程度表达 T 细胞的抗原标志,如 CD1a、CD2、CD3、CD4、CD5、CD7 和 CD8,其中 CD7 和 CD3 常表达,但只有 CD3 和 cCD3 具有系列特异性。CD4 和 CD8 常共表达,CD10 可阳性,但对于 T-ALL 并不特异,只能反映肿瘤细胞处于分化发育的早期阶段。除 TdT 外,早期 T 细胞的特异性标志物(CD99 和 CD1a)常在原始和幼稚淋巴细胞高表达,其中 CD99 价值较大。其他早期阶段的标志 CD34 和 CD38 也可表达。前驱型 T 细胞肿瘤常交叉表达髓系抗原标志 CD117、CD13 和 CD33。

6. 细胞遗传学和分子生物学检验　所有 T-ALL/LBL 均有 TCR 基因克隆性重排,同时有 20% 的病例存在 IgH 重排。T-ALL/LBL 病例还可检测到 14q11 易位,如 t(11;14)(p13;q11)、t(10;14)(q24;q11)、t(1;14)(p32;q11)、t(8;14)(q24;q11) 和 t(11;14)(p15;q11)。某些染色体易位常规方法难以检出,如 t(1;14)(p32;q11),检出率只有 3%。但通过 FISH 和 PCR 技术,发现 20%～30% 的 T-ALL/LBL 存在 t(1;14)(p32;q11) 导致的 TAL(SCL) 基因易位。除此尚有其他一些非特异性染色体异常,如 $6q^-$、$9p^-$、$12p^-$ 等。

【诊断与鉴别诊断】

1. ALL 的诊断与鉴别诊断　①具有急性白血病的临床表现和骨髓象特征,骨髓中原始淋巴细胞＋幼稚淋巴细胞＞20%,且伴形态学异常,可初步诊断为急性淋巴细胞白血病。②应用末端脱氧核苷酸转移酶(TdT)及一线单抗诊断 B 细胞系或 T 细胞系淋巴母细胞白血病/淋巴瘤,并与 AML 鉴别,再根据 B-ALL、T-ALL 等单抗分亚型;细胞化学染色可进一步辅助淋巴细胞白血病与 AML 鉴别。③细胞遗传学及分子生物学检查,将 B 淋巴母细胞白血病/淋巴瘤分为伴重现性遗传学异常和非特指型,并对判断预后和微量残留病的检测有重要意义。

2. 中枢神经系统白血病(CNSL)的诊断　是急性白血病的并发症,在 ALL 较 AML 发病率高,儿童 ALL 并发 CNSL 者远高于成人 ALL。白血病细胞主要浸润脑膜和脑实质,临床上常出现脑膜刺激症状和颅内压增高,主要表现为头痛、恶心、呕吐、颈项强直、抽搐或嗜睡、昏迷等,无症状 CNSL 患者无任何临床表现,常于脑脊液常规形态学检查时发现。脑脊液改变是诊断 CNSL 的重要依据,诊断标准见表 11-2。

表 11-2　中枢神经系统白血病诊断标准

(1)有中枢神经系统症状和体征(尤其是颅内压增高的症状和体征)

(2)有脑脊液的改变

①压力增高,大于 1.96 kPa(200 mmH₂O),或大于 60 滴/分

②白细胞＞0.01×10⁹/L

③涂片可见白血病细胞

④蛋白质＞450 mg/L,潘氏试验阳性

（3）排除其他原因的中枢神经系统疾病或脑脊液有相似改变的疾病

注：1. 符合（3）加（2）中任何一项者,为可疑 CNSL；符合（3）加（2）中涂片可见白血病细胞或其他任何两项者可诊断为 CNSL。

2. 无症状但有脑脊液改变,可诊断为 CNSL,但只有单项脑脊液压力增高,暂不确定 CNSL 的诊断。脑脊液压力持续增高,经抗 CNSL 治疗后压力下降或恢复正常者可诊断为 CNSL,应严密进行动态观察。

3. 有症状而无脑脊液改变者,若有脑神经、脊髓或神经根受累的症状和体征,排除其他原因所致,且经抗 CNSL 治疗症状有明显改善者,可诊断为 CNSL。

第二节 慢性淋巴细胞白血病/小淋巴细胞淋巴瘤

【概述】 慢性淋巴细胞白血病(chronic lymphocytic leukemia,CLL)简称"慢淋",是一种淋巴细胞克隆性增殖的肿瘤性疾病,主要表现为形态上成熟的小淋巴细胞侵袭外周血、骨髓、淋巴结和脾脏等淋巴组织。小淋巴细胞淋巴瘤(small lymphocytic lymphoma,SLL)是指该类肿瘤性淋巴细胞主要在淋巴结、脾脏等淋巴组织浸润而没有明显累积外周血和骨髓。CLL 和 SLL 被认为是同一生物学实体的不同表现形式,无本质区别。WHO 分类明确 CLL 和 SLL 专指 B 细胞白血病,命名为"成熟 B 细胞肿瘤,CLL/SLL"。既往认为少见的慢性 T 细胞白血病,WHO 分为 T 大颗粒淋巴细胞白血病、T 幼淋巴细胞白血病和 T 细胞反应性增生等。

本病在我国较少见(占白血病 5％以下),在欧美国家多见(约占白血病的 25％)。本病主要发生于 60 岁以上老年人,临床表现起病缓慢,早期无症状,逐渐出现疲倦、乏力、消瘦、食欲下降等,较突出的体征是全身淋巴结肿大及有不同程度的肝、脾肿大,肝、脾肿大程度较慢粒轻。晚期可有贫血和出血症状。

CLL/SLL 与自身免疫性疾病关系密切,可合并自身免疫性溶贫(AIHA)、免疫性血小板减少症(ITP)等疾病。患者因正常免疫球蛋白的产生减少,易并发各种感染,为常见的死亡原因。该病异质性强,预后差别大,病程长短悬殊,有些病例可长至 5～10 年很稳定,甚至终生无需治疗而不影响生存。

【实验室检查】

1. 血象 白细胞增高,常为(10～200)×10⁹/L,以成熟小淋巴细胞为主,≥50％,绝对值≥5×10⁹/L,其形态无明显异常,胞质无颗粒,少数细胞核有切迹。有时可见少量幼稚淋巴细胞和原始淋巴细胞,篮细胞易见,是慢淋的特征之一。中性粒细胞减少,红细胞和血小板早期正常,随病情发展,血小板减少,贫血逐渐明显。少数伴有自身免疫性溶血性贫血并加重。

2. 骨髓象 骨髓增生明显活跃或极度活跃,淋巴细胞≥40％,以成熟淋巴细胞为主,篮细胞易见,原始淋巴细胞和幼稚淋巴细胞＜5％。白血病性淋巴细胞形态异常不明显,部分细胞胞体略大,细胞核可出现深的切迹或裂隙,核染色质可不规则聚集,核仁无或不明显,多数细胞胞质量较多、嗜碱性、无颗粒,有时可见空泡。早期可见其他造血细胞,晚期全血细胞减少。伴有自身免疫性溶血性贫血时,幼红细胞明显增生,成熟红细胞形态、染色大致正常(图 11-3)。骨髓活检淋巴细胞呈局灶性或弥漫性浸润。

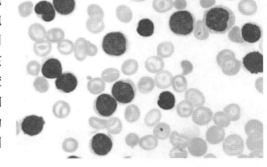

图 11-3 慢性淋巴细胞白血病骨髓象

3. 细胞化学染色 PAS 染色淋巴细胞呈阳性反应,为红色粗颗粒状;酸性磷酸酶(ACP)染色呈阴性或阳性反应,阳性可被酒石酸抑制;NAP 积分增高。

4. 免疫学检验 CLL 细胞共表达 B 细胞抗原 CD19、CD20、CD23 和 T 细胞抗原 CD5、CD25。细胞表面免疫球蛋白、CD20、CD79b 较正常 B 细胞弱表达。一般不表达 CD10,若 CD38 阳性提示预后不良。免疫分型可证明 CLL 淋巴细胞的单克隆性,B-CLL 呈 κ 或 λ 单克隆轻链型。

5. 细胞遗传学和分子生物学检验 由于慢淋细胞增殖缓慢,常规染色体核型分析很难得到分裂象,

采用间期 FISH 的方法可以检出 80% 以上 B-CLL 有克隆性核型异常,常见的染色体异常包括 13q14、11q22~23、17p13 缺失及 +12。正常核型提示预后较好,其中 17p⁻、11q⁻ 和复杂核型异常均提示预后不良,单独出现 13q⁻ 者预后良好,+12 的预后意义尚不明确。50%~60% 的患者有免疫球蛋白可变区(IgVH)突变,而无 IgVH 突变者多数高表达 CD38 和 ZAP70,无 IgVH 突变者与不良预后有关。10%~15% 的患者有 P53 基因突变,与病情进展有关,对治疗有抵抗,生存期短。

6.其他　约半数患者血清免疫球蛋白减少。

【诊断与鉴别诊断】

1.国内诊断标准

(1)临床表现:可有体力下降、疲乏、消瘦、低热、贫血或出血表现,淋巴结、肝、脾肿大,少数有结外侵犯。

(2)实验室检查:①外周血:WBC>10×10^9/L,淋巴细胞比例≥50% 或绝对值≥5×10^9/L,以成熟小淋巴细胞为主,可见幼稚淋巴细胞或不典型淋巴细胞。②骨髓象:增生明显活跃或极度活跃,成熟淋巴细胞≥40%。③免疫分型:CD5、CD19、CD20、SmIg 阳性。有临床表现并具备实验室检查中的①+②或③即可诊断。

2.鉴别诊断　主要与引起淋巴细胞恶性增高的其他疾病鉴别。

(1)幼淋巴细胞白血病:病情较 CLL 进展迅速,淋巴细胞升高更明显,核仁较清晰。表现为 CD79b、CD22、SmIg、FMC7 阳性或 CD2、CD3、CD4、CD5 阳性。

(2)毛细胞白血病:骨髓穿刺常为干抽,外周血和骨髓中发现典型的毛细胞,ACP 染色呈阳性且不被酒石酸抑制,表现为 CD11c,CD25,CD103 阳性。电镜下显示特殊结构。

(王　林)

第三节　淋　巴　瘤

淋巴瘤(lymphoma)是一组起源于淋巴结或其他淋巴组织的恶性肿瘤,分霍奇金淋巴瘤(Hodgkin lymphoma,HL)和非霍奇金淋巴瘤(non Hodgkin lymphoma,NHL)两大类。虽淋巴瘤和淋巴组织白血病无本质区别,但二者临床表现各异,当存在广泛骨髓和外周血受累时诊断为淋巴组织白血病;当疾病表现为组织瘤块形成,不伴有或仅有轻微血液和骨髓受累时诊断为淋巴瘤,但部分淋巴瘤疾病后期会浸润骨髓形成淋巴瘤细胞白血病。由于淋巴瘤类型众多,因此,对淋巴瘤的确诊应将病理组织学观察与免疫组化、流式细胞术、细胞遗传学等检测结合起来进行诊断和分类。

近年来在全球范围内淋巴瘤发病率有明显增加趋势,且主要为 NHL。我国淋巴瘤以 NHL 多见,约占淋巴瘤的 90%。本病可发生于任何年龄,以 20~40 岁居多,男性多于女性,临床上常以无痛性颈部或锁骨上淋巴结进行性肿大或以发热为首见表现。HL 最重要的特点是淋巴组织中可见 Reed-Sternberg(R-S)细胞。NHL 具有高度异质性,比 HL 有更多的结外侵犯和远处扩散。淋巴瘤病因尚不清楚,较重要的是病毒学说。如 Burkitt 淋巴瘤组织传代培养分离得到 EB 病毒,逆转录病毒 HTLV-I 被证明是成人 T 细胞白血病/淋巴瘤的病因,HTLV-II 与 T 细胞皮肤淋巴病蕈样肉芽肿的发病有关。

一、非霍奇金淋巴瘤

【概述】　非霍奇金淋巴瘤(NHL)是免疫系统(B 或 T 细胞)克隆性增殖引起的一大类恶性实体瘤,包括多种瘤细胞形态、免疫学表型、细胞遗传学、细胞增殖速度、临床表现、治疗反应和预后等方面各不相同的疾病,其发病率远高于 HL。本病起病时常表现无痛性进行性淋巴结肿大、发热,肝脾可肿大,晚期患者多数可出现全身症状。原发病灶既可在淋巴结,也可在淋巴结外的其他组织,如咽环、胃肠道、肠系膜、肝、鼻腔等,骨髓浸润常见,由于受浸润部位不同,症状和体征各异,NHL 这种结外淋巴组织原发病变较 HL 更多见。

NHL 分类非常复杂。WHO(2001 年)发布的分类方案是第一个在全球达成广泛共识的分类方案。该分类认为 NHL 多为异质性疾病,常有不同的病因和治疗反应,故以生物学等特性界定为 B 及 T 细胞肿瘤。同时临床上许多淋巴组织肿瘤患者存在实体瘤(淋巴瘤)和循环期(白血病),因此,淋巴细胞白血病、浆细胞骨髓瘤也被归类在这一大类中,如淋巴母细胞淋巴瘤与急性 B 细胞性白血病、小 B 细胞淋巴瘤与 B 细胞慢性淋巴细胞性白血病均是同一肿瘤的不同临床表现,但在诊断时仍需区别。2008 年 WHO 分类方案对 2001 年的方案又进行了相应的修订,增加了"以成熟 B 细胞肿瘤占绝大多数,T 和 NK 细胞肿瘤仅占所有 NHL 的约 12%"等内容,使 NHL 分类方案更趋完善,临床诊断和治疗更富有针对性和合理化。

【实验室检查】

1. 血象　早期患者血象大多正常,可合并慢性病贫血,侵袭性 NHL 侵犯骨髓亦可出现全血细胞减少,外周血可出现淋巴瘤细胞。

2. 骨髓象　NHL 初期骨髓象多正常,无特异性改变。NHL 侵犯骨髓时,可见淋巴瘤细胞,其形态取决于淋巴瘤组织学的细胞类型。当淋巴瘤细胞 ≥20% 为淋巴瘤白血病,其细胞称为淋巴瘤白血病细胞。

3. 组织病理学　组织病理学检查是诊断本病的主要依据。其特点为淋巴结正常结构消失,被肿瘤组织所取代。瘤细胞生长方式呈异型性,淋巴结包膜被侵犯,一般无 R-S 细胞。可根据肿瘤细胞的生长方式和形态进行组织学分型。

4. 免疫表型　免疫组化染色有助于评估瘤细胞的系列属性,最简单的方法是用 CD20 和 CD45RO 分别作为 B 细胞和 T 细胞的标记,用细胞增殖核抗原检测瘤细胞增殖性。通过分析 NHL 肿瘤细胞的免疫学表型(T、B、NK 细胞)所对应的细胞系和发育阶段并结合组织形态学、细胞表达的特殊蛋白(如 cyclinD1、bcl-2)、增殖相关因子(如 Ki-67)和细胞的克隆性来判断瘤细胞来源,区分肿瘤的类型,小 B 细胞淋巴瘤常通过 CD5、CD10、CD23、CD43、bcl-6、cyclinD1 等标志物的检测来鉴别(表 11-3)。

表 11-3　常见小 B 细胞淋巴瘤的免疫表型

类型	CD5	CD10	CD23	CD43	bcl-6	cyclinD1
CLL/SLL	+	−	+	+	−	−
FL,LG	−	+/−	−	−	+	−
MALTL	−	−	−	−/+	−	−
MCL	+	−	−	+	−	+

5. 细胞遗传学和分子生物学检验　染色体和分子标记对淋巴瘤的精细分类分型,对疑难标本的确诊和鉴别诊断有应用价值。90% NHL 存在有非随机性染色体核型异常,常见为染色体易位、缺失和扩增等。这种染色体的改变可导致特定的新的融合基因产生。如 B 细胞淋巴瘤的基因标志多涉及 IgH 基因重排,而 T 细胞淋巴瘤的基因标志常为 TCR 基因重排,检测 IgH 和 TCR 重排以及一些融合基因的形成是诊断淋巴瘤最常用的分子标记物,阳性率均可达到 70%~80%。但某些淋巴瘤,同一组织或细胞群中可同时存在 IgH 和 TCR 基因重排,单靠免疫基因型分析有时难以下结论,须结合免疫表型综合分析。

6. 其他检验　疾病活动期可出现血沉、血清乳酸脱氢酶、β_2-微球蛋白升高,以及单克隆和多克隆免疫球蛋白升高,以上改变常可以作为肿瘤负荷以及病情进展的监测指标。血清碱性磷酸酶应作为常规检查,其升高时可能提示骨髓瘤细胞浸润。

【诊断与鉴别诊断】

1. 诊断　①临床表现:原因不明的进行性浅表淋巴结肿大,胸腔和腹部肿块,不明原因的发热时应考虑本病。②病理检查是确诊的主要依据。淋巴组织细胞克隆性增殖和浸润;淋巴结或结外淋巴组织正常结构部分或全部被肿瘤组织所取代;仅表现为瘤块不伴或仅有轻微血液和骨髓受累时可诊断为淋巴瘤。当广泛骨髓、血液受累,浸润的骨髓瘤细胞 ≥20% 时,则应考虑急性或慢性淋巴细胞白血病较为适宜。

2. 鉴别诊断　当淋巴瘤细胞浸润骨髓和血液时需注意鉴别原淋巴细胞型淋巴瘤与急性淋巴细胞白血病、小淋巴细胞型淋巴瘤与慢性淋巴细胞白血病,以及与传染性单核细胞增多症、局部感染引起的淋巴结肿大等相鉴别。

二、霍奇金淋巴瘤

【概述】 霍奇金淋巴瘤(Hodgkin lymphoma,HL)是淋巴系统恶性增殖性疾病的一种类型,是淋巴结或其他淋巴组织中的淋巴细胞发生恶性增生而引起的淋巴瘤。1832 年 Thomas Hodgkin 首次报道了原发于淋巴结的恶性病变。1856 年该病被命名为霍奇金病(Hodgkin disease,HD),在明确这是一种淋巴造血组织的恶性肿瘤后,又称为霍奇金淋巴瘤(HL)。

本病可见于任何年龄,以年轻人多见,男性多于女性。主要表现以无痛性颈部或锁骨上淋巴结进行性肿大最常见,其次为腋下和腹股沟淋巴结肿大。有的患者只有深部淋巴结肿大,如纵隔淋巴结肿大,可以压迫上腔静脉而出现上腔静脉压迫综合征。常伴有发热、瘙痒、乏力、盗汗、消瘦等全身症状。肿大的淋巴结常呈不对称性,早期活动互不粘连,晚期常粘连、固定、融合成巨块。受侵犯的淋巴结可有不同程度的破坏,如瘤组织成分多样,具有独特的瘤巨细胞,即里-斯(Reed-Sternberg,R-S)细胞及其变异型细胞,以及其周围有大量非肿瘤性反应细胞组织等。HL 病变常沿淋巴结引流方向扩散,这点与 NHL 病变呈跳跃性发展不同。

目前 HL 的分型多采用的是 WHO(2008 年)霍奇金淋巴瘤分型法,WHO(2008 年)分型是建立在 HL 的 Rye(1965 年)分型基础上,经过 WHO(2001 年,2008 年)两次分型修订而成的,该分型现已被国际广泛认同运用(表 11-4)。

表 11-4　霍奇金淋巴瘤分型(WHO,2008 年)

霍奇金淋巴瘤分型
1.结节性淋巴细胞为主型的霍奇金淋巴瘤(nodular lymphocyte predominance Hodgkin lymphoma,NLPHL),占 HL 的 5%左右
2.经典型霍奇金淋巴瘤(classical Hodgkin lymphoma,CHL),占 HL 的 95%左右 　结节硬化型经典霍奇金淋巴瘤(nodular sclerosis CHL,NSCHL) 　混合细胞型经典霍奇金淋巴瘤(mixed cellularity CHL,MCCHL) 　淋巴细胞消减型经典霍奇金淋巴瘤(lymphocyte-depleted CHL,LDCHL) 　淋巴细胞丰富型经典霍奇金淋巴瘤(lymphocytic-rich CHL,LRCHL)

【实验室检查】

1. 血象　有轻度或中度贫血。白细胞轻度或明显增加,伴中性粒细胞增多。少数可有嗜酸性粒细胞增多,晚期淋巴细胞减少。骨髓被广泛浸润或发生脾功能亢进时,全血细胞减少。

2. 骨髓象　骨髓增生活跃或明显活跃,各系、各阶段细胞比例、形态无明显改变。找到 R-S 细胞为骨髓浸润的依据(图 11-4),对诊断有帮助。骨髓穿刺涂片 R-S 阳性率仅为 3%,骨髓活检可提高到 9%～22%。

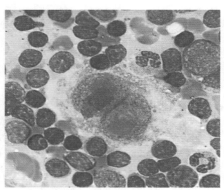
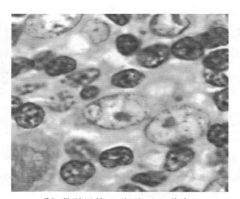

(a) 骨髓象R-S细胞（瑞氏染色）　　　　(b) 骨髓活检R-S细胞（HE染色）

图 11-4　HL 骨髓象及骨髓活检中的 R-S 细胞

3. 组织病理学　淋巴结穿刺或活检,经 HE 或瑞氏染色,显微镜发现 R-S 细胞及变异细胞是诊断

HL 的主要依据。R-S 细胞为巨大的双核细胞,直径为 $30\sim50~\mu m$,最大可达 $100~\mu m$,胞体呈圆形、椭圆形、肾形或不规则形,胞核大,直径为 $15\sim18~\mu m$,呈圆形、分叶状或扭曲状,多为 2 个,也有单个或多个,呈对称性双核者,称为"镜影核",核膜清晰,核仁 1 个或多个,大而明显。染色质呈颗粒状或网状,胞质较丰富,染蓝色或淡黄色,有不规则的胞质突起,无或有少数嗜天青颗粒。找到 R-S 细胞提示 HL 已浸润至骨髓。

4. 免疫表型分析 免疫标记分析有利于区分 NLPHL 和 CHL(表 11-5)。

表 11-5 霍奇金淋巴瘤细胞的免疫表型分析

细胞表型	CD30	CD15	CD45	CD20	CD79a	Cd75	J 链	sIg	PAX5	OCT2	BOB. 1
NLPHL	−	−	+	+	+	+/−	+/−	+/−	+	+	+
CHL	+	+/−	−	−/+	+	−	−	−	+	−/+	−

5. 遗传学和分子生物学检验 多数 HL 有克隆性染色体异常。通过对 CD30$^+$ R-S 细胞的 Ig 基因重排分析,证实 R-S 细胞多数存在 Ig 基因重排,为 R-S 主要来源于 B 细胞提供了重要的依据。

6. 其他检查 疾病活动期血沉加快。少数可并发 Coombs 试验阳性或阴性的溶血性贫血。血清 LDH 活性升高。血清碱性磷酸酶活性或血钙增加时,提示骨髓累及。少数患者多克隆球蛋白增多,或出现单克隆 IgG 或 IgM。

【诊断与鉴别诊断】 对临床表现疑似淋巴瘤的病例,应尽早进行病理印片、切片、针吸活检及骨髓细胞学检查等,根据病理特征、结合免疫标记等,按照 WHO 的分型标准进行诊断和分型。应注意与其他淋巴结肿大疾病(如炎性淋巴结炎、恶性肿瘤转移等)进行鉴别。

第四节 浆细胞肿瘤

浆细胞肿瘤(plasma cell neoplasm)是指浆细胞异常增生并伴有单克隆免疫球蛋白或其多肽链亚单位异常增多的一组肿瘤性疾病。包括多发性骨髓瘤、浆细胞白血病、意义未定的单克隆免疫球蛋白病、免疫球蛋白沉积病、骨硬化性骨髓瘤等,临床以多发性骨髓瘤最为常见。WHO(2008 年)分类不再将重链病、Waldenstrom 巨球蛋白血症归入浆细胞肿瘤,原因在于其肿瘤细胞是由淋巴细胞和浆细胞共同组成,而并非仅有浆细胞。

一、多发性骨髓瘤

【概述】 多发性骨髓瘤(multiple myeloma,MM)是骨髓内单克隆浆细胞异常增生的一种血液系统恶性肿瘤。其特征是单克隆浆细胞异常增生并分泌过量的单克隆免疫球蛋白或其多肽链亚单位,即 M 成分或 M 蛋白,从而引起广泛骨质破坏、反复感染、贫血、高钙血症、高黏滞综合征、肾功能不全等一系列临床表现。WHO(2008 年)将 MM 分为症状性骨髓瘤和无症状性骨髓瘤,前者最重要的标志是终末器官损害的表现。

本病多发生于 $50\sim70$ 岁,男女之比约 3:2。疾病早期由于瘤细胞较少,多无特殊症状,或出现不可解释的血沉增高、蛋白尿、血清蛋白异常等现象。随着骨髓瘤细胞浸润和破坏可引起骨骼疼痛、骨疏松性的病理性骨折;瘤细胞分泌 M 蛋白引起反复感染、高黏滞综合征、肾功能不全和出血倾向;骨髓瘤细胞增生引起贫血、中枢神经系统症状、高钙血症,直至发生浆细胞白血病(plasma cell leukemia)。其中肾功能不全和感染是造成 MM 患者死亡的主要原因。

【实验室检查】

1. 血象 一般随病情的进展而贫血逐渐加重,晚期出现全血细胞减少,其特点见表 11-6。

细胞形态学特征见图 11-5。若涂片中骨髓瘤细胞≥20% 或绝对值≥2.0×10^9/L 时,应诊断为浆细胞白血病。

表 11-6　多发性骨髓瘤血象特点

项目	特点
红细胞	多有不同程度的降低,多属正细胞正色素性,绝大多数成熟红细胞呈"缗钱状"排列
白细胞	淋巴细胞相对增多,可达 40%～55%,亦可伴有少量幼粒-幼红细胞
血小板	早期可增多,晚期减少
浆细胞	异常浆细胞可达 2%～3%

2. 骨髓象　骨髓检查对本病诊断具有决定性意义。骨髓瘤细胞形态多样、大小不一、分化程度不等,其成熟程度与正常浆细胞有明显不同,在骨髓内常呈弥漫性分布,也可呈灶性、斑片状分布,如图 11-6 所示。故有时需多次多部位特别是疼痛部位的穿刺才能诊断,骨髓活检可提高检出率。MM 骨髓象特点见表 11-7。

表 11-7　多发性骨髓瘤骨髓象特点

项目	特点
骨髓有核细胞	增生活跃或明显活跃,瘤细胞占有核细胞总数 10% 以上,可高达 80%～95%,以原浆细胞、幼浆细胞增多为主
典型骨髓瘤细胞形态	较成熟浆细胞大,直径为 30～50 μm,细胞外形呈圆形、椭圆形或不规则形,可有伪足。胞核长圆形,可见双核、多核,偏位,染色质疏松,排列紊乱,可有 1～2 个大而清楚的核仁。胞质较为丰富,呈深蓝色或呈火焰状不透明,常含少量嗜天青颗粒和空泡。有些瘤细胞含嗜酸性球状包涵体(Russel 小体)、大量空泡(桑葚细胞)或排列似葡萄状的浅蓝色空泡(葡萄状细胞)。也可见双核、多核、多分叶、多形性瘤细胞
粒、红细胞系	早期大致正常,随骨髓瘤细胞不断增殖而减少,成熟红细胞常呈"缗钱状"排列
巨核细胞系	早期增多,晚期减少

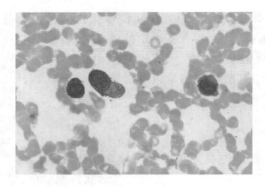

图 11-5　MM 血象

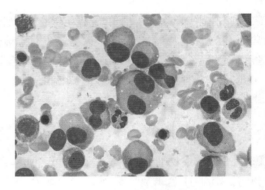

图 11-6　MM 骨髓象

3. 血 M 蛋白鉴定及血、尿轻链的检测　分泌异常单克隆免疫球蛋白(M 蛋白)为 MM 主要特征之一,约 99% 的患者血清和尿中存在 M 蛋白。目前 M 蛋白的检测多采用血清蛋白电泳(SPE)、尿蛋白电泳(UPE)、免疫固定电泳(IFE)法。M 蛋白依其特点可分 IgG、IgA、IgD、IgM、IgE 以及轻链等数种类型,其在血清蛋白电泳中的位置取决于单克隆免疫球蛋白的类型。约 80% MM 患者在 SPE 法检测中可呈现染色浓而密集的单峰突起的免疫球蛋白特征带,即 M 蛋白(图 11-7)。MM 的 M 蛋白以 IgG 型最多见,分布在 γ 区;其次为 IgA 型,位于 α_2 区;少数为 IgD、IgM、IgE 型,在 β 与 γ 区。约 20% 的 MM 患者的骨髓瘤细胞不合成完整的免疫球蛋白,只合成单克隆自由轻链(FLC),因而血中游离轻链浓度明显升高,当 FLC 超过肾小球重吸收能力时,FLC 从尿中排出,即本周蛋白(B-J 蛋白),故检测不到 M 蛋白,其 SPE 的电泳图显示出低丙种球蛋白血症而无 M 峰,称为轻链型骨髓瘤。约 1% 患者血与尿中既无异常蛋白又无 B-J 蛋白,但瘤细胞≥5%,属于不分泌型多发性骨髓瘤。免疫固定电泳(IFE)法可检出 B-J 蛋白和鉴别 κ 链和 λ 链,与血清电泳结果相符,且敏感性高,特异性强,除不分泌型外,几乎所有患者均为阳性。国际骨髓瘤工作组(IMWG)指南中已将 FLC 指标作为浆细胞疾病包括 MM 的诊断、监测和预后的重要标准。

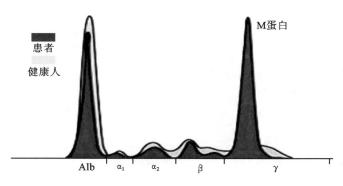

图 11-7 多发性骨髓瘤蛋白电泳 M 蛋白

4. 血液生化及其他检验 ①血清钙、血磷和碱性磷酸酶：约有 10％的患者初诊时发生高钙血症,血磷一般正常,当肾功能不全时,血磷可增高,血清碱性磷酸酶一般正常或轻度增加。②血清 β_2-微球蛋白（β_2-MG）及血清乳酸脱氢酶（LDH）活力：两项指标均可增高,β_2-MG 增高可作为判断预后与治疗效果的指标,其水平的高低与肿瘤的活动程度成正比,LDH 增高亦与疾病的严重程度相关。③肾功能检验：由于 B-J 蛋白沉淀于肾小管上皮细胞,蛋白管型阻塞而导致肾功能受累,可出现蛋白尿、管型尿及血尿,B-J 蛋白阳性尿。血肌酐、尿素氮及尿酸测定多有异常,晚期可出现尿毒症。④其他：血沉常明显加快；M 蛋白明显增高者,血黏滞度增高。

5. 免疫表型分析 联合检测 CD38、CD138、CD45、CD19、CD56,可区分骨髓瘤细胞和其他细胞。

6. 细胞遗传学和分子生物学检验 绝大多数 MM 患者可发现染色体异常,大部分染色体异常在浆细胞的克隆增殖过程中发生较早,为 MM 独立的预后因素。采用聚合酶链反应（PCR）技术检测免疫球蛋白重链基因重排作为单克隆浆细胞恶性增生的标记,用于本病的诊断与良性反应性免疫球蛋白增多的鉴别诊断。

【诊断与鉴别诊断】

1. 诊断 典型的 MM 临床诊断并不困难。国内的诊断标准是：①骨髓中浆细胞＞15％,并有异常浆细胞（骨髓瘤细胞）或组织活检证实为浆细胞瘤。②血清中出现大量单克隆球蛋白（M 蛋白）：IgG＞35 g/L；IgA＞20 g/L；IgD＞2.0 g/L；IgE＞2.0 g/L；IgM＞15 g/L 或尿中单克隆免疫球蛋白轻链（B-J 蛋白）＞1.0 g/24 h。③无其他原因的溶骨病变或广泛性骨质疏松。如仅有①、③项者属不分泌型。如仅有①、②项者须排除反应性浆细胞增多症及意义未明单克隆免疫球蛋白血症（MGUS）。WHO（2008 年）提出的诊断标准见表 11-8。

表 11-8 WHO（2008 年）多发性骨髓瘤诊断标准

有症状的多发性骨髓瘤
存在 M 蛋白（血或尿）①
骨髓涂片中出现骨髓瘤细胞,或浆细胞瘤②
相关器官功能损害（高钙血症、肾功能不全、贫血、骨质破坏）③
无症状的多发性骨髓瘤
M 蛋白水平达到骨髓瘤诊断标准（＞30 g/L）和（或）骨髓涂片中骨髓瘤细胞≥10％
无相关器官功能损害（高钙血症,肾功能不全,贫血,骨质破坏）,无骨髓瘤相关的症状

注：①无论 M 蛋白（血或尿中）水平是否达到通常的诊断标准,都包括在内。大多数病例中,血清 M 蛋白 IgG＞3.5 g/dL,或 IgA＞2 g/dL,或尿 B-J 蛋白＞1 g/24 h；但是有一部分具有症状的骨髓瘤病例中,其 M 蛋白水平低于上述标准。②骨髓涂片中,骨髓瘤细胞通常≥10％。但是没有一个绝对的最低标准,因为有 5％的有症状的骨髓瘤病例中,其骨髓瘤细胞＜10％。③对于有症状的骨髓瘤的诊断,最重要的指标是器官功能损害,包括高钙血症、肾功能不全、贫血、溶骨性骨质破坏、高黏滞血症、淀粉样变或反复感染。

2. 鉴别诊断

（1）与浆细胞白血病鉴别：后者浆细胞弥漫,广泛浸润骨髓及血液,无骨质破坏,外周血浆细胞＞20％时,或浆细胞绝对值≥2.0×10^9/L 时,应考虑骨髓瘤并发浆细胞白血病。

（2）与反应性浆细胞增多症鉴别：后者临床表现与原发病有关，其疾病所表现出来的特征与多发性骨髓瘤无相同之处；浆细胞＜15％，且形态正常；血及尿中无 M 蛋白以及骨髓亦无骨髓瘤样变。通常原发病控制后，浆细胞比值逐渐恢复至正常。

（3）与意义未明单克隆免疫球蛋白血症鉴别：后者无任何临床症状，也无可致免疫球蛋白增多的疾病，单克隆免疫球蛋白水平升高也不明显。患者往往多因体检或患其他无关疾病进行检查时发现有单克隆免疫球蛋白增多。但应注意追踪观察，有报道约 20％意义未明单克隆免疫球蛋白血症患者最终转化为恶性浆细胞性疾病。

二、浆细胞白血病

【概述】 浆细胞白血病（plasma cell leukemia，PCL）是浆细胞异常克隆性增殖引起的一种少见类型的白血病。通常当外周血浆细胞＞20％或绝对值≥$2.0×10^9$/L，同时外周血和骨髓中出现大量异常浆细胞，并广泛浸润各器官和组织，即可诊断为 PCL。临床表现为感染、发热、乏力、消瘦、骨骼疼痛、贫血、出血，多数患者有肝、脾和淋巴结肿大，晚期可发生心肺功能不全、肾功能不全、黄疸甚至昏迷，病情发展非常迅速，预后较差，平均生存时间仅 4.8 个月。本病分为原发性和继发性两型，原发性浆细胞白血病（primary PCL，PPCL）常无明确浆细胞疾病病史，类似于急性白血病的临床表现，但外周血浆细胞＞20％，骨髓中浆细胞明显增生，伴形态异常；继发性浆细胞白血病（secondary PCL，SPCL）可继发于MM、淋巴瘤、CLL、巨球蛋白血症等，多出现在 MM 的晚期，为 MM 的终末阶段，表现为高肿瘤负荷、高浸润等，病理改变和临床表现与原发性浆细胞白血病基本相似，但骨损害重于 PPCL。

【实验室检查】

1. 血象 多数为中度贫血，白细胞升高，常在（20～90）×10^9/L，其中浆细胞＞20％或绝对值≥$2.0×10^9$/L，原浆细胞和幼浆细胞明显增多，伴形态异常，血小板减少，见图 11-8。

2. 骨髓象 增生极度活跃或明显活跃，表现为弥漫性浆细胞浸润，包括原浆细胞、幼浆细胞、小型浆细胞和网状细胞样浆细胞。浆细胞成熟程度和形态极不一致，胞体一般较小，呈圆形、长圆形或卵圆形，胞核较幼稚，核仁明显，核染色质稀疏，核质发育不平衡，见图 11-9。

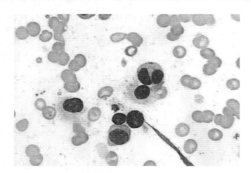

图 11-8 浆细胞白血病血象

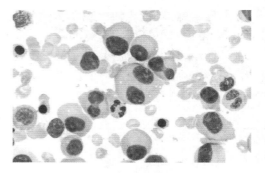

图 11-9 浆细胞白血病骨髓象

3. 超微结构检验 电镜下可见异常浆细胞的核质比例增高，核仁明显，胞质内粗面内质网和高尔基体不甚发达，亦可见大量平行排列的纤维细丝。

4. 免疫学检验 表现为晚期 B 细胞或浆细胞的特征，胞质 Ig、浆细胞抗原 1（PC-1）、CD38、PCA-1 强阳性；SmIg 和其他早期 B 细胞抗原（包括 HLA-DR、CD19、CD20）常呈阳性。

5. 遗传学检验 PCL 的染色体异常主要表现在数量改变和（或）结构异常，可出现 1 号染色体异常（多倍体或缺失）、t(11;14)、$14q^+$。

6. 其他检查 血清中出现异常免疫球蛋白，以 IgG、IgA 型多见。多数尿 B-J 蛋白阳性，血清钙、$β_2$-微球蛋白及 LDH 水平明显升高，血沉明显加快，约半数可见骨质脱钙及溶骨现象。

【诊断与鉴别诊断】 ①有白血病或多发性骨髓瘤的临床表现；②外周血白细胞分类中浆细胞＞20％或绝对值≥$2.0×10^9$/L；③骨髓象浆细胞明显增生，原浆细胞与幼浆细胞明显增多，伴形态异常。PCL 主要应与 MM 相鉴别，鉴别要点见表 11-9。

表 11-9　PCL 与 MM 的鉴别

鉴别要点	PCL	MM
年龄	较年轻	多见于老年
病程发展	快,预后差	发展缓慢
临床表现	贫血、出血、发热及肝脾肿大,骨痛较轻	骨痛、肾损害、高黏滞综合征
X 线检查	表现无明显骨损害	骨损害明显
血象	白细胞明显增高,浆细胞>20％或绝对值≥2.0×10⁹/L	白细胞不高,可见少量骨髓瘤细胞
骨髓象	弥漫性浆细胞浸润,包括原浆细胞、幼浆细胞、小型浆细胞和网状细胞样浆细胞	浆细胞>15％
血、尿单克隆球蛋白	较低或正常	增高明显

三、意义未定的单克隆免疫球蛋白病

【概述】　意义未定的单克隆免疫球蛋白病(monoclonal gammopathy of unknown significance, MGUS)是一种原发性的单克隆免疫球蛋白血症。其特点是没有恶性浆细胞病或其他相关异常,单克隆免疫球蛋白水平升高有限,一般无临床症状。约 25％的患者在随访 20 年后发展为多发性骨髓瘤及相关疾病。因此认为 MGUS 是多发性骨髓瘤的前驱病变。MGUS 在临床上较多见,随年龄增长发病率增高,50 岁以上和 70 岁以上者分别有 1％和 3％可患此病。本病病因和发病机制尚不清楚。

【实验室检查】

1. 血象　多无变化。

2. 骨髓象　骨髓有核细胞增生活跃,可见浆细胞增生,但不超过骨髓有核细胞的 10％,且形态与正常浆细胞类似,无核仁。粒系、红系及巨核系细胞比例、形态大致正常。

3. 免疫表型分析　MGUS 存在两群浆细胞,正常多克隆浆细胞的免疫表型为 CD38⁺、CD56⁻、CD19⁺,患者一般无临床症状和体征。异常单克隆浆细胞的免疫表型为 CD38⁺、CD56⁺和 CD19⁻,根据骨髓多克隆与单克隆浆细胞比值可区分 MGUS 与 MM。

4. 血清生化及免疫学检查　①血清球蛋白:可升高,但小于 30 g/L。②蛋白电泳:可见 M 蛋白。③免疫电泳:多为 IgG 型,其次是 IgM、IgA 及轻链型。④轻链比值:正常游离轻链比值为 0.26～1.65,异常游离轻链比值定义为低于 0.26(提示 λ 链过量)或高于 1.65(提示 κ 链过量),可作为克隆性增殖的标志。

5. 尿 B-J 蛋白试验　多为阴性,但也可有少量 M 蛋白,故尿 B-J 蛋白偶可阳性。

（尹利华）

第五节　少见类型淋巴细胞白血病

一、幼淋巴细胞白血病

【概述】　幼淋巴细胞白血病(prolymphocytic leukemia,PLL)是一种特殊类型的淋巴细胞白血病,是少见的慢淋变异型,也有学者认为是急淋的一种亚型,主要表现为幼稚淋巴细胞异常增生。本病常发生于老年人,以 50 岁以上的男性居多,男女之比约为 4:1。其病程较慢淋短,起病缓慢,无明显的自觉症状,部分可因消瘦、盗汗、乏力及上腹部不适而就诊。淋巴结一般不肿大,但脾肿大较为突出,常为巨脾。根据细胞免疫表型分型,大多数为 B 细胞型(B-PLL),少数为 T 细胞型(T-PLL)。

【实验室检查】

1. 血象 患者白细胞显著增高,多数大于 $100 \times 10^9/L$,以幼稚淋巴细胞为主(多少不一,2/3 患者幼稚淋巴细胞占 60%),其形态特点为:细胞体积较淋巴细胞略大,胞质丰富,浅蓝色,无颗粒;胞核呈圆形或卵圆形,可有切迹或呈锯齿状、不规则;核染色质较原始淋巴细胞粗,为粒状或块状;核膜周缘染色质相对增多;核仁大、显著、多为单个,是幼稚淋巴细胞的突出特征。70%患者有贫血,多为轻度或中度贫血,血小板不同程度减少。

2. 骨髓象 骨髓增生明显活跃,以淋巴细胞增生为主,有核仁的幼稚淋巴细胞占 17%~80%,其形态同血象中幼稚淋巴细胞形态特征,其他系细胞增生受抑,见图 11-10。

3. 细胞化学染色 80%PAS 染色阳性,阳性颗粒大小不等,弥散分布于胞质中。ACP 染色阳性,酸性磷酸酶耐酒石酸试验(TRAP)阴性。

4. 免疫学检验 单抗 FMC7 几乎 100% 为强阳性,CD79b 为强阳性,CD19、CD20、CD22 阳性率达 90%以上,CD103、CD11c、CD5、CD10 为阴性。某些 B-PLL 可有少量 E 玫瑰花结形成细胞存在,T-PLL 较少见,CD2 为阳性,CD3、CD5 为阳性或阴性,CD19 为阴性。

5. 遗传学检验 B-PLL 常见有 t(11;14)(q13;q32),t(6;12)(q15;p13),del(3)(p13),del(12)(p12~13)异常;T-PLL 主要有 $14q^+$,t(11;14)(q13;q32)或 inv(14)。

【诊断与鉴别诊断】

1. 诊断 起病缓慢,脾、肝肿大,而淋巴结不肿大;外周血白细胞增高,并可见大量幼稚淋巴细胞;骨髓增生明显活跃,以幼稚淋巴细胞为主;结合免疫学和遗传学检验可诊断和分型。

2. 鉴别诊断 本病需与 CLL、多毛细胞白血病(HCL)鉴别。

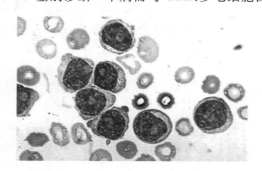

图 11-10 幼淋巴细胞白血病骨髓象

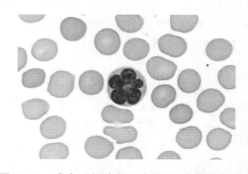

图 11-11 成人 T 细胞白血病/淋巴瘤骨髓象形态

二、成人 T 细胞白血病/淋巴瘤

【概述】 成人 T 细胞白血病/淋巴瘤(adult T-cell leukemia/lymphoma,ATLL)是一种少见的特殊类型 T 细胞受累的淋巴细胞白血病。Ⅰ型人类 T 细胞白血病病毒(human T-cell leukemia virus typeⅠ,HTLV-Ⅰ)与本病的发生、发展密切相关。本病有明显的区域性,日本西南部、加勒比海地区和非洲中部三大地区流行,1985 年国内首次报道福建沿海地区流行。本病好发于成年,以中、老年为主,男性多于女性。临床上 ATLL 可分急性型(最多见,即典型 ATLL)、慢性型、冒烟型及淋巴瘤型共 4 型。ATLL 病程呈渐进式发展,预后极差,患者血液或组织中的肿瘤细胞以 $CD4^+$ 为主,其特点是高钙血症、外周血出现核切迹及分叶状异形淋巴细胞和肿瘤细胞中存在 HTLV-Ⅰ前病毒 DNA 单克隆整合,常伴皮肤损害、肝脾和淋巴结肿大。

【实验室检查】

1. 血象和骨髓象 白细胞增高,可达 $500 \times 10^9/L$,外周血和骨髓出现多形核异常淋巴细胞,占 10%以上,此类细胞大小不等,细胞核呈多形性,扭曲、切迹、畸形或分叶状,核凹陷呈二叶或多叶,或折叠呈花瓣状,也称花细胞(flower cell),细胞核染色质粗糙致密,无核仁,见图 11-11。贫血及血小板减少较轻。

2. 细胞化学染色 ATLL 细胞 MPO 染色呈阴性,PAS、ACP 及 β-葡萄糖醛酸酶染色均呈阳性。非特异性酯酶染色阳性,但不被 NaF 抑制。

3. 免疫学检验　ATLL 细胞有成熟 T 细胞标志，表现为辅助 T 细胞(Th)，其免疫学标志为 $CD5^+$、$CD2^+$、$CD3^+$、$CD4^+$、$CD7^-$、$CD8^-$，还不同程度地表达 T 细胞激活标记 $CD25^+$ 和 HLA-DR。细胞表面 TCR/CD3 复合物表达减低是 ATLL 的特异现象。

4. 血清学检验　患者血清抗 HTLV-Ⅰ抗体阳性，是诊断 ATLL 及 HTLV-Ⅰ 健康携带者的重要依据。

5. 遗传学和分子生物学检验　ATLL 无特异性染色体异常，常见的改变是 3q、6q、14q、inv(14)，还可有 X 染色体的缺失、t(9;21)、$2q^+$、$17q^+$ 和 18 三倍体。有 TCRβ 基因重排，整合的 HTLV-Ⅰ 前病毒 DNA 的检出可确诊。

【诊断与鉴别诊断】　①白血病的临床表现：发病于成年人，有浅表淋巴结肿大，无纵隔或胸腺肿瘤。②实验室检查：白细胞增高，多形核淋巴细胞（花细胞）占 10% 以上；属 T 细胞型，有成熟 T 细胞表面标志(CD2、CD3、CD4 阳性)；血清抗 HTLV-Ⅰ抗体阳性或检测到 HTLV-Ⅰ 前病毒 DNA。

本病应与其他成人 T 细胞恶性增生性疾病相鉴别，可通过形态学、抗 HTLV-Ⅰ抗体和 HTLV-Ⅰ 前病毒 DNA 等加以鉴别。

三、多毛细胞白血病

【概述】　多毛细胞白血病(hairy cell leukemia, HCL)简称"毛白"，是一种少见类型白血病，属来源于 B 细胞系慢性淋巴组织增殖性疾病。发病以中、老年居多，男女比例为(4~6)：10。HCL 临床上起病隐袭，慢性病程，反复感染，脾脏肿大。外周血全血细胞减少。骨髓常干抽，血、骨髓或肝脾中出现特征性多毛细胞增生，该细胞酸性磷酸酶耐酒石酸试验(TRAP)阳性，若 TRAP 阴性，则提示为变异型 HCL。

【实验室检查】

1. 血象　绝大多数呈全血细胞减少，25% 的初诊者仅有一系或两系减少。白细胞常减少，中性粒细胞和单核细胞明显减少，淋巴细胞相对增多。部分病例白细胞高达$(10~20)×10^9/L$，90% 的病例有特征性多毛细胞出现。多毛细胞的特点是直径为 10~15 μm(似大淋巴细胞)，胞体大小不一。胞质量中等，瑞氏染色呈天蓝色，周边不规则，呈锯齿状或伪足状突起，有时为细长毛发状。胞核居中或稍偏位呈圆形、卵圆形或有凹陷或轻度折叠，核染色质呈点状，核膜清楚，核仁有 1~3 个或不明显。多毛细胞突出的特点是边缘不整齐，呈锯齿状或伪足状，有许多不规则纤绒毛突起，也称"毛发"状突起，但有时不显著，在活体染色时更明显，见图 11-12。贫血轻至中度，为正细胞正色素性。血小板减少，尤以巨脾者更明显。

2. 骨髓象　骨髓增生明显活跃、活跃或减低。红系、粒系及巨核系均受抑制，但以粒系抑制更显著，淋巴细胞相对增多，浆细胞增多，可见广泛或局灶状多毛细胞浸润，形态特征同血象。由于多毛细胞赘生性毛状突起相互交织和受累的骨髓内网硬蛋白增加，约半数骨髓穿刺出现干抽。有时所见多毛细胞以疏松海绵样互相连接，这与其他浸润骨髓的恶性细胞不同，也是诊断特点之一。

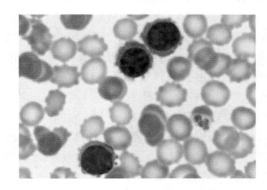

图 11-12　多毛细胞白血病血象特征

3. 细胞化学染色　POX、NAP 和 SBB 染色均为阴性，α-NAE 染色为阴性或弱阳性，不被 NaF 抑制，半数病例 PAS 染色为阳性。酸性磷酸酶(ACP)染色阳性，不被 L-酒石酸抑制。具有特征性的染色是 TRAP 阳性，阳性率达 41%~100%，变异型 HCL TRAP 可为阴性。该特征对 HCL 的诊断具有重要意义，但在 CLL 和其他淋巴细胞增生性疾病中也偶有此特征。

4. 骨髓活检　多毛细胞呈弥散或局灶性浸润，网状纤维纤细，多毛细胞呈"煎蛋"样外观，细胞相互交错，胞质丰富、透明，胞核间距宽，细胞间分界清楚。骨髓活检对 HCL 的确诊具有重要价值。

5. 免疫学检验　SmIg、CD19、CD20、CD22 阳性，还表达 CD11c、CD25 和 CD103，但 CD5、CD10(5%~14% 病例阳性)、CD21 和 CD23(17%~21% 病例阳性)阴性。

6. 遗传学检验与分子生物学检查　未发现 HCL 特异性的染色体异常，常见 $14q^+$、$6q^-$、del(14)

（q22；q23）、IgH 基因重排等。

【诊断与鉴别诊断】 ①临床有贫血、脾肿大及反复感染。②全血细胞减少，白细胞增高或正常。③外周血和（或）骨髓中有典型的多毛细胞，酸性磷酸酶（同工酶 5）染色阳性，不被酒石酸抑制，这是诊断本病的主要依据。④免疫表型：SmIg 阳性，B 细胞相关抗原 CD19、CD20、CD22 阳性，但 CD21 阴性，CD11c、CD25 强阳性，CD103 阳性，CD5、CD10 阴性。⑤必要时进行电镜检查以证实多毛细胞（SEM）及胞质中可见核糖体板层复合物（RLC）（TEM），也可进行骨髓活检。

HCL 变异型诊断标准：①白细胞升高；②骨髓穿刺不发生干抽；③多毛细胞的胞质呈短绒毛及宽大皱槽，核染色质较浓，核仁清晰，电镜下胞质中无 RLC，少数细胞表面可见球状突起；④TRAP 阴性，CD25 阴性；⑤疗效不佳。HCL 应与 CLL、PLL 相鉴别，见表 11-10。

表 11-10　HCL、CLL 和 PLL 的鉴别

鉴别要点	HCL	CLL	PLL
发病年龄/岁	＞40	＞60	＞60
全身症状	少见	少见	常有
淋巴结肿大	少，不明显	多，明显	稍大或不大
脾脏肿大	巨大	有	巨大
血象	全血细胞减少，多毛细胞出现	半数有轻度贫血，白细胞增高，淋巴细胞增高	轻度贫血，白细胞增高，幼稚淋巴细胞增高
骨髓象	多毛细胞增多，浆细胞增多	淋巴细胞增多，浆细胞少或无	幼稚淋巴细胞增多
TRAP	＋	—	—

（王　林）

本章小结

WHO（2008 年）推荐的造血与淋巴组织肿瘤分类标准基于 MICM 方法，将前驱型淋巴细胞肿瘤分为三种类型四种亚型，即 B 淋巴母细胞白血病/淋巴瘤、T 淋巴母细胞白血病/淋巴瘤和 NK 细胞淋巴母细胞白血病/淋巴瘤，其中根据是否伴重现性遗传学异常，将 B 淋巴母细胞白血病/淋巴瘤又分为 B 淋巴母细胞白血病/淋巴瘤伴重现性遗传学异常和 B 淋巴母细胞白血病/淋巴瘤非特指型两种亚型。前驱型淋巴细胞肿瘤（淋巴母细胞白血病/淋巴瘤），或前驱 B（T）细胞肿瘤（ALL 和淋巴母细胞瘤），以及慢淋与小淋巴细胞淋巴瘤均是 B（T）细胞肿瘤同一疾病的不同临床表现。当肿瘤细胞广泛出现在骨髓和（或）外周血，原始和幼稚淋巴细胞比值≥20% 者，可诊断为急性淋巴母细胞白血病，即相当于 FAB 分型中急性淋巴细胞白血病（ALL）。当肿瘤损害仅涉及胸腺、淋巴结或结外组织，而骨髓和（或）外周血仅有少量原始和幼稚淋巴细胞（一般＜20%）时，则考虑为淋巴母细胞淋巴瘤。若成熟（外周）B 细胞和 T 细胞肿瘤（白血病/淋巴瘤）广泛侵袭外周血、骨髓、淋巴结和脾脏等淋巴组织，而导致淋巴细胞克隆性增殖，且形态上主要以成熟的小淋巴细胞增生为主，可诊断为慢性淋巴细胞白血病，当这种肿瘤损害主要浸润淋巴结、脾脏等淋巴组织而没有明显累及外周血和骨髓，则考虑为小淋巴细胞淋巴瘤。

恶性淋巴瘤分为 HL 和 NHL 两类。HL 和 NHL 临床上都具有无痛性、进行性淋巴结肿大特征，但又各有其临床和组织病理特点。WHO 依据组织病理学、免疫表型、遗传学特点提出的"造血与淋巴组织肿瘤"分型方案认为淋巴瘤和淋巴组织白血病并无本质区别，属同一生物学性质的不同表现。组织病理学检查是确诊恶性淋巴瘤的主要依据。组织病理学检查发现 R-S 细胞及变异细胞是诊断 HL 的主要依据，但并不是 HL 所特有，应注意鉴别。

浆细胞肿瘤表现为克隆性浆细胞异常增生，并分泌单克隆免疫球蛋白和（或）多肽链亚单位，包括多发性骨髓瘤、浆细胞瘤、意义未定的单克隆免疫球蛋白病等，以多发性骨髓瘤最多见。多发性骨髓瘤骨髓涂片中浆细胞形态、数量的改变，M 蛋白的检出和水平及骨髓病变等是诊断的主要依据，目前认为意义未

明的单克隆免疫球蛋白病是多发性骨髓瘤的前驱病变,应引起重视。同时还要重视浆细胞瘤与多发性骨髓瘤的联系和区别。

能力检测

1. 急性淋巴细胞白血病的骨髓象特征有哪些?
2. 何谓多发性骨髓瘤? 其诊断的要点有哪些?
3. 何谓淋巴瘤? 淋巴组织肿瘤中"前驱型淋巴系肿瘤"有哪些类型?
4. Reed-Sternberg(R-S)细胞的形态特点有哪些?

第十二章 其他白细胞疾病

学习目标

掌握：类白血病反应、传染性单核细胞增多症概念；类白血病的诊断以及与慢性髓细胞性白血病的鉴别诊断。

熟悉：白细胞减少与粒细胞缺乏症病因、临床表现和检验；类白血病的病因和分类。

了解：传染性"单个核细胞"增多症、类脂质沉积病、脾功能亢进、噬血细胞综合征的病因、临床表现和检验。

典型病例

患者，男，60岁，因发热、腹痛、腹泻、食欲减退4天入院。体格检查：体温37.3℃，其他检查未见异常，浅表淋巴结不大，肝脾肋下未触及，淋巴无肿大。实验室检查：WBC＞$35.2×10^9$/L，Hb 118 g/L，RBC $4.1×10^{12}$/L，PLT $139×10^9$/L，中性分叶核粒细胞0.59，中性杆状核粒细胞0.18，晚幼粒细胞0.11，中幼粒细胞0.06，淋巴细胞0.06，NAP积分335分，阳性率93.5%。

【思考题】

1. 上述病例最有可能诊断的疾病是什么？
2. 疾病的诊断依据有哪些？
3. 实验室检查哪些结果异常？
4. 与慢性髓细胞性白血病如何鉴别？

第一节 中性粒细胞减少症和缺乏症

【概述】 白细胞减少症（leukopenia）是由各种原因引起的外周血白细胞持续低于$4.0×10^9$/L的一组综合征。白细胞减少症大多是由于中性粒细胞减少所致。当成人外周血中性粒细胞绝对值＜$2.0×10^9$/L称为中性粒细胞减少症；当中性粒细胞绝对值＜$0.5×10^9$/L时称为粒细胞缺乏症（agranulocytosis）。粒细胞缺乏症是粒细胞减少症发展到严重阶段的表现，中性粒细胞减少的程度常与感染的危险性明显相关，因此粒细胞缺乏症所发生的感染更严重。

白细胞减少症与粒细胞缺乏症的病因和发病机制基本相同，血象和骨髓象特点也大致相似。其病因和发病机制常见以下几种情况（表12-1）。

表12-1 粒细胞减少的病因和发病机制

病因和发病机制	常见疾病
增殖或成熟障碍	（1）生成减少：再障、骨髓纤维化、骨髓损伤（感染、理化因素、药物等所致）、癌细胞骨髓转移等 （2）成熟障碍：巨幼细胞贫血等

续表

病因和发病机制	常见疾病
破坏和消耗过多	(1)免疫因素:类风湿关节炎、系统性红斑狼疮等 (2)非免疫因素:严重感染(革兰阴性菌、病毒多见)、脾功能亢进、败血症等
分布异常	(1)移至边缘池:异体蛋白反应、严重感染、假性粒细胞减少 (2)滞留循环池:惰性白细胞综合征、血液透析

　　白细胞减少症患者起病缓慢,开始多无明显症状,仅在查血象时被发现。有症状者多以头晕乏力、疲倦、食欲减退较常见,少数患者有低热及反复感染,如口腔炎、上呼吸道感染等。粒细胞缺乏症易发生严重感染,通常起病急骤、畏寒高热、咽喉疼痛,感染部位呈坏死性溃疡,严重者可出现败血症、脓毒血症或感染性休克等而导致患者死亡,感染多见于呼吸道、口咽部、泌尿道及皮肤等部位。

　　【实验室检查】

　　1. 血象　白细胞常低于 $4.0×10^9/L$,中性粒细胞绝对值低于 $2.0×10^9/L$,严重者低于 $0.5×10^9/L$,淋巴细胞相对增多,单核细胞相对增多。中性粒细胞重度减少时,其细胞核固缩、左移或核分叶过多,胞质内可出现中毒颗粒及空泡等异常改变。恢复期粒细胞上升,血涂片出现幼粒细胞。血小板、红细胞无明显改变。

　　2. 骨髓象　主要表现为粒系细胞数量明显减少,粒红比值显著下降。可见原始粒细胞及早幼粒细胞,而成熟阶段中性粒细胞较少,粒细胞系成熟障碍。幼粒细胞常伴有空泡、中毒颗粒等退行性变化,淋巴细胞、浆细胞、网状细胞可增多,红细胞系、巨核细胞系多正常。当处于恢复期时,中幼粒以下各阶段粒细胞和成熟粒细胞相继出现并逐渐增多。

　　3. 其他检验　见表 12-2。

表 12-2　白细胞减少症其他检验

检验项目	临床应用
氢化可的松试验	(1)检验粒细胞储备池功能 (2)可反映骨髓粒细胞储备池大小及释放功能 ①用药后粒细胞上升提示骨髓储备功能良好 ②反之骨髓储备功能低下
肾上腺素试验	(1)检测粒细胞边缘池 (2)可反映粒细胞分布情况,鉴别假性中性粒细胞减少症:正常中性粒细胞上升值一般低于 $(1～1.5)×10^9/L$,若超过此值或增加 1 倍,则提示粒细胞分布异常,即边缘池增多,循环池减少,如无脾肿大,可考虑为假性中性粒细胞减少
血清溶菌酶指数测定	(1)检测粒细胞破坏程度 (2)反映粒细胞破坏是否增加:①血清溶菌酶活性下降、溶菌酶指数正常,提示单纯生成不良;②血清溶菌酶活性正常或下降而溶菌酶指数增高,提示骨髓再生不良;③两者均增高提示粒细胞破坏增加骨髓代偿
免疫荧光粒细胞抗体	(1)检测中性粒细胞特异性抗体是否有功能缺陷 (2)可反映粒细胞是否破坏增多,分析白细胞减少的原因
$DF^{32}P$ 标记中性 粒细胞动力学检测	(1)测定各池细胞数、转换时间及粒细胞寿命 (2)有助于粒细胞缺乏症发病机制的分析及病因诊断,此法较难广泛开展
骨髓 CFU-GM 培养及粒细胞 集落刺激活性(CSA)检测	鉴别干细胞缺陷或体液因素异常

　　【诊断与鉴别诊断】

　　1. 诊断　根据多次血象检查结果,结合血涂片中性粒细胞毒性改变、骨髓涂片中粒细胞增生极度低下或成熟障碍表现及临床表现可诊断。成人外周血白细胞$<4.0\times10^9/L$（10 岁以上儿童$<4.0\times10^9/L$，10 岁以下儿童$<15.0\times10^9/L$）称为白细胞减少；成人外周血中性粒细胞绝对值$<2.0\times10^9/L$（10 岁以上儿童$<1.8\times10^9/L$，10 岁以下儿童$<1.5\times10^9/L$）称为中性粒细胞减少；当中性粒细胞绝对值$<0.5\times10^9/L$ 时称为粒细胞缺乏症。

2. 鉴别诊断 ①与再生障碍性贫血鉴别：后者外周血常呈一系、两系或全血细胞减少，骨髓增生明显减低，红系、巨核系增生明显抑制。临床症状常见贫血、出血、感染等。②与低增生性白血病鉴别：后者常呈全血细胞减少，可见原始细胞，骨髓增生减低，原始粒细胞大于 30%，红系、巨核系增生明显抑制。多有贫血、发热或出血等临床症状。

第二节 类白血病反应

【概述】 类白血病反应（leukemoid reaction，LR）是指机体受某种刺激后产生类似白血病表现的血液学改变，简称类白反应。其主要特点：①血象类似白血病表现，白细胞总数显著增高并伴有一定比例的幼稚细胞；②大多数有明确病因，如严重感染、某些恶性肿瘤、药物中毒、大量出血和严重溶血等；③原发病好转或消除后，类白反应现象常迅速恢复正常，且预后良好（恶性肿瘤除外）。

本病按病情的缓急可分为急性和慢性两型，按外周血白细胞总数可将类白反应分为白细胞增多性和白细胞不增多性两型，临床上以白细胞增多性类白反应多见，其中白细胞增多性类白反应根据细胞的类型又可分为中性粒细胞型、淋巴细胞型、嗜酸性粒细胞型、单核细胞型（表 12-3），临床上以中性粒细胞型最为常见。

表 12-3 白细胞增多性类白反应分型

	中性粒细胞型	淋巴细胞型	嗜酸性粒细胞型	单核细胞型
病因	感染或 CO 中毒、急性溶血或出血、大面积烧伤，以急性化脓性感染最常见	某些病毒性感染，如传染性单核细胞增多症、百日咳、水痘、风疹等，也见于粟粒性结核、猩红热、先天性梅毒、胃癌等	常由寄生虫病、过敏性疾病所致，其他如风湿性疾病、霍奇金病、晚期癌症等	见于粟粒性结核、感染性心内膜炎、细菌性痢疾、斑疹伤寒、风湿病并血管内皮细胞增多症等
白细胞	高于 $50\times10^9/L$，粒细胞显著增多，见中毒颗粒、核固缩、玻璃样变性和空泡变性	常为 $(20\sim30)\times10^9/L$，也可高于 $50\times10^9/L$，成熟淋巴细胞大于 40%	大于 $20\times10^9/L$，嗜酸性粒细胞显著增多，高于 20%，甚至达 90%，但基本上为成熟嗜酸性粒细胞型	常高于 $30\times10^9/L$，单核细胞大于 30%
幼稚细胞	中幼粒细胞、早幼粒细胞甚至原始粒细胞	幼稚淋巴细胞和异形淋巴细胞	无幼稚细胞	偶见幼稚细胞
NAP	积分显著增高	—	—	—

【实验室检查】

1. 血象 白细胞大多数显著增加，可多达 $50\times10^9/L$ 以上，但一般不超过 $120\times10^9/L$，成熟中性粒细胞胞质中常见中毒颗粒、核固缩、空泡、分裂异常等毒性改变，常有核左移，杆状核粒细胞增多（一般低于 10%），有时可见少量晚幼粒细胞；红细胞基本正常，血小板正常或增多（图 12-1）。

2. 骨髓象 一般变化不大。中性粒细胞型（图 12-2）除增生活跃及粒细胞核左移外，常有中毒颗粒或空泡改变；成熟中性粒细胞碱性磷酸酶积分明显增高；少数病例原始和幼稚细胞增多，但红细胞系和巨核细胞系无明显异常。

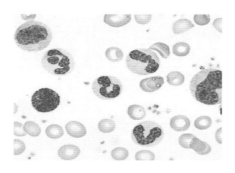

图 12-1 中性粒细胞型类白血病反应血象

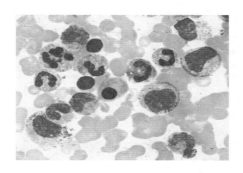

图 12-2 中性粒细胞型类白血病反应骨髓象

【诊断与鉴别诊断】

1. 诊断 ①有明确的病因,多与各类感染、急性溶血、中毒、变态反应性疾病、恶性肿瘤等有关;②原发病好转或治愈后,血象随之迅速恢复正常(恶性肿瘤引起者除外);③红细胞、血红蛋白和血小板计数大致正常;④NAP 积分、活性明显增高(粒细胞型);⑤血象表现相应类型细胞数量增多和可见幼稚阶段细胞,但骨髓象一般变化不大。

2. 鉴别诊断 类白血病反应主要表现在血液学异常,临床病史及体征常无法提供诊断线索,易与白血病混淆,因此需做骨髓检查以排除白血病。类白血病反应与慢性髓细胞性白血病鉴别见表 12-4。

表 12-4 类白血病反应与慢性髓细胞性白血病鉴别

	类白血病反应	慢性髓细胞性白血病
明确病因	有	常无
临床表现	原发病症状较明显	白血病四大临床症状明显
血象	白细胞<100×10⁹/L,核左移,细胞毒性改变明显,嗜酸性及嗜碱性粒细胞不增多;红细胞和血小板无明显变化	白细胞>100×10⁹/L,幼稚细胞增多,分类与骨髓象相似;红细胞进行性减少;血小板减少(慢粒早期除外)
骨髓象	白细胞增多,核左移,粒系可见毒性改变,无白血病细胞的形态畸形;红系、巨核系无明显异常	增生极度或明显活跃,粒系增生,中、晚幼粒增多,嗜酸性及嗜碱性粒细胞增多;红系、巨核系受抑制
NAP 积分	显著增加	明显下降或零分
Ph 染色体	阴性	常阳性
治疗	解除原发病后迅速恢复	疗效差

 # 第三节 传染性"单个核细胞"增多症

【概述】 传染性"单个核细胞"增多症(infectious mononucleosis,IM)简称传单,以往称"传染性单核细胞增多症",是由 EB 病毒感染引起的以淋巴细胞良性增生伴形态变异的一种自限性急性或亚急性感染性疾病。EB 病毒是一种嗜 B 细胞的 DNA 病毒,多经飞沫传播或密切接触传播,患者感染病毒后经 5~15 天潜伏期后发病。临床表现以不规则发热、咽峡炎、淋巴结肿大及肝脾肿大为主,少数患者有皮疹,消化系统、呼吸系统、神经系统等症状,颈部淋巴结肿大多见。外周血中淋巴细胞数量增加并出现反应性淋巴细胞又称异形淋巴细胞。病程持续 1 周或数周,多数患者 2 个月内自愈,本病好发于儿童和青少年。全年均可发病,以晚秋和冬季多见。

【实验室检查】

1. 血象 白细胞总数多增高,一般为(10~30)×10⁹/L,少数病例白细胞减少;淋巴细胞增多,比例可高达 60%~97%,并在发病后 7~10 天出现异型淋巴细胞高峰,超过 10%;红细胞、血红蛋白和血小板多正常。异型淋巴细胞形态多样,1923 年 Downey 将异型淋巴细胞分为Ⅰ型(泡沫型或浆细胞型)、Ⅱ型(不规则型或单核细胞型)和Ⅲ型(幼稚型或幼淋巴样型),其细胞特点见表 12-5,图 12-3。

表 12-5　三种异型淋巴细胞形态特征

细胞特征	Ⅰ型(泡沫型或浆细胞型)	Ⅱ型(不规则型或单核细胞型)	Ⅲ型(幼稚型或幼淋巴样型)
细胞形态	胞体较淋巴细胞稍大,多呈圆形或不规则形	胞体较大,形态不规则	胞体大,圆形或椭圆形
细胞核	核偏位,圆形、椭圆形或肾形,染色质粗糙,呈粗网状或粗糙块状	核圆或不规则形,染色质较Ⅰ型细密、疏松	核圆或卵圆形,染色质细致均匀,细网状,可见 1～2 个核仁
胞质	胞质丰富,嗜碱性较强,深蓝色,有大小不等的空泡或呈泡沫状,可见少量颗粒	胞质量多,淡蓝或灰蓝色,着色不均匀,靠胞膜边缘处较深染且不整齐,呈裙边样,无空泡,可有少量嗜天青颗粒	胞质蓝色,一般无颗粒,偶有空泡

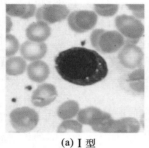 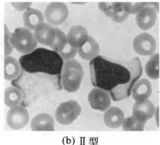 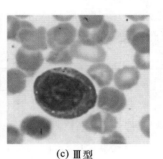

(a) Ⅰ型　　　　　(b) Ⅱ型　　　　　(c) Ⅲ型

图 12-3　异形淋巴细胞

2. 骨髓象　多数变化不大。淋巴细胞正常或增多,可见异型淋巴细胞,但无外周血象变化明显,原始、幼稚淋巴细胞不增多。

3. 血清学检查

(1) 嗜异性凝集试验(P-B 试验):IM 患者血清中存在嗜异性抗体,该抗体属于 IgM,能使绵羊和马的红细胞凝集,故称嗜异性凝集素。80%～90%IM 患者 P-B 试验呈阳性,结果≥1∶224(正常参考值<1∶100)。通常于发病后 1～2 周 P-B 试验可出现阳性反应,第 2～3 周内抗体滴度达高峰,一般在体内可持续3～6 个月甚至更久。红细胞凝集素被牛红细胞吸收以区别于其他疾病及血清病的绵羊红细胞凝集素。但约 10%IM 患者的 P-B 试验始终阴性,尤以儿童多见,可做 EB 病毒相关抗体检查协助诊断。某些疾病如血清病、流行性腮腺炎、风疹、结核病和淋巴瘤也可呈阳性,但效价较低,此时应进一步做鉴别吸收试验。

(2) 鉴别吸收试验:本病患者的红细胞凝集素不被或不完全被 Forssman 抗原吸收,但可被牛红细胞吸收,而其他疾病及血清病的绵羊红细胞凝集素可被 Forssman 抗原吸收。根据这一原理,进行鉴别吸收试验,试验结果列于表 12-6。

表 12-6　鉴别吸收试验

血清来源	嗜异性凝集效价		
	未吸收前	豚鼠肾组织吸收后	牛红细胞悬液吸收后
传染性单核细胞增多症	++	+	-
血清病等	++	-	-
健康人	+	-	±

注:+,未被吸收;-,已被吸收;±,部分吸收。

本试验的适用证：临床高度怀疑本病，但嗜异性凝集试验的滴度过低者；临床无本病征象，但嗜异性凝集试验的滴度增高者；新近接受过马血清注射者。

（3）抗 EB 病毒抗体检查：急性期 EB 病毒膜壳抗原（VCA）的 IgM 抗体常呈阳性，对 IM 急性期有诊断价值，常用免疫荧光试验检测。

（4）单点试验：测定嗜异性抗体的快速玻片凝集法，是诊断本病最常用的快速筛选试验。

4. 其他检查　部分患者可有肝功能异常，累及中枢神经系统时，脑脊液蛋白、细胞数量可增高。

【诊断与鉴别诊断】

1. 诊断

（1）临床症状：发热、咽峡炎、颈部淋巴结肿大、肝脾肿大或皮疹。

（2）实验室检查：①淋巴细胞比例增高，异型淋巴细胞大于 10%；②嗜异性凝集试验阳性；③特异性 EBV 抗体（VCA-IgM，EAIgG）阳性。

具备上述（1）中 3 种症状，（2）中实验室检查中任何 2 条，排除如病毒感染（巨细胞病毒、单纯疱疹病毒、腺病毒等）、细菌感染（伤寒、支原体肺炎等）等由其他病原体感染所致的单核细胞增多综合征，可诊断为 IM。

2. 鉴别诊断　应与急性淋巴细胞白血病、传染性淋巴细胞增多症相鉴别（表 12-7）。

表 12-7　传单与急性淋巴细胞白血病、传染性淋巴细胞增多症鉴别

临床表现	传单	急性淋巴细胞白血病	传染性淋巴细胞增多症
发热	常持续 1～3 周	持续不规则发热	无或暂短发热
淋巴结肿大	有	有	无
脾肿大	25%～75% 有	有	无
血象	白细胞中度增多，异型淋巴细胞增多，高于 10%，红细胞、血小板无明显异常	白细胞从减少到极度增多，以原始、幼稚淋巴细胞为主，红细胞、血小板显著降低	白细胞显著增多，以正常成熟小淋巴细胞为主，红细胞、血小板无明显异常
骨髓象	有异型淋巴细胞，其他无明显异常	原始、幼稚淋巴细胞显著增多	正常小淋巴细胞增多
嗜异性凝集试验	阳性	阴性	阴性
预后	良好	不良	良好

第四节　脾功能亢进

【概述】　脾功能亢进（hypersplenism）简称脾亢，是指各种原发或继发病因引起的脾肿大和外周血细胞减少并伴有骨髓细胞不同程度成熟障碍的一种综合征。主要临床特点是脾肿大、一系或多系血细胞减少，脾切除后血象恢复，症状缓解。

脾亢分为原发性和继发性，继发性脾亢发生常见原因见表 12-8。脾功能亢进除脾肿大、外周血减少引起贫血、感染和出血共性外，其他临床特征、血细胞减少程度随原发病而异。

表 12-8　继发性脾亢常见原因

原因	常见疾病
感染性疾病	传染性单核细胞增多症、亚急性感染性心内膜炎、粟粒性肺结核、布鲁菌病、血吸虫病、黑热病及疟疾等
免疫性疾病	自身免疫性溶血性贫血、类风湿关节炎的 Felty 综合征、系统性红斑狼疮及结节病等
淤血性疾病	充血性心力衰竭、缩窄性心包炎、Budd-Chiari 综合征、肝硬化、门静脉或脾静脉血栓形成等

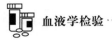

续表

原因	常见疾病
血液系统疾病	①溶血性贫血:遗传性球形细胞增多症、地中海贫血及镰形细胞贫血等。②浸润性脾大:各类急慢性白血病、淋巴瘤、骨髓增生性疾病及脂质储积病、恶性组织细胞病及淀粉样变性等
脾脏疾病	脾淋巴瘤、脾囊肿及脾血管瘤等

【实验室检查】

1. 血象　全血细胞减少,也可一系或两系血细胞减少。早期白细胞及血小板减少,白细胞减少以中性粒细胞减少为主,淋巴细胞和单核细胞相对增多,形态大致正常。重度脾亢时可出现三系明显减少。贫血多为正细胞性或小细胞性贫血,网织红细胞增高。

2. 骨髓象　骨髓增生活跃或明显活跃,各系细胞均增生,常有不同程度的成熟障碍,以粒系和巨核系细胞的成熟障碍易见,但形态大致正常。

3. 其他检查

(1)血细胞生存时间检测:红细胞生存时间测定用放射性核素^{51}Cr标记红细胞,显示红细胞寿命明显缩短,可小于15天,对本病诊断有价值;血小板和白细胞生存时间多用二异丙酯氟磷酸(DF^{32}P)示踪法测定。

(2)脾脏容积测定:将用^{51}Cr标记的红细胞经静脉注入体内,定时检测红细胞在血液循环中的清除率,同时检测脾脏中红细胞的阻留指数。不同脾肿大的患者,脾脏对红细胞阻留的能力不同。

【诊断】　①脾肿大:经查体、放射性同位素或影像学检查证实。②外周血细胞减少:其中红细胞、白细胞或血小板可有一种或多种同时减少。③增生性骨髓象:骨髓增生活跃或明显活跃,部分骨髓象有轻度成熟障碍表现。④脾切除后外周血象接近或恢复正常。⑤血细胞生存时间缩短:^{51}Cr标记的红细胞或血小板注入体内,体表放射性测定发现脾区体表放射性比率大于肝脏2~3倍,提示标记的血细胞在脾内过度破坏或滞留。其中前四条对判断脾亢更具诊断价值,但应注意与再障、恶性组织细胞增生症、阵发性睡眠性血红蛋白尿等鉴别。

第五节　类脂质沉积病

类脂质沉积病(lipoid storage disease)也称为神经类脂质病,是由于溶酶体中参与类脂代谢的酶不同程度缺乏导致鞘脂类不能分解,并以各种神经酰胺衍生物沉积于肝、脾、淋巴结、骨髓及中枢神经等全身各组织而引起的一组较为罕见的遗传性类脂代谢紊乱性疾病。临床表现有贫血、肝脾淋巴结肿大、中枢神经系统症状和视网膜病等,预后不佳,死亡率较高。患者多为儿童,少数至青春期及青春期后才有明显症状,较常见的有戈谢病和尼曼-匹克病。

一、戈谢病

【概述】　戈谢病(Gaucher disease,GD)也称葡萄糖脑苷脂病,是一种脂质代谢障碍的常染色体隐性遗传性疾病,于1882年由Gaucher首先描述。由于β-葡萄糖脑苷脂酶缺乏或减少,导致单核-巨噬细胞系统的细胞内积聚着大量葡萄糖脑苷脂,形成形态特殊的戈谢细胞,可累及脾、肝、骨髓和淋巴结。戈谢病根据起病年龄、病程缓急和有无神经系统症状,常分为三型:①慢性型(Ⅰ型):又称成人型戈谢病,最常见,病程缓慢,患者常有贫血、肝脾肿大早期症状,骨骼损害较明显,X线显示骨质疏松或溶骨改变,早期最典型的异常为股骨下端杵状增宽呈"三角烧瓶样",此型无中枢神经系统受累。②急性型(Ⅱ型):又称婴儿型戈谢病,常于1岁内发病,病情发展较快,患者常有肝脾肿大,主要有中枢神经系统症状,如运动功能退行性变和痉挛。③亚急型(Ⅲ型):又称青年型戈谢病,较为罕见,起病较缓慢,可有肝脾肿大,有中枢神经及内脏受累,呈进行性精神运动迟缓。

【实验室检查】

1．血象　多为轻度或中度正细胞正色素性贫血，白细胞和血小板减少，可有网织红细胞增多，血涂片偶见戈谢细胞。

2．骨髓象　骨髓增生活跃，各系细胞基本正常，部分患者可见红系、粒系和巨核系幼稚细胞增多。骨髓涂片出现数量不等的戈谢细胞（可达 10％以上）是本病特征性表现。戈谢细胞胞体大，直径 20～80 μm，胞核小，1～2 个，偏位。胞核圆形、椭圆形或不规则形，染色质粗糙，偶见核仁。胞质丰富，淡蓝色。无空泡，胞质中含有许多起皱的波纹状纤维样物质，排列如蜘蛛网状或洋葱皮样（图 12-4）。

3．细胞化学染色　戈谢细胞糖原染色、酸性磷酸酶染色及苏丹黑 B 染色阳性或强阳性，过氧化物酶和碱性磷酸酶染色阴性。

4．β-葡萄糖脑苷脂酶活性检查　临床常应用人外周血白细胞或培养皮肤成纤维细胞提取 β-葡萄糖脑苷脂酶并进行该酶活性检测，是诊断本病的"金标准"。

5．其他检查　淋巴结、脾、肝穿刺或印片镜检可见到戈谢细胞。

6．X 线检查　有骨质疏松或溶骨改变，股骨下端可见杵状增宽的"三角烧瓶样"畸形。

【诊断与鉴别诊断】　凡临床有贫血伴肝脾肿大者，骨髓涂片或肝、脾、淋巴结活检找到较多戈谢细胞可做出本病的诊断。有条件者，测定 β-葡萄糖脑苷脂酶的活性对诊断有决定性意义。而对尚无条件检测酶活性者，应注意排除白血病、多发性骨髓瘤、地中海贫血、先天性红细胞发育不良贫血或获得性免疫缺陷综合征等引起的假戈谢细胞疾病。

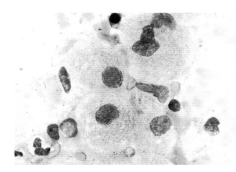

图 12-4　戈谢细胞

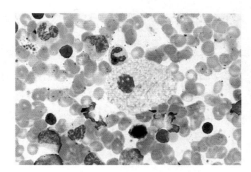

图 12-5　尼曼-匹克细胞

二、尼曼-匹克病

【概述】　尼曼-匹克病（Niemann-Pick disease，NPD），也称为神经鞘磷脂沉积病（sphingomyelinosis），是由神经鞘磷脂酶活性降低或缺乏导致神经鞘磷脂不能被水解而使其在单核-巨噬细胞中积聚所引起的一种常染色体隐性遗传病。该病于 1914 年由 Niemann 首先报道，1922 年由 Pick 详细描述了病理变化，因而称之为尼曼-匹克病。临床少见，以犹太人发病较多。根据发病年龄和有无神经症状，临床将本病分为 A、B、C、D 四型。

1．A 型（急性神经型）　最常见，起病多在 1 岁以内，患儿消瘦、厌食呕吐、贫血、进行性肝脾淋巴结肿大、皮肤干燥伴黄疸、易激惹、智力低下、可有失明和耳聋；眼底黄斑区有樱桃红斑点，X 线肺部检查常显示网点状阴影；可见全身肌张力降低、腱反射减弱、痉挛性瘫痪和病理反射等。病情进展迅速，多于 2～4 岁内死于脾功能亢进、肝功能衰竭及反复感染，极少数病例于起病后相对稳定，可活至 10 岁左右。

2．B 型（慢性非神经型）　有 A 型内脏症状而无神经系统表现。

3．C 型（慢性神经型）　起病稍晚，症状较 A 型轻。

4．D 型（Nova Scotia）　2～4 岁发病，有明显黄疸和肝脾肿大。

【实验室检查】

1．血象　轻至中度贫血，呈正细胞性。白细胞及血小板正常，晚期减少。淋巴细胞及单核细胞可有空泡，电镜下证实为含脂粒的溶酶体。

2．骨髓象　骨髓增生活跃，各种细胞比例正常，可见尼曼-匹克细胞（图 12-5）。其特征为：胞体巨大，直径 20~90 μm，呈圆形、椭圆形或三角形；胞核 1~2 个，较小，呈圆形或椭圆形常偏位；胞质丰富，呈淡红色，胞质中充满神经鞘磷脂颗粒，泡沫状，大小均匀透明，也称为"泡沫细胞"。尼曼-匹克细胞与戈谢细胞的鉴别见表 12-9。

3. 细胞化学染色 PAS 染色后尼曼-匹克细胞空泡中心为阴性，泡壁呈弱阳性。苏丹黑染色呈强阳性，Sudan Ⅲ（脂类）染色呈阳性。酸性磷酸酶、碱性磷酸酶、过氧化物酶染色均呈阴性。

4. 神经鞘磷脂酶活性测定 患者骨髓培养及肝、脾、肺、直肠等组织、器官活检显示神经鞘磷脂酶活性明显降低，可见成堆、成片或弥漫性泡沫细胞浸润。因此，产前羊水测定成纤维细胞培养中神经鞘磷脂酶活性下降，对尼曼-匹克病产前诊断有重要意义。

表 12-9 尼曼-匹克细胞与戈谢细胞的鉴别

	尼曼-匹克细胞	戈谢细胞
胞体	大，20~90 μm	大，20~100 μm
胞核	常为 1 个，染色质较疏松	可为多个，染色质较浓密
胞质	丰富，瑞氏染色呈空泡状或泡沫状，含神经鞘磷脂	丰富，瑞氏染色呈紫兰色，有葱皮样或蜘蛛网状结构，含葡萄糖脑苷脂
吞噬现象	不明显	有吞噬现象
PAS 染色	泡壁弱阳性，空泡中心阴性	强阳性
ACP 染色	阴性反应	强阳性反应

【诊断】 凡临床上有肝脾肿大，伴有贫血，骨髓、肝、脾和淋巴结组织中有成堆的泡沫细胞，可诊断本病。有条件者可检测神经鞘磷脂酶的活性，对诊断有决定性意义。本病主要与骨髓涂片及组织活检可发现泡沫细胞的其他疾病如慢性髓细胞性白血病、特发性血小板减少性紫癜、珠蛋白生成障碍性贫血及其他一些脂质代谢性疾病相鉴别。

第六节 噬血细胞综合征

【概述】 噬血细胞综合征（hemophagocytic syndrome，HPS）又称反应性组织细胞增生症。HPS 是由多种致病因素诱发的淋巴组织细胞过度增生、活化并噬血的一组炎性反应综合征。其临床表现为高热、肝脾淋巴结肿大、肝功能异常、白细胞减少、单核-巨噬细胞增生活跃并伴有明显的吞噬血细胞和（或）血小板现象。1979 年由 Risdall 等首先报道，之后组织细胞协会将其命名为噬血细胞性淋巴组织细胞增生症（hemophagocytic lymphohistiocytosis，HLH）。

临床根据病因不同将 HPS 分为原发性和继发性两种（表 12-10）。原发性即家族性噬血细胞-淋巴组织细胞增生症（FHL）是一种因不同基因缺陷而导致的常染色体隐性遗传病，包括家族性 HPS、X 连锁淋巴细胞增殖性疾病等。本病常发生于 0~2 岁的婴幼儿，5 年总体生存率仅为 17%±8.4%。患者早期多为发热，进行性肝、脾肿大。晚期可伴有兴奋、抽搐、前囟饱胀、颈强直、肌张力增强或降低等中枢神经系统症状。继发性 HPS 是由感染、肿瘤、药物等因素所致的具有 HPS 临床特征的多种疾病，此型可发生于任何年龄。包括感染相关性的 HPS(IAHS)、肿瘤（特别是恶性淋巴瘤）相关性的 HPS 等，其中以继发于 EB 病毒感染和非霍奇金淋巴瘤的 HPS 最为多见。既往诊断为恶性组织细胞病的患者许多证实为伴发 HPS 的间变大细胞性淋巴瘤。

表 12-10 噬血细胞综合征分类

原因	种类
1.原发性噬血细胞综合征	家族性噬血细胞-淋巴组织细胞增生症（FHL）

续表

原因	种类
2.继发性噬血细胞综合征	
(1)病原菌相关噬血细胞综合征	①病毒相关噬血细胞综合征(EB病毒、巨细胞病毒、疱疹病毒等)
	②细菌相关噬血细胞综合征(伤寒杆菌、不动杆菌、结核分枝杆菌等)
	③真菌相关噬血细胞综合征(念珠菌、隐球菌等)
	④其他(支原体、立克次体、寄生虫等)
(2)疾病相关噬血细胞综合征	①恶性肿瘤相关性HPS(淋巴瘤、白血病、骨髓瘤、乳腺癌等)
	②免疫性疾病(系统性红斑狼疮、类风湿关节炎等)
(3)药物相关噬血细胞综合征	免疫抑制药等

【实验室检查】

1. 血象 外周血全血细胞减少,尤以血小板减少最为明显,血小板的变化可作为观察 HPS 活动性的指征,淋巴细胞明显增高,易见异形淋巴细胞。

2. 骨髓象 早期表现为骨髓增生活跃,晚期增生可降低。早期噬血现象不明显,常表现为反应性组织细胞增生;随病情进展,红系、粒系和巨核系均减少,易见巨噬细胞吞噬红细胞现象,巨噬细胞体积较大,胞质丰富,可见吞噬多个成熟红细胞、幼红细胞或血小板等噬血现象(图 12-6)。

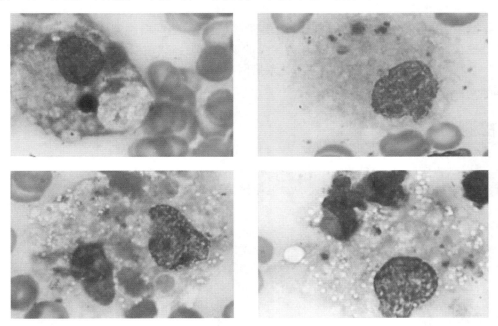

图 12-6 HPS 骨髓象噬血细胞

3. 淋巴结活检 可见噬血细胞增多,噬血细胞可累及淋巴结窦状隙和髓束,淋巴细胞反应性增多,淋巴结一般无破坏。

4. NK 细胞活性检查 NK 细胞活性下降。

5. 生化检查 血清转氨酶、胆红素、乳酸脱氢酶升高,血清白蛋白水平下降,血清铁蛋白升高、血清甘油三酯升高。

6. 其他检查 血液中各种炎性细胞因子水平升高,病毒感染引起者血清相关病毒抗体(IgM 及 IgG)效价升高。患者可有凝血障碍,PT、APTT 延长,血浆纤维蛋白原减少,纤维蛋白(原)降解产物(FDP)升高等。

【诊断】 国内诊断标准暂缺,2004 年国际组织细胞协会协作组(WGHS)对原诊断指南重新修订如下,符合以下标准中 1 项可做出 HPS/HLH 的诊断。

1. 分子生物学诊断符合 HLH，主要是针对 FHL 的检查，存在 PRF 或 SAP 基因突变。

2. 符合以下诊断标准 8 条中的 5 条：①发热超过 1 周，热峰≥38.5 ℃；②脾肿大；③全血细胞减少（外周血可有两或三系受累）；④肝功能异常与凝血功能障碍，血清甘油三酯升高和（或）纤维蛋白原减少；⑤血清铁蛋白升高，≥500 μg/L；⑥血浆可溶性 IL-2 受体≥2400 U/mL；⑦NK 细胞活性降低或完全缺少；⑧组织病理学：骨髓或脾或淋巴结发现噬血细胞存在（增多），无恶性变证据。

家族性 HPS 与继发性 HPS 以及病毒相关性 HPS 很容易混淆，可通过询问家族史帮助鉴别，一般认为，2 岁前发病者多提示为家族性 HPS，而 8 岁后发病者则反之，但鉴别仍有一定的难度。其次 HPS 还要与恶性组织细胞病相鉴别，但目前对后者的命名仍存争议。在鉴别中具有骨髓、肝、脾、淋巴结活检显示噬血组织细胞增多、淋巴结结构一般无破坏、甘油三酯升高、血清铁蛋白升高、储存铁阳性等特征可提示为 HPS，全血细胞计数与 CSF 检查也有一定的价值，二者仅根据骨髓涂片来鉴别还是有一定的难度。

（牟凤林）

本章小结

临床上良性或反应性白细胞疾病主要包括：白细胞减少症和粒细胞缺乏症、类白血病反应、传染性"单个核细胞"增多症、类脂质沉积病、脾功能亢进、噬血细胞综合征等。这些疾病常由多种不同的致病因素诱发而导致细胞数量和形态的异常变化。在血液学上可表现为白细胞持续低于正常下限值、类似白血病样的血液学改变、引起淋巴细胞反应性良性增生伴形态变异，这些白细胞疾病的细胞学特点均为可逆性血液学良性改变。类脂质沉积病是一组较为罕见的遗传性类脂代谢紊乱性疾病，较常见的有戈谢病和尼曼-匹克病。噬血细胞综合征（HPS）是由多种致病因素诱发的淋巴组织细胞过度增生、活化并噬血的一组炎性反应综合征。

能力检测

1. 何为类白血病反应、传染性"单个核细胞"增多症、粒细胞缺乏症？
2. 引起白细胞减少症和粒细胞缺乏症的常见原因是什么？

第四篇

血栓与止血及其检验

第十三章　血栓与止血理论及检验

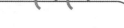

学习目标

掌握：血小板的止血功能、凝血机制；出血性疾病筛查试验内容；凝血四项测定原理、方法、质量控制及主要临床意义。

熟悉：血管壁的结构与止血功能；纤维蛋白溶解系统组成与纤维蛋白溶解机制；凝血因子分类与特性；血管性血友病因子、血小板（黏附、聚集、自身抗体、膜糖蛋白）试验、血浆凝血因子检测的主要临床意义。

了解：抗凝系统、血栓形成机制及分类；影响血黏度的因素、血液黏度的测定方法和临床意义；原发、继发纤溶的病因及发病机制及实验室检查；血液流变学研究的内容；血栓前状态检验的检测内容；血栓与止血检验的质量控制要点。

在生理情况下，血液在血管中流动，既不会在心血管内发生凝固导致血栓形成，也不会溢出血管壁而出血，这是由于人体内的血液凝固与抗凝反应保持动态平衡的结果。止血是机体对血管损伤发生的生理反应，生理性止血过程可分为一期止血（主要涉及血管和血小板）、二期止血（涉及凝血因子和抗凝蛋白）和纤维蛋白溶解三个时相。血栓形成与出血是机体正常的止血与抗凝及纤溶功能动态平衡失调所致的一种病理生理过程，导致机体血栓形成或出血的主要因素包括血管壁、血小板、凝血因子、抗凝物质、纤溶成分和血流状态，任何单一因素或复合因素异常都可能引起血栓性或出血性疾病。

第一节　血管壁的止血作用及检验

生理状态下，血管是一种无渗漏的密闭环路，有完整的管壁结构、良好的管壁顺应性和光滑平整的内膜面。血管壁释放多种生物活性物质，在促进凝血反应和抗血栓形成、维持血液流动等方面具有重要的作用。

一、血管壁的止血作用

（一）血管壁的结构

血管壁结构一般可分为三层，从管腔面向外一般依次为内膜、中膜和外膜（图 13-1）。所有血管都拥有内膜层和外膜层。因血管大小不同，其外膜层薄厚相差悬殊，大血管或动脉血管的中膜层较厚，小血管的中膜层较薄，而毛细血管的中膜层则完全缺如。血管壁内还有营养血管和神经分布。

1. 内膜（tunica intima）　管壁的最内层，由内皮层和内皮下层组成。内皮层由单层内皮细胞连续排列构成。内皮细胞可合成和储存多种活性蛋白，包括血管性血友病因子（von Willebrand factor，vWF）、组织纤溶酶原激活物（tissue plasminogen activator，t-PA）、凝血酶敏感蛋白（thrombin-sensitive protein，TSP）、纤溶酶原激活抑制剂-1（plasminogen activator inhibitor，PAI-1）以及凝血酶调节蛋白（thrombomodulin，TM）等。内皮下层包括少量的平滑肌细胞、巨噬细胞和内皮下基质，内皮下层还含有丰富的组织因子（tissue factor，TF）、前列环素（prostacyclin，PGI$_2$）合成酶、ADP 以及纤溶酶原激活抑制剂等。

2. 中膜（tunica media） 位于内膜和外膜之间，其厚度及组成成分因血管种类而异。由基底膜、微纤维、胶原、平滑肌和弹力纤维构成，起支撑内皮细胞、诱导血小板黏附和聚集，并启动凝血过程的作用。另外还参与血管的舒缩功能。

3. 外膜（tunica adventitia） 由疏松结缔组织组成，其中含螺旋状或纵向分布的弹性纤维和胶原纤维。血管壁的结缔组织细胞以成纤维细胞为主，是血管壁与组织之间的分界层。

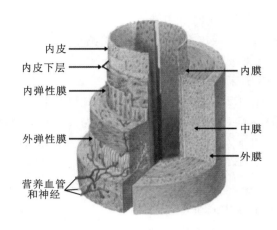

图 13-1 血管壁的结构

（二）血管壁的止血作用

血管的止血作用主要是与血液流动密切相关的内膜层的止血作用，其与血小板共同参与初级血栓形成，完成机体的一期止血。

1. 收缩反应 血管壁受到损伤或刺激时，通过神经调节和体液调节，立即发生收缩，引起血流减慢、血管损伤处的闭合、血管断端的回缩以及出血的停止。这种反应最快时，只需 0.2 s 左右，有利于止血。表 13-1 所列为常见的调节血管舒缩的活性物质。

2. 激活血小板 内皮细胞能合成并释放 vWF，当血管受损时，内皮下组织暴露，vWF 与其暴露的胶原结合，并介导血小板黏附于内皮下。胶原、血管紧张素 Ⅱ，IL-1、凝血酶、TNF 等均可促使内皮细胞合成并释放血小板活化因子（PAF），PAF 是一种强的血小板活化剂，可诱导血小板黏附、聚集和释放反应，形成血小板血栓堵塞伤口，达到止血目的。

3. 激活凝血过程 血管壁受到损伤时，内皮细胞合成和表达大量的组织因子（TF），启动外源性凝血系统，促进凝血过程。血管壁破损后内皮下胶原等组织暴露，激活凝血因子 Ⅻ，启动内源性凝血系统，最后在损伤局部形成纤维蛋白凝血块，堵塞伤口，有利于止血。

4. 抗血栓特性 正常情况下，血管内皮细胞合成的前列环素（prostacycline，PGI$_2$）、t-PA 等物质，使血管的抗血栓特性占优势。血管壁受损后，这些物质生成或释放减少，而 vWF 和 PAI 等促血栓物质则释放增多，从而使血管的抗血栓功能减弱，有利于止血。

表 13-1 常见的调节血管舒缩的活性物质

缩血管物质	舒血管物质
儿茶酚胺	乙酰胆碱
去甲肾上腺素	激肽
血管加压素	前列环素（PGI$_2$）
血栓烷 A$_2$（TXA$_2$）	一氧化氮（NO）
肾上腺素（也有扩张作用）	组胺（兼有缩血管作用）
内皮素	
5-羟色胺（5-HT 兼有扩血管作用）	

二、血管壁内皮细胞的检验

（一）出血时间测定

【原理】 出血时间（bleeding time，BT）是指皮肤受特定的外伤出血后，至出血自行停止所需的时间。该过程反映了皮肤毛细血管与血小板的相互作用，包括毛细血管的完整性与收缩功能、血管内皮细胞的功能、血小板数量与功能及血管周围结缔组织成分等。与这些反应相关的血管和血液因子，如血管性血友病因子(vWF)和纤维蛋白原有缺陷时,BT 也异常。通常用 WHO 推荐的模板法(template bleeding test,TBT)或出血时间测定器法测定。

【参考区间】 模板法:(6.9±2.1) min。

【临床意义】

1. BT 延长 主要反映血管壁和血小板的初期止血缺陷,主要见于:①血小板数量异常,如各类血小板减少症;②血小板质量缺陷,如先天性和获得性血小板病和血小板无力症等;③某些凝血因子缺乏,如血管性血友病(vWD)和弥散性血管内凝血(DIC)等;④血管疾病,如遗传性出血性毛细血管扩张症等。

2. BT 缩短 见于某些严重的血栓前状态(prethrombotic state,PTS)和血栓性疾病。

(二)血管性血友病因子测定

血浆中的血管性血友病因子(von Willebrand factor,vWF)是一种多聚体大分子蛋白,分子量 500~20000 kD(1 D=1 u),血浆浓度为 7~10 μg/L。vWF 具有与胶原、肝素、F$\mathbb{W}$轻链、GP$\mathbb{I}$b 及 GP$\mathbb{I}$b-$\mathbb{II}$a、瑞斯托霉素等结合的多个功能区。vWF 的分析包括含量、活性、功能、多聚体等多项检测。血管性血友病因子抗原含量(antigen level of von Willebrand factor,vWF:Ag)的测定,通常采用两种方法,即火箭电泳法和酶联免疫吸附法。本章节介绍酶联免疫吸附法血管性血友病因子抗原含量测定和血浆 vWF 瑞斯托霉素辅因子(vWF:Rcof)测定。

血管性血友病因子抗原含量测定

【原理】 纯化的兔抗人 vWF:Ag 抗体包被聚苯乙烯反应板,加入稀释的待测血浆。样品中的 vWF:Ag 结合于固相抗体上,然后加入酶标记兔抗人 vWF:Ag 抗体,与其定量相结合,洗去多余抗体后,加底物显色,通过查标准曲线,即可计算出 vWF:Ag 的含量。

【参考区间】 (107.5±29.6)%。

【临床意义】

1. 减低 见于血管性血友病(von Willebrand disease,vWD),是诊断 vWD 和 vWD 变异型的重要指标。

2. 增高 见于血管内皮损伤,如缺血性心脑血管病、周围血管病;高凝状态疾病,如肾病综合征、妊娠高血压、尿毒症等;其他如大手术后、糖尿病、高脂血症、DIC 等;还可见于剧烈运动后、高原反应等应激状态时。

血浆 vWF 瑞斯托霉素辅因子(vWF:Rcof)测定

【原理】 在瑞斯托霉素的介导下,vWF 与血小板膜 GP$\mathbb{I}$b/$\mathbb{IX}$-V 相互作用,使血小板发生凝集。洗涤并固定的正常血小板加入瑞斯托霉素和待测样品,根据被检血浆的透光度,从标准曲线中计算出血浆中 vWF 瑞斯托霉素辅因子的含量,用正常对照的百分比表示。

【参考区间】 血小板聚集法:50%~150%。

【临床意义】 多数血管性血友病(vWD)患者的 vWF:Rcof 减低,表明 vWF 功能减低;vWF:Rcof 与 vWF:Ag 同时测定,对 vWD 的诊断更有价值。

(三)凝血酶调节蛋白测定

凝血酶调节蛋白(thrombomodulin,TM)测定分为 TM 活性测定(TM:A,发色底物显色法)和 TM 抗原测定(TM:Ag,放射免疫法)。

TM 活性测定(TM:A,发色底物显色法)

【原理】 体外凝血酶激活蛋白 C 的速度十分缓慢,加入 TM 后,凝血酶激活蛋白 C(protein C,PC)的速度增加 1000~20000 倍。在一定范围内活化的蛋白 C(activated protein C,APC)生成量与 TM 的高低成正比。APC 分解底物 S2366,释放出显色基团 PNA(呈黄色),测定 405 nm 下的 OD 值,计算 TM 的活性。

【参考区间】 (94±26)%。

【临床意义】 目前认为,TM:A 的检测是血管内皮细胞损伤的标志物。血中 TM 增高见于急性心肌梗死、动脉粥样硬化、糖尿病、系统性红斑狼疮、风湿性关节炎、弥散性血管内凝血、脑血栓、恶性肿瘤和严重肝功能不全等。

TM 抗原测定（TM:Ag,放射免疫法）

【原理】 以抗人凝血酶调节蛋白(TM)单克隆抗体或抗血清包被聚苯乙烯放免小杯,样品中的 TM 结合于包被的放免小杯上,加入^{125}I-抗人 TM 单抗,根据结合的^{125}I-放射性强度计算出样品中的 TM 含量(TM:Ag)。

【参考区间】 血浆 TM:Ag 为 20～35 ng/mL。

【临床意义】 同 TM 活性测定。

（四）血浆 6-酮-前列腺素 F1a 测定

【原理】 血浆 6-酮-前列腺素 F1a(6-keto-PGF1a)测定,ELISA 法:将抗原(6-keto-PGF1a-牛血清白蛋白连接物)包被于酶标反应板,与游离的抗原(待测样品和 6-keto-PGF1a 标准品)竞争性地与一定量的抗 6-keto-PGF1a 抗体结合,洗涤后加入过量的酶标二抗,再加底物显色。被检血浆或标准品中的 6-keto-PGF1a 量与显色程度负相关。根据显色的程度,即可以从标准曲线上推算出待测样品中 6-keto-PGF1a 含量。

【参考区间】 (17.9±7.2)pg/mL。

【临床意义】 血浆 6-酮-前列腺素 F1a 的水平能客观地反映血管内皮功能,有助于血管内皮损伤程度的了解和疗效评价。血浆 6-酮-前列腺素 F1a 减低见于糖尿病、动脉粥样硬化、急性心肌梗死、心绞痛、肿瘤转移、脑血管病变及周围血管血栓形成等。

第二节 血小板止血作用及检验

血小板(platelet)由骨髓中成熟巨核细胞的胞质脱落而产生(图 13-2),静息状态下呈双凸碟形,由细胞膜包裹着含有颗粒的胞质。直径 2～4 μm,平均容积为 7.2 fL,是哺乳动物中体积最小的血细胞。健康成年人血小板数量为(100～300)×10⁹/L,寿命为 7～10 天。

一、血小板的结构

血小板为圆盘形,具有运动和变形能力,所以用一般方法观察表现为多形态。瑞氏染色后光学显微镜下见其胞质呈灰蓝色或淡红色,无胞核,中心部位有较多的嗜苯胺蓝颗粒(图 13-3)。电子显微镜下可以看到血小板由表面结构、骨架、细胞器和特殊膜系统四部分组成。血小板超微结构模式图见图 13-4。

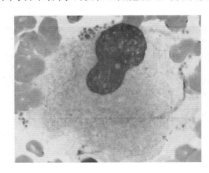

图 13-2 产血小板的巨核细胞

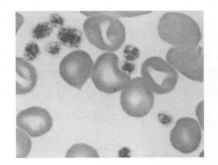

图 13-3 外周血中的血小板

（一）表面结构

血小板表面最主要的结构就是细胞膜及其组成成分膜蛋白和膜脂质。

1. 膜蛋白 血小板膜蛋白主要是糖蛋白(glycoprotein,GP),这些糖蛋白的糖链部分向膜的外侧伸出,覆盖在血小板细胞膜外表面。众多的糖蛋白不仅形成细胞外衣覆盖血小板的表面,也构成了特殊的血小板血型抗原系统,其中 GP I a、GP I b、GP II b、GP III a 等已被确定为血小板特异抗原。还有 Na⁺-K⁺-ATP 酶、Ca²⁺-Mg²⁺-ATP 酶及各种受体,如胶原受体、凝血酶受体、vWF 受体、ADP 受体和纤维蛋白

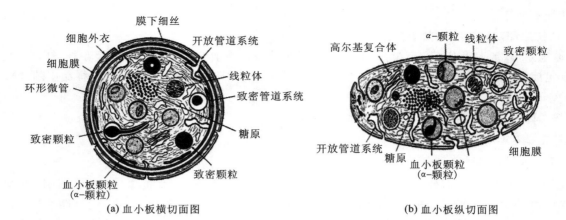

(a) 血小板横切面图   (b) 血小板纵切面图

图 13-4 　血小板超微结构模式图

原(Fg)受体等,这些物质在血小板激活中起着重要作用,见表 13-2。

血小板膜糖蛋白中数量最多的是 GP Ⅱ b/Ⅲ a 复合物,是 Ca^{2+} 依赖性的二聚体复合物,可促进血小板聚集。GP Ⅰ b/Ⅸ 复合物是 vWF 的受体,血小板黏附就是通过 GP Ⅰ b/Ⅸ 同 vWF 结合后再连接到内皮下层。GP Ⅰ c/Ⅱ a 复合物在血小板表面的含量较低,GP Ⅰ c 有结合纤维连接蛋白的能力,是血小板膜上除 GP Ⅱ b/Ⅲ a 复合物外的另一个纤维连接蛋白受体。

表 13-2 　血小板主要的膜糖蛋白和功能

名称	CD 名称	分子量/kD	功能特性
GP Ⅰ a	CD49b	160	与 GP Ⅱ a 形成复合物,是胶原的受体
GP Ⅰ b	CD42c	165	与 GP Ⅸ 形成复合物,是 vWF 的受体,参与血小板的黏附反应,减少或缺乏时血小板功能减退,见于巨大血小板综合征
GP Ⅰ c	CD49f	140	与 GP Ⅱ a 形成复合物,是纤维连接蛋白(fibronectin,Fn)的受体
GP Ⅱ a	CD29	130	与 GP Ⅰ a 和 Ⅰ c 形成复合物,是胶原和 Fn 的受体
GP Ⅱ b	CD41	147	与 Ⅲ a 形成复合物,是纤维蛋白原的受体
GP Ⅲ a	CD61	105	参与血小板聚集反应,是 vWF 和 Fn 的受体,也参与血小板的黏附反应
GP Ⅳ	CD36	88	是凝血酶敏感蛋白的受体
GP Ⅴ		82	是凝血酶的受体,缺乏或减少见于巨大血小板综合征
GP Ⅸ	CD42a	22	与 GP Ⅰ b 形成复合物,构成 vWF 的受体

2. 膜脂质　包括磷脂、胆固醇和糖脂三种,其中磷脂为脂膜的基本结构,占总脂质量的 75%～80%,磷脂主要是由鞘磷脂(SPH)和甘油磷脂组成,后者包括磷脂酰胆碱(PC)、磷脂酰乙醇胺(PE)、磷脂酰丝氨酸(PS)、磷脂酰肌醇(PI)以及少量的溶血卵磷脂等。其中 PS 是促进血液凝固的重要成分,分布于血小板质膜的内侧面。当血小板发生活化时,PS 转向外侧面,称为血小板第 3 因子(platelet factor 3,PF_3),参与凝血。

（二）骨架系统与收缩蛋白

位于血小板表面膜下层,由微管、微丝(由肌动蛋白、肌球蛋白组成)和膜下肌丝组成,这三者也称为血小板的溶胶-凝胶区。它们在血小板变形、颗粒成分的释放、伸展和血管收缩中起着重要作用。

（三）细胞器和内容物

血小板有各种细胞器,其中主要有 α 颗粒、δ 颗粒(致密颗粒)及 γ 颗粒(溶酶体颗粒)。这三种颗粒中含有大量蛋白或非蛋白类的活性物质,与血小板的分泌、释放功能有关。

1. α 颗粒　α 颗粒是血小板中最多的颗粒,是血小板中可分泌的蛋白质的主要储存部位。颗粒呈圆形,其中富含有血小板第 4 因子(PF_4)和 β-血小板球蛋白(β-TG)、纤维连接蛋白(Fn)和 P-选择素等。这些蛋白质对血小板行使其功能有重要意义。

2. 致密颗粒　致密颗粒内容物的电子密度高，主要包括 ADP、ATP、5-HT 和 Ca^{2+} 等。血小板中 80％的 ADP 储存在致密颗粒中，血小板从血浆中摄取的 5-HT 也储存于其中。血小板被激活时可从致密颗粒释放出大量的 ADP、ATP、5-HT，介导血小板第二相聚集。

3. 溶酶体颗粒　溶酶体颗粒是血小板的消化结构。溶酶体颗粒中含有十多种酸性水解酶，也含有多种组织蛋白酶。

（四）特殊膜系统

主要是开放管道系统和致密管道系统，它们与血小板的分泌（释放）功能有重要关系。

1. 开放管道系统（open canalicular system，OCS）　血小板膜表面凹陷于血小板内部并贯穿于整个血小板细胞内的曲折管道系统。是血小板内与血浆中物质交换的通道，在释放反应中血小板储存颗粒内容物经 OCS 排至细胞外。

2. 致密管道系统（dense tubular system，DTS）　散在分布于血小板胞质中，不与外界连通。DTS 参与花生四烯酸代谢和前列腺素的合成，也是 Ca^{2+} 的储存部位，通过调节胞内 Ca^{2+} 浓度，调控血小板变形收缩活动及血小板的释放反应。

二、血小板的花生四烯酸代谢

血小板的花生四烯酸途径是血小板发挥聚集止血功能的主要代谢基础。花生四烯酸是膜磷脂代谢产物，其在血管内皮细胞和血小板的代谢过程如图 13-5 所示。

在血小板内生成的血栓烷 A_2（TXA_2）具有强烈收缩血管和促进血小板聚集的作用，从而促进血栓形成；在血管内皮细胞内生成的前列环素（PGI_2）具有扩张血管和抑制血小板聚集的作用，因而抑制血栓形成。TXA_2 和 PGI_2 是一对重要的生物活性物质，在生理情况下两者呈动态平衡，保持血管和血小板的正常功能。

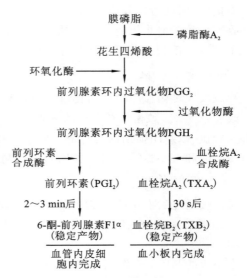

图 13-5　花生四烯酸代谢示意图

三、血小板的止血功能

血小板的主要生理功能是参与生理性止血及凝血过程。血小板的这些作用，是以它具有黏附、聚集和释放等生理特性为基础的。血小板的功能缺陷或异常是出血性疾病或血栓性疾病的重要原因。

（一）黏附功能

血小板黏附是指血小板黏附于受损伤的血管内皮下组织或其他物质表面的特性。病理情况下，当血管局部受损时，血小板膜糖蛋白Ⅰb/Ⅸ复合物（为 vWF 受体）与暴露的Ⅰ型和Ⅲ型胶原纤维通过 vWF 桥梁而结合，实现了血小板和损伤部位的黏附。血小板的这种功能首先保证了血管受损时参与一期止血。随后可激活血小板，使血小板聚集、释放活性物质，参与二期止血，并形成较牢固的血栓。部分参与血小板黏附的蛋白和受体见表 13-3。

表 13-3　部分参与血小板黏附的蛋白和受体

蛋白名称	受体
胶原	GPⅠa/Ⅱa，GPⅡb/Ⅲa，GPⅣ
Fg	GPⅡb/Ⅲa
Fn	GPⅠc/Ⅱa，GPⅡb/Ⅲa
TSP	GPⅣ，整合素相关蛋白

蛋白名称	受体
Vn	VnR
vWF	GP I b/IX, GP II b/IIIa
Ln	GP I c/IIa

（二）聚集功能

血小板聚集是指血小板与血小板之间相互黏附,聚集成团的特性。黏附的血小板进一步被激活,形态发生改变,由正常圆盘状变为圆球形,伪足突起,血小板膜糖蛋白 II b/IIIa(为纤维蛋白原受体)在 Ca^{2+} 的作用下由纤维蛋白原介导互相黏附,即血小板聚集。血小板的聚集是形成血小板血栓的基础,也是血小板进一步活化和参与二期止血、促进血液凝固的保证。

（三）血块收缩

通常认为,血小板在纤维蛋白网架结构中心,血小板变形后的伪足可以搭在纤维蛋白上。血小板具有收缩蛋白(肌动蛋白和肌球蛋白),伪足可向心性收缩,使血凝块缩小,血栓更为坚固,止血更加彻底。血块收缩依赖于血小板的数量和质量以及血浆纤维蛋白原的浓度。当血小板数量显著降低、血小板膜 GP II b/IIIa 缺陷或血浆纤维蛋白原浓度下降时,均可使血块收缩能力下降。

（四）释放反应

释放反应是指血小板在活化过程中将颗粒内容物释放到细胞外的一种反应。血小板激活以后,形态发生改变,α 颗粒、致密颗粒及溶酶体颗粒与质膜融合,使其中的生物活性物质从开放小管系统释放出来而参与凝血,以封闭损伤的血管壁。血小板释放的产物种类很多,其中最主要的有两种特异性蛋白质类物质:β-TG 和血小板第 4 因子(PF_4),通过测定其在血浆当中的含量,可反映血小板激活情况。

（五）促凝作用

血小板活化后血小板磷脂中的磷脂酰丝氨酸(PS)从磷脂内侧面转向外侧面形成血小板第三因子(PF_3),为凝血因子提供磷脂催化表面。另外,血小板激活以后释放的多种凝血因子也可以加强局部的凝血作用。

血小板的黏附、聚集、释放功能,既是一期止血的重要因素,又参与了二期止血的各个环节,在止血与血栓形成过程中扮演着重要角色。图 13-6 为血小板止血功能示意图。

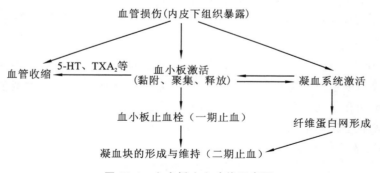

图 13-6　血小板止血功能示意图

四、血小板检验

（一）血小板计数

见临床检验基础。

（二）血块退缩试验

【原理】　血块退缩试验(clot retraction test, CRT),血浆法:在富血小板血浆(platelet-rich plasma,

PRP)中,加入凝血酶或 Ca^{2+},使血浆凝固。血小板收缩蛋白时血小板伸出伪足,后者"锚定"于纤维蛋白素上,当血小板向心性收缩时,使得纤维蛋白网眼缩小,血清析出。测定析出血清的体积可以反映血小板血块收缩的能力。

【参考区间】 $>40\%$。

【临床意义】 血块收缩小于 40%,表明收缩不佳,见于血小板无力症、特发性血小板减少性紫癜、血小板增多症、低(无)纤维蛋白原血症、严重凝血障碍等。

(三)血小板黏附试验

【原理】 血小板黏附试验(platelet adhesion test,PAdT),玻珠柱法(glass bead column assay):当一定量血液通过一定量玻璃珠柱后,一定数目的血小板黏附在玻璃珠上,形成的血小板聚集体被滞留在玻璃珠内。故通过玻璃珠柱后的血小板数减低,比较通过玻璃珠前后的血小板之差,即可算出血小板黏附百分率。本试验是由于血小板黏附或聚集所致,所以又称为血小板滞留试验。

【参考区间】 $(62.5\pm8.6)\%$。

【临床意义】 血小板黏附率增高见于高凝状态和血栓性疾病,如心肌梗死、心绞痛、动脉粥样硬化、脑血管疾病、糖尿病、肾小球肾炎、口服避孕药、妊娠高血压综合征(简称妊高征);血小板黏附率减低见于血管性血友病、巨大血小板综合征、血小板无力症、骨髓增生性疾病、尿毒症及服用血小板抑制药物(如潘生丁等)。

(四)血小板聚集试验

【原理】 血小板聚集试验(platelet aggregation test,PAgT),比浊法:在血小板聚集仪特定的连续搅拌条件下,在富含血小板血浆中加入各种诱导剂,由于血小板发生聚集,PRP 悬液浊度随之下降,光电池将光浊度的变化转换为电信号的变化,并记录在记录纸上。通过分析血小板聚集曲线的最大聚集率(maximal aggregation ratio,MAR)、达到最大幅度的时间、达到 1/2 最大幅度时间、2 min 的幅度、延迟时间、斜率参数判断血小板的聚集功能。

【参考区间】 各实验室应建立自己的参考范围。

1. O'Brien 的参考区间

(1)浓度 6×10^{-6} mol/L 的 ADP 为诱导剂时血小板聚集的 MAR 为 $(35.2\pm13.5)\%$。

(2)浓度 4.5×10^{-5} mol/L 的肾上腺素为诱导剂时可引起双相的聚集曲线,此时第一相血小板聚集的 MAR 为 $(20.3\pm4.8)\%$。

2. 中国医学科学院血液学研究所的参考区间以最大聚集率(MAR)表示

(1)11.2 μmol/L ADP 为 $(70\pm17)\%$。

(2)5.4 μmol/L 肾上腺素为 $(65\pm20)\%$。

(3)20 mg/L 花生四烯酸为 $(69\pm13)\%$。

(4)20 mg/L 胶原为 $(60\pm13)\%$。

(5)1.5 g/L 瑞斯托霉素为 $(67\pm9)\%$。

【临床意义】 增高反映血小板聚集功能增强,见于血栓前状态和血栓性疾病,如心肌梗死、心绞痛、糖尿病、脑血管病变、妊高征、静脉血栓形成、口服避孕药、晚期妊娠、高脂血症、人工心脏、瓣膜移植术和吸烟等;减低反映血小板聚集功能减退,见于血小板无力症、巨大血小板综合征、尿毒症、肝硬化、特发性血小板减少性紫癜、急性白血病、服用抗血小板药物(如阿司匹林等)、低(无)纤维蛋白原血症等。

(五)血小板第三因子有效性测定

【原理】 血小板第三因子有效性测定(PF_3aT),也称血小板促凝活性测定。PF_3 是血小板在活化过程中所形成的一种膜表面磷脂,是凝血组成的重要部分。血小板功能有缺陷时不能形成 PF_3,即凝血异常。该试验用正常人和患者富含血小板血浆(PRP)以及乏血小板血浆(platelet-poor plasma,PPP)相互配合,以白陶土为活化剂,促使 PF_3 形成。再测定各组标本的复钙时间,比较各组时差,从而得知 PF_3 是否有缺陷,表 13-4 为 PF_3aT 的分组检测。

表 13-4　PF$_3$aT 的分组检测

组别	患者血浆/mL		正常血浆/mL		40 g/L 白陶土悬液/mL
	PRP	PPP	PRP	PPP	
1	0.1			0.1	0.2
2		0.1	0.1		0.2
3	0.1	0.1			0.2
4			0.1	0.1	0.2

【参考区间】　第 1 组较第 2 组延长应低于 5 s,当延长 5 s 以上,即 PF$_3$ 有效性减低。第 3 组、第 4 组分别为患者和健康人(作为对照管),患者 PF$_3$ 有缺陷或内源凝血因子有缺陷时(如血友病),第 3 组凝血时间比第 4 组长。

【临床意义】

1. PF$_3$ 有效性减低　PF$_3$ 有效性减低见于先天性血小板 PF$_3$ 缺乏症、血小板无力症、巨大血小板综合征、肝硬化、尿毒症、弥散性血管内凝血、系统性红斑狼疮、特发性血小板减少性紫癜、骨髓增生异常综合征、急性白血病及服用抗血小板药物等。

2. PF$_3$ 有效性增高　见于高脂血症、动脉粥样硬化、心肌梗死、糖尿病伴血管病变等。

(六)血小板膜糖蛋白测定

【原理】　血小板膜糖蛋白(GP)利用特异的 GP 单克隆抗体(表 13-5)与受检者血小板膜相应糖蛋白特异性结合后,通过放射免疫分析测定血小板膜相应 GP 的含量。而现在的临床检验室逐渐采用流式细胞术分析血小板膜糖蛋白的表达。

表 13-5　流式细胞术常用的 GP 单克隆抗体

膜糖蛋白	对应的 CD 编号
GPⅣ	CD 36
GPⅡb/Ⅲa 和 GPⅡb	CD 41
GPⅨ	CD 42a
GPⅠb	CD 42b
GPⅠa	CD 49b
P-选择素	CD 62p
GPⅢa	CD 61
GPⅤ	CD 42d

【参考区间】

1. 糖蛋白阳性血小板百分率(流式细胞术)　GPⅠb(CD42b)、GPⅡb(CD41)、GPⅢa(CD61)、GPⅤ(CD42d)和 GPⅨ(CD42a)阳性血小板百分率>98%。

2. 定量流式细胞分析

GPⅢa(CD61):(4.1~6.5)×10^{4}分子数/血小板。

GPⅠb(CD42b):(2.7~4.9)×10^{4}分子数/血小板。

GPⅠa(CD49b):(2.2~7.8)×10^{4}分子数/血小板。

【临床意义】　本试验具有比较高的敏感性和特异性。GPⅡb/Ⅲa(CD 41/CD61)缺乏见于血小板无力症;GPⅠb(CD42b)缺乏见于巨大血小板综合征。

(七)血小板相关抗体测定

【原理】　血小板相关抗体(platelet associated antibody,PAIg)测定,ELISA 法:以 PAIgM 为例,将抗人的 IgM 抗体包被在酶标反应板孔里,与待测的血小板溶解液中的 IgM 结合,再加入酶标记的抗人 IgM 抗体,使形成包被抗人 IgM 抗体-IgM-酶标记抗人 IgM 抗体复合物。最后加入底物显色,颜色深浅与血小板溶解液中的 PAIgM 含量正相关。根据被检者测得的吸光度（A），从标准曲线中计算出血小板溶解液中的 PAIgM 含量。

【参考区间】 PAIgA：$0\sim2.0$ ng/10^7 PLT。PAIgG：$0\sim78.8$ ng/10^7 PLT。PAIgM：$0\sim7.0$ ng/10^7 PLT。

【临床意义】 作为诊断特发性血小板减少性紫癜（ITP）的指标之一。90％以上 ITP 患者 PAIgG 增高，若同时测定 PAIgA、PAIgM，则阳性率可达 100％。血小板相关抗体也可以作为 ITP 观察疗效及判断预后的指标，ITP 患者经肾上腺素治疗有效者，PAIgG 会下降，若 PAIgG 在 2 周内下降者其预后良好。PAIgG 也有助于研究其他一些疾病的免疫机制，如系统性红斑狼疮、Evans 综合征、慢性活动性肝炎、恶性淋巴瘤、多发性骨髓瘤等，在这些疾病中 PAIgG 均增高。

（八）血小板寿命测定

【原理】 血小板寿命测定，也称为血小板生存时间（platelet survival time，PST）测定，是检测血小板在体内破坏或消耗速度的一项重要试验。丙二醛（malondialdehyde，MDA）和血栓烷 B_2（thromboxane B_2，TXB_2）是血小板花生四烯酸代谢途径（图 13-5）环氧化酶的主要产物，药物阿司匹林不可逆地抑制血小板环氧化酶，直至骨髓巨核细胞产生新的血小板，而新生的血小板又不受其影响。因此测定患者服用阿司匹林后血小板 MDA 和 TXB_2 生成量恢复曲线来推算血小板的生存时间。MDA 的含量可用荧光分光光度法测定，TXB_2 可以用放射免疫法或 ELISA 测定。

【参考区间】 MDA 法：(10.8 ± 4.2) 天。TXB_2 法：(9.3 ± 1.7) 天。

【临床意义】 血小板生存期缩短见于：①血小板破坏增多性疾病，如特发性血小板减少性紫癜（ITP）、同种免疫性血小板减少性紫癜、输血后紫癜、系统性红斑狼疮、脾功能亢进等；②血小板消耗过多性疾病，如血栓性血小板减少性紫癜（TTP）、溶血性尿毒症（HUS）等；③血栓性疾病，如心肌梗死、糖尿病、恶性肿瘤等。

第三节 血液凝固及检验

一、概述

血液由液体的状态转为胶冻状的过程称血液凝固（coagulation）。机体的凝血系统是非常精妙的平衡系统，由凝血和抗凝两个方面组成，正常生理状态下，两者维持着动态平衡，血液在血管中维持着流动状态，而在外伤出血或血管内膜损伤时，血液就凝固了，这是机体的一种自身保护机制。当止凝血功能障碍时，便会发生血栓栓塞或出血的现象。

（一）凝血因子

研究表明，参与血液凝固的因子至少有 14 个（表 13-6），包括 12 个经典的凝血因子（coagulation factor）以及激肽系统的激肽释放酶原（prekallikrein，PK）和高分子量激肽原（high molecular weight kininogen，HMWK）。国际凝血因子命名委员会用罗马数字命名凝血因子 Ⅰ～ⅩⅢ。因为因子 Ⅵ 是因子 Ⅴ 的活化形式，已被废除；因子 Ⅳ 为钙离子（calcium ion，Ca^{2+}），其余均为蛋白质；除了因子 Ⅲ（又称为组织因子）外，其余均存在于新鲜血浆中，统称为血浆凝血蛋白（plasma coagulation protein）。生理情况下，绝大多数凝血因子以酶原的形式存在于血浆中，如已活化则在罗马字右边加上"a"表示。

1. 依赖维生素 K 的凝血因子 包括因子 Ⅱ、Ⅶ、Ⅸ 和 Ⅹ。此组凝血因子的共同特点是均为丝氨酸蛋白酶的前体，必须经过蛋白酶切割活化才能呈现酶的活性。其结构分子中有 $9\sim12$ 个的 γ-羧基谷氨酸（γ-carboxyglutamic acid，γ-Gla）残基，而这些 γ-羧基谷氨酸残基在肝细胞的生物合成依赖维生素 K 的介导。

（1）因子 Ⅱ（凝血酶原，prothrombin）：经酶促激活后转变为凝血酶，使纤维蛋白原变为纤维蛋白。

（2）因子 Ⅶ（稳定因子，stabilizing factor）：因子 Ⅶ 的活化形式需与特异性的辅因子 Ⅲ 结合，参与外源性凝血途径的激活。

（3）因子Ⅸ（血浆凝血活酶成分,plasma thromboplastin component,PTC）:Ⅷa 是Ⅸa 的辅因子,参与内源性凝血途径的激活。

（4）因子Ⅹ（Stuart-Prower 因子）:Ⅴa 是Ⅹa 的辅因子,在凝血过程中处于内源、外源及共同途径的交点上,使它们的凝血反应衔接起来。

表 13-6 凝血因子的部分特性

因子	合成部位	半衰期	功能	血清中有无	BaSO$_4$吸附血浆中是否存在	血浆浓度/(mg/L)
Ⅰ	肝细胞	90 h	凝块结构	无	是	2000～4000
Ⅱ	肝细胞	60 h	酶原	微量	否	200
Ⅲ	内皮细胞		细胞辅因子	—	—	—
Ⅴ	肝、血小板	12 h	血浆辅因子	无	是	5～10
Ⅶ	肝细胞	4～6 h	维生素 K 依赖的蛋白酶原	有	否	2
Ⅷ	肝细胞	12 h	血浆辅因子	无	是	<10
Ⅸ	肝细胞	24 h	维生素 K 依赖的蛋白酶原	有	否	3～4
Ⅹ	肝细胞	30～40 h	维生素 K 依赖的蛋白酶原	有	否	6～8
Ⅺ	肝细胞	48～84 h	蛋白酶原	有	存在,但减少 1/3	4
Ⅻ	肝细胞	48～52 h	蛋白酶原	有	是	2.9
ⅩⅢ	肝细胞	10 天	转谷氨酰胺酶原	有	是	5～15
PK	肝细胞	6.5 天	蛋白酶原	有	是	7
HMWK	肝细胞	3～5 天	血浆辅因子	有	是	2.5

2. 接触激活凝血因子 包括因子Ⅻ、Ⅺ、PK（激肽释放酶原）及 HMWK（高分子量激肽原）。它们的共同特点是通过接触反应启动内源性凝血途径。

（1）因子Ⅻ（Hageman factor,接触因子）:因子Ⅻ可以被液相物质（凝血酶）或固相物质（表面带负电荷的体外物质）所激活,与血液凝固的接触活化有关,是内源性凝血途径的始动因子。

（2）因子Ⅺ（血浆凝血活酶前质,plasma thromboplastin antecedent,PTA）:因子Ⅺ是丝氨酸蛋白酶前体酶原,有高分子量激肽原、凝血酶原、血小板、因子Ⅻ及凝血酶等的结合位点,参与内源性凝血途径的激活。

（3）PK（激肽释放酶原）:又称 Fletcher 因子,激活后变成激肽释放酶（kallikrein,K）,它不属于经典的凝血因子,但是参与内源性凝血途径的激活。

（4）HMWK（高分子量激肽原）:是一个由 626 个氨基酸残基组成的糖蛋白,在凝血过程中,作为蛋白酶的辅因子参与接触相激活。它也不是经典的凝血因子,参与内源性凝血途径的激活。

3. 对凝血酶敏感的凝血因子 包括Ⅰ、Ⅴ、Ⅷ、ⅩⅢ。它们都对凝血酶敏感,从而发生酶促反应或被激活。

（1）凝血因子Ⅰ（纤维蛋白原,fibrinogen,Fg）:两个单体组成的二聚体蛋白,每个单体都有 Aα、Bβ 及 γ 三条肽链。它们是凝血酶作用的底物。

（2）因子Ⅴ（易变因子,labile factor）:在体外是血浆中最不稳定的凝血因子,在凝血过程中其作为因子Ⅹa 的辅因子,加速后者对凝血酶原的激活,参与凝血共同途径的激活。

（3）因子Ⅷ（抗血友病球蛋白,antihemophilic globulin,AHG）:血浆凝血因子含量最低者,在血浆中由高分子量的 vWF 和低分子量的因子Ⅷ凝血活性蛋白（factor Ⅷ coagulant protein,Ⅷ:C）组成巨分子量的复合物,其中 vWF 是作为因子Ⅷ的载体蛋白保护因子Ⅷ不被破坏而顺利完成凝血作用,是因子Ⅸ的辅因子,参与内源性凝血途径的激活。

（4）因子ⅩⅢ（纤维蛋白稳定因子,fibrin stabilizing factor）:因子ⅩⅢ是一种半胱氨酸转谷氨酰胺酶原,被凝血酶激活成为ⅩⅢa,后者使可溶性纤维蛋白交联形成不溶性纤维蛋白多聚体。

4. 其他的凝血因子 包括组织因子和因子Ⅳ。

(1) 组织因子(tissue factor,TF):又称因子Ⅲ,由血管内皮细胞和单核-巨噬细胞合成和表达,很多组织细胞(如脑、肺、胎盘等组织)含量丰富。TF 参与外源凝血途径的激活。

(2) 因子Ⅳ(Ca²⁺):存在血浆中,可能与其他的二价金属离子(如 Mg²⁺ 和 Zn²⁺)共同参与凝血过程。

(二) 凝血机制

20 世纪 60 年代初期 Davies、Macfarlane 和 Ratnoff 等提出了凝血"瀑布学说"。该学说认为凝血过程是一系列的酶促反应过程,每个凝血因子都被其前一因子所激活,最后生成纤维蛋白。该学说对于理解体外条件下的血液凝固过程提供了合理的反应"模型",主要分为内源性凝血途径和外源性凝血途径。但体内的条件下生理性血液凝固过程显然不等同于"瀑布"机制。20 世纪 70 年代 Osterud 和 Rapaport 发现Ⅶa-TF 除了能激活因子Ⅹ外,还能激活因子Ⅸ,说明两条凝血途径并不是完全各自独立的,而是相互密切联系的。随着研究的不断深入,经多次修正,逐步阐明了凝血机制,揭示了凝血因子参与的复杂凝血过程。整个凝血的过程通常分为内源性凝血途径、外源性凝血途径和共同凝血途径(图 13-7)。

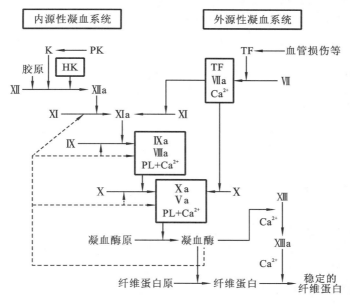

图 13-7 血液凝固的机制

1. 内源性凝血途径 内源性凝血途径(intrinsic pathway)是指从凝血因子Ⅻ被激活到因子Ⅹa 形成的过程,参与的凝血因子全部来自正常血液中存在的凝血蛋白和 Ca²⁺。这一凝血途径通常是由血液与带负电荷的异物表面(体内的胶原、微纤维、长链脂肪酸等以及体外的玻璃、白陶土等)接触后而启动。血管损伤时,内皮下胶原暴露因子Ⅻ与之接触而被激活为 FⅫa,FⅫa 激活 FⅪ。活化的血小板及凝血酶也可以激活 FⅪ。FⅪa 还可以自身激活 FⅪ,从而放大了凝血过程。在 Ca²⁺ 存在的条件下,FⅪa 激活了 FⅨ。FⅨa、FⅧa 及 PF₃ 在 Ca²⁺ 参与下形成了Ⅸa-Ⅷa-Ca²⁺-PF₃复合物。该复合物具有激活 FⅩ 的作用,其形成所需的时间比较长,一般为 3～8 min。FⅨ除了可被 FⅪa 激活外,还可以被 TF-FⅦa 激活,FⅪ 也能由 TF-FⅦa 复合物最终形成的凝血酶正反馈激活。由此证明,内源性凝血途径在生理凝血过程当中并不起主要作用。

2. 外源性凝血途径 外源性凝血途径(extrinsic pathway)是指从因子Ⅲ的释放到因子Ⅹ被激活的过程,参与凝血的因子不完全来自于血液中,部分由组织中进入血液。血管内皮细胞等在受到各种因素的刺激下可表达 TF,它可以与 FⅦ 或 FⅦa 结合,启动外源凝血途径。当 TF 结合到 FⅦ后,FⅦ的构型发生改变随之被凝血酶、FⅩa 激活为 FⅦa。FⅦa 与 TF、Ca²⁺ 形成 FⅦa-TF-Ca²⁺ 复合物,其形成所需的时间短,一般不超过 10 s。FⅦa-TF-Ca²⁺ 复合物可激活 FⅩ 和 FⅨ,使内源性与外源性凝血途径相联通,具有重要的生理和病理意义。

3. 共同凝血途径 共同凝血途径是指从因子Ⅹ的激活到纤维蛋白形成的过程,是内、外源性凝血系统所共有的。包括凝血活酶(thromboplastin)的生成、凝血酶(thrombin)的生成及纤维蛋白(fibrin)的形成三个阶段。

(1)凝血活酶(凝血酶原酶)的生成:在内源性和外源性凝血途径中,复合物 $IXa\text{-}VIIIa\text{-}Ca^{2+}\text{-}PF_3$ 和 $FVIIa\text{-}TF\text{-}Ca^{2+}$ 均可激活 FX 生成有活性的 FXa。在 Ca^{2+} 参与下,FXa 具有对凝血酶原的催化活性,但效率较低,在 FVa 和膜磷脂(主要指血小板膜脂质双层中的磷脂酰丝氨酸,PF_3)参与下,其催化活性大大提高。上述因子共同作用形成 $Xa\text{-}Va\text{-}Ca^{2+}\text{-}PF_3$ 复合物,此即凝血活酶。

(2)凝血酶的生成:在凝血活酶的作用下,凝血酶原被水解释放出凝血酶原片段 1 和 2(F_{1+2}),变成凝血酶(因子 IIa)。凝血酶是一种蛋白水解酶,其活性中心位于丝氨酸残基上,属于丝氨酸蛋白酶类。凝血酶是凝血爆发的中心因子,一旦有少量凝血酶形成,其正反馈激活凝血酶敏感 FV、FVIII、FXIII 和纤维蛋白原,同时也激活 FXI、FIX、FX 和血小板等,加速凝血。

(3)纤维蛋白的形成:纤维蛋白原的 Aα 链和 Bβ 链,在凝血酶的作用下,先后被裂解成为富含负电荷的纤维蛋白肽 A(fibrinopeptide A,FPA)和肽 B(FPB)后,生成纤维蛋白单体(fibrin monomer,FM),因为带负电荷少,相互排斥力明显降低,能以氢键聚合,但很不稳定,故称为可溶性纤维蛋白或可溶性纤维蛋白单体聚合物。凝血酶同时激活 FXIII,使之活化为 FXIIIa,它使纤维蛋白单体间交联后形成不可溶的纤维蛋白凝块。

二、凝血因子检验

(一)全血凝固时间测定

【原理】 全血凝固时间(clotting time,CT)测定,凝固法:静脉血离体后至完全凝固所需的时间即为凝血时间。是检测内源性凝血途径和共同途径中各种凝血因子有无异常、是否有抗凝物质增多及纤溶亢进的筛检试验。

【参考区间】 试管法:(8 ± 4)min。硅管法:(22.5 ± 7.5)min。塑料管法:(14.5 ± 4.5)min。

【临床意义】

1.延长 内源性凝血途径相关因子 VIII、IX 和 XI 水平减低,如血友病 A、B 及 XI 缺乏症和 vWD;病理或生理性抗凝物质增多,如抗因子 VIII 或 IX、狼疮抗凝物、类肝素抗凝物质增多;严重的纤维蛋白原、凝血酶原、因子 V/X 缺乏,如肝脏疾病、口服抗凝剂、新生儿出血症、吸收不良综合征、肠道灭菌综合征、应用肝素等;纤溶活性增强,如继发性、原发性纤溶亢进及血循环中 FDP 增多。

2.缩短 高凝状态,如 DIC 的高凝血期、促凝物质进入血流以及凝血因子 VIII、X、V 等活性增强;血栓性疾病或血栓前状态,如心肌梗死、脑血管病变、不稳定性心绞痛、肺梗死、糖尿病伴血管病变、深静脉血栓形成、妊娠高血压综合征以及严重灼伤等。

(二)活化凝血时间测定

【原理】 活化凝血时间(activated clotting time,ACT)测定,凝固法:同试管法 CT 测定。试管中加入白陶土-脑磷脂的混悬液以充分激活因子 XII、XI,启动内源性凝血系统,并为凝血反应提供丰富的催化表面,以提高本试验的敏感性。

【参考区间】 (1.70 ± 0.76)min。

【临床意义】

1.同 CT 相同。

2.是监测体外循环肝素用量的常用指标之一。在肝素化后使活化凝血时间(ACT)保持在 6~9 min 为宜,在肝素中和肝素后 ACT 应小于 130 s。

(三)活化部分凝血活酶时间(APTT)测定

【原理】 在 37 ℃下以白陶土为激活剂,激活因子 XII,用脑磷脂(部分凝血活酶)代替血小板第 3 因子,在 Ca^{2+} 的参与下,观察乏血小板血浆凝固所需的时间,即为活化部分凝血活酶时间(activated partial thromboplastin time,APTT)。该试验是内源性凝血系统敏感、简便和常用的筛检试验。

【参考区间】 试管法和仪器法的参考范围无差别,男性为 (37 ± 3.3)s,女性为 (37.5 ± 2.8)s,超过正常对照 10 s 以上有诊断意义。

【临床意义】

1. APTT 延长　①内源性凝血途径相关因子Ⅷ、Ⅸ和Ⅺ水平减低,如血友病 A、B 及Ⅺ缺乏症和 vWD;②病理或生理性抗凝物增多,如因子Ⅷ、Ⅺ抗体、狼疮抗凝物、类肝素抗凝物质增多;③严重的纤维蛋白原、凝血酶原、因子Ⅴ/Ⅹ缺乏,如肝脏疾病、口服抗凝剂、新生儿出血症、吸收不良综合征、应用肝素等;④纤溶活性增强,如继发性、原发性纤溶亢进及血循环中 FDP 增多。

2. APTT 缩短　①因子Ⅷ、Ⅹ活性增高;②DIC、血栓前状态及血栓性疾病。

3. 肝素治疗监测　APTT 对血浆肝素的浓度较敏感,是目前广泛应用的实验室监测指标,一般在肝素治疗期间,APTT 维持在正常对照的 1.5～3.0 倍为宜。

（四）血浆凝血酶原时间测定

【原理】　在受检血浆中加入过量的含钙的组织凝血活酶(主要含组织因子和脂质),使凝血酶原转变为凝血酶,进而使纤维蛋白原转变为纤维蛋白,观察血浆凝固所需的时间即为凝血酶原时间(prothrombin time,PT)。本试验是外源性凝血系统常用的筛检试验。

【参考区间】　目前 PT 报告方式有:①以直接测定的 PT 报告,PT:11～13 s(超过正常对照 3 s 有意义)。②以 PT 比值(PTR)报告,PTR＝待测血浆 PT/健康人混合冻干血浆 PT;PTR:0.85～1.15。③以国际标准化比值(international normalized ratio,INR)报告,INR＝PTR^{ISI},ISI 为含钙组织凝血活酶试剂国际敏感指数(international sensitivity index,ISI);INR:0.8～1.5。由于前两者存在的偏差较大,对临床上指导口服抗凝药物治疗用量有一定危险性,以及在国内难以开展室间质量评价,因此,在报告 PT、PTR 时,一定要报告 INR。但不推荐作为评价肝病患者凝血功能的指标。

【临床意义】

1. PT 延长　常见于:①先天性凝血因子Ⅱ、Ⅴ、Ⅶ、Ⅹ减少以及低或无纤维蛋白原血症;②获得性凝血因子缺乏,如肝脏疾病、DIC、维生素 K 缺乏、原发性纤溶亢进;③血循环中抗凝物质增多,如肝素、FDP 和抗因子Ⅱ、Ⅴ、Ⅶ、Ⅹ的抗体。

2. PT 缩短　常见于:①先天性因子Ⅴ增多;②DIC 早期(高凝状态);③口服避孕药、血栓前状态和血栓性疾病。

3. 口服抗凝剂的监测　在应用口服抗凝剂时,使 PT 维持在正常对照值的 1.5～2.0 倍,PTR 维持在 1.5～2.0 倍,INR 维持在 2.0～3.0 为最佳。

（五）血浆纤维蛋白原测定

【原理】　血浆纤维蛋白原测定(determination of plasma fibrinogen),Clauss 法:根据纤维蛋白原与凝血酶作用最终形成纤维蛋白的原理。以凝血酶作用于受检血浆中纤维蛋白原(Fg),使 Fg 变成纤维蛋白,血浆发生凝固,测定凝固的时间。在足量的凝血酶存在时,血浆 Fg 的量与凝固时间成负相关,将检测结果与以国际标准品为参比血浆制成的标准曲线对比可得出 Fg 含量。

【参考区间】　2～4 g/L。

【临床意义】

1. 增高　生理情况:见于应激反应、妊娠后期。病理性疾病:见于糖尿病和糖尿病酸中毒、感染、灼伤、冠心病、动脉血栓栓塞(急性心肌梗死)、自身免疫性疾病、多发性骨髓瘤、恶性肿瘤、休克、外科大手术后、败血症和轻型肝炎等。

2. 减低　见于低(无)纤维蛋白原血症、异常纤维蛋白原血症、弥散性血管内凝血、原发性纤溶亢进、重症肝炎、肝硬化。

3. 监控抗凝治疗、溶栓治疗和肿瘤患者放化疗的疗效。

（六）血浆因子Ⅱ、Ⅴ、Ⅶ、Ⅹ促凝活性测定

【原理】　将受检者血稀释血浆分别与缺乏因子Ⅱ、Ⅴ、Ⅶ、Ⅹ基质血浆混合,做血浆凝血酶原时间测定。将受检者血浆测定的结果与正常人新鲜混合血浆做比较,分别计算出各自的因子Ⅱ:C、Ⅴ:C、Ⅶ:C 和Ⅹ:C 相当于健康人血浆凝血因子活性的百分率。

【参考区间】　因子Ⅱ:C为(98±17)%;因子Ⅴ:C为(102±30)%;因子Ⅶ:C为(103±17)%;因子Ⅹ:C为(103±19)%。

【临床意义】

1. 因子Ⅱ:C、Ⅴ:C、Ⅶ:C和Ⅹ:C水平增高,主要见于高凝状态和血栓状态,尤其是静脉血栓形成、肾病综合征、口服避孕药、妊娠高血压综合征和某些恶性肿瘤(除肝脏肿瘤)。

2. 因子Ⅱ:C、Ⅴ:C、Ⅶ:C和Ⅹ:C水平减低,见于肝脏疾病,维生素K缺乏(因子Ⅴ:C除外),弥散性血管内凝血和口服抗凝剂等;也可见于先天性因子Ⅱ、Ⅴ、Ⅶ、Ⅹ缺乏症,但较少见。血循环中存在上述因子的抑制物。肝脏疾病(最先和最多减少的是因子Ⅶ,其次中度减少的是因子Ⅱ、Ⅹ,最后和最少减少的是因子Ⅴ)。另外淀粉样变性和异常蛋白血症时可表现出Ⅹ:C下降,而单纯的因子Ⅴ缺乏是很罕见的。

（七）血浆因子Ⅷ、Ⅸ、Ⅺ和Ⅻ的促凝活性测定

【原理】　受检者血浆或稀释的正常人血浆分别与缺乏因子Ⅷ、Ⅸ、Ⅺ和Ⅻ的基质血浆混合,进行APTT测定。将待测血浆测定的结果与正常人混合血浆制成的相应标准曲线比较,分别计算出各自的因子Ⅷ:C、Ⅸ:C、Ⅺ:C和Ⅻ:C相当于健康人血浆凝血因子活性的百分率。

【参考区间】　因子Ⅷ:C为(103±25.7)%;因子Ⅸ:C为(98.1±30.4)%;因子Ⅺ:C为(100±18.4)%;因子Ⅻ:C为(92.4±20.7)%。

【临床意义】

1. 因子Ⅷ:C、Ⅸ:C、Ⅺ:C和Ⅻ:C水平增高,同因子Ⅱ:C、Ⅴ:C、Ⅶ:C和Ⅹ:C测定。

2. 因子Ⅷ:C、Ⅸ:C、Ⅺ:C和Ⅻ:C水平减低。因子Ⅷ:C减低见于血友病A(其中重型≤2%;中型2%～5%;轻型5%～25%;亚临床型25%～45%),血管性血友病,弥散性血管内凝血及因子Ⅷ抑制物存在所致获得性血友病;因子Ⅸ:C减低见于血友病B(临床分型同血友病A),肝脏疾病,维生素K缺乏症,弥散性血管内凝血,口服抗凝剂和因子Ⅸ抑制物;因子Ⅺ:C减低见于因子Ⅺ缺乏症,肝脏病变,弥散性血管内凝血及因子Ⅺ抗体存在;因子Ⅻ:C减低见于先天性因子Ⅻ缺乏症,肝脏病变,弥散性血管内凝血及部分血栓病患者。

（八）凝血因子ⅩⅢ定性试验和亚基抗原测定

【原理】　凝血因子ⅩⅢ定性试验(乏因子血浆纠正试验)。待测血浆在Ca^{2+}的作用下形成纤维蛋白单体聚合物凝块,经因子ⅩⅢa作用后形成交联纤维蛋白,后者不溶于5 mol/L尿素溶液。如果受检者血浆中缺乏因子ⅩⅢ则聚合物可溶于尿素溶液中。因此,可以通过待测血浆对缺乏因子ⅩⅢ血浆的纠正程度来测定其FⅩⅢ:C。

亚基抗原测定(火箭电泳法)。在含有抗FⅩⅢA或FⅩⅢB亚基的抗血清琼脂平板中加入待测血浆,通过电泳形成FⅩⅢA或FⅩⅢB与抗血清的火箭样沉淀峰,其峰高与待测血浆中FⅩⅢA或FⅩⅢB抗原含量(FⅩⅢA:Ag或FⅩⅢB:Ag)成正比,结果以相当于健康人血浆浓度的百分率表示。

【参考区间】　血浆FⅩⅢ:C为(105±35)%;FⅩⅢA:Ag为(100.4±12.9)%;FⅩⅢB:Ag为(98.8±12.5)%。

【临床意义】　获得性FⅩⅢ减少见于肝脏疾病、系统性红斑狼疮、类风湿关节炎、淋巴瘤、转移性肝癌、恶性贫血、弥散性血管内凝血及原发性纤溶等。先天性FⅩⅢ缺乏,FⅩⅢ含量显著减少。纯合子患者FⅩⅢA:Ag<1%,FⅩⅢB:Ag轻度减低;杂合子患者FⅩⅢA:Ag<50%,FⅩⅢB:Ag正常。

第四节　抗凝物质及检验

一、概述

抗凝血系统对血液凝固系统的调节,可使其改变凝血性质,减少纤维蛋白的形成,降低各种凝血因子的活化水平,可防止机体血管内形成血栓,保证血液能够在血循环中正常运行。抗凝血系统包括了细胞抗凝和体液抗凝两方面。细胞抗凝作用主要包括血管内皮细胞合成分泌抗凝物质、光滑内皮阻止血小板

活化和纤维蛋白沉积的抗凝作用,以及单核-巨噬细胞可吞噬和清除进入血循环中的 TF、凝血酶、纤维蛋白(原)降解产物等。体液抗凝主要通过下调和抑制凝血反应的多种抗凝蛋白起作用,主要包括抗凝血酶、蛋白 C 系统、组织因子途径抑制物等。这些蛋白酶抑制物在生理抗凝和调控凝血机制过程中发挥着重要的作用。

（一）抗凝血酶

抗凝血酶(antithrombin,AT)是最主要的生理性血浆抗凝物质,尤其对凝血酶的灭活能力占所有抗凝蛋白的70％～80％。AT 是一种单链糖蛋白,具有一定的耐热性。人类的 AT 基因位于 1 号染色体长臂(1q23～25),长约 13.5 kb,包括 7 个外显子和 6 个内含子。不同种属间 AT 有高度的同源性,这种进化上的保守型归因于其功能的重要性。AT 主要由肝细胞合成,其他脏器如肺、脾、肾、心、肠、脑等也有合成 AT 的能力,血管内皮细胞、巨核细胞也是合成 AT 的场所。

AT 的抑酶谱很广,能够抑制 FⅡa、FⅦa、FⅨa、FⅩa、FⅪa、FⅫa 以及纤溶酶、胰蛋白酶、激肽释放酶等,作用机制都是相同的。上述凝血因子的活性中心均含有丝氨酸残基,都属于丝氨酸蛋白酶。抗凝血酶分子上的精氨酸残基,可以与这些酶活性中心的丝氨酸残基结合,这样就"封闭"了这些酶的活性中心使之失活。AT 的丝氨酸蛋白酶作用的位点位于 Arg393-Ser394 处,蛋白酶攻击该键使其裂解并引起 AT 变构,从而形成 AT 与酶 1∶1 复合物,这种共价结合是不可逆的,而且能被肝素(heparin)大大加强。

肝素是一种酸性黏多糖,主要由肥大细胞和嗜酸性粒细胞产生,存在于大多组织中,在肝、肺、心和肌肉组织中更为丰富。肝素在体内和体外都具有抗凝作用,它作为辅因子作用于 AT 的赖氨酸残基从而大大增强 AT 的抗凝血酶活性,使 AT 与凝血酶结合得更快、更稳定,使凝血酶失活。而此时肝素可从复合物中重新释出,再与其他游离的 AT 结合,继续发挥肝素增强 AT 抗凝功能的作用,肝素的这种增强抗凝作用可被鱼精蛋白和甲苯胺蓝所中和。在肝素的激活作用下,肝素辅因子灭活凝血酶的速度可以加快约 1000 倍。肝素还可以作用于血管内皮细胞,使之释放凝血抑制物和纤溶酶原激活物,从而增强对凝血的抑制和纤维蛋白的溶解。

（二）蛋白 C 系统

蛋白 C 系统是微循环抗血栓形成的主要血液凝固调节物质,它包括蛋白 C(protein C,PC)、蛋白 S (protein S,PS)、凝血酶调节蛋白(thrombomodulin,TM)和内皮细胞蛋白 C 受体(endothelial protein C receptor,EPCR)。原先把蛋白 C 抑制物(protein C inhibitor,PCI)归于蛋白 C 系统,是因为只发现 PCI 调节蛋白 C 以及激活蛋白 C 的作用,而实际上 PCI 就是纤溶酶原激活物抑制物-3(plasminogen activator inhibitor-3,PAI-3),具有广谱的蛋白酶抑制作用,故现在已不归于蛋白 C 系统。

蛋白 C 系统均以酶原的形式存在于血浆中,在凝血酶的作用下发生有限的酶解过程,从分子上裂解下一个小分子肽后即具有活性。蛋白 C 系统的活化随着凝血酶的产生并与内皮细胞表面的 TM 形成复合物而启动。当凝血酶生成后,PC 被凝血酶与凝血酶调节蛋白复合物激活形成活化的蛋白 C(activated protein C,APC),这一过程在 EPCR 的辅助下完成。APC 在蛋白 S 的协同下,发挥抗凝作用,主要表现在裂解因子Ⅴa、Ⅷa,抑制因子Ⅹa 与血小板膜磷脂的结合,增强纤维蛋白的溶解。活化的蛋白 C 抑制物(activated protein C inhibitor,APCI)通过和 APC 结合使之失去灭活因子Ⅴa、Ⅷa 的作用(图 13-8)。若上述物质缺乏,尤其是 PCI 的缺乏,可导致因子Ⅴa、Ⅷa 减少而引起严重出血。相反,不论是蛋白 C 系统成分的减少或活化受阻都会增加形成血栓的倾向。

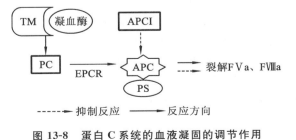

图 13-8 蛋白 C 系统的血液凝固的调节作用

（三）组织因子途径抑制物

组织因子途径抑制物（tissue factor pathway inhibitor，TFPI）是一种单链糖蛋白，属于丝氨酸蛋白酶抑制剂，主要由血管内皮细胞、血小板、单核细胞等合成和分泌。TFPI 在血浆中以与脂蛋白结合和游离两种形式存在。而 TFPI 可以直接抑制活化的 FⅩa，并以依赖 FⅩa 的形式在 Ca^{2+} 存在的条件下抑制 TF/Ⅶa 复合物活性，从而对组织因子凝血途径发挥重要调控作用。

（四）抗凝物质

抗凝物质分为生理性和病理性抗凝物质。

生理性抗凝物质包括肝素辅因子Ⅱ（heparin cofactor Ⅱ，HCⅡ）、$α_1$-抗胰蛋白酶（$α_1$-antitrypsin，$α_1$-AT）和 $α_2$-巨球蛋白（$α_2$-macroglobulin，$α_2$-MG）等。HCⅡ是肝脏合成的单链糖蛋白，HCⅡ以 1∶1 的方式与凝血酶结合而抑制凝血酶；$α_1$-AT 的作用机制是抑制因子Ⅺa、凝血酶和纤溶酶；$α_2$-MG 是一种广谱的蛋白酶抑制剂，对凝血酶、激肽释放酶和纤溶酶等有明显的抑制作用。

病理性抗凝物质主要包括肝素及类肝素样物质、凝血因子抑制物、狼疮抗凝物（lupus anticoagulant，LAC）等。血液肝素物质增多主要见于普通肝素抗凝治疗及血液透析、体外循环等。严重肝病、流行性出血热、过敏性休克、系统性红斑狼疮、某些肿瘤或肝脏移植等情况可有类肝素样物质增多。凝血因子抑制物是能中和血液中各种凝血因子的促凝活性的一类循环自身抗体，可导致出血风险增加，临床常见的是因子Ⅷ抑制物，多见于反复输血、输注因子Ⅷ浓缩制剂的血友病患者。LAC 是一组抗磷脂或磷脂蛋白的抗体，可干扰磷脂依赖的止血反应和体外凝血试验（如 APTT 等），常见于自身免疫性疾病（如系统性红斑狼疮等）、病毒感染、反复流产、骨髓增殖性疾病等。

二、抗凝物质检验

（一）抗凝血酶抗原含量测定

【原理】 抗凝血酶抗原（antithrombin antigen，AT∶Ag）含量测定可用 ELISA 双抗体夹心法或 Laurell 免疫火箭电泳法测定，此处介绍后者。一定量受检血浆中的 AT 抗原在含有 AT 抗血清的琼脂糖凝胶中电泳时，在电场作用下，定量的抗原和抗体相互作用形成火箭样沉淀峰，沉淀峰高度与受检血浆中 AT 抗原含量成正比关系，由此可以计算出 AT 抗原的含量。

【参考区间】 （0.29±0.06）g/L。

【临床意义】

1. AT 增高 见于血友病 A 和 B、再生障碍性贫血以及口服抗凝药物的治疗过程中。

2. AT 减低 见于遗传性或获得性 AT 缺乏，前者是一种常染色体显性遗传病，患者在大型外科手术、创伤、烧伤、感染后，妊娠或产后可反复发生静脉血栓和肺栓塞。获得性 AT 缺乏常见于进行性肝实质损伤，如肝硬化可致 AT 合成减少。肾病综合征时，AT 随尿蛋白排泄而丢失增多。弥散性血管内凝血、脓毒血症、先兆子痫等，AT 因消耗增多而减少，所以 AT 减少可作为弥散性血管内凝血的诊断和检测指标之一。

（二）蛋白 C 活性及抗原测定

【原理】 蛋白 C 活性（protein C∶activity，PC∶A）发色底物法：以蛇毒中提取的蛋白 C 特异激活物 protac 作为蛋白 C 的激活剂，在待测血浆中加入 protac，PC 即会转化为活化蛋白 C（APC），作用于特异性发色底物 S-2366，裂解出发色基团——黄色的对硝基苯胺（pNA），pNA 在 405 nm 波长有最大吸收峰，这种显色深浅与 pNA 量相关，且与 PC 活性呈线性正相关。

蛋白 C 抗原（protein C antigen，PC∶Ag）检测，Laurell 免疫火箭电泳法：在含抗人 PC 抗血清的琼脂糖板中加入一定量的受检血浆，在电场作用下，抗原和抗体结合形成火箭样沉淀峰，峰的高度和血浆中抗原的量成正比。根据受检者测得的峰高，可从标准曲线中计算出 PC∶Ag 相当于健康人的百分含量。

【参考区间】 PC∶A 为（100.24±13.18）%；PC∶Ag 为（102.5±20.1）%。

【临床意义】

1. PC 抗原或活性增加　可见于冠心病、糖尿病、肾病综合征、妊娠后期及炎症等,常呈代偿性增加。

2. PC 活性及抗原均下降　可见于遗传性 PC 缺陷,纯合子型患者血浆 PC 水平接近 0 或小于 20%,杂合子患者血浆 PC 水平低于健康人的 50%,患者易出现反复性的静脉血栓形成,尤其见于年轻人。获得性 PC 缺乏,可见于肝脏疾病,如急性肝炎、慢性活动性肝炎、肝硬化、弥散性血管内凝血、维生素 K 缺乏症。由于外伤、手术后、脓血症所致的急性呼吸窘迫综合征或口服双香豆素类抗凝剂等,PC 常减低。

（三）蛋白 S 抗原测定

【原理】　蛋白 S 抗原(protein S antigen,PS:Ag)检测,Laurell 免疫火箭电泳法:PS:Ag 检测同因子 Ⅷ:Ag 的检测。血浆总 PS(TPS)包括游离 PS(FPS)和与补体 C_4 结合蛋白结合的 PS(C_4bp-PS)。在血浆中加入一定量聚乙二醇 6000 可将 C_4bp-PS 沉淀,FPS 游离于上清液中。用免疫火箭电泳法分别测定血浆和聚乙二醇沉淀上清液中的 FPS,即可求得 TPS:Ag 和 FPS:Ag 的含量。

【参考区间】　TPS:(96.6±9.8)%。FPS:(40.4±11.6)%。

【临床意义】　PS 作为 PC 的辅因子,对因子 Ⅴa、Ⅷa 有加速灭活的作用,PS 缺陷的患者易出现血液高凝状态,发生血栓栓塞症的风险增加,尤其是青年人。

1. 遗传性 PS 缺陷　Ⅰ型患者 TPS、FPS 和 PS:A 均减低;Ⅱa 型患者 TPS:Ag 正常,但 FPS:Ag 和 FPS:A 均减低;Ⅱb 型患者 TPS:Ag 和 FPS:Ag 正常,但 FPS:A 减低。

2. 获得性 PS 缺陷　见于肝脏疾病,如急性肝炎、慢性活动性肝炎、肝硬化、维生素 K 缺乏症,急性呼吸窘迫综合征等,PS 可明显降低。口服抗凝药、口服避孕药、妊娠和新生儿 PS 降低。

（四）组织因子途径抑制物活性及抗原测定

【原理】　组织因子途径抑制物活性(tissue factor pathway inhibitor activity,TFPI:A),发色底物法:待测血浆与过量的 TF/FⅦa 和 FX 作用,剩余的 TF/FⅦa 水解发色底物,释放出发色基团——黄色的对硝基苯胺(pNA),颜色的深浅与血浆中 TFPI:A 呈负相关。

组织因子途径抑制物抗原含量(tissue factor pathway inhibitor antigen,TFPI:Ag),ELISA 法:以兔抗人的 TFPI 多克隆抗体作为第一抗体包被 ELISA 板。血浆或其他液体中的 TFPI 便可与之结合,再以生物素标记的抗 TFPI 单抗做为检测抗体(第二抗体),并加入酶联物。利用链亲和素特异性结合特性,即可形成双抗体夹心酶联免疫复合物。加入 TMB 底物,辣根过氧化物酶与之反应,以硫酸终止反应。释放出发色基团的量与 TFPI 成正比,故可利用在 450 nm 处测得的吸光度求出 TFPI 的含量。

【参考区间】　血浆 TFPI:A 为(99.60±5.0)%;TFPI:Ag 为(97.5±26.6)μg/L。

【临床意义】　血浆中 TFPI 含量增高可见于老年人、晚期妊娠和败血症。由于 TFPI 由血管内皮细胞合成,当一些疾病导致广泛性血管内皮细胞损伤时,血浆 TFPI 可以增多,见于慢性肾功能衰竭、致死性败血症等。但在生理情况下,TFPI 是外源凝血途径的抑制物,一旦缺陷会导致血液处于高凝状态。临床上多见获得性 TFPI 缺乏,主要是消耗所致,可见于各种原因所致的弥散性血管内凝血、大手术及脓毒血症等。

（五）凝血酶时间及其纠正试验

【原理】　凝血酶时间(thrombin time,TT)检测:受检血浆中加入"标准化"的凝血酶溶液,测定开始出现纤维蛋白丝所需要的时间为凝血酶时间。凝血酶时间纠正试验又称为甲苯胺蓝纠正试验。甲苯胺蓝可以纠正肝素的抗凝作用,在凝血酶时间延长的受检血浆中加入少量的甲苯胺蓝,若延长的凝血酶时间恢复或明显缩短,则表示受检血浆中肝素或类肝素样物质增多,否则为其他类抗凝物质或者是纤维蛋白原缺陷。

【参考区间】　TT:(17±1)s。超过正常对照 3 s 以上者为异常。在 TT 延长的受检血浆中,加入甲苯胺蓝后,缩短 5 s 以上,提示受检血浆中肝素或类肝素样物质增多。

【临床意义】　TT 是凝血酶使纤维蛋白原转变为纤维蛋白所需要的时间,它一方面反映了血浆中是否有足够量的纤维蛋白原以及结构是否正常,另一方面也反映体内是否存在过量的抗凝物质。

1. TT 延长　①低(无)纤维蛋白原血症和异常纤维蛋白原血症,获得性低纤维蛋白原血症;②肝素增多或类肝素抗凝物质存在,如肝素治疗、肿瘤和系统性红斑狼疮;③原发性或继发性纤溶亢进(如 DIC),由于 FDP 增多对凝血酶有抑制作用,可导致 TT 延长。

2. TT 缩短　见于某些异常蛋白血症或巨球蛋白血症等。

3. TT 可作为溶栓治疗监测的指标　使用链激酶、尿激酶等溶栓治疗,若 TT 测定结果维持在其基础值的 1.5～2.5 倍,可达到较好的治疗效果。

4. 甲苯胺蓝纠正试验　甲苯胺蓝有中和肝素的作用。在 TT 延长的受检血浆中加入少量甲苯胺蓝后测定 TT。若延长的 TT 恢复至正常或明显缩短(5 s 以上),表示受检血浆中有类肝素样物质存在或肝素增多;若不缩短,则表示受检血浆中存在其他抗凝血酶类物质或缺乏纤维蛋白原。

（六）普通肝素和低分子量肝素测定

【原理】　在正常情况下,抗凝血酶(AT)的抑制作用比较慢,而肝素可与 AT 结合成 1∶1 的复合物,使 AT 的精氨酸反应中心暴露,此反应中心与凝血酶、FⅩa 的丝氨酸活性部位相作用,从而使激活的因子灭活,这样 AT 的抑制作用大大增强。普通肝素又称为未分级肝素(unfractionated heparin,UFH)和低分子量肝素(low molecular weight heparin,LMWH)。在待测的血浆中加入过量的 AT 和 FⅩa,UFH 和 LMWH 均可与 AT 形成复合物并灭活 FⅩa,剩余的 FⅩa 水解发色底物(s-2765),释放出发色基团——黄色的对硝基苯酚(pNA),颜色的深浅与血浆中 UFH 或 LMWH 浓度呈负相关,可以从标准曲线求得待测血浆 UFH 或 LMWH 浓度。

【参考区间】　健康人检测血浆 UFH 或 LMWH 为 0 U/mL。

【临床意义】　肝素在临床上常用于抗凝治疗,防治血栓性疾病以及血液透析、体外循环的抗凝,需要对肝素的合理用量进行监测,肝素浓度维持在 0.2～0.4 U/mL 时,可取得较好的疗效。在严重的肝病、肝叶切除、肝移植流行性出血热、过敏性休克、系统性红斑狼疮等疾病可有类肝素抗凝物质增多。目前已发现某些肿瘤也可以分泌类肝素抗凝物质,如多发性骨髓瘤、肾上腺皮质肿瘤等。

（七）复钙交叉试验

【原理】　复钙交叉试验(cross recalcification test,CRT):去除 Ca^{2+} 的抗凝血浆中,重新加入适量的钙后,血浆会发生凝固,这一过程所经历的时间称为复钙时间。血浆复钙时间延长可能是由于凝血因子缺乏或血液中存在抗凝物质所致。延长的复钙时间如果能够被 1/10 量正常血浆纠正,则提示受检血浆中缺乏凝血因子;如果不能被纠正,则提示受检血浆中存在抗凝物质。

【参考区间】　若受检者血浆与 1/10 量正常血浆混合,血浆复钙时间不在正常范围(2.2～3.8 min)内,则认为受检血浆中存在异常的抗凝物质。

【临床意义】　本试验主要用来筛查病理性抗凝物质增多。复钙时间延长见于反复输血的血友病患者、肝病患者、类风湿关节炎、系统性红斑狼疮及胰腺疾病等。

（八）凝血因子Ⅷ抑制物测定

【原理】　混合血浆法(Bethesda 法):受检血浆与一定量健康人新鲜血浆混合,在 37 ℃温育一定时间后,测定混合血浆中Ⅷ因子的活性,若受检血浆中存在因子Ⅷ抑制物,则混合血浆的Ⅷ因子活性减低,以Bethesda 单位计算抑制物的含量,1 个 Bethesda 单位相当于灭活 50% 因子Ⅷ活性。

【参考区间】　健康人体内无凝血因子Ⅷ抑制物,剩余因子Ⅷ:C 为 100%。

【临床意义】　本法多用于出现抗因子Ⅷ抗体者或接受抗血友病球蛋白治疗的血友病 A 患者,也用于获得性血友病 A 患者。目前凝血因子Ⅷ抑制物也可见于某些免疫性疾病和妊娠期的妇女。

第五节　纤维蛋白溶解系统及检验

一、概述

纤维蛋白溶解系统(fibrinolytic system)简称纤溶系统,是指纤溶酶原(plasminogen,PLG)在特异性激活物的作用下转化为纤溶酶(plasmin,PL),从而降解纤维蛋白和其他蛋白质的过程。与凝血过程一样,纤维蛋白溶解也是有一系列因子参与、依次激活并逐级放大的一个过程。纤溶系统是维持止凝血动态平衡的重要因素。纤溶活性亢进易发生出血,活性降低则可导致血栓形成。表 13-7 为纤溶系统的主要组成部分及功能。

表 13-7 纤溶系统的主要组成部分及功能

成分	主要功能
纤溶酶原(PLG)	纤溶酶(PL)的前体,在活化剂的作用下转变为纤溶酶
纤溶酶(PL)	丝氨酸蛋白酶,可以裂解多种肽链和蛋白质
组织型纤溶酶原激活物(t-PA)	激活纤溶酶原
尿激酶型纤溶酶原激活物(u-PA)	激活纤溶酶原
F XII	作为辅因子,参与纤溶系统的内激活途径
激肽释放酶原(PK)	作为辅因子,参与纤溶系统的内激活途径
高分子量激肽原(HMWK)	作为辅因子,参与纤溶系统的内激活途径
纤溶酶原激活物抑制物(PAI)	抑制纤溶酶原活化剂
α_2-纤溶酶抑制物(α_2-PI)	与纤溶酶结合,使其灭活
蛋白 C 抑制物(PCI)	抑制 APC 和以丝氨酸为活性中心的蛋白酶
α_2-巨球蛋白(α_2-MG)	与纤溶酶结合,使纤溶酶灭活
富含组氨酸糖蛋白(HRG)	纤溶酶原竞争性抑制物

（一）纤溶系统的组成及特点

1. 纤溶酶原(plasminogen,PLG)和纤溶酶(plasmin,PL) 纤溶酶原是一种单链糖蛋白,分子量约为 92 kD。纤溶酶原主要由肝脏合成分泌入血,以无纤溶活性的酶原形式存在血液中,正常血浆中的浓度为 200 mg/L。天然纤溶酶原的 N 端是谷氨酸,故称为谷氨酸纤溶酶原,在少量纤溶酶的作用下,N 端裂解掉一个短肽,露出赖氨酸残端而形成赖氨酸纤溶酶原。后者被激活剂激活的效率极大,同时与纤维蛋白的亲和力较高,因此能较迅速地转变为赖氨酸纤溶酶,起到更有效的纤溶作用。当血液凝固时,纤溶酶原就大量吸附于纤维蛋白网上,在组织型纤溶酶原激活物和尿激酶型纤溶酶原激活物的作用下,激活成纤溶酶,使纤维蛋白溶解。纤溶酶是一种活性较强的丝氨酸蛋白酶,其主要作用为:①降解纤维蛋白原和纤维蛋白;②水解各种凝血因子,如 F Ⅱ、F Ⅴ、F Ⅷ、F Ⅹ、F Ⅺ、F Ⅻ;③可裂解多种肽链;④分解血浆蛋白和补体;⑤可降解 GP Ⅰ b、GP Ⅱ b/Ⅲ a;⑥激活转化生长因子,降解纤维连接蛋白、凝血酶敏感蛋白等各种基质蛋白质。

2. 组织型纤溶酶原激活物(tissue plasminogen activator,t-PA) 属于丝氨酸蛋白酶,是分子量为 68 kD 的单链糖蛋白。t-PA 主要由内皮细胞合成和释放,单核细胞、巨核细胞及间皮细胞也产生一定量的 t-PA。在胰腺、肺、子宫、肾上腺、前列腺和甲状腺等组织中含量高,正常血浆浓度仅为 6 μg/L。游离状态的 t-PA 与 PLG 的亲和力低,一旦 t-PA、PLG 和纤维蛋白结合形成复合物后,才能有效激活 PLG 为 PL,发挥纤溶作用。

3. 尿激酶型纤溶酶原激活物(urokinase plasminogen activator,u-PA) 也属于丝氨酸蛋白酶,是由肾小管上皮细胞和血管内皮细胞分泌的单链糖蛋白。u-PA 血中含量极低,健康人血浆浓度仅为 2 μg/L。u-PA 有两种类型,即未活化的单链 u-PA(single-chain urokinase plasminogen activator,scu-PA)和活化的双链 u-PA(two-chains urokinase plasminogen activator,tcu-PA)。两种 u-PA 均可以直接激活 PLG,不需要纤维蛋白作为辅因子,scu-PA 对纤溶系统的激活较 tcu-PA 要弱,但 scu-PA 对 PLG 具有高度亲和力,当有少量纤维蛋白存在时,scu-PA 对纤溶系统的激活作用就明显高于 tcu-PA。

4. 纤溶酶抑制物

（1）纤溶酶原激活物抑制物-1(plasminogen activator inhibitor-1,PAI-1):纤溶酶原激活物抑制物-1 是一种单链糖蛋白,分子量为 52 kD,主要由血管内皮细胞和血小板合成,健康人血浆中浓度为

0.01 mg/L。主要作用是与 t-PA 或 u-PA 结合形成不稳定复合物,使其灭活,此外它能抑制凝血酶、FⅩa、FⅫa、激肽释放酶和 APC 的活性。

(2)纤溶酶原激活物抑制物-2(PAI-2):纤溶酶原激活物抑制物-2 也是一种糖蛋白,是人类胎盘、单核-巨噬细胞、粒细胞合成的糖蛋白,健康血浆浓度小于 5 μg/L,在妊娠期逐渐升高,产后 1 周迅速减少或消失。PAI-2 有两种类型:一种是非糖基化型,为低分子量型(46 kD),主要存在于细胞内;另一种是糖基化型,为高分子量型(70 kD),可分泌到细胞外,也称分泌型。其主要作用:有效抑制双链 u-PA 和 t-PA,对单链 u-PA 和 t-PA 的抑制作用较弱;在正常妊娠时调节纤溶活性,可能与妊娠高凝状态有关;还可抑制肿瘤的扩散和转移。

(3)α₂-纤溶酶抑制物(α₂-plasmin inhibitor,α₂-PI):又称 α₂-抗纤溶酶(α₂-antiplasmin,α₂-AP),肝脏合成释放的一种单链糖蛋白,分子量为 70 kD,健康人血浆中浓度为 70 mg/L。α₂-PI 以两种形式存在于血循环中,一种能与纤溶酶结合,约占 α₂-PI 的 70%,另一种为非纤溶酶结合型,无抑制功能。α₂-AP 主要是通过在血液循环中与 PL 以 1:1 的比例形成复合物而抑制 PL 的蛋白水解活性。此外,在纤维蛋白表面,FⅩⅢa 使 α₂-AP 以共价键与纤维蛋白结合,减弱纤维蛋白对 PL 的作用敏感性。

(4)凝血酶激活的纤溶抑制物(thrombin activable fibrinolysis inhibitor,TAFI):TAFI 是金属羧基肽酶家族的成员,是一种血浆蛋白质,以酶原的形式存在,主要由肝脏合成,健康人血浆中 TAFI 浓度为 5 mg/L。血浆中的 TAFI 被凝血酶-凝血酶调节蛋白复合物激活后,形成具有蛋白水解活性的 TAFI(TAFIa,即羧基肽酶),TAFIa 通过抑制 PLG 激活,抑制纤溶酶的纤溶活性和水解纤溶蛋白的羧基端赖氨酸而抑制纤溶酶活性发挥作用。

(5)α₂-巨球蛋白(α₂-macroglobulin,α₂-MG):α₂-MG 是一种二聚体糖蛋白,分子量为 725 kD,主要由肝脏和巨噬细胞产生,正常血浆中浓度为 1.5~3.5 g/L,它是一种广谱的蛋白酶抑制剂,可与 PL 结合形成复合物而使 PL 灭活。

(6)富含组氨酸糖蛋白(histidine-rich glycoprotein,HRG):分子量为 57 kD 的糖蛋白,主要产生于肝脏,巨核细胞和血小板也含有 HRG。HRG 的主要作用是通过与纤维蛋白竞争性结合 PLG,从而抑制 PL 的作用使纤溶活性降低。

(二)纤维蛋白的溶解机制

纤溶过程是一系列蛋白酶催化的连锁反应,一般分为两个阶段:第一阶段为起始阶段,即 PLG 在其激活物的作用下产生少量的 PL;第二阶段为加速阶段,即大量 PL 形成,水解纤维蛋白(原)及其他蛋白质(如凝血因子Ⅴ、Ⅷ等)。

1. 纤溶酶原激活的途径

纤溶酶原激活的途径包括内激活途径、外激活途径及外源激活途径,如图 13-9。

(1)内激活途径:主要是指血液循环中内源凝血途径中某些因子,如因子Ⅻa、激肽释放酶和凝血酶能激活纤溶酶原形成纤溶酶。继发性的纤溶主要通过此途径降解纤维蛋白(原)。

(2)外激活途径:主要是指血管和肾小球内皮细胞合成释放的 t-PA 和 u-PA 等进入血循环,激活纤溶酶原形成纤溶酶。但此途径可被 PAI 灭活。原发性纤溶主要通过这一途径降解纤维蛋白(原)。

(3)外源激活途径:外源性药物如链激酶(streptokinase,SK)、尿激酶(urokinase,UK)和重组的 t-PA(recombinant t-PA)应用于体内激活纤溶酶原形成纤溶酶,是临床上溶栓治疗的基础。

2. 纤维蛋白(原)的降解机制

纤维蛋白(原)降解是指纤维蛋白(原)被纤溶酶裂解后,形成纤维蛋白(原)降解产物(FDP)。纤维蛋白及纤维蛋白原的降解过程相似,分解后形成的多种肽链碎片统称为纤维蛋白(原)降解产物(图 13-9)。

(1)纤维蛋白(原)的降解(图 13-10):纤维蛋白原由三对肽链组成,纤溶酶作用于纤维蛋白原的 β(B)链和 N 末端,释放出纤维蛋白的 Bβ₁₋₄₂肽;又作用于 α(A)C 末端,释放出附属物 A、B、C、H,剩余的纤维蛋白原片段即为 X 片段。X 片段继续被 PL 作用,降解出 Y、D 片段。Y 片段再进一步裂解为 E、D 片段。故纤维蛋白原在纤溶酶的作用下所产生的降解产物,是由 X、Y、D、E、Bβ₁₋₄₂、Aα 链羧基端极附属物 A、B、C 及 H 碎片所组成,统称为纤维蛋白原降解产物(fibrinogen degradation products,FgDP)。

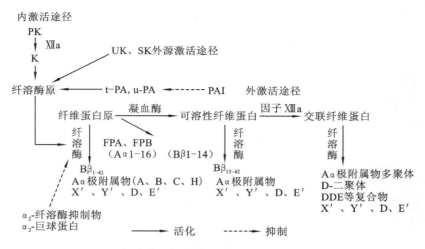

图 13-9 纤溶酶原激活、纤维蛋白(原)的降解及其产物

（2）可溶性纤维蛋白的降解：纤维蛋白（fibrinogen，fg）在凝血酶的作用下，分别从 Aα链及 Bβ链裂解下纤维蛋白肽 A（fibrin peptide A，FPA）和 B（fibrin peptide B，FPB），形成 Fb-Ⅰ和 Fb-Ⅱ（可溶性纤维蛋白单体）。Fb-Ⅰ和 Fb-Ⅱ在 PL 的作用下，裂解释放出肽 Bβ$_{15-42}$ 和附属物 A、B、C、H，最终降解为 X′、Y′、D 和 E′碎片。

（3）交联纤维蛋白的降解：Fb-Ⅰ和 Fb-Ⅱ可自行发生聚合，经 FⅩⅢa 作用下形成交联纤维蛋白。后者在 PL 的作用下，形成 X′、Y′、D、E′碎片外，还生成 D-二聚体、复合物 DDE、DXD、DY 和 YY 等。这些产物统称为纤维蛋白降解产物（fibrin degradation products，FbDP）。

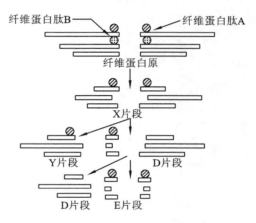

图 13-10 纤维蛋白(原)降解过程

（三）纤维蛋白（原）降解产物的作用

纤维蛋白原降解产物（FgDP）和纤维蛋白降解产物（FbDP）统称为纤维蛋白（原）降解产物（FDPs）。FDPs 对血液凝固和血小板的功能均有一定影响。其中所有的碎片都可以抑制血小板的聚集和释放反应。其附属物 A、B、C、H 可延长 APTT 及凝血时间。而 FDP 中的 X（或 X′）、Y（或 Y′）和 E（或 E′）片段都保留了类似纤维蛋白原与凝血酶作用的部位，因此这些片段可与纤维蛋白原竞争凝血酶，阻止纤维蛋白单体（FM）形成，并可与 FM 结合形成可溶性复合物，抑制 FM 聚合和交联成不溶性纤维蛋白，因而发挥抗凝作用。由于交联纤维蛋白的裂解产物 D-二聚体等发生在继发性纤溶之后，因此对它们的检测用于区别原发性和继发性纤溶有较高的应用价值。

二、纤溶活性检验

（一）优球蛋白溶解时间测定

【原理】 血浆优球蛋白组分中含纤维蛋白原、纤溶酶原和纤溶酶原激活物等，但不含纤溶酶抑制物。用低离子强度和 pH4.5 的溶液沉淀并分离优球蛋白，再将沉淀的优球蛋白溶于缓冲溶液中，加氯化钙（加钙法）或凝血酶（加酶法）使其凝固，置 37 ℃水浴中观察凝块完全溶解的时间，即优球蛋白溶解时间（ELT）。

【参考区间】 加钙法：129 min 48 s±4 min 6 s。加酶法：（123±24）min。

【临床意义】 本试验用以观察纤溶系统总的活性，是纤溶活性的筛选试验。当原发性和继发性纤溶亢进（如弥散性血管内凝血）时，ELT 缩短（<70 min）。但是在弥散性血管内凝血早期尚未发生继发性纤溶亢进，或当纤溶极度亢进，纤溶酶绝大部分已被消耗时，可为阴性。若血栓形成前期和血栓形成性疾病时，纤溶活性减低则 ELT 延长。

（二）血浆组织型纤溶酶原激活物和纤溶酶原激活物抑制物的测定

【原理】 血浆组织型纤溶酶原激活物（t-PA：Ag）和纤溶酶原激活物抑制物（PAI：Ag）测定，ELISA法：根据双抗体夹心原理，将纯化的 t-PA 或 PAI 单克隆抗体包被在固相载体上，然后加含有抗原的标本。标本中的 t-PA：Ag 或 PAI：Ag 与固相载体上的抗体形成了复合物。此复合物与辣根过氧化物酶标记的 t-PA 或 PAI 单克隆抗体起反应，形成双抗体夹心免疫复合物，其中辣根过氧化物酶可以使邻苯二胺底物呈棕色反应，其反应颜色深浅与标本中 t-PA 或 PAI 含量呈正比关系。

【参考区间】 t-PA：$(6.5 \pm 5.5) \mu g/L$。PAI：$(6 \pm 4) \mu g/L$。

【临床意义】 t-PA 或 PAI 的检测不仅用于了解纤溶系统激活状态，目前在动静脉血栓形成疾病的诊断、预后和治疗评价中也被广泛应用。

1. t-PA：Ag 增高，表明纤溶活性亢进，见于原发性和继发性纤溶亢进症，如弥散性血管内凝血等；t-PA：Ag 减低，表明纤溶活性减低，见于血栓前状态和血栓病。

2. PAI：Ag 增高，见于深静脉血栓、心肌梗死和败血症等，在正常妊娠后，PAI：Ag 含量可呈 3～6 倍增高；PAI：Ag 含量减低见于原发性和继发性纤溶。

（三）血浆纤溶酶原活性（PLG：A）测定

【原理】 血浆纤溶酶原活性（plasminogen activity，PLG：A）测定，发色底物显色法：纤溶酶原在过量的链激酶（SK）作用下转变为纤溶酶，纤溶酶作用于发色底物 S2251 的酰胺键，使发色底物释放出对硝基苯胺（pNA）而显色，颜色的深浅与纤溶酶的量呈正相关，通过计算求出血浆中 PLG 活性。

【参考区间】 $(85.55 \pm 27.83)\%$。

【临床意义】

1. 增高 PLG：A 增高，表示纤溶活性减低，见于血栓前状态和血栓性疾病。

2. 减低 PLG：A 减低，表示纤溶活性增高，常见于纤溶酶原激活物活性增强的情况，如原发性和继发性纤溶亢进、溶栓后治疗、大手术后、重症肝炎、肝硬化、肝叶切除术、门脉高压、前置胎盘、肿瘤扩散、严重感染等，也可见于先天性纤溶酶缺乏症。

（四）α_2-抗纤溶酶（α_2-AP）活性及抗原测定

【原理】

1. α_2-抗纤溶酶活性（α_2-antiplasmin activity，α_2-AP：A）测定 发色底物法：在待测标本中加入过量的纤溶酶，血浆中的 α_2-抗纤溶酶就能和纤溶酶形成复合物，剩余的纤溶酶可水解发色底物，释放出显色基团对硝基苯胺（pNA），显色的深浅与 α_2-AP 的活性成负相关。

2. α_2-抗纤溶酶抗原（α_2-antiplasmin antigen，α_2-AP：Ag）测定 ELISA 法：加纯化 α_2-AP 单抗包被于酶标板上，加入受检血浆，血浆中 α_2-AP：Ag 与包被在反应板上的抗体结合。然后加入酶标记的抗 α_2-AP 单抗，酶标记抗体与在反应板上的 α_2-AP 结合形成双抗体夹心免疫复合物，加入底物显色，显色的深浅与血浆中的 α_2-AP 的含量呈正相关。

【参考区间】 α_2-AP：A 为 $(100 \pm 20)\%$；α_2-AP：Ag 为 $(0.08 \pm 0.02)g/L$。

【临床意义】

1. 增高 常见于静脉和动脉血栓形成、恶性肿瘤、分娩后等。

2. 减低 常见于肝病、DIC、手术后、先天性 α_2-AP 缺乏症。

（五）血浆鱼精蛋白副凝固试验

【原理】 血浆鱼精蛋白副凝固试验（plasma protamine paracoagulation test，3P test），凝固法：是指在凝血酶的作用下，纤维蛋白原释放出肽 A、B 后转变为纤维蛋白单体（FM），纤维蛋白在纤溶酶的作用下产生纤维蛋白降解产物（FDP），FM 与 FDP 形成可溶性复合物，硫酸鱼精蛋白可使该复合物中的 FM 游离，FM 可自行聚合成肉眼可见的纤维状、絮状、胶状或胶冻状，它反映了 FDP 尤其是 FDP 碎片 X 的存在。该过程不需要加凝血酶而使血浆发生凝固，故称为副凝固。因此，本试验被称为血浆鱼精蛋白副凝固试验，是对纤溶简易的筛查试验。

【参考区间】 健康人为阴性。

【临床意义】

1. 3P 阳性 见于弥散性血管内凝血(DIC)的早期或中期。但在大出血,如创伤、外科大手术、咯血时,或样本置于冰箱后可呈假阳性,严重感染(尤其是大叶性肺炎)、人工流产、败血症、恶性肿瘤等疾病时也可出现阳性。

2. 3P 阴性 见于健康人以及弥散性血管内凝血(DIC)的晚期和原发性纤维蛋白溶解症。

3. 原发性与继发性纤溶亢进进行鉴别 原发性纤溶亢进时,血浆中 FM 不增高,3P 试验阴性;继发性纤溶亢进时,血浆中 FM 明显增高,3P 试验可呈阳性。

（六）血浆纤维蛋白(原)降解产物的检测

【原理】 血浆纤维蛋白(原)降解产物(fibrinogen and fibrin degradation products,FDPs)的检测方法包括胶乳增强免疫比浊法、ELISA 法和胶乳凝集法等方法,检测原理如下。

1. 胶乳增强免疫比浊法 将包被有 FDP 抗体的胶乳颗粒试剂与待测标本中的 FDP 发生免疫反应,形成抗原抗体复合物的胶乳颗粒体积增大,检测浊度的变化可计算血浆 FDP 含量。

2. ELISA 法 将抗 FDP 抗体包被于固相载体上,加入受检血浆和标准品,血浆中的 FDP 与包被在固相载体上的相应抗体结合形成复合物,再加入酶标记的抗 FDP 抗体,后者与结合在反应板上的 FDP 结合形成双抗体夹心免疫复合物,最后加底物显色,显色的深浅与受检血浆中 FDP 的含量呈正相关。

3. 胶乳凝集法 于被检血清中加入 FDP 抗体包被的胶乳颗粒悬液,血清中 FDP 与胶乳颗粒上的抗体结合,使胶乳颗粒发生凝集反应。

【参考区间】 胶乳增强免疫比浊法:0～5 μg/mL。ELISA 法:11～45 mg/L。胶乳凝集法:阴性。

【临床意义】 原发性纤溶亢进时,FDP 含量可明显增高。当高凝状态、器官移植的排斥反应、弥散性血管内凝血、肺栓塞、妊娠高血压综合征、恶性肿瘤,心、肝、肾疾病及静脉血栓、溶栓治疗等所致的继发性纤溶亢进时,FDP 含量也会增高。

（七）血浆 D-二聚体(D-dimer,DD)测定

【原理】 血浆 D-二聚体测定,胶乳凝集法:以 D-二聚体单克隆抗体标记固相载体胶乳颗粒,在此胶乳颗粒抗体结合物中加入经过一定比例稀释的待测血浆,如血浆中的 D-二聚体含量＞0.5 μg/mL,则胶乳颗粒发生凝集反应。凝集的强度和血浆 DD 的含量是成正比的。

【器材与试剂】

1. 包被 D-二聚体抗体的胶乳颗粒(市售商品试剂盒)。

2. 磷酸盐缓冲溶液。

【操作】

1. 取待检者静脉血 1.8 mL 加入盛有 0.2 mL 109 mmol/L 枸橼酸钠抗凝剂的试管中混匀,经RCF1600 g(3000 r/min)离心 5 min 分离血浆。

2. 按说明书将待检血浆按 1∶5 稀释,分别取稀释标本和未稀释标本 20 μL,加入抗 D-二聚体胶乳颗粒结合物中,迅速混匀,置室温 2 min 观察结果。

3. 同上法,用磷酸盐缓冲溶液做阴性对照。

【结果观察】 见表 13-8。

表 13-8 D-二聚体胶乳凝集试验结果判断

结果	未稀释标本	1∶5 稀释	阴性对照	D-二聚体/(μg/mL)
结果 1	（－）	（－）	（－）	＜0.5
结果 2	（＋）	（－）	（－）	0.5～2.5
结果 3	（＋）	（＋）	（－）	＞2.5

【注意事项】

1. 采血要迅速,推荐使用血浆,不使用血清。分离血浆后要 1 h 内测定完毕或置 20 ℃ 保存不能超过 7 天,以免出现假阳性结果。

2. 该法操作简便快速,结果易于判断观察,无需特殊设备,但只是半定量,敏感性稍低,还不能完全起到筛选的作用。

3. 不同测定方法检测血浆 D-二聚体灵敏度有差别,其参考范围也不同。

【参考区间】 $<0.5\ \mu g/mL$。

【临床意义】

1. D-二聚体是交联纤维蛋白降解中的一个特征性产物,因此可用于血栓前状态和血栓性疾病的检测。在活动性深静脉血栓形成、肺栓塞、弥散性血管内凝血、重症肝炎等疾病时,血浆 D-二聚体显著升高。但动脉血栓性疾病,如冠心病、动脉硬化,甚至急性心肌梗死,血浆 D-二聚体增高一般不如静脉血栓显著。

2. 可作为溶栓治疗有效的观察指标 深静脉血栓溶栓治疗有效后,血浆 D-二聚体在溶栓后的两天内增高,其增高幅度可达溶栓前的 2~3 倍。

3. 原发性及继发性纤溶亢进的鉴别 原发性纤溶亢进时,由于无血栓形成,仅有血浆 FDPs 增高,D-二聚体一般不增高。而继发性纤溶 D-二聚体增高显著,尤其是对弥散性血管内凝血早期诊断很有帮助。

第六节 血液流变学及检验

一、概述

血液流变学(hemorheology)是生物力学及生物流变学分支,是研究血液宏观流动性质,血液流动和细胞变形,以及血液与血管、心脏之间相互作用,血细胞流动性质及生物化学成分的一门边缘学科。血液流变学的研究对象、内容及其范围极为广泛,主要是对血管壁流变性,血细胞的流变性(变形性、聚集性和黏附性),血液流动性,血液凝固性,血细胞之间、血液与血管壁之间相互作用以及它们在病理状态下的变化规律等方面的研究。大量临床资料显示,血液流变特性的改变与多种临床疾病,尤其是血栓前状态与血栓性疾病的发生、发展密切相关。因此,血液流变特性的异常可作为血栓性疾病早期诊断、疾病转归和疗效判断的主要指标。血液流变学检验对血栓前状态与血栓性疾病等病因及发病机制的研究、诊断、预防、疗效观察等方面具有非常重要的意义。

(一)血液流动性和黏滞性

1. 液体的流动性形式及流动性 在一定外力作用下所有液体都可以流动,即都具有流动性,流动性是液体和气体所特有的。液体流动的难易程度用"流度"来表示,流度的大小是由流体内部对于流动起着阻抗作用的内摩擦力所决定的。液体的内摩擦力又称为液体的"黏度"。黏度是量度流体黏滞性的定量指标,它与流度之间呈负相关,即流体黏度越大,其流度越小。血液在血管中流动的驱动力源于心脏的收缩。由于血管壁的摩擦阻滞作用,血液在血管中呈层流运动。所谓的层流运动,就是血流横截面上好似分有极薄的环状层,每层的流速不同。因为愈靠近中心,血液层与层之间接触面积愈小,因而摩擦阻力也小,故在血管轴线(中心线)处的中心层,流速最快;愈靠近管壁,层与层接触面积越大,因而摩擦阻力也越大,故从中心到管壁,各层流速依次递减。在与固相的管壁直接接触的最外层,由于黏附作用,摩擦阻力最大,故流速几乎为零(图 13-11)。

2. 牛顿液体与非牛顿液体 在一定温度下,液体的黏度值不随切变速度的变化而变化,为一恒定常数,这种流体称为牛顿液体。其黏度值为绝对黏度,为一常数。一般低分子的纯液体或稀溶液如水、血浆等即为牛顿液体。反之,则称为非牛顿液体,其黏度值不为常数,如血液、混悬剂、乳剂、高分子溶液的流动。把这种不遵循牛顿黏度定律的流体称为非牛顿液体,其流动现象称为非牛顿流动。它们的切变率 γ 与切应力 τ 的关系为 $\gamma=f(\tau)$。非牛顿液体可以用旋转黏度计进行测定。

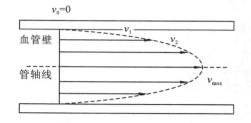

图 13-11　血管中流速分布图

通常把一定切变率下的黏度值称为表观黏度,用 η_0 表示。η_0 的变化规律随流体的性质不同而异:一类是 η_0 随着 γ 的增加而减少,如血液即属于此类型;另一种与此相反,即 η_0 随着 γ 的增加而增加,如多数生物体液属此类。在一切流体中,切变力(τ)、切变速度(γ)与黏度(η)三者之间的关系,可用牛顿黏度定律表示:$\tau = \eta\gamma$。

由牛顿黏度定律结合上图可以看出:在血管的同一截面上,管轴线上的流速是最大的,但切变率最小;距离轴线越远,流速越小,而切变率越大,在贴近管壁处,切变率无限大。在切变力不变的情况下,黏度越大,切变速度则越小。

3. 血液黏度　流动性与黏滞性是血液及其有形成分的基本物理性能,是保证组织和器官得到足够血流量、执行其正常生理功能的重要因素。血液黏度是衡量血液流动性和黏滞性的主要指标,黏度越高流动性越小,反之越大,然而由于血液中的血细胞具有变形性、聚集性和黏附性,而且这些流变性又具有切变依赖性,故使血液具有非牛顿流动特性。因而其黏度也随其切变速度的改变而改变,在低切变速度下,血黏度增高,而在高切变速度下,血黏度降低。血流量的大小主要与心脏、血管和血液诸因素有关,管道两端的压力差越大、管道半径越大、管道的长度越短、液体的黏度愈低,则血流速愈大;若平均血流速愈快、血管半径愈小,则切变速率愈大,流速越小。因此,在人体的不同部位,由于血管半径和平均血流速度的不同,血液黏度也不同。

(二)影响血液黏度的因素

影响血液黏度的因素很多,可归纳为以下几个方面。

1. 血液的状态　①红细胞数量或血细胞比容:血细胞比容是影响血液黏度最主要的因素,血细胞比容越高血液黏度越大。当血细胞比容在 45% 以下时,血液黏度增加的幅度较小;当血细胞比容超过 45% 时,血液黏度随比容的增高而呈指数增高。②红细胞变形能力:红细胞的变形能力直接影响循环血流和红细胞寿命。在一定的切应力作用下,特别在微循环系统,正常人红细胞在流场中极易变形,随着血液的流动被拉伸成椭圆形。红细胞的变形能力直接影响着血液黏度,变形能力越强,血液黏度越低;反之,血液黏度越高。③红细胞聚集性:红细胞聚集性受血浆中大分子物质、红细胞表面静电排斥力和切应力等因素影响。因此当红细胞表面的负电荷减少时,红细胞之间的静电排斥力减少,红细胞容易聚集,而使得血液黏度增高,反之黏度减低。④红细胞大小和形态:红细胞大小不同对血液黏度有明显影响。据报道,平均红细胞体积(MCV)越大,血液黏度越大;反之血液黏度越小。⑤白细胞、血小板因素:在正常情况下,白细胞和血小板数量不多,对血液黏度影响比较小,但在两者数量增多的情况下如慢性髓细胞性白血病,也可使血浆黏度增高。⑥血浆因素:红细胞均匀地悬浮于血浆中而不发生聚集,因此血浆是红细胞悬浮的介质,本身即有一定的黏度,并与其中所含的各种蛋白质、脂类和糖类等高分子化合物有关,其中以蛋白质的影响最大。当血浆中纤维蛋白原或球蛋白增加时,红细胞易形成聚集体,血液黏度增加。

2. 心脏的泵力　由于血液是一种含有悬浮固体的复杂的混合液体,在流变学上称为"非牛顿流体",这种流体的黏度,除了流体本身的性质(血液的内容物)外,与驱动体运动的压力有关,因此,血液在血管内流动的黏度随着心脏泵力的增加而减小。

3. 血管的状态　血液的黏度与流动的血管状态密切相关。通常血管的管径越小,管壁越粗糙,血液的黏度就越高。因此,血管的收缩甚至痉挛、管壁的变细、血管弹性变差(例如血管发生粥样硬化),都会增加血液的黏度。

4. 其他　除上述内在因素外,温度、性别、年龄、pH 值和渗透压以及标本的存放时间、抗凝剂的使用及测量时所用仪器等外在因素均与血液黏度有关。其中温度对血液黏度的影响显著,温度升高使血浆黏度下降、红细胞变形性减弱、聚集性增强。所以测定全血和血浆黏度一般以生理温度(37 ℃)为佳,且必须恒温控制在(37±0.5)℃以内。血浆渗透压增高,细胞脱水体积变小,而在低渗透压条件下红细胞胀大呈球形,这两种变化均使红细胞变形能力降低,从而使血液黏度增高。此外当血液 pH 值降低时,红细胞聚集性增加,同时由于膜蛋白性质改变使红细胞变形性降低,从而使血浆黏度增高。另外,输液、吸烟、饮酒及应急反应也可以影响血液的黏度。

二、血液流变学检验

(一) 全血黏度测定

全血黏度是反映血液黏滞程度的一项重要指标,全血是非牛顿液体,即全血的黏度是随切变率的变化而变化的。根据切变率的不同,一般将其分为高、中、低切全血黏度。高切变率下的全血黏度反映红细胞的变形性,低切变率下的全血黏度反映红细胞的聚集性,中切变率是过渡点,临床意义不十分明显。全血黏度主要通过黏度计测定。目前临床常用于测量血液黏度的方法主要有毛细管黏度计和旋转式黏度计。毛细管黏度计因其毛细管中的不同位置切变率不同,不同样品所受到的壁面切应力亦不同,使得切变力与黏度间的关系难以确定,故多用于血浆、血清等低黏度标本的测定。而旋转式黏度计可根据血液黏度提供精确的切变率,所以全血黏度测量原则上采用旋转式黏度计。

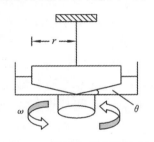

图 13-12　锥板式黏度计示意图

【原理】 锥板式黏度计测量单元是由一个同轴圆锥和一个圆形平板组成的。在半径为 r 的圆锥上设置较大的顶角,即圆锥与平板之间的夹角很小($\theta < 4°$),圆锥和一个调速电机相连,血液充满在圆锥和平板之间狭窄的间隙中(图 13-12)。待测血液加入圆锥和圆板形成的间隙内,固定的圆锥和圆板则按一定的角速度(ω)旋转,测量血液加在圆锥上的扭力矩(M),可根据公式($\mu = 3\theta M / 2\pi\omega r$,$r$ 为圆锥半径)计算出血液的黏度。

【器材与试剂】 锥板式黏度计,肝素(10～20 U/mL)或 EDTA(1.5 g/L)抗凝剂。

【操作】

1. 受检者静脉采血,以肝素或 EDTA 抗凝。
2. 打开仪器预热,使恒温系统达到测试温度。
3. 将受检样本在测试温度下恒温 5 min 后,充分混匀加入测样杯。
4. 按测量键,按切变率由低到高的顺序进行测量。

【参考区间】 见表 13-9。

表 13-9　全血黏度测定参考区间

检查项目	切变率	参考区间	
		男性	女性
全血黏度/(mPa·s)	230/s	4.53±0.46	4.22±0.41
	11.5/s	9.31±1.48	8.37±1.22

【注意事项】

1. 黏度计必须使用标准油定期进行校准,血液标本应用肝素及 EDTA 抗凝。
2. 在 15～37 ℃范围内,温度降低,血黏度升高。因此,此项试验温度应严格控制在(37±0.5)℃以内。
3. 检测的结果与测定时所选参考人群、性别、年龄、地区等有关,与所用黏度计、选择的切变率和测定的温度有关。各实验室应制定各自的参考范围。

【临床意义】 血液黏度是血液流变学检查最重要和最基本的指标,可以从整体水平了解诸多影响黏度因素的综合变化,可对高黏滞血症进行诊断、预防和治疗。血液黏度增大,血流阻力增大,血液流量和血液组织灌注压减低,严重者可以出现微循环障碍。

1. 生理因素 血液黏度有昼夜节律性变化,上午 11 时及晚 8 时血黏度较高,妇女月经期、妊娠期会影响血液黏度。

2. 多个因素改变引起的全血黏度增高,见于冠心病、心肌梗死、高血压病、脑血栓病、恶性肿瘤、糖尿病、白血病等。

3. 血细胞比容增高所致血液黏度增高,见于真性红细胞增多症、慢性阻塞性肺病、氧亲和力异常的血红蛋白病、某些恶性肿瘤(如肾脏肿瘤)、大面积烧伤等。

4. 血浆蛋白异常所致的血液黏度增高,见于巨球蛋白血症、某些结缔组织病、多发性骨髓瘤等。

5. 红细胞膜结构、形状及内含血红蛋白的异常所致的血液黏度增高,见于遗传性红细胞增多症、遗传性椭圆形红细胞增多症、不稳定血红蛋白病、镰状细胞性贫血等。

6. 由于血细胞比容减低,血液黏度降低的各种贫血及失血,如缺铁性贫血、巨幼细胞贫血、再生障碍性贫血等。

（二）血浆黏度测定

【原理】 血浆黏度(plasma viscosity)测定:毛细管黏度计是遵循泊肃叶定律设计的,由倒 L 形的毛细管、温浴缸、计时装置三大部分组成。通过分别测量一定量的血浆和已知黏度一定量的生理盐水流过毛细管所需时间,按下式计算血浆黏度,即为比黏度。

$$\eta_b = T_b / T_w \times \eta_w$$

式中:η_b 为待检血浆黏度;T_b 为血浆流过时间;η_w 为生理盐水黏度;T_w 为生理盐水流过时间。

【参考区间】 1.28～1.46。

【临床意义】

（1）血浆黏度增高:见于所有引起血浆蛋白质异常增高的疾病,如巨球蛋白增多型(原发性巨球蛋白血症、多发性骨髓瘤等)、纤维蛋白原增多型(如脑卒中、心肌梗死、糖尿病等)、血脂增多型(如高血脂等)、球蛋白增多型(慢性肝炎、肝硬化、肺心病等)、核酸增多型(急性白血病等)以及遗传性球形红细胞增多症、缺血性心脑血管病等。

（2）血浆黏度降低:见于各种贫血和低蛋白血症。

（三）红细胞聚集性测定

【原理】 红细胞聚集性(erythrocyte aggregation)测定,红细胞沉降法:当红细胞聚集时,随着红细胞聚集体的形成,血沉明显加快。血沉(erythrocyte sedimentation rate,ESR)在一定程度上反映红细胞的聚集性,但受血细胞比容(Hct)、血浆黏度、红细胞表面电荷、温度以及血浆与细胞之间密度差等因素的影响。因此可利用血沉方程 $K = ESR/R$(血细胞比容 R 值)可以求出 K 值,由 K 值估计红细胞的聚集性。

【参考区间】 K 值为 53±20。

【临床意义】 K 值增加反映红细胞聚集性增加。K 值正常而血沉增快反映血细胞比容减低;血沉增快伴有 K 值增大,可肯定血沉增快;血沉正常,而 K 值正常,可肯定血沉正常;血沉正常,而 K 值增大,则可肯定血沉加快。

（四）红细胞变形性测定

【原理】 红细胞变形性(erythrocyte deformability)测定,微孔滤过法:在正常状态下红细胞很容易通过比自身直径小的孔道;在病理状态下由于红细胞变形能力下降,其通过微细孔道的阻力增加。微孔滤过法就是用缓冲溶液将待测红细胞配成一定浓度悬液,测定缓冲红细胞悬液通过一定直径(3～5 μm)微孔膜所需要的时间,并与对照缓冲溶液比较,计算出红细胞滤过指数(index of filtration,IF),IF = (t_s - t_0)/t_0(Hct),IF 可以反映出细胞的变形性。IF 越高,细胞的变形性越差。

【参考区间】 0.29±0.10。

【临床意义】 红细胞变形能力降低可见于血栓及相关性疾病,如冠心病及心肌梗死、脑动脉硬化及脑梗死、高血压病、糖尿病、肾病、肝脏疾病等。也可见于红细胞相关疾病,如遗传性球形红细胞增多症、遗传性椭圆形红细胞增多症、镰状红细胞增多症、自身免疫性溶血性贫血、不稳定血红蛋白病等。而缺铁性贫血时,由于内黏度减低,红细胞变形能力反而增强。

（五）红细胞电泳时间测定

【原理】 红细胞电泳时间测定：将红细胞悬浮于生理盐水或自身血浆中，在电场作用下，由于红细胞带有负电荷，因此红细胞向正极移动，借助显微镜观察红细胞的电泳速度，其电泳速度与红细胞表面负电荷的密度大小成正比。红细胞电泳泳动度（electrophoretic mobility，EPM）可按公式计算：$EPM = v/E$（v为细胞泳动速度，E为电场强度），只要测出 EPM，自动化仪器即可通过一系列换算得出红细胞表面的电荷速度。

【参考区间】 $(16.4 \pm 1.8)s$。

【临床意义】 红细胞电泳技术是通过测量红细胞在电场中的电泳速度来反映细胞表面电荷，从而研究红细胞的表面结构和功能。因此红细胞电泳速度减少则提示红细胞、血小板带电荷强，血液黏度下降，见于血小板无力症、巨球蛋白血症、肿瘤、坏血病及服用阿司匹林、保泰松、右旋糖酐等；红细胞电泳速度若增加则提示红细胞及血小板聚集性增强、血液黏度增高，易形成血栓性疾病，如闭塞性脉管炎、心肌梗死、心绞痛、缺血性脑卒中、高血压等。

第七节 血栓形成

一、概述

在活体的心脏和血管内，血液发生凝固或血液中某些有形成分凝集形成固体质块的过程，称为血栓形成（thrombosis）。所形成的固体质块称为血栓（thrombus）。血栓形成是机体凝血系统和抗凝血系统动态平衡被破坏的病理状态，在许多疾病的发病机制中起着重要作用。

（一）血栓分类

血栓可分为以下四种。

1. 白色血栓 白色血栓（pale thrombus），肉眼观察呈灰白色小结节或赘生物状，表面粗糙、与血管壁紧密黏着不易脱落。镜下可观察到白色血栓主要由血小板及少量纤维蛋白构成，又称为析出性血栓或血小板血栓。常位于血流较快的心瓣膜、心腔内，如急性风湿性心内膜炎在二尖瓣闭锁缘上的血栓即为白色血栓。

2. 红色血栓 红色血栓（red thrombus），肉眼观察呈暗红色，镜下可见在纤维蛋白内充满血细胞，其细胞比例与正常血液相似，绝大多数为红细胞和均匀分布的少量白细胞。常见于血液淤滞的静脉内。血栓与管壁黏附较疏松，易脱落形成栓塞。

3. 混合血栓 混合血栓（mixed thrombus），肉眼观察呈灰白色或红褐色层状交替结构，又称为层状血栓。镜下可观察到混合血栓主要由淡红色无结构的血小板小梁及充满小梁间纤维蛋白网的红细胞构成。混合血栓在结构上分为头、体、尾三部分，头部由白色血栓形成，体部由红色血栓和白色血栓组成。血栓的头部常附着于血管壁，形成附壁血栓（mural thrombus）。

4. 透明血栓 透明血栓（hyaline thrombus），肉眼观察不到，仅能通过显微镜观察。主要由嗜酸性同质性的纤维蛋白构成，又称为纤维素性血栓（fibrinous thrombus）。主要发生在微循环的血管内，常见于弥散性血管内凝血。

（二）血栓形成机制

血栓形成是血液在流动状态由血小板的活化和凝血因子被激活致血液发生凝固。促进血栓形成和演变的因素很多，主要体现在以下几个方面。

1. 心血管内皮细胞的损伤 它是血栓形成的最主要也是最常见的原因。内皮细胞损伤后，暴露出内皮下胶原，激活血小板和凝血因子Ⅻ，启动内源性凝血过程。与此同时，损伤的内皮细胞释放出组织因子，激活凝血因子Ⅶ，启动外源性凝血过程。在启动凝血过程中，血小板发生活化，凝血酶即与其表面受体结合,血小板黏集堆进一步增大、收缩,变为不可逆性血小板融合团块,称为血栓形成的起始点。同时在整个血小板团块中,凝血酶将纤维蛋白原转变为纤维蛋白,将血小板紧紧地交织在一起。

2. 血流状态的改变 主要是指血流减慢和血流产生漩涡等改变,有利于血栓的形成。当血流减慢或形成漩涡时,血小板可进入边流,增加血小板与内膜的接触机会和黏附内膜的可能性。血流减慢和产生漩涡时,被激活的凝血因子和凝血酶在局部易达到凝血所需的浓度。

3. 血液凝固性增加 血液凝固性增加是指血液中血小板和凝血因子增多,或纤维蛋白溶解系统活性降低,导致血液的高凝状态。此状态可见于原发性(遗传性)疾病,最常见为第Ⅴ因子基因突变,还与抗凝血酶Ⅲ、蛋白C或蛋白S的先天性缺失有关。高凝状态也可见于继发性(获得性)疾病,如广泛转移的晚期恶性肿瘤(胰腺癌、乳腺癌、前列腺癌和胃癌等),此外也可见于妊娠高血压综合征、高脂血症、冠状动脉粥样硬化、吸烟和肥胖症等。

4. 血液成分的改变 血小板数量及活性增高、凝血因子异常,抗凝作用和纤溶活性降低均可导致血栓形成。

(三)血栓对机体的影响

血栓对机体有有利的一面,当血管有损伤或破裂时,血栓的形成起到了止血的作用。如慢性胃、十二指肠溃疡底部和肺结核空洞壁的血管,在病变侵蚀的过程中形成了血栓从而避免了大量出血的可能。但是在大多数情况下,血栓对机体还是存在不同情况的危害,甚至危及生命。这些都取决于血栓形成的部位、大小、类型和血管腔阻塞的程度,以及有无侧支循环的建立。

1. 阻塞血管 静脉血栓的形成,若有丰富的侧支循环,通常无明显症状,例如肢体浅表静脉血栓。若未建立有效的侧支循环,则会引起局部淤血、水肿、出血,甚至坏死。例如肠系膜静脉血栓可引起出血性梗死。动脉血栓形成,若未完全阻塞可引起局部器官组织缺血缺氧而造成实质细胞萎缩。若完全梗阻且无有效的侧支循环,则会引起局部器官和组织缺血性坏死,例如冠状动脉血栓引起的心肌梗死、脑动脉血栓形成引起的脑梗死、血栓闭塞性脉管炎引起的患肢梗死。

2. 栓塞 血栓的整体或部分脱落成为栓子,随血液运行,会引起相应的血管的栓塞。若栓子内含有细菌,可引起栓塞组织的败血性梗死或脓肿形成。

3. 心瓣膜变形 风湿性心内膜炎和感染性心内膜炎时,心瓣膜反复形成的血栓发生机化,可使瓣膜增厚、卷缩,腱索增粗缩短,则引起瓣膜关闭不全;也可使瓣膜增厚变硬、瓣叶之间粘连,造成瓣膜口狭窄。

4. 广泛性出血 常见于弥散性血管内凝血(DIC),微循环内广泛性纤维素性血栓形成,主要发生在肺、肾、脑、胃肠等器官组织,导致组织广泛坏死及出血,也可引起患者全身广泛性出血和休克。

二、血栓前状态检验

(一)血浆血栓烷 B_2 检测

血小板激活后,膜磷脂花生四烯酸代谢亢进,生成血栓烷 A_2,后者极不稳定,很快转化为无生物活性的血栓烷 B_2(thromboxane B_2,TXB_2)。少量血小板在体外活化可使血浆中 TXB_2 含量明显增高。因此,血浆 TXB_2 含量可反映花生四烯酸的代谢水平,进一步反映血小板是否被活化。

【原理】 血浆血栓烷 B_2 检测,放射免疫法:放射性标记的 TXB_2 和待测样品中的 TXB_2 与不足量的抗 TXB_2 抗体竞争性结合,根据与抗体结合的放射性的 TXB_2 量推算出待测样品中的 TXB_2 抗原的含量。

【参考区间】 (127 ± 48)ng/L。

【临床意义】

1. TXB_2 增高 见于糖尿病、肺梗死、动脉粥样硬化、急性心肌梗死、深静脉血栓、妊高征、高脂血症、恶性肿瘤等血栓性疾病和血栓前状态。

2. TXB_2 减低 见于先天性血小板花生四烯酸代谢障碍性疾病或服用阿司匹林等非甾体类抗炎药物后。

(二)血浆凝血酶原片段 $1+2$ 检测

凝血酶原激活物作用于凝血酶原,使其氨基端273位精氨酸与274位苏氨酸之间的肽键同时裂解,从氨基端释放出片段 $1+2$(prothrombin fragment $1+2$,F_{1+2}),F_{1+2} 用于测定血栓前状态和易栓症的诊断,并可用于口服抗凝剂和溶栓治疗的监测。血浆 F_{1+2} 水平与年龄、性别、种族、吸烟等有关。

【原理】 血浆凝血酶原片段 1＋2 检测，ELISA 法：根据双抗体夹心原理，将纯化的兔抗人的 F_{1+2} 抗体包被在固相载体上，然后加含有抗原的待测样品（或标准品）。待测样品（或标准品）中的 F_{1+2} 与固相载体上的抗体形成了复合物。此复合物与辣根过氧化物酶标记的鼠抗人凝血酶原抗体起反应，形成双抗体夹心免疫复合物，其中辣根过氧化物酶可以使邻苯二胺底物呈棕色反应，其反应颜色深浅与标本中 F_{1+2}含量呈正比关系。

【参考区间】 (0.67 ± 0.19) nmol/L。

【临床意义】 血浆 F_{1+2} 水平是目前血栓前状态检测重要的分子标志物指标，它反映了凝血酶原的活性，是凝血酶生成的标志，因此在肺栓塞、深静脉血栓、弥散性血管内凝血（DIC）、先天性和获得性抗凝血酶（antithrombin，AT）缺乏症、急性白血病、蛋白 C 及蛋白 S 缺乏时明显升高。而在接受抗凝剂治疗时，如 AT、肝素、华法令等药物剂量达到疗效时，F_{1+2} 的含量会下降。因此它也可以作为监测抗凝剂及溶栓治疗的指标之一。

（三）血浆凝血酶-抗凝血酶复合物检测

凝血酶与抗凝血酶以 1∶1 物质的量比结合形成无活性的凝血酶-抗凝血酶复合物（thrombin-antithrombin，TAT），是反映凝血酶生成和活性增高的分子标志物。

【原理】 血浆凝血酶-抗凝血酶复合物检测，ELISA 法：用兔抗人凝血酶抗体包被于固相，加入待测样品（或标准品）后再加入辣根过氧化物酶标记的鼠抗人凝血酶抗体，后者与固相载体上的凝血酶-抗凝血酶复合物（TAT）结合，使底物显色，颜色深浅与 TAT 复合物含量呈正相关。

【参考区间】 $(2.55\pm1.55)\mu g/L$。

【临床意义】 TAT 是凝血酶早期形成的敏感分子标志物，也是凝血酶激活的特征。作为血栓前状态十分重要的指标，其血浆水平在 DIC 的前期就升高。因此血浆 TAT 含量升高，在急性心肌梗死、深静脉血栓形成、不稳定型心绞痛、脑梗死、急性白血病等血栓前状态和血栓性疾病时均会升高。此外，血浆 TAT 含量也可作为抗凝及溶栓治疗的监测，如肝素或纤溶治疗有效后血浆 TAT 水平即下降，急性心梗患者接受溶栓治疗后，若血浆 TAT 含量仍高于 6 $\mu g/L$，则提示可能再梗死。

（四）血浆纤溶酶-α_2-抗纤溶酶复合物检测

纤溶酶原被激活形成纤溶酶，后者与 α_2-抗纤溶酶以 1∶1 物质的量比形成复合物（plasmin-antiplasmin，PAP），使纤溶酶灭活调节纤溶活性，血浆中 PAP 水平增高直接反映纤溶酶的生成和纤溶活性减弱。

【原理】 血浆纤溶酶-α_2-抗纤溶酶复合物检测，ELISA 法：将受检血浆加入已包被有抗纤溶酶原抗体的酶标反应板中，血浆中纤溶酶原和纤溶酶-α_2-抗纤溶酶复合物（PAP）中的纤溶酶原部分与包被抗体结合于固相载体上。加入过氧化物酶标记的抗 α_2-抗纤溶酶抗体，它只与已经结合在包被抗体上的 PAP 中的 α_2-抗纤溶酶部分结合。加底物显色后，其颜色深浅与 PAP 含量呈正相关。

【参考区间】 (0.41 ± 0.29) mg/L。

【临床意义】 血浆 PAP 是反映纤溶酶活性较好的指标，它的增高提示纤溶酶的生成和纤溶活性的减弱。血浆 PAP 增高，见于急性心肌梗死、肺梗死、脑血栓形成、深静脉血栓形成、肾病综合征等血栓前状态和血栓性疾病。血浆 PAP 水平的增高与弥散性血管内凝血（DIC）发展平行，它也可与 FPA、F_{1+2} 和 TAT 同时检测作为 DIC 早期诊断的重要依据。此外，在链激酶、尿激酶和 t-PA 溶栓治疗时，血浆 PAP 也会升高，因此血浆 PAP 的检测可用于溶栓治疗的监测。

第八节　血栓与止血筛选试验的应用

出血性疾病种类繁多，虽然它们临床的出血表现各有所不同，但缺乏特异性，故大多数患者最终仍应以实验室检查结果作为确定诊断和鉴别诊断的重要依据。临床出血性疾病根据止血的生理、生化过程可分为血管壁和血小板异常所引起的止血功能缺陷(一期止血缺陷)和血液凝固或纤溶异常所引起的止血功能缺陷(二期止血缺陷)。快速、准确、实用的筛选试验可对出血性疾病进行初步试验诊断。但试验诊断应在根据病史、出血特点进行临床初步判断的基础上有目的地进行。

一、一期止血缺陷筛选试验

一期止血缺陷是指血管壁和血小板所引起的止血功能缺陷。主要是由于毛细血管壁通透性、脆性增加或血小板数量、功能异常所致。以皮肤、黏膜出血为主,重者可伴有内脏出血,压迫、缝合、外用止血剂或输注血小板治疗有效。一期止血缺陷常用的筛查试验包括出血时间(bleeding time,BT)和血小板(PLT)计数,在临床意义中可分为以下4种情况(图13-13)。

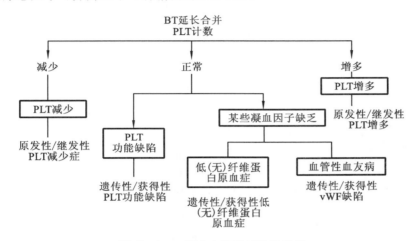

图 13-13　一期止血筛查试验的应用

1. BT和PLT都正常　除健康人之外,一般可见于过敏性紫癜、单纯性紫癜和遗传性出血性血管扩张症等疾病,多数是由于单纯血管壁通透性和(或)脆性增加所致的血管性紫癜。此类疾病出血相关的试验常阴性或缺乏特异性,主要依赖病史和临床表现来确诊。

2. BT延长和PLT减少　可见于血小板减少性紫癜,如原发性和继发性血小板减少性紫癜,此类疾病多是由于血小板数量减少而引起的。此类患者可以做血小板寿命和血小板表面相关抗原测定,并结合临床特征及骨髓涂片检查以鉴别多种病例(表13-10)。

表 13-10　血小板减少性紫癜的鉴别

	血小板寿命(减短)	血小板表面相关抗原	代表疾病
结果1	+	+	特发性血小板减少性紫癜
结果2	+	-	弥散性血管内凝血 血栓性血小板减少性紫癜
结果3	-	-	继发性血小板减少性紫癜

注:+,阳性;-,阴性。

3. BT延长和PLT正常　可见于遗传性、获得性血小板功能异常或血管性血友病(vWD)、低(无)纤维蛋白原血症等出血性疾病,此类疾病多数是由于血小板功能异常或某些凝血因子缺乏而引起的。其中vWD患者通常在口服阿司匹林后出现出血时间延长(阿司匹林耐量试验阳性)。

4. BT延长和PLT增多　常见于原发性和继发性(反应性)血小板增多症。

二、二期止血缺陷筛选试验

二期止血缺陷是指血液凝固和抗凝功能异常所引起的止血功能缺陷。为评价血液凝固系统的止血功能多选用APTT、PT、纤维蛋白原、TT进行筛选,临床上最常用的筛选试验是APTT、PT,其临床意义可分为以下4种情况(图13-14)。

1. **APTT 和 PT 均正常**　各种血栓与止血改变处在正常或代偿阶段,若临床表现出明显的延迟性出血,则见于遗传性和获得性因子Ⅷ缺乏症,此时可以进一步检测其活性。

2. **APTT 延长和 PT 正常**　多数是由于内源性凝血途径缺陷所引起的出血性疾病,如血友病 A、B 和因子Ⅺ缺乏症(遗传性、获得性);因子Ⅻ缺乏可以表现为 APTT 延长和 PT 正常,但临床上出血不明显或表现为血栓栓塞症状。

3. **APTT 正常和 PT 延长**　多数是由于外源性凝血途径缺陷所致的出血性疾病,如遗传性和获得性因子Ⅶ缺乏症,此时可以进一步检测其浓度。

4. **APTT 和 PT 均延长**　多数是由于共同途径的一个或多个凝血因子缺陷所致的出血性疾病,如遗传性和获得性因子Ⅹ、因子Ⅴ、凝血酶原缺陷症等。单个因子先天性缺乏比较少见,获得性缺陷往往为多个因子合并缺乏,无需鉴别。

此外,临床上应用口服抗凝剂治疗时,PT 也可相应延长;应用肝素治疗时,APTT 相应延长。病理性抗凝物质增多时也可有上述实验室检查的异常发现。

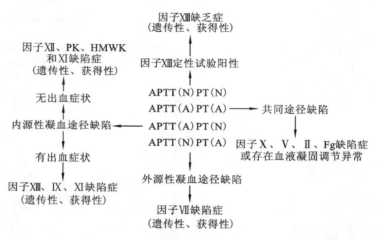

图 13-14　二期止血缺陷筛选试验的应用

注:N,正常;A,异常;Fg,纤维蛋白原。

三、纤维蛋白溶解亢进筛选试验

纤维蛋白(原)和某些凝血因子被纤溶酶异常降解所引起的出血,可选用 FDPs 和 D-二聚体进行筛选试验,大致有下列 4 种情况(表 13-11)。

表 13-11　纤维蛋白溶解亢进筛选试验应用

	FDPs	D-二聚体	出血原因
结果 1	—	—	纤溶活性正常,出血与其无关
结果 2	＋	—	原发性纤溶
结果 3	—	＋	FDPs 为假阴性
结果 4	＋	＋	继发性纤溶

注:—,阴性;＋,阳性。

1. **FDPs 和 D-二聚体均阴性**　表示纤溶活性正常,临床上的出血症状可能与纤溶症无关。

2. **FDPs 阳性,D-二聚体阴性**　理论上只见于纤维蛋白原被降解,而纤维蛋白未被降解,即原发性纤溶。可见于纤溶初期、剧烈运动后、肝病、类风湿关节炎等。

3. **FDPs 阴性,D-二聚体阳性**　理论上只见于纤维蛋白被降解,而纤维蛋白原未被降解,实际上这种情况多属于 FDPs 的假阴性。

4. **FDPs 和 D-二聚体都阳性**　表示纤维蛋白原和纤维蛋白同时被降解,见于继发性纤溶,如溶栓治疗后和弥散性血管内凝血,这种情况在临床上最为常见。

第九节 血栓与止血检验方法的质量控制

止血与血栓的质量控制是保证血栓与止血检验结果准确的重要措施。由于止血和血栓的检测可受多种因素干扰,加强试验的全面质量控制和方法的标准化对止血与血栓试验尤为重要。止血与血栓的质量控制主要包括分析前质量控制、分析中质量控制和分析后质量控制,其内容主要包括血液标本的采集、运送与保存,抗凝剂和检测试剂的应用,仪器的使用及校正,试验方法的选择等,本节重点介绍分析前质量控制和分析中质量控制。

一、分析前质量控制

1. 标本的采集 采血前应先了解病史,要求患者处于平静与空腹状态,避免因为情绪紧张、剧烈运动和饱食油腻等因素激活凝血因子、血小板和纤溶成分。此外,采血前 1 周内不可以使用对止血与血栓检查有影响的药物如阿司匹林、避孕药及雌激素、肝素、香豆素类等。采血用具提倡一次性塑料注射器或真空采血管,选用塑料试管或加盖硅化玻璃试管。止血带不要扎得太紧,时间不超过 1 min,且抽血要顺利,否则可造成局部血液浓缩和组织型纤溶酶原激活物释放等,引起血小板、凝血因子和纤溶成分活化。取血时,回抽的速度要缓慢均匀,尽可能地防止气泡生成。因为泡沫会使纤维蛋白原、因子 V 和 Ⅷ 变性。采得的血液与抗凝剂轻轻地颠倒混匀 5~8 次,避免用力振荡而破坏凝血蛋白。

2. 标本的运送、保存及分离 标本采集后要立即送检实验室,运送途中避免高温,尽可能保持室温,严防剧烈振荡。低温会损伤血小板,并可导致因子 Ⅶ、Ⅺ 活化,使 APTT 或 PT 缩短。实验室在收到标本后应及时在室温下离心分离血浆。离心 800 r/min×10 min,分离富血小板血浆(PRP);离心 3000 r/min×10 min,分离乏血小板血浆(PPP)。若不能及时送检的,应分离血浆置于 -20 ℃冰箱保存。冷冻血浆融化需在 37 ℃水浴中轻轻摇动使其迅速融化,并立即送检,应避免标本的反复冻融,否则凝血因子、抗凝蛋白或血小板易破坏。

3. 抗凝剂、试剂的选择使用 止血与血栓常用的抗凝剂为 109 mmol/L 枸橼酸钠,它能有效地阻止因子 V、Ⅷ 降解;而 EDTA 盐会干扰或抑制纤维蛋白单体聚合,对因子 V 保护性差;草酸盐与 Ca^{2+} 形成不溶性沉淀物,可影响血凝仪凝固终点的检测;肝素可与 AT 作用并抑制许多凝血因子反应,所以它们不宜用于血栓与止血试验的标本抗凝。抗凝剂枸橼酸钠与血液的比例为 1:9,一定要准确,抗凝剂在标本中的绝对含量可改变血浆中 Ca^{2+} 的浓度,而影响试验结果,若采血量过少,会导致 APTT 延长。因此可以通过使用不同浓度的抗凝剂匹配不同血细胞比容血液,即可通过抗凝剂的浓度来达到血与抗凝剂之间保持 9:1 的比例(表 13-12)。根据不同的检测目的选择敏感性和特异性高的试剂(表 13-13),并且使用厂家推荐使用的配套试剂、校准品和质控物。试剂要严格按照厂家的说明储存,并在有效期内使用。另外,粉剂试剂的溶解必须使用厂家提供的稀释溶解液或使用未被生物、化学污染的无 Ca^{2+} 去离子水溶解 30 min 后使用,并且稀释倍数要准确,并标注时间。不同批次的试剂不能混合使用,冷冻保存的试剂不可反复冻融。

表 13-12 枸橼酸钠溶液浓度和血细胞比容间的关系

枸橼酸钠溶液浓度/(%)	红细胞比积/(%)	枸橼酸钠溶液浓度/(%)	红细胞比积/(%)
5.63	<10	2.69	55~60
5.32	10~20	2.19	60~70
3.13	20~55	1.57	>70

表 13-13　不同检测选择试剂

检测项目	试剂
抗凝药华法林的监测	
PT	ISI 值接近 1
APTT	白陶土（激活剂）
肝素治疗的监测	硅藻土（激活剂）
狼疮样抗凝物质	鞣花酸（激活剂）

注：ISI 为组织凝血活酶试剂的国际敏感指数（international sensitivity index，ISI）。

4. 仪器的选择及使用　选择仪器要根据各种性能、适用范围及各实验室具体的情况合理地选择，避免盲目购置，造成浪费。血凝仪属于精密设备，应尽可能创造良好的检测环境。室内温度保持在 18～25 ℃，相对湿度小于 80%，仪器需接地稳压，防尘防磁，避免环境因素影响检验结果的准确性。按照要求对仪器进行保养和维护，例如定期检测和校正仪器温度、波长和光源，定期清洗仪器的吸样针等。新仪器在检测标本前要建立标准曲线，更换不同批号试剂或仪器维修后应重新建立标准曲线。定时对仪器的主要性能参数进行评价，因此每个检测项目必须建立本试验的参考区间。

二、分析中质量控制

严格按照操作规程进行规范化操作，包括操作顺序、试剂加入量、预温时间、测定温度和测定时间等。每天都应做好室内质控，积极参加室间质控。

（1）常态质控方法（图 13-15）。

（2）室内质控物的质控方法。

应该进行正常及异常值两种质控品的测定。正常和异常范围的冻干质控物均有商品销售。但一般认为最好采用凝血活酶和活化部分凝血活酶试剂制造厂提供的质控物。自制质控物可以是新鲜的、冷冻的、冻干的。新鲜的血浆必须立即进行检测，冷冻血浆可使用 3～4 个月，冻干血浆则至少使用 1 年。只有质控品其结果合格，才能检测样品；如果质控结果超出允许范围，就应该查明原因并重做质控，合格后，方可进行标本检测。

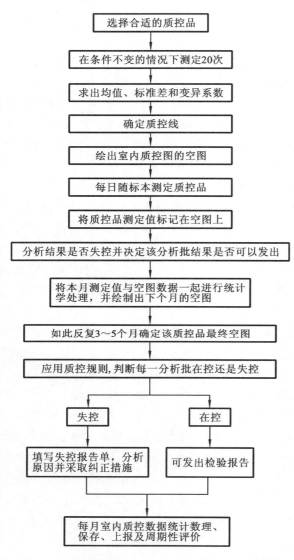

图 13-15　临床检验 levey-jennings 质控法工作流程

（刘慧丽）

本章小结

生理性止血包括三大因素：血管、血小板及凝血因子。抗凝物质和纤溶成分起到了有效调节作用，任何单一因素或复合因素异常都可能引起血栓性或出血性疾病。血管壁止血作用主要表现在血管内皮的止血作用，包括参与血小板收缩、激活血小板、释放多种生物活性物质促进凝血反应和抗血栓、抗纤维蛋白溶解来完成止血功能。血小板在血液凝固及止血过程中的作用非常重要,GPⅠa、GPⅠb、GPⅡb、GPⅢa等已被确定为血小板特异抗原。血管壁与血小板共同参与一期止血。

参与血液凝固的因子包括Ⅰ~ⅩⅢ共 12 个经典的凝血因子,生理情况下,绝大多数凝血因子处于无活性的状态并以酶原的形式存在于血浆中,一旦被激活即产生一系列酶促反应。凝血过程一般被分为内源性凝血途径、外源性凝血途径和共同凝血途径,内源性凝血途径和外源性凝血途径的主要区别在于启动方式及参加的凝血因子不同。新的理论认为两条凝血途径并不是各自完全独立,而是相互密切联系,正常凝血过程是通过 TF-FⅦa 复合物和 FⅨa-FⅧa 复合物的生成来完成的,凝血分为凝血启动和凝血放大两个阶段。抗凝血系统包括了细胞抗凝和体液抗凝两方面。细胞抗凝作用主要包括血管内皮细胞合成分泌抗凝物质、光滑内皮阻止血小板活化和纤维蛋白沉积的抗凝作用,以及单核-巨噬细胞可吞噬和清除进入血循环中的 TF、凝血酶、纤维蛋白(原)降解产物等。体液抗凝主要通过下调和抑制凝血反应的多种抗凝蛋白起作用,主要包括抗凝血酶、蛋白 C 系统、组织因子途径抑制物等。整个机体凝血的过程涉及凝血及抗凝两方面,二者维持动态平衡是机体保持正常凝血功能的关键。

纤维蛋白溶解系统主要由纤溶酶原、纤溶酶原激活物、纤溶酶及纤溶抑制物组成,纤溶过程是一系列蛋白酶催化的连锁反应,纤溶酶原激活的途径包括内激活途径、外激活途径及外源激活途径,纤维蛋白原降解产物(FgDP)和纤维蛋白降解产物(FbDP)统称为纤维蛋白(原)降解产物(FDPs)。FDPs 可阻止纤维蛋白单体(FM)形成,并可与 FM 结合形成可溶性复合物,抑制 FM 聚合和交联成不溶性纤维蛋白,从而抑制凝血活酶的生成达到抗凝作用。血液流变性包括血液的流动性、血细胞的变形性、血液凝固性、血管壁的流变性及它们之间的相互作用和在病理状态下的变化规律,对出血和血栓形成产生影响。血栓形成与血管内皮细胞的损伤、血液成分的改变、血流淤滞三个条件密切相关。

本章还介绍了临床常用血栓与止血检验项目的实验原理、参考区间、临床意义、方法的质量控制,以及出血性疾病的实验检查的筛选试验和确诊试验。一期止血缺陷常用的筛选试验有血小板计数、BT;二期止血(涉及凝血因子和抗凝蛋白)的筛选试验有 PT、APTT、纤维蛋白原、TT;纤溶亢进的筛选试验有 FDPs 和 D-二聚体检测等。通过选用血管内皮细胞、血小板、凝血因子、抗凝物质和纤溶活性及血液流变学有关试验和进行质量控制,可以为大多数出血与血栓性疾病的诊断、治疗监测等提供实验依据。

能力检测

1. 生理性止血包括几个因素,各有何作用?
2. 内、外源凝血机制有何差异,其凝血过程分别涉及哪些凝血因子?
3. 何为一期、二期止血筛查及其相关的临床意义?

第十四章　常见血栓与止血异常性疾病

　　出血性疾病(hemorrhagic disease)是由于多种原因导致机体止血、凝血功能障碍或抗凝血、纤维蛋白溶解过度，而引起的自发性出血、轻微外伤后过度出血或出血难止的一类疾病。根据临床出血的主要病理原因，出血性疾病有多种，临床上主要根据出血性疾病的病因和发病机制进行分类。可分为血管性、血小板性、凝血因子异常、纤溶过度和循环抗凝物质增多等类型。

　　在血栓形成(thrombosis)和(或)血栓栓塞(thromboembolism)过程中所引起的疾病统称为血栓性疾病(thrombotic disease)。血栓形成(thrombosis)是指血液有形成分在血管内形成栓子，造成血管部分或完全堵塞，导致相应部位血液供应障碍的病理过程。可分为静脉血栓、动脉血栓及毛细血管性血栓。血栓栓塞(thromboembolism)是血栓由形成部位脱落，随血流移动的过程中部分或全部堵塞某些血管，引起相应组织和(或)器官缺血、缺氧、坏死(动脉血栓)及淤血、水肿(静脉血栓)的病理过程。

第一节　血管壁异常性疾病

一、过敏性紫癜

　　【概述】　过敏性紫癜(allergic purpura)是一种较常见的微血管变态反应性出血性疾病。20 岁前发病者占 80％以上，男性略高于女性，好发于儿童和青年人，也称为许兰-亨诺综合征(Schonlein-Henoch syndrome，SHS)。该病是由于机体对某些过敏原发生变态反应而引起全身性毛细血管壁的通透性和(或)脆性增加，以皮肤和黏膜出血为主要临床表现的综合征。该病特点是出现血小板不减少性紫癜，发病前 1～3 周往往有低热、咽痛、上呼吸道感染史，并常伴有腹痛及关节症状，多呈自限性，大多数于 1～2 个月内自行缓解，95％以上的患者预后良好，但少数患者可转为慢性。

　　与本病有关的过敏主要有：①食物：蛋、奶、鱼、虾、蟹等。②感染：细菌、病毒和寄生虫感染等。③药物：某些解热镇痛药、抗生素、抗结核药物等。④其他：花粉、昆虫叮咬、疫苗注射、寒冷刺激等。临床上本病起病前多有上呼吸道感染史或相关过敏原接触史，典型的临床表现根据病变累及部位不同而不同，根据症状和体征不同分为皮肤型(单纯紫癜型)、腹型、关节型、肾型、混合型五型，各型常见的临床表现主要有如下几种。

　　1. **皮肤症状**　皮肤紫癜为本病最常见的首发症状。多在前驱症状 2～3 天后出现，以下肢、大关节及臀部多见,常呈对称性分布,分批出现,大小不等,颜色深浅不一,呈紫红色,略高出皮面,可互相融合,偶有痒感,皮肤紫癜通常约经过2周而渐消退,可反复发作。

2. 关节症状　多见于膝、踝等大关节,呈游走性,有明显的红、肿、热、痛及活动障碍,反复发作,特点是不留后遗症,易误诊为风湿性关节炎。

3. 腹部症状　约2/3患者可出现腹痛,常发生在出疹的1～7天,位于脐周或下腹部,呈阵发性绞痛,可有压痛但无肌紧张,呈症状与体征分离现象,严重时伴有呕吐、呕血或便血。

4. 肾脏病变　1/3～1/2患者可出现肉眼血尿或镜下血尿,蛋白尿和管型尿等肾脏病变多于紫癜出现后1～4周内发生,可持续数月或数年。少数病例发展为慢性肾炎或肾病综合征。

5. 混合型　皮肤紫癜合并有上述其他类型的临床表现。

【实验室检查】　本病实验室检查缺乏特异性。

1. 一般检查　外周血白细胞、嗜酸性粒细胞可增加,红细胞和血红蛋白正常或轻度降低,合并内脏出血者可呈中度贫血,血小板多正常。

2. 出凝血机制检查　束臂试验(CFT)多为阳性,血小板功能试验、凝血和纤溶试验均正常。

3. 免疫学检查　血清 IgA 和 IgG 常增高;血清循环免疫复合物(CIC)增高;血管免疫荧光检查可见 IgA 或 C3 沉积,对确诊此病较有价值。

4. 其他　血沉加快;抗"O"可增高;有肾损害时,血尿及蛋白尿极为常见,尿素氮及肌酐增高;出现腹部症状时粪便隐血可呈阳性。

【诊断与鉴别诊断】　①发病前数天常有发热、咽痛等先驱症状。②四肢出现对称分布、分批出现、大小不等的丘疹样紫癜,以下肢为主。③在紫癜出现前后,伴有腹部绞痛、关节肿痛、血尿、便血及水肿等症状或过敏史。④束臂试验可阳性,血小板计数、凝血象及骨髓象检查均正常。⑤病变部位血管周围有 IgA 或 C3 沉积。

本病需注意与血小板减少性紫癜、风湿性关节炎、肾小球肾炎、狼疮性肾炎、外科急腹症等疾病鉴别。

二、血管性血友病

【概述】　血管性血友病(von Willebrand disease,vWD)是一种由于患者体内血管性血友病因子(von Wiliebrand factor,vWF)缺陷造成血浆中 vWF 数量减少或质量异常而导致的出血性疾病,是临床上仅次于血友病 A 的另一组常见遗传性出血性疾病。vWF 是血管内皮细胞和骨髓巨核细胞合成的一种多聚糖蛋白,由第12号染色体的短臂编码。vWF 作为Ⅷ:C 的载体蛋白,起到稳定和保护Ⅷ:C 的作用,参与二期止血过程,当 vWF 缺陷时常伴有Ⅷ:C 的降低。vWF 也是血小板表面糖蛋白 GPⅠb 的受体,介导血小板与血管内皮细胞下胶原组织的黏附,参与一期止血过程。根据遗传方式、实验室检查和临床表现,可将 vWD 分为3型:①Ⅰ型占75%,临床出血倾向较轻,部分可无症状,为 vWF 合成减少,血浆 vWF 聚体形态、结构、分布正常,常染色体显性遗传。②Ⅱ型占20%～30%,有皮肤和黏膜出血倾向,由 vWF 结构与功能的异常所致,多为常染色体显性遗传。根据遗传特点及 vWF 多聚体结构不同,又可分为ⅡA 亚型(患者血浆中缺乏 vWF 大、中分子量多聚物)、ⅡB 亚型(血浆中缺乏 vWF 大分子量多聚物、与血小板 GPⅠb 结合增高)、ⅡM 亚型(卫星带型异常)和ⅡN 亚型(血浆 vWF:Ag、vWF 多聚物结构及分布均正常,多聚体与因子Ⅷ结合位点结构异常)四种亚型。③Ⅲ型又称重型 vWD,临床出血表现严重,为 vWF 的抗原和活性均极度减低或缺如所致,常为染色体隐性遗传,患者多为纯合子或双重杂合子,自幼有出血史,可出现自发性关节、肌肉血肿。

【实验室检查】

1. 出血时间的测定　出血时间延长是筛选与诊断 vWD 的重要指标之一。Ⅲ型和大部分Ⅱ型 vWD 出血时间均明显延长,Ⅰ型 vWD 出血时间可正常或接近正常,少数出血时间正常的患者阿司匹林耐量试验可为阳性。

2. vWF:Ag 测定　vWF:Ag 测定也是诊断 vWD 的重要指标。多数患者 vWF:Ag 降低,其中Ⅰ型患者为中度降低,Ⅲ型患者的 vWF:Ag 量极低或缺如,少数 vWF 结构异常的患者可正常。据文献报道血浆 vWF 含量与血型有关,A 型、B 型、AB 型 vWF 平均值为1150 U/L,而 O 型者 vWF 含量显著降低,平均值为 750 U/L。

3. 瑞斯托霉素诱导的血小板聚集试验(RIPA)　RIPA 是检测 vWF 活性较为敏感的筛选试验。vWD 缺乏 vWF:Rco 活性,将瑞斯托霉素(1~1.2 g/L)加入患者富血小板血浆中,血小板无聚集反应,大部分患者聚集率降低或缺如(但对其他诱聚剂聚集率正常),约 30% 的 Ⅰ 型患者可正常;ⅡB 型 vWD 低浓度瑞斯托霉素(0.5 g/L)可引起血小板聚集,因此对疑为 Ⅱ 型 vWD 患者还应加做低浓度的 RIPA 检查。

4. 活化部分凝血活酶时间(APTT)和因子Ⅷ:C 测定　多数患者 APTT 延长,因子Ⅷ:C 可呈不同程度降低,一般为 10%~40%,重型患者可严重降低至 3%~5%,部分 Ⅱ 型患者因子Ⅷ含量也可以正常。

5. 血小板黏附试验　部分患者血小板黏附率降低。

6. vWF 多聚物分析　采用 SDS-凝胶电泳分析,将患者血浆标本进行 SDS-琼脂糖凝胶电泳,然后用 ^{125}I 标记的抗 vWF 单抗进行反应,最后做放射自显影分析可以将不同分子量的多聚物区带明显分开,因 Ⅱ 型 vWD 患者缺乏高分子多聚物区带,所以此方法在 vWD 的分型诊断中有较大的应用价值。

7. FⅧ结合试验　酶联免疫法检测患者血浆中 vWF 与因子Ⅷ的结合能力,是 ⅡN 型 vWD 的确诊试验。

8. 胶原结合试验　此法用于检测患者血浆中 vWF 与胶原的结合能力。因高分子量 vWF 多聚体优先与胶原结合,也是 vWF 的功能试验,可用于 Ⅰ 型与 Ⅱ 型(特别是 ⅡA 型)vWD 的分型诊断。

【诊断与鉴别诊断】　有出血的临床表现,样式多种,但部分患者仅在手术中或外伤后出血,部分患者有家族史。血小板正常、出血时间延长或阿司匹林耐量试验阳性、血小板对瑞斯托霉素诱聚率降低、APTT 延长(部分患者正常)、血小板黏附率降低、vWF 含量减少或结构异常,FⅧ:C 可正常也可降低。需要与血小板无力症和血友病鉴别。血小板无力症 vWF 含量正常,对多种诱聚剂无反应。血友病 vWF 正常,血小板聚集与黏附功能检测正常。分类与检测结果见表14-1。

表 14-1　vWD 分类与检测结果

vWD	遗传方式	多聚体结构	分子缺陷	因子Ⅷ	vWF 抗原	瑞斯托霉素辅因子活性	RIPA *
Ⅰ 型	显性	血浆、血小板多聚体均正常	部分患者存在 vWF 基因点突变或移码突变	↓	↓	↓	↓
ⅡA 型	显性	血浆中缺乏大的和中等大小的多聚体	多聚体生物合成缺陷或对蛋白溶解的敏感性增加,突变主要位于 A₂ 区域	↓ 或正常	↓ 或正常	↓↓	↓↓
ⅡB 型	显性	血浆中缺乏大的多聚体,血小板多聚体类型正常	血浆中大的多聚体与血小板自发结合,清除加速,突变主要位于 A₁ 区域	↓ 或正常	↓ 或正常	↓ 或正常	↑
ⅡM 型		多聚体分布正常,卫星条带类型可异常	vWFA₁ 区域突变影响了血小板糖蛋白Ⅰb 结合的亲和力				
ⅡN 型	隐性	血浆、血小板中多聚体正常	与因子Ⅷ结合的区域发生错义突变	中等程度↓	正常	正常	正常
Ⅲ 型	隐性	血浆或血小板中无或有少量多聚体	少数患者 vWF 基因全部或部分缺失,或 mRNA 表达缺陷	中等至明显↓	缺乏或很少	缺乏	缺乏

* RIPA:瑞斯托霉素诱导的血小板聚集试验。

第二节 血小板异常性疾病

一、特发性血小板减少性紫癜

【概述】 特发性血小板减少性紫癜(idiopathic thrombocytopenic purpura,ITP)是一种因获得性免疫异常使血小板破坏过多所致的自身免疫性出血性疾病,也称为原发性免疫性血小板减少症。临床表现为广泛皮肤、黏膜或内脏出血,严重者(PLT$<10\times10^9$/L)可因颅内出血而危及生命。按照病程长短分为急性 ITP 和慢性 ITP,儿童 ITP 多呈急性发作,通常于病毒感染或免疫接种 2~3 周后,激发体内产生抗体,抗体附着于血小板表面并致敏血小板,后者再被单核-巨噬细胞系统破坏而发病,具有自限性。成人患者是由于体内产生原因不明的血小板抗体,该抗体与血小板 GPⅡb/Ⅲa、GPⅠb 等结合,致使血小板在单核-巨噬细胞系统中过多过快地破坏,引起血小板减少,通常呈慢性型,多见于青壮年,以女性多见,起病隐匿,病程迁延。急性型和慢性型 ITP 的鉴别见表 14-2。

ITP 的病因至今未明,目前认为与某些细菌或病毒感染、脾功能亢进、免疫因素等因素有关。50%~70%的 ITP 患者血液中可检测到抗血小板膜糖蛋白特异性自身抗体。这类抗体主要是 IgG 型,还有少数 IgM、IgA 型和 C3、C4 补体型。这些自身抗体与血小板抗原结合,导致由自身抗体致敏的血小板被单核-巨噬细胞系统过度吞噬破坏是 ITP 发病的主要机制之一。

难治性 ITP 的诊断需满足以下 3 个条件:①需要包括小剂量肾上腺皮质激素或其他治疗以降低出血的危险;②脾脏切除后无效或者复发;③除外继发性引起血小板减少的原因。

重症 ITP:指 PLT$\leqslant10\times10^9$/L,显著的皮肤黏膜多部位出血和(或)内脏出血。

表 14-2 急性型 ITP 和慢性型 ITP 鉴别表

鉴别要点	急性型	慢性型
主要发病年龄	2~6 岁	20~40 岁
发病前感染史	1~3 周前常有感染史	常无
起病	急骤	缓慢
病程	2~6 周,最长 6 个月	长,反复发作,可至数年
自发性缓解	80%	少见
血小板计数	$<20\times10^9$/L	$(30\sim80)\times10^9$/L
嗜酸性粒细胞计数增多	常见	少见
淋巴细胞增多	常见	少见
骨髓中巨核细胞	正常或增多,不成熟型	正常或明显增多,但产板巨减少
口腔与舌黏膜出血	严重时有	一般无

【实验室检查】

1. 一般检验 血小板计数$<100\times10^9$/L;血小板平均体积(MPV)及血小板分布宽度(PDW)增高,可见巨大血小板。束臂试验阳性,出血严重者可有贫血。

2. 血小板特殊检验 血小板寿命缩短,血小板表面相关抗体呈阳性,部分患者血小板聚集能力下降,血小板第 3 因子活性减低,血小板第 4 因子释放下降,血小板黏附性减低。

3. 骨髓检查 骨髓检查对 ITP 的诊断有支持诊断的价值,但不能确诊。骨髓增生活跃或明显活跃,儿童及青壮年骨髓中巨核细胞正常或增多,以幼稚型巨核细胞及颗粒型巨核细胞增多明显,产板型巨核细胞减少,50%以上患者可有巨核细胞增多伴成熟障碍,但也有一部分巨核细胞并不增多。

4. 血小板膜抗原特异性自身抗体检测 目前推荐应用单克隆抗体特异性俘获血小板抗原(monoclonal antibody immobilization of platelet antigen,MAIPA)试验,其对 ITP 诊断的敏感性和特异性均较高,直接用于检测抗血小板 GPⅡb/Ⅲa、GPⅠb/Ⅸ的特异性抗体,并能区分免疫和非免疫性血小板减少,有助于 ITP 诊断。

5. 其他检测 包括网织血小板(RP)、血小板生成素(TPO)、血小板微颗粒(PMP)的检测等。同时检测 RP 和 TPO 有助于鉴别血小板减少的原因。PMP 增高伴有大血小板的患者,提示止血功能较好,出血倾向减少。

【诊断与鉴别诊断】

目前 ITP 的诊断依靠的是排除性诊断,主要依靠病史、临床表现、实验室检查和对其他原因引起的血小板减少症的排除。出血症状、血小板减少、血小板寿命缩短、出血时间延长、脾脏不肿大、骨髓巨核细胞增多伴成熟障碍、抗血小板抗体增高、排除继发性血小板减少症是 ITP 的主要诊断指标。

2009 年全国血液学学术研讨会提出以下指标来诊断 ITP:①至少 2 次化验检查中血小板减少,血细胞形态无异常;②脾脏一般不增大或仅轻度肿大;③骨髓检查巨核细胞增多或正常,伴成熟障碍;④须排除其他继发性血小板减少症,如假性血小板减少、自身免疫性疾病、先天性血小板减少、甲状腺疾病、药物诱导的血小板减少、淋巴系统增殖性疾病、同种免疫性血小板减少、骨髓增生异常(再生障碍性贫血、骨髓增生异常综合征)、恶性血液病、血小板消耗性减少、慢性肝病脾功能亢进、妊娠血小板减少以及感染所致的继发性血小板减少等。

需与 AML-M$_7$ 鉴别,ITP 患者血涂片中一般无小巨核细胞,骨髓中以颗粒型巨核细胞增生为主,细胞形态一般无明显改变,而 AML-M$_7$ 血涂片中可见大量淋巴细胞样的小巨核细胞,骨髓中以原始巨核和幼稚巨核细胞增生为主,细胞形态异常。

二、继发性血小板减少性紫癜

【概述】 继发性血小板减少性紫癜(secondary thrombocytopenic purpura,STP)是指在某些原发病基础上发生的血小板减少伴随临床出血的一组疾病。它是原发病的一种临床表现而不是一个独立性疾病。继发性血小板减少性紫癜的常见病因如下。

1. 血小板耗损过多 弥散性血管内凝血(DIC)、血栓性血小板减少性紫癜(TTP)、溶血尿毒症综合征(HUS)等。

2. 血小板生成减少 ①物理因素:超量或长期电离辐射,如 X 线、γ-射线和中子流等。②化学因素:苯、醇、铅和有机磷中毒等。③造血系统疾病:再生障碍性贫血、阵发性睡眠性血红蛋白尿、急性白血病、多发性骨髓瘤和骨髓转移癌等。④药物因素:抗肿瘤药物、抗生素、磺胺药、解热镇痛药、抗甲状腺药等。⑤其他:某些感染性疾病。

3. 血小板破坏增多 ①免疫性疾病:系统性红斑狼疮(SLE)、Evans 综合征、恶性淋巴瘤和甲状腺炎等。②药物免疫性血小板减少性紫癜、输血后紫癜和新生儿紫癜等。

4. 血小板分布异常 ①髓外造血、骨髓纤维化等;②脾功能亢进、肝硬化伴脾肿大等。

该组病变的临床特点包含引起血小板减少的原发性疾病的临床表现,有类似 ITP 的皮肤、黏膜和内脏的出血倾向,有时还能引起血栓,病死率较高,需及早诊治。

【实验室检查】 除血小板减少、束臂试验阳性和 BT 延长外,可有血块收缩试验不佳。骨髓象随病因不同而异:破坏加速和分布异常者,巨核细胞增多;再生障碍者,巨核细胞减少;若血栓性因素导致血小板减少,往往伴有贫血、微血管性溶血、血小板活化的检验指标改变;与免疫因素相关者,血小板寿命缩短;慢性肝、肾衰竭引起的血小板减少性出血,都会有相关生化指标的改变。

【诊断与鉴别诊断】 继发性血小板减少症临床较常见,依据上述检验可大致诊断有关原发病,对其中较特殊的疾病可作如下分析。

1. Evan 综合征 亦称免疫性血小板减少性症伴自身免疫性溶血性贫血。它是由于自身免疫机制同时破坏了血小板和红细胞,引起血小板减少和溶血性贫血的一种病征。检验除有 ITP 的阳性结果外,还有抗人球蛋白试验阳性和溶血性贫血的检测异常,如网织红细胞增高、血红蛋白减低,血涂片上出现有核红细胞,骨髓红系增生,游离血红蛋白增高和结合珠蛋白减少,总胆红素和间接胆红素增高等。

2. 溶血尿毒症综合征(hemolytic uremic syndrome,HUS) 本综合征的病因和发病机制未明,也可看作是 TTP 的一部分。有些病例与革兰阴性菌感染、产生内毒素、激发 DIC、导致纤维蛋白在肾小球毛细血管内沉积、并发急性肾功能衰竭有关。90％以上的病例见于 4 岁以下的婴儿和儿童,少数见于孕妇和产妇。临床上常经过 7～10 天的前驱期后急速进入严重的无尿性急性肾功能衰竭,并伴有明显的出血、溶血、黄疸、心力衰竭和神经系统等症状。

三、血栓性血小板减少性紫癜

【概述】 血栓性血小板减少性紫癜(thrombotic thrombocytopenic purpura,TTP)是一种严重的微血管血栓出血综合征。TTP 是由遗传或获得性的原因造成血管性血友病因子裂解酶(vWF-cleaving protease,vWF-cp)量的缺乏或质的缺陷所致,导致 vWF-cp 不能正常降解大分子的 vWF 多聚体,后者与血小板结合,促进血小板的黏附与聚集,增加它们在血管内的滞留,引起体内广泛的微血栓形成。多数 TTP 患者起病急骤,病情凶险,死亡率较高,本病可发生于任何年龄,但以 15～50 岁较多,尤以青壮年女性多见。临床表现主要有:①发热:98％的患者可出现发热,可能与溶血产物的释放、继发感染、下丘脑体温调节功能紊乱等因素有关。②出血:96％的患者可以发生,表现为皮肤黏膜或内脏、视网膜等部位出血。③微血管病性溶血:发生率约为 42％。微循环中出现广泛血小板血栓栓塞。④神经系统症状:92％的患者可出现意识障碍、非特异性头痛、失语等神经系统症状。⑤肾脏病变:84％的患者可出现镜下血尿、蛋白尿、管型尿,是由于肾小球毛细血管及小动脉微血栓形成所致。⑥其他:腹痛,肝脾肿大。具有发热、出血、微血管病性溶血三大临床表现称为 TTP 三联征,三联征基础上若伴有神经系统症状以及肾脏病变称为 TTP 五联征。

【实验室检查】

1. 血象 血小板明显降低,常在(10～50)×10⁹/L;红细胞及血红蛋白降低,1/3 患者血红蛋白小于 50 g/L;网织红细胞显著增高;周围血涂片检查可见破碎红细胞(>3％)、有核红细胞及异形红细胞。

2. 骨髓象 骨髓红系增生明显活跃,巨核细胞增多或正常,常伴成熟障碍的表现。

3. 溶血指标 血清乳酸脱氢酶浓度升高,游离血红蛋白增加,间接胆红素增高,结合珠蛋白降低。

4. 尿常规 出现肾脏损害,可见血尿、蛋白尿、管型尿。

5. 凝血功能 PT 和 APTT 多正常,TT 半数延长。

6. 血管性血友病因子 TTP 患者存在有超大分子量的 vWF,vWF:Ag 含量升高,vWF-cp 量的缺乏或质的缺陷,vWF-cp 活性显著降低。

7. 组织病理学 病变部位组织活检微血管内可见透明血栓形成。

【诊断与鉴别诊断】 诊断 TTP 的主要依据是临床有典型的"五联征"表现,及有 vWF-cp 量的缺乏或质的缺陷,vWF-cp 活性显著降低。Cuttorman 诊断标准,两个主要指标加上一个次要指标诊断可以成立。

主要指标:①血小板小于 100×10⁹/L;②微血管病性溶血:外周血涂片可见破碎红细胞。

次要指标:①发热:体温超过 38 ℃。②特征性的神经系统症状。③肾脏损害:Cr>177 μmol/L 或尿常规发现血尿、蛋白尿、管型尿。

本病应与 Evan 综合征、妊娠高血压综合征、溶血性尿毒症综合征和系统性红斑狼疮鉴别。

第三节 凝血异常性疾病

一、血友病

【概述】 血友病(hemophilia)是由于因子Ⅷ和Ⅸ基因缺陷引起的激活凝血酶原酶的功能障碍而导致的一组 X 连锁隐性遗传性出血性疾病。包括血友病 A(血友病甲、凝血因子Ⅷ缺陷症)和血友病 B(血友病乙、凝血因子Ⅸ缺陷症)两型。血友病发病率 A∶B 为 138∶20。血友病 A 和血友病 B 同为性连锁(伴性）隐性遗传，其遗传基因分别位于 Xq28 和 Xq27。所有男性血友病患者中，血友病 A 占 80%～85%，血友病 B 占 15%～20%，女性血友病患者极其罕见。血友病患者所生的女儿都是致病基因携带者，所生的儿子都是健康人。女性携带者所生的女儿 50% 是健康人，50% 是致病基因携带者；所生的儿子 50% 是患者，50% 是健康人，但也有 46%～50% 的患者无遗传性家族史，可能为母体在妊娠过程中胎儿自身基因突变所致。

临床上血友病以关节、肌肉、内脏和深部组织自发性或轻微外伤后出血难止为特征。临床分型：①亚临床型：因子 Ⅷ/Ⅸ 活性为 25%～45%，仅严重创伤或手术后出血。②轻型：因子活性为 5%～25%，手术或外伤可致非正常出血，无关节畸形。③中型：因子 Ⅷ/Ⅸ 活性为 2%～5%，小手术或外伤后可有严重出血，偶有自发性出血，关节畸形少。④重型：因子 Ⅷ/Ⅸ 活性小于 2%，肌肉或关节自发性出血，血肿，关节畸变。

【实验室检查】

1. 筛选试验　APTT 延长，可检出因子 Ⅷ/Ⅸ 活性小于 25% 的轻型患者，PT 正常。

2. 确诊试验　因子 Ⅷ 促凝活性（FⅧ:C）测定和因子 Ⅸ 活性（FⅨ:C）测定结果减低可以分别确诊血友病 A 和血友病 B，并进行临床分型。

3. 排除试验　APTT 纠正试验可以排除因子 Ⅷ、Ⅸ、Ⅺ 的抑制物；BT、vWF:Ag 和 vWF:Rco 检测可以排除 vWD。

4. 基因诊断　包括直接基因诊断和间接基因诊断，直接诊断指采用分子生物学方法直接测定致病基因的缺陷，间接诊断指将相应致病基因内、外的限制性片段长度多态性作为特异分子遗传标志物，结合家系成员间的连锁关系确定血友病基因的遗传情况，进行 DNA 多态性分析的遗传学诊断。

【诊断与鉴别诊断】　诊断：①男性患者（女性纯合子型极少见），有或无家族史，有家族史者符合 X 连锁隐性遗传规律；②有关节腔、肌肉、深部组织出血，创伤或手术后异常出血史，严重者可见关节畸形；③因子 Ⅷ 或 Ⅸ 活性显著减低，vWF 无明显减少；④排除获得性因素。

本病需与血管性血友病、因子 Ⅺ 缺乏症、抗因子 Ⅷ 自身抗体引起的出血进行鉴别。

二、肝脏疾病引起的凝血障碍

【概述】　肝脏疾病常并发凝血障碍，临床上可有不同程度的出血表现，肝功能损害越重，出血及凝血障碍越明显，也是患者死亡的重要原因之一。Deutsch 认为至少有 85% 的肝病患者可有一项或数项凝血试验出现异常，其中 15% 的患者有出现倾向。肝脏疾病引起出血及凝血障碍的原因比较复杂，主要与以下四种因素有关。

1. 凝血因子和抗凝蛋白的合成减少　肝脏能合成几乎所有的凝血因子，当肝脏损伤时，凝血因子及抗凝蛋白的合成减少，导致凝血障碍。

2. 凝血因子和抗凝蛋白的消耗增加　严重肝病（暴发性肝炎、肝坏死、肝硬化及晚期肝癌等）常并发弥散性血管内凝血（DIC）或原发性纤维蛋白溶解，导致大量凝血因子、血小板及抗凝蛋白被消耗，使其水平进一步减低。

3. 血小板减少及功能异常　肝炎病毒可损伤骨髓造血干细胞，肝病产生的免疫复合物也可抑制血小板生成及活化，使其黏附、聚集功能减低，肝硬化伴脾功能亢进时也可使血小板减少。

4. 异常抗凝物质及血 FDP 增多　肝脏病变时，合成肝素酶和抗凝血酶Ⅲ的能力减低，血液中类肝素样物质和抗凝物质因不能及时清除而增多。此外肝脏病变常并发 DIC，使血液中 FDP 增高，也可导致凝血障碍。

【实验室检查】　肝病时常有多个凝血因子的异常，但不一定发生临床出血。PT、APTT、TT 均可延长；因子 Ⅶ 和凝血酶原减低先于肝功能异常，可作为早期肝病的诊断指标；Fg 和因子 Ⅴ 减低或因子 Ⅷ、vWF 增高提示严重肝病；异常凝血酶原增高是诊断原发性肝癌的参考指标之一；PLG 的水平低于 20% 或因子 ⅩⅢ:Ag、AT 的水平低于 35% 时提示预后不佳。

【诊断与鉴别诊断】　患者存在肝脏疾病的相关指标及出血等临床表现，结合 PT、APTT 延长即可诊断。注意应与 DIC 晚期鉴别。

三、依赖维生素 K 凝血因子缺乏症

【概述】 由于维生素 K 缺乏,引起因子Ⅱ、Ⅶ、Ⅸ、Ⅹ羧化过程受阻,而发生凝血障碍和自发性出血。维生素 K 是一种脂溶性维生素,由饮食摄取或肠道正常细菌合成,维生素 K 缺乏常见的原因有:①摄入不足:本病多发生在纯母乳喂养儿。婴儿母乳中维生素 K 含量很少,约 15 μg/L,仅为牛奶的四分之一。因谷物中维生素 K 含量低,母乳加米粥喂养也易发生本病。②肠道吸收不良:见于栓塞性黄疸和胆汁流失过多导致的胆盐缺乏性维生素 K 吸收不良、肠道感染、肿瘤引起的吸收障碍以及长期口服液体石蜡等润滑剂而致维生素 K 丢失过多等。③肠道合成减少:肠道内的正常菌群可合成维生素 K,长期用抗生素时导致细菌合成维生素 K 减少。④口服抗凝剂:香豆素衍生物(如华法林、醋硝香豆素等)通过抑制羧基化酶的活性产生维生素 K 拮抗剂的作用,使维生素 K 依赖因子的合成减少。

【实验室检查】 PT、APTT 延长;凝血酶原和因子Ⅱ、Ⅶ、Ⅸ、Ⅹ含量减低有助于明确诊断。

【诊断与鉴别诊断】 有干扰维生素 K 吸收的基础疾病和口服抑制干扰维生素 K 作用的口服抗凝剂史,结合 PT 和 APTT 延长易于诊断;有条件的可以直接检测血浆维生素 K 水平。

第四节 纤溶异常性疾病

一、原发性纤溶亢进症

【概述】 原发性纤溶亢进症(primary fibrinolysis)是由于血液循环中纤溶酶原激活物(t-PA,u-PA)增高导致纤溶酶(plasmin,PL)水平和活性增高而引起的以出血为主要症状的综合征。主要表现为手术创面或穿刺部位的渗血难止,皮肤出现大片淤斑,严重者可有内脏出血。其病因和发病机制与继发性纤溶有相似之处:由于某些先天性或后天获得性因素,使纤溶酶形成过多或纤溶系统的抑制物缺乏而使得纤溶系统活性增强,造成低纤维蛋白原血症的低凝状态,引起出血。主要见于:①外科手术或恶性肿瘤播散、占位性病变过度挤压时释放组织型纤溶酶原激活物(t-PA),某些药物如类固醇激素也可增加 t-PA 和(或)尿激酶型纤溶酶原激活物(u-PA)的释放;②严重肝脏疾病、某些感染等导致纤溶抑制物减少或活性降低。

【实验室检查】 ①血小板计数和功能基本正常;②APTT、PT 和 TT 可正常或延长;③Fg 含量明显降低,优球蛋白溶解时间(ELT)明显缩短;④血浆 PLG 活性减低,PL 活性增高,t-PA、u-PA 活性增高;⑤纤维蛋白肽 A(fibrinopeptide A,FPA)增高;⑥硫酸鱼精蛋白副凝固试验(3P test)呈阴性;⑦血浆 FDP 明显升高,D-二聚体多正常。

【诊断与鉴别诊断】 原发性纤溶亢进症尚无国际通用的诊断标准,诊断的关键是无凝血功能亢进的依据,且有纤维蛋白溶解亢进的实验室指标,最终确诊需要依据病因、临床表现和实验室检查等综合判断。一般需存在易诱发原发性纤溶的基础病变,有出血的临床表现,Fg≤1.5 g/L,ELT 明显缩短,FDP 明显升高,D-二聚体不增高等。

需要与继发性纤溶亢进和血栓性血小板减少性紫癜鉴别。原发性纤溶与继发性纤溶的鉴别,见表 14-3。

表 14-3 原发性纤溶与继发性纤溶的鉴别指标

鉴别项目	原发性纤溶	继发性纤溶
PLT	正常	降低或进行性降低
Fg	明显降低	降低或进行性降低
D-D	正常	阳性
FDP	明显升高	升高或进行性升高

续表

鉴别项目	原发性纤溶	继发性纤溶
3P	阴性	阳性
ELT	明显缩短	正常或轻度缩短
t-PA	明显升高	正常或升高
PLG	明显降低	正常或升高

二、弥散性血管内凝血

【概述】 弥散性血管内凝血(disseminated intravascular coagulation,DIC)是由不同病因导致局部损害而出现以血管内凝血功能异常为特征的一种继发性综合征。DIC 不是一种独立的疾病,而是多种基础性疾病止血病理生理改变过程中的一个环节。引起 DIC 的基础性疾病主要有感染性疾病(占 25%~40%)、恶性肿瘤(占 7%~27%)、组织损伤(占 6%~23%)、产科意外(占 5%~12%)、肝病(占 5%~12%)、其他(如外科手术及创伤、白血病等,占 10%~26%)。

DIC 的病理生理过程包括:①高凝阶段(凝血激活);②代偿阶段;③失代偿阶段(凝血因子大量消耗);④出血阶段(继发性纤溶)。一般认为在革兰阳性细菌感染、内毒素、血管炎性病变、抗原抗体复合物等致病因素作用下,激活机体单核-巨噬细胞和血管内皮细胞等表达释放组织因子,启动外源性凝血系统,内皮细胞受损后,由活性因子Ⅻ启动内源性凝血系统,同时抗凝调节系统(蛋白 C 系统、抗凝血酶及组织因子途径抑制物)存在某种缺陷,三者共同作用导致凝血功能失衡,导致凝血酶过度生成,在毛细血管和小血管内形成广泛的微血栓。若同时存在纤溶系统(纤溶酶原激活抑制剂-1 或组织型纤溶酶原激活物)某种缺陷,将引起更广泛的血管内纤维蛋白沉积。此时凝血过程消耗了大量的凝血因子和血小板,并激活了纤维蛋白溶解系统,进而引起继发性纤维蛋白溶解亢进,从而导致广泛出血、微循环障碍和休克等一系列临床表现。除原发病的表现外,DIC 的表现有广泛出血、循环衰竭、微血栓栓塞、微血管病性溶血,发生的概率分别为 80%~90%、50%~60%、45%~50%、7%~23%。临床上 DIC 通常是指已出现了出血和(或)多个器官功能障碍的继发性纤溶期,即显性 DIC,预后凶险且死亡率极高,因此及时、准确诊断 DIC 非常重要。

【实验室检查】 PLT 减低;PT、APTT、TT 均延长,但在 DIC 早期可在正常范围内;纤维蛋白原(Fg)明显减低,少数因代偿过度而增高;血浆硫酸鱼精蛋白副凝固试验(3P test)在失代偿期为阳性;优球蛋白溶解时间(ELT)缩短,常小于 70 min;血及尿 FDP 增高。

PT 延长、PLT 减低、Fg 减低为 DIC 的筛检试验,而 3P 试验则用于 DIC 的确诊。还有一些特殊检测项目可以用来判断病情,如血小板活化指标(PF4、TXB_2、P-选择素、β-TG)升高;纤溶亢进指标,如可溶性纤维蛋白单体复合物(soluble fibrin monomer complex,SFMC)试验阳性、纤溶酶-抗纤溶酶(plasmin-antiplasmin,PAP)复合物增高;血浆凝血酶碎片(F_{1+2})增高;凝血酶-抗凝血酶(thrombin-antithrombin,TAT)复合物增高等。

【诊断与鉴别诊断】 DIC 的诊断主要依靠临床结合实验室检查。一般诊断标准如下。

1. 存在易于引起 DIC 的基础疾病 如大型手术、感染、病理产科、恶性肿瘤、创伤等。

2. 有下列两项以上临床表现 ①多发性出血倾向;②不易以原发病解释的微循环衰竭或休克;③多发性微血管栓塞症状、体征,如皮肤、皮下、黏膜栓塞坏死及早期出现的肾、肺、脑等脏器功能不全;④抗凝治疗有效。

3. 实验室检查符合下列标准,同时有下列三项以上异常 ①3P 试验阳性或血浆 FDP>20 mg/L(肝病>40 mg/L),或血浆 D-二聚体水平较正常增高 4 倍以上;②血小板<100×10⁹/L 或呈进行性下降(肝病或白血病时,≤50×10⁹/L),有两项以上血小板活化产物(PF4、TXB_2、P-选择素、β-TG)增高;③血浆纤维蛋白原<1.5 g/L(恶性肿瘤或白血病<1.8 g/L,肝病<1.0 g/L)或呈进行性下降,或>4.0 g/L;④PT 缩短或延长 4 s 以上(肝病时,>5 s),APTT 延长或缩短 10 s 以上;⑤纤溶酶原含量和活性减低;⑥抗凝血酶活性和含量减低(<60%);⑦因子Ⅷ活性小于 50%(肝病必备)。

4. 疑难或特殊病例下列两项异常　①血浆组织因子增高,组织因子途径抑制物(TFPI)水平减低;②纤溶酶-抗纤溶酶(PAP)复合物增高($>1\ \mu g/L$);③可溶性纤维蛋白单体复合物(SFMC)试验阳性,血或尿纤维蛋白肽 A(FPA)增高;④血浆凝血酶碎片(F_{1+2})增高,凝血酶-抗凝血酶(TAT)复合物增高。

第五节　血栓性疾病

一、血栓前状态

【概述】　血栓前状态(prethrombotic state,PTS)既往称血液高凝状态(hypercoagulable state,HCS),也称血栓前期(prethrombotic phase),是指多因素引起的止凝血、抗凝和纤溶功能失调的一种病理过程,即血液有形成分和无形成分的生物化学和血液流变学发生了某些变化,具有易导致血栓形成的病理生理改变。这些变化包括:①血管内皮细胞受损或受刺激;②凝血因子含量增高或被活化;③抗凝因子含量减少或结构异常;④纤溶因子含量减少或功能减弱;⑤血小板和白细胞被激活或功能亢进;⑥血液黏度增高和血流减慢。

血栓前状态患者往往无临床症状和体征,可为先天性或获得性,前者与天然抗凝功能障碍有关,后者与怀孕、肥胖、血栓形成史、恶性肿瘤等因素有关,如糖尿病、急性早幼粒细胞白血病、肾病综合征等。

【实验室检查】　Fg升高;APTT、PT缩短;血小板聚集试验(platelet aggregation test,PAgT)升高;全血黏度和血浆黏度升高,但缺乏特异性。可进一步检测以下实验室指标:①血管内皮受损的分子标志物,如vWF、血浆内皮素、前列腺素-6-酮-F1a(PGF-6-K-F1a)及凝血酶调节蛋白(thrombomodulin,TM)、组织因子(tissue factor,TF)等;②血小板活化标志物,如血栓烷 B_2、血小板第 4 因子、β-TG、血小板选择素等升高;③凝血因子活化的标志物,如凝血酶-抗凝血酶(thrombin-antithrombin,TAT)、凝血酶碎片(F_{1+2})、FPA 及 D-二聚体等;④纤溶活性降低,如 t-PA 活性降低而其抑制物(tissue plasminogen activator inhibitor,t-PAI)活性升高、可溶性纤维蛋白单体复合物(SFMC)升高、抗纤溶酶复合物升高等。

【诊断】　血栓前状态目前还不能用试验检测来完成诊断,一般认为当血小板、凝血因子、血液凝固调节蛋白和纤溶成分、内皮细胞中有三类分子标志物发生利于血栓生成的改变时,倾向于确认血栓前状态。

二、易栓症

【概述】　易栓症(thrombophilia)于 1965 年由 Egeberg 在报道首例遗传性家族性抗凝血酶(AT)缺陷症时首先提出,意为血栓形成的倾向性增高。患者常无诱因或仅有轻微诱因如长时间坐、卧、妊娠,创伤等而引起反复的多发性深静脉血栓(deep venous thrombosis,DVT)形成。易栓症不是单一的疾病,是指由凝血因子、抗凝因子或纤溶系统等的遗传性或获得性缺陷而导致的容易发生血栓栓塞的疾病状态。易栓症的血栓栓塞类型主要为静脉血栓栓塞,分为遗传性和获得性两类:①遗传性易栓症有先天性蛋白 C 缺乏症、蛋白 S 缺乏症、纤维蛋白原缺乏症、抗凝血酶缺乏症、因子 V Leiden 缺陷和凝血酶原 G20210A 突变等。抗凝血酶、蛋白 C 和蛋白 S 这三种天然抗凝蛋白缺乏的杂合子发生血栓的危险性比正常人约升高10 倍,其中以抗凝血酶缺乏的危险性最高。②获得性易栓症有些是容易引发血栓的疾病,如抗磷脂综合征(抗磷脂抗体主要包括抗心磷脂抗体和狼疮型抗凝物,是引起获得性易栓症的最常见原因)和肿瘤,还有一些则是易发生血栓的危险状态,如长时间制动、创伤、手术等。年龄是获得性易栓症最大的危险因素,老年人静脉血栓形成的可能性高于儿童近千倍;瘫痪、口服避孕药、高 D-二聚体浓度、术后卧床、使用管形石膏固定骨折肢体、长距离乘车旅行等也易发生易栓症。

【实验室检查】　尽可能避免在口服避孕药、雌性激素替代治疗期、妊娠、血栓形成期采集标本。TT、PT 和 APTT 为易栓症的初筛试验项目。TT 在低纤维蛋白原血症和存在肝素样抗凝物时延长;PT 缩短可见于蛋白 S 或蛋白 C 缺乏症;APTT 延长对抗磷脂抗体初筛有一定意义。

疑为 AT、PC 或 PS 缺乏症时,可采用肝素结合活性、凝固法 PC 功能活性及游离型 PS 活性试验。疑为凝血酶原 G20210A 突变可进行基因分析；疑为因子 V Leiden 缺陷可做因子 V Leiden 检测。其中任何一项出现异常,应在 3~12 个月内重复测定,检测时应停用抗凝药。

【诊断】 患者以反复发作的深静脉血栓形成为主要临床表现,发病年龄多为中老年。检验结果是诊断易栓症的主要依据(表 14-4)。

表 14-4 易栓症的分型与检验结果

易栓症	检验结果和分型		
APC 抵抗(FⅤa 缺陷)			
	APC-SR	诊断值	参考区间
纯合子型	<0.45	<0.70	>0.84
杂合子型	0.45~0.70	<0.70	>0.84
AT 缺乏			
	AT:A	AT:Ag	肝素结合活性
Ⅰ型Ⅰa	减低	减低	正常
Ⅰ型Ⅰb	明显减低	减低	正常
Ⅱ型Ⅱa	减低	正常	减低
Ⅱ型Ⅱb	减低	正常	正常
Ⅱ型Ⅱc	正常	正常	正常
蛋白 C 缺陷			
	PC:A	PC:Ag	PC:A/PC:Ag 比率
Ⅰ型	减低	减低	>0.75
Ⅱ型Ⅱa	减低	正常	<0.75
Ⅱ型Ⅱb	正常	正常	<0.75
蛋白 S 缺陷			
	PS:A	PS:Ag	FPS:Ag
Ⅰ型	减低	减低	减低
Ⅱ型Ⅱa	减低	正常	正常
Ⅱ型Ⅱb	减低	正常	减低
HC-Ⅱ 缺陷			
	HC-Ⅱ:A	HC-Ⅱ:Ag	
	减低	减低	
	减低	正常	
纤溶酶原缺乏			
	PLG:A	PLG:Ag	
Ⅰ型	减低	正常	
Ⅱ型	减低	减低	
PAI-1 过多			
束臂试验	PAI:A	PAI:Ag	t-PA
前	增高	增高	正常
后	明显增高	明显增高	正常或增高

第六节　抗血栓和溶栓治疗监测

临床上常用抗血小板药、抗凝药和去纤药预防血栓的形成,用纤溶促进剂作为溶栓治疗的药物。在给药过程中,为了完成临床治疗目标,必须选择相应的实验室指标作为监测,使药物剂量既能防治血栓形成,又能避免过量使用而引起出血。

一、抗血栓治疗的监测

抗血栓治疗常用的药物是肝素和口服抗凝剂,通过降低血浆凝血因子的浓度及活性或拮抗活化的凝血因子,以达到预防血栓形成或阻止血栓继续发展的目的。

(一) 普通肝素

普通肝素(unfractionated heparin,UFH)通过促进抗凝血酶Ⅲ(antithrombin Ⅲ,AT-Ⅲ)与凝血酶结合发挥抗凝作用。普通肝素治疗并发出血的发生率为 7%～10%,监测的目的是为了调整使用剂量而防止出血,可选用下列指标进行监测。

1. APTT　APTT 是监测普通肝素的首选指标。应用小剂量肝素(5000～10000 U/24 h)时,可以不做监测。在应用中等剂量(10000～20000 U/24 h)和大剂量(20000～30000 U/24 h)时,必须要做监测试验。APTT 应控制在正常对照值的 1.5～2.3 倍区间,此区间内普通肝素抗凝效果佳而出血风险小。

2. 血浆肝素浓度　血浆肝素浓度监测是肝素监测的又一较为理想的指标,可以直接报告肝素的血浆含量。在 APTT 较正常对照延长 1.5～2.5 倍时,血浆肝素浓度为 0.2～0.5 U/mL,这种浓度的肝素是治疗的最佳选择。

3. 血小板计数　在应用肝素过程中,可发生血小板减少,须监测 PLT,使其维持在 $50×10^9$/L 以上为宜。

4. 抗凝血酶活性(AT:A)　由于肝素抗凝需依赖抗凝血酶(AT)含量,因此,必须测定血浆 AT:A,使其维持在 80%～120% 之间。若 AT:A 低于 70%,肝素疗效减低,需及时补充抗凝血酶制剂或血浆;若低于 50% 时,肝素几乎失效。因此,AT:A 测定是判断肝素是否有效的指标。

5. 活化凝血时间(ACT)　在体外循环应用肝素抗凝时,需常规应用较大剂量普通肝素(>5 U/mL),可选用 ACT 作为监测指标,使其维持在 380～420 s(参考区间为 60～120 s)。

(二) 低分子量肝素

低分子量肝素引起出血的可能性较普通肝素低,其发生率约为普通肝素的 1/3,对临床情况稳定、无并发症的患者,按体重给药时,不需做监测,但是大剂量做静脉持续滴注或用于治疗孕妇、儿童、肾功能不全者和非正常体重者时,则须做实验室监测。

1. 抗因子Ⅹa 活性测定　国际上推荐低分子量肝素的抗因子Ⅹa 活性维持在 0.5～0.8 个抗因子Ⅹa 单位/mL 为佳。

2. 血小板计数　使血小板维持在正常范围内,若低于 $50×10^9$/L 须停药。预防肝素诱导的血小板减少症或肝素诱导的血小板减少性血栓形成的发生。

(三) 口服抗凝剂

目前国内口服抗凝剂主要以维生素 K 拮抗剂华法林为代表,其治疗窗较为狭窄,起效缓慢,且由于应用剂量过大或个体的耐受性不同,口服抗凝剂的出血发生率可达 7.1%～20.5%。为安全使用口服抗凝剂,建议选用下列指标作为监测。

1. PT　PT 是监测口服抗凝剂的首选指标。在应用口服抗凝剂的过程中,使 PT 维持在正常对照 PT 值(12±1)s 的 1.5～2.5 倍(一般中国人以维持在 1.8～2.5 倍之间为宜)。

2. 凝血酶原时间比率(PTR)　PTR=患者 PT(s)/健康者 PT(s),维持在 1.5～2.0 为佳,若 PTR>2.0,其出血发生率为 22%,而当 PTR<2.0 时,出血发生率仅为 4%。

3. 国际标准化比率(INR) INR 为 WHO 推荐的监测维生素 K 拮抗剂类口服抗凝药的可靠指标。INR＝PTR^{ISI},ISI 是用多份凝血因子水平不同的血浆,与国际参比试剂(IRP)做严格校对,通过回归分析求得直线斜率所获得的结果。国内口服抗凝剂的 INR 以 1.8～2.5 为宜。

二、溶栓治疗的监测

溶栓治疗是指用药物来活化纤维蛋白溶解系统,促进纤溶酶的形成,从而加速纤维蛋白血栓溶解的药物治疗。常用的药物有尿激酶(urokinase,UK)、链激酶(streptokinase,SK)、组织型纤溶酶原激活物(t-PA)等,如有 D-二聚体或 FDP 生成,表明达到溶栓效果。持续应用溶栓药物,可致机体处于高纤溶状态。出血是溶栓治疗常见的并发症,轻度出血的发生率为 5％～30％,中度出血为 1％～2％,致命性脑出血的发生率为 0.2％～1.1％。可选用下列试验作为监测的指标。

(一) Fg、TT、FDPs 的检测

临床上溶栓治疗后,均可使体内的纤溶酶原转变为纤溶酶,纤溶酶裂解纤维蛋白和纤维蛋白原,产生 FDPs,而体内血浆 Fg 含量降低,TT 延长。治疗时,Fg 应维持在 1.2～1.5 g/L,TT 为正常对照的 1.5～2.5 倍,FDPs 为 300～400 mg/L 最为合适。

(二) 可监测出血的指标

当 Fg 低于 1.0 g/L,APTT 延长至正常对照 2 倍以上,FDPs 大于 400 mg/L,治疗三天后血小板低于 50×10^9/L,其临床出血并发症增加 3 倍,表明血液的凝固性明显下降,提示临床应该及时采取措施,预防出血。在溶栓过程中,上述监测指标每天检测 1 次为宜。

三、抗血小板药物治疗的监测

抗血小板药是指在体内或体外均有抑制血小板代谢和功能的药物,应用小剂量阿司匹林(80～325 mg/d),能达到较好的治疗效果且不会引起出血倾向,无须做监测试验。临床上大剂量地应用噻氯吡啶(ticlopidine),口服剂量为 250～500 mg/d 时,在开始用药的 1～2 周内,须每周检测血小板聚集试验(PAgT)、出血时间(BT)及血小板(PLT)计数各 1 次,以 PAgT 抑制率维持在参考区间的 30％～50％,BT 结果延长为参考区间上限的 1.5～2.0 倍,PLT 不低于 50×10^9/L 为宜。

四、降纤药的监测

最常用的降纤药是精制蝮蛇抗拴酶(Svate-3)和去纤酶,可以降低血浆 Fg 的含量,可降低血液黏度,又有溶栓和抗凝作用。临床上常以 Fg 和 PLT 作为监测指标,Fg 和 PLT 分别以维持在 1.2～1.5 g/L 和 $(50～60) \times 10^9$/L 为宜。若选用 APTT、PT 或 TT 作为监测指标,分别以维持在正常对照的 1.5～2.5 倍、1.5～2.0 倍或 2.0～2.5 倍为宜。因各种降纤药分解 Fg 的时间不同,用药后应每 12 h 监测 1 次,连续监测 3 天,以后改为每天监测 1 次,再连续监测 3 天。

(曾镇桦)

▌本章小结

本章以疾病为线索,阐述了血栓与止血检验在出血性和血栓性疾病中的临床应用。出血性疾病是由于多种原因导致机体止血、凝血功能障碍或抗凝血、纤维蛋白溶解过度,而引起的自发性出血、轻微外伤后过度出血或出血难止的一类疾病。该类疾病包括由血管异常、血小板异常、凝血因子异常、纤溶过度和循环抗凝物质增多等引起的一系列血栓与出血性疾病。其诊断牵涉病史、家族史、临床表现、实验室检查,其中具有重要价值的是实验室检查。临床抗栓和溶栓治疗实验监测的目的是在安全的前提下尽量达到治疗所需的药物浓度,避免发生出血并发症,实验监测中常选用 Fg、TF 和 FDPs 作为溶栓治疗的监测指标;APTT 检测是监测普通肝素抗凝治疗的首选指标;而血小板聚集试验、BT 和血小板计数则为抗

血小板聚集药物治疗的常用监测项目。

能力检测

1. 何谓过敏性紫癜？过敏性紫癜的诊断依据是什么？

2. 特发性血小板减少性紫癜的诊断标准有哪些？特发性、继发性血小板减少性紫癜的主要区别点是什么？

3. 血友病的临床特征是什么？如何应用实验室检查诊断血友病？

4. DIC 的实验室诊断指标有哪些？

5. 原发性纤溶亢进和 DIC 如何鉴别？

第五篇

血液学检验实践训练

实验 1 红细胞系统形态观察

【目的要求】 掌握骨髓红细胞系统形态总特征,以及骨髓红细胞系统各期有核红细胞的形态特点。

【实验标本】 骨髓象大致正常的骨髓涂片、红细胞系统正常的溶血性贫血骨髓涂片。

【形态观察】

1. 红细胞系统各期有核红细胞形态总特征为:①胞体:圆形或类圆形。②胞核:圆形居中。③胞质颜色:深蓝色→蓝灰色→灰红色→淡红色。④胞质内无颗粒。

2. 观察各期有核红细胞形态特点 见实验表 1。

实验表 1 各阶段有核红细胞形态特点

鉴别点	原始红细胞	早幼红细胞	中幼红细胞	晚幼红细胞
胞体直径	15～25 μm	15～20 μm	8～15 μm	7～10 μm
胞体形态	圆或椭圆,常有瘤状突起	圆或椭圆,可有瘤状突起	圆形	常圆形
胞核形态	圆形、椭圆形,约占细胞直径的 4/5,常居中	圆形、椭圆形,约占细胞直径的 2/3,常居中	圆形、椭圆形,占细胞直径的 1/2～2/3,常居中	圆形,椭圆形,占细胞直径的 1/2 以下,常居中或偏位
核仁	1～3 个	模糊或无	无	无
染色质	细颗粒状,有聚集趋势	粗颗粒状或小块	块状如击碎木块,副染色质明显	固缩成团块状,副染色质可见或无
胞质量	较少	略增多	多	多
胞质颜色	深蓝色不透明,有核周淡染区	深蓝色不透明,可见核周淡染区	灰蓝、灰红色	浅红色或灰红色
胞质颗粒	无	无	无	无

【注意事项】

1. 在低倍镜下选择染色好、厚薄适宜的部位进行观察。厚薄适宜的部位多在血膜的体尾交界处,其成熟红细胞不重叠也不过分分离,细胞形态完整,染色好,细胞结构清楚。在血膜厚的部位,显微镜下的有核红细胞胞体小,胞质少;而尾部有核红细胞(包括红细胞)胞体大,胞质量也较多,红细胞中央淡染区常消失。所以选择合适的部位观察非常重要。

2. 观察前应确定骨髓涂片的正反面,有血膜面反光性差,而反面反光性好。如反面朝上放置,低倍镜和高倍镜下可见片中细胞,油镜下却看不到细胞,如果过度地调节焦距易压碎骨髓涂片。

3. 首先选择具有红细胞系统特征的细胞进行观察,再进一步辨认各阶段有核红细胞的特点。观察有核红细胞胞质颜色时,要与周围红细胞进行比较,因为片子偏酸或偏碱均会影响胞质颜色。

4. 有的骨髓涂片中可见多个有核红细胞围绕巨噬细胞或组织细胞,称为有核红细胞造血岛,有核红细胞围绕巨噬细胞的主要目的是摄取铁以合成血红蛋白。有核红细胞造血岛增多见于溶血性贫血、白血病化疗后恢复期等,而正常人偶见。

5. 由于细胞形态变化多样,故观察细胞时不能只抓住某一、两个特点,就轻易地做出否定或肯定性判断。应全面观察细胞,如胞体大小、形态,胞质量、颜色、颗粒、空泡等,胞核大小、形态、位置、核染色质、核仁(包括数量、大小、清晰度),同时要注意与周围细胞进行比较。

6. 在油镜下绘出典型细胞的形态对掌握血细胞形态学特征和加深对所学细胞的印象非常必要,画细胞时要画出细胞的特征,并要画出每个细胞染色质结构、浆色、胞体大小等变化规律。

实验 2 粒细胞系统形态观察

【目的要求】 掌握骨髓粒细胞系统形态总特征,以及粒细胞系统各期细胞的形态特点。

【实验标本】 骨髓象大致正常的骨髓涂片。

【形态观察】

1. 粒系细胞形态特点 ①胞体:规则,呈圆形或椭圆形。②胞质颗粒:无颗粒→非特异性颗粒→特异性颗粒→特异性颗粒增多、非特异性颗粒减少→仅有特异性颗粒。③胞核:圆形→椭圆形→核一侧扁平→肾形→杆状→分叶状。

2. 观察骨髓粒细胞系统各期形态 见实验表 2。

实验表 2 各阶段粒细胞形态特点

鉴别点	原始粒细胞	早幼粒	中幼粒	晚幼粒	杆状核	分叶核
胞体直径	10~20 μm	12~22 μm	10~18 μm	10~16 μm	10~13 μm	10~13 μm
胞体形态	圆或椭圆形	圆或椭圆形	圆或椭圆形	圆或椭圆形	圆或椭圆形	圆或椭圆形
胞核形态	圆或椭圆形	圆或椭圆形,常偏于一侧	椭圆形,一侧扁平或略凹陷	明显凹陷呈肾形、半月形等	呈带形、S形、U形等	分叶(2~5叶)
核仁	2~5个,较小	常清楚	常无	无	无	无
染色质	细颗粒	开始聚集,较原始粒细胞粗	聚集呈索块状	小块状,出现副染色质	粗块状,副染色质明显	粗块状,副染色质明显
胞质量	较少	较多或多	多	多	多	多
胞质颜色	透明天蓝色	淡蓝色	淡红色	淡粉色	淡粉色	淡粉色
胞质颗粒	无或有少许,细小颗粒	数量不等、粗细不均的A颗粒	出现特异性颗粒,A颗粒常较多	充满特异性颗粒,A颗粒少或无	充满特异性颗粒	充满特异性颗粒

【注意事项】

1. 部分粒细胞形态不典型,应注意与其他细胞鉴别。

(1)原始粒细胞(简称原粒)划分标准:传统的分类方法认为原粒是无颗粒的。但现在认为原粒可有颗粒,故将原粒分为两型,Ⅰ型即传统的原粒,Ⅱ型则是在传统原粒的基础上浆中可有少许细致颗粒。在正常情况下原粒按传统分类,在白血病时是按两型分类方法。

(2)对于形态不典型的粒细胞,应注意与其他细胞进行鉴别,如单核细胞、淋巴细胞等,通过与周围其他细胞(包括粒系和非粒系细胞)进行比较,有助于做出正确判断。

2. 注意辨认双染性嗜酸性粒细胞,它一般见于中幼、晚幼粒细胞阶段。由于其颗粒不典型,易误认为嗜碱性粒细胞。

3. 涂片厚的部位各阶段粒细胞胞体小,因此要选择合适的部位进行观察。

实验 3 淋巴细胞、浆细胞系统形态观察

【目的要求】 掌握骨髓淋巴细胞、浆细胞系统的形态特征,以及两系统中各期细胞的形态特征。

【实验标本】 淋巴细胞白血病骨髓涂片、多发性骨髓瘤骨髓涂片。

【形态观察】

1. 淋巴细胞系统形态特点 见实验表 3。

实验表 3　各阶段淋巴细胞形态特点

鉴别点	原始淋巴细胞	幼稚淋巴细胞	大淋巴细胞	小淋巴细胞
胞体直径	10～18 μm	10～16 μm	12～15 μm	6～9 μm
胞体形态	圆形或椭圆形	圆形或椭圆形	圆形或椭圆形	圆形、椭圆形或蝌蚪形
胞核形态	圆形或椭圆形	圆形或椭圆形	椭圆形,常偏位	椭圆形或有小切迹
核仁	1～2 个	模糊或消失	消失	消失
染色质	粗颗粒状	较粗	紧密而均匀	块状,副染色质不明显
胞质量	少	少	较多	很少
胞质颜色	蓝色,有核周淡染区	蓝色	清澈的淡蓝色	淡蓝色或深蓝色
胞质颗粒	无	偶有少许紫红色颗粒	常有紫红色颗粒	常无颗粒

2. 浆细胞系统形态特点　见实验表 4。

实验表 4　各阶段浆细胞形态特点

鉴别点	原始浆细胞	幼稚浆细胞	浆细胞
胞体直径	12～20 μm	12～16 μm	8～15 μm
胞体形态	圆形或椭圆形	圆形或椭圆形	常椭圆形
胞核形态	圆形,较大,占细胞直径 2/3 以上,常偏位	圆形或椭圆形,占细胞直径 2/3 以上,常偏位	圆形或椭圆形,较小,常偏于一侧
核仁	1～2 个,清晰	模糊或无	无
染色质	粗颗粒网状	聚集,较粗大颗粒	聚集成块状,呈典型的车轮状或龟背状

【注意事项】

1. 原始淋巴细胞与原始粒细胞的区别是细胞形态学的重点和难点,原始淋巴细胞染色质较原始粒细胞粗糙,核仁较原始粒细胞少。在临床工作中还可通过髓过氧化物酶(MPO)染色加以区别。某些淋巴细胞形态不典型,应注意与中幼红细胞、浆细胞进行鉴别。

2. 淋巴细胞分为大淋巴细胞和小淋巴细胞,骨髓涂片中一般以小淋巴细胞为主。

3. 各阶段淋巴细胞的划分中,其关键是如何区分不成熟淋巴细胞和成熟淋巴细胞。

4. 某些反应性浆细胞增多的骨髓涂片中,有时可见 3 个或 3 个以上成熟浆细胞围绕巨噬细胞或组织细胞,称之为浆细胞岛,应注意与成骨细胞鉴别。

 # 实验 4　单核细胞、巨核细胞系统形态观察

【目的要求】　掌握骨髓单核细胞、巨核细胞系统的形态特征,以及两系统各阶段细胞的形态特点。

【实验标本】　单核细胞白血病骨髓涂片、原发性血小板增多症骨髓涂片。

【形态观察】

1. 单核细胞系统形态特点　见实验表 5。

实验表 5　各阶段单核细胞形态特点

鉴别点	原始单核细胞	幼稚单核细胞	单核细胞
胞体直径	15～25 μm	15～25 μm	12～20 μm
胞体形态	圆形或不规则,有时有伪足	圆形或不规则,有时有伪足	圆形或不规则,有时有伪足

续表

鉴别点	原始单核细胞	幼稚单核细胞	单核细胞
胞核形态	胞核较大,约占细胞直径的2/3,常为圆形、椭圆形或不规则形	不规则,呈椭圆形、肾形或有切迹,扭曲、折叠状	不规则形,呈扭曲、折叠状或大肠形、笔架形、马蹄形、S形等
核仁	1～3个,大而清楚	有或消失	消失
染色质	纤细、疏松,呈细丝网状	开始聚集,呈疏松网状	呈疏松条索状或网状
胞质量	较多	增多	多
胞质颜色	蓝色或灰蓝色,半透明如毛玻璃样	蓝色或灰蓝色,半透明如毛玻璃样	灰蓝色或略带粉色
胞质颗粒	无或有少许细小颗粒	可见细小、粉尘样紫红色嗜天青颗粒	可有细小、粉尘样紫红色嗜天青颗粒
空泡	可有	可有	常有

2. 巨核细胞系统形态特点　见实验表6。

实验表 6　各阶段巨核细胞形态特点

鉴别点	原始巨核细胞	幼稚巨核细胞	颗粒型巨核细胞	产板型巨核细胞	裸核型巨核细胞
胞体直径	20～30 μm	30～50 μm	40～100 μm	40～100 μm	—
胞体形态	圆形或不规则形,可有指状突起	不规则形	不规则形	不规则形,胞膜不完整	—
胞核形态	圆形、椭圆形或不规则形,约占细胞直径的4/5	不规则形	不规则,可见扭曲、折叠、分叶或花瓣状	不规则或高度分叶但常重叠	不规则或高度分叶但常重叠
核仁	2～3个,不清晰	模糊或无	无	无	无
染色质	粗颗粒状,排列紧密	粗或小块状	呈粗块状或呈条状	呈块状或条状	呈块状或条状
胞质量	较少	较丰富	极丰富	极丰富	无或有少许
胞质颜色	深蓝色或蓝色	深蓝色或蓝色	粉红色	粉红色	—
胞质颗粒	无	近核处出现细小且大小一致的嗜天青颗粒	充满细小、大小一致的嗜天青颗粒	颗粒丰富,并常有雏形血小板形成,并释放	—

【注意事项】

1. 单核细胞是一种较难辨认的细胞,因其形态变化较大,初学者经常将不典型的单核细胞误认为粒细胞或淋巴细胞,而使分类中单核细胞的比例下降,应注意它们之间的鉴别。

2. 巨核细胞是个多倍体细胞,胞体巨大,多位于血膜的边缘(包括血膜尾部、上下边缘及头部),且数量一般较少,故观察巨核细胞时应先在低倍镜下观察血膜边缘部分,找到巨核细胞后移至视野正中,然后转油镜进行确认和分期。

3. 小巨核细胞较小,直径为10～20 μm,与大淋巴细胞相近。细胞核圆形或椭圆形,核染色质致密、深染,一般无核仁。胞质量少,呈灰蓝色或浅红色,可含少量嗜天青颗粒,边缘可有血小板生成或脱落。小巨核细胞常见于 MDS。

4. 观察骨髓涂片时,要注意观察血小板形态、数量、大小及分布状态。异常血小板对形态学诊断也有参考价值,如巨型血小板、小型血小板及无颗粒血小板。正常情况下血小板成堆分布,在血小板减少或骨髓液经抗凝后制备的骨髓涂片中,血小板呈散在分布。若制片时标本出现凝固,显微镜下可见标本凝块中有聚集的血小板,而血膜其他部位的血小板明显减少或无。

【实验报告】 根据观察到的单核细胞系统、巨核细胞系统各阶段细胞形态进行绘图。

实验5 非造血细胞形态观察

【目的要求】 掌握常见的非造血细胞的形态学特点,以及非造血细胞与其他系类似细胞的鉴别。

【实验标本】 再生障碍性贫血骨髓涂片及其他原因所致的非造血细胞增多的骨髓涂片等。

【形态观察】

1. 各种非造血细胞形态特点 见实验表7。

实验表7 各种非造血细胞形态特点

鉴别点	组织细胞	肥大细胞	吞噬细胞	成骨细胞	破骨细胞	脂肪细胞	内皮细胞	纤维细胞
胞体大小	20~50 μm	15~30 μm	不定(多数大)	25~45 μm	60~100 μm	30~50 μm	15~30 μm	>200 μm
胞体形态	长椭圆形或不规则形	外形不规则,呈梭形、蝌蚪形或圆形等	极不一致	长椭圆形或不规则形,边缘常呈云雾状	不规则形,边缘清楚或不整齐	圆形或椭圆形	梭形、椭圆形或长尾形	长条状
核形及个数	1个,圆形或椭圆形	1个,较小,圆形	常1个,圆形、椭圆形或不规则	1个,偏位,圆形或椭圆形	1~100个,圆形或椭圆形	1个,偏位,小而不规则	1个,圆形、椭圆形或不规则	多个至数十个,椭圆形
核仁	1~2个	无	有或无	1~3个,淡蓝色	1~2个,淡蓝色	无	无	1~2个
染色质	粗网状	结构不清楚	较疏松	粗网状	粗网状	致密	细网状	网状
胞质量	较丰富	较丰富	不定	丰富	极丰富	多	较少	极丰富
胞质颜色	淡蓝色	淡红色	灰蓝色	深蓝或蓝色	淡蓝或淡红色	淡蓝色	淡蓝或淡红色	淡蓝或淡红色
胞质颗粒	可有少许紫红色颗粒	充满圆形、大小均一的深紫黑色颗粒	可有颗粒,棕色、蓝色或紫红色	偶有少许紫红色颗粒	有大量细小、淡紫红色颗粒	无	可有细小、紫红色颗粒	可有少许紫红色颗粒
其他特点	胞膜不完整	—	可见多少不一的吞噬物	核远处常有淡染区,常成堆分布	有的细胞同时伴有粗大颗粒	充满大小不一空泡	—	含纤维网状物

2. 涂抹细胞 往往是由于推片时人为造成的,有时是细胞退化所致;退化细胞是细胞衰老退化所致,例如核溶解、核固缩的细胞等。涂抹细胞大小不一,通常只有一个核而无胞质,胞核肿胀,核结构常模糊不清,染成均匀淡紫红色,有的可见核仁。有时呈扫帚状,形如竹篮,故又称为篮细胞。核溶解的细胞表现为胞核变大,核膜不完整,核染色质结构不清楚,其胞体也常变大,胞膜也不完整;核固缩的细胞表现为核染色质聚集呈团块状,副染色质消失,核固缩呈圆形或核碎裂成数个,而核膜、胞膜仍完整。

【注意事项】

1. 非造血细胞之间、非造血细胞与血细胞之间的某些细胞有相似之处,应加以鉴别。

2. 非造血细胞胞体较大、数量少,一般应在低倍镜下寻找,找到疑似细胞后再转油镜下确认。

3. 有些非造血细胞在骨髓小粒中较易见,如网状细胞、肥大细胞、脂肪细胞及纤维细胞等,可首先在骨髓小粒中查找,尤其是再生障碍性贫血患者。

4. 有的组织嗜碱细胞胞质中颗粒排列致密,染色后整个细胞呈紫黑色,易误认为异物,但仔细观察其胞体边缘,往往可发现胞质中充满颗粒。

实验 6　骨髓细胞形态学检查

【目的要求】　掌握骨髓涂片检查步骤、结果计算、报告单的书写及注意事项;骨髓有核细胞增生程度的判断及健康成人骨髓象特点,以及肉眼观察良好骨髓涂片的特点。

【实验标本】　大致正常的骨髓涂片、增生性骨髓涂片等。

【检验步骤】

1. 骨髓细胞形态学检查步骤　发放制备良好的大致正常的骨髓涂片。操作步骤见实验图 1。

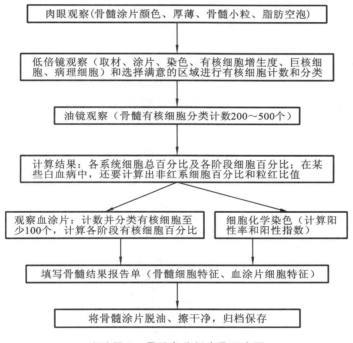

实验图 1　骨髓象分析步骤示意图

2. 骨髓涂片观察内容　包括六大系统细胞及其他细胞的观察,应观察各系增生程度,各阶段细胞胞体(如大小、形态)、胞核(如核形、核位置、染色质、核仁大小、核仁数量等)及胞质(如量、颜色、颗粒、空泡)的形态特点等,对于有病变的细胞系统更应仔细观察。细胞计数、分类完成后,还要再一次进行全面的观察(包括低倍镜、高倍镜及油镜)。注意细胞分类情况与其他区域是否一致,必要时采用单独快速计数来验证或重新计数;同时也要注意其他部位有无异常细胞等情况。

3. 血涂片观察内容　骨髓检查配合血涂片检查,对确定诊断和鉴别诊断是非常有必要的。一般血涂片分类计数至少分 100 个白细胞。内容主要是观察血涂片中各类细胞数量、大小、形态、染色及结构有无变化,有无幼稚细胞;血小板的分布大小、形态、颗粒及分布有无异常;成熟红细胞大小及形态有无异常等;有无寄生虫及其他异常细胞等;若有细胞化学染色,也需进行观察。将血涂片分类结果填入骨髓报告单的相应位置中。

4. 结果计算　①计算各系细胞百分比及各阶段细胞百分比;在某些白血病中,如急粒、急单还要计算出非红系细胞（NEC）百分比；②计算粒/红比值（G/E）；③计数全片骨髓膜中各期巨核细胞数，以及各阶段巨核细胞的个数或百分比；④血涂片分类后采用 ANC 方法计算出各种、各阶段有核细胞百分比。

【注意事项】

1. 分类计数时，应从体尾交接处开始，逐渐向尾部迂回移动涂片；当有核细胞极多时，可选择涂片染色最佳部位进行分类计数。

2. 原始细胞的形态分化特点少，差异甚微，因此注意区别。在鉴定属于哪个系列时，要寻找与该原始细胞形态接近而较为成熟的细胞作为推测的旁证。同时结合细胞化学染色结果来判断。

3. 由于细胞形态学变化的多样，辨认细胞不能单凭一两个特征就下结论。应综合细胞体积大小、外形、核质比、细胞核特点、细胞质受色及颗粒性质、多少等多方面特征分析判断。

4. 细胞的发育是一个连续的过程。当遇到介于两个阶段之间的过度细胞时，一般应划入成熟方向的下一阶段。对核质发育不平衡者，应根据细胞核形态和多数细胞特征来划分阶段。对处于两个系统之间的难以辨认的细胞，应采用"大数归纳法"，即归入比例高的系列细胞中。

5. 在急性白血病时，骨髓象原始细胞所占比值很大，原始细胞除可以做细胞化学染色加以鉴别外，应注意观察伴随出现的幼稚细胞、成熟细胞，并与其比较，推测原始细胞的归属，以及通过免疫学检查明确细胞类型。

6. 涂片中如见到难以识别的细胞，可列入"分类不明"细胞，但不宜过多，若有一定数量，则应通过细胞化学染色、集体阅片或专家会诊等方法进行辨认。

7. 在进行骨髓象检查时，应做血象观察，二者互为对照，对疾病诊断和鉴别诊断具有非常重要的意义，二者的关系见血涂片检验的临床意义。

8. 填写报告单时字体要整洁，不能有涂改，各阶段细胞的百分比总和为 100%，不能有计算错误。文字描述骨髓特征时，一般按表 2-14 所列顺序，如果各系细胞形态基本正常，只需要简单描述即可（重点描述粒系、红系及巨核系）；但如果某系有病变，则首先详细描述该系列细胞，其他系列细胞的描述顺序不变。

（宋艳荣　秦洁）

实验 7　髓过氧化物酶染色

【实验目的】　掌握髓过氧化物酶（MPO）染色的原理、操作方法、结果判断、注意事项。

【实验原理】　二氨基联苯胺法主要是依据血细胞内存在 MPO，该酶能分解 H_2O_2 而释放出新生态氧，后者氧化无色的二氨基联苯胺，形成金黄色不溶性沉淀，定位于 MPO 所在的活性部位。

【器材与试剂】

1. 器材　新鲜骨髓涂片或血涂片、染色缸、显微镜等。

2. 试剂

（1）甲醛-丙酮缓冲溶液（pH6.6）：Na_2HPO_4 20 mg、KH_2PO_4 100 mg 溶于 30 mL 蒸馏水中，加入丙酮 45 mL、400 g/L 甲醛 25 mL，4 ℃保存。

（2）50 mmol/L Tris-HCl 缓冲溶液（pH7.6）。

（3）底物液：3,3′-二氨基联苯胺 20 mg 溶于 50 mL Tris-HCl 缓冲溶液中，加入 3% H_2O_2 0.2 mL，充分混合溶解后过滤。

【操作】

1. 新鲜涂片用冷甲醛-丙酮缓冲溶液固定 30 s（4 ℃），流水冲洗。

2. 底物液孵育 10～15 min，（20±5）℃。

3. 水洗 2 min。

4. 用苏木素或 Giemsa 液复染 10 min。水洗，晾干，镜检。

【结果观察】

1. 用油镜观察,胞质内出现棕黄色颗粒为阳性反应。

2. 阳性程度判断。

"一":胞质中无阳性颗粒。

"±":胞质中细小阳性颗粒。

"1+":胞质中阳性颗粒较粗大,常呈局限性分布。

"2+":阳性颗粒粗大密集,占胞质的 1/2～2/3。

"3+":阳性颗粒粗大几乎布满胞质。

"4+":阳性颗粒呈团块状,充满胞质,可覆盖核上。

【注意事项】 MPO 染色是急性白血病形态学分型中最重要和首选的常规细胞化学染色。该方法简单且敏感,具有重要的实用价值。

1. 标本需新鲜制作并及时固定。

2. 染色液应临用前配制。

3. 标本在未染色前勿沾氧化剂类试剂,以免细胞内的过氧化物酶被抑制和破坏。

4. 采用健康人末梢血涂片作阳性对照。

5. 染色法测定 MPO 的敏感性明显低于流式细胞术 MPO 测定,故 MPO 染色阴性不能排除白血病细胞中此酶的存在,抗髓过氧化物酶抗体的免疫学检测较细胞化学染色更敏感,故 MPO 染色阴性,必要时可用流式细胞术进行确认。

实验 8 α-醋酸萘酚酯酶染色

【实验目的】

1. 掌握 α-醋酸萘酚酯酶(α-NAE)染色的原理、结果判断及注意事项。

2. 熟悉 α-醋酸萘酚酯酶染色的操作方法。

【实验原理】 在中性条件下,血细胞内的 α-醋酸萘酚酯酶水解基质液中的 α-醋酸萘酚,产生萘酚进而与基质液中的重氮盐偶联,产生不溶性的有色沉淀,定位于细胞质中酶所在的部位。

【器材与试剂】

1. 器材 新鲜骨髓涂片、染色缸、水浴箱、显微镜。

2. 试剂

(1) 0.067 mol/L 磷酸缓冲溶液(pH7.6)。

甲液:2.388 g $Na_2HPO_4 \cdot 12H_2O$ 加蒸馏水至 100 mL。

乙液:0.908 g KH_2PO_4 加蒸馏水至 100 mL。

取甲液 87 mL,乙液 13 mL 混合,调 pH 值至 7.6。

(2) 基质液:0.067 mol/L 磷酸缓冲溶液 50 mL,加 10 g/L α-醋酸萘酚(用 50% 丙酮为溶剂)1.0 mL,充分振荡,直至最初产生的混浊物大部分消失为止,加重氮盐(坚牢蓝 B 等)50 mg,振荡,过滤后立即使用。

(3) 10 g/L 甲基绿水溶液。

【操作】

1. 新鲜干燥涂片置 10% 甲醛生理盐水中 5 min 或甲醛蒸气固定 5～10 min,流水冲洗 5 min,待干。

2. 放入基质液中,37 ℃ 1 h,水洗。

3. 10 g/L 甲绿水溶液复染 5 min,充分水洗,待干,镜检。

4. 结果观察 细胞质内有灰黑或棕黑色弥漫性或颗粒状沉淀为阳性。

5. 氟化钠抑制试验 1 mL 基质液中加入 1.5 mg 氟化钠,其余染色步骤同上。两种方法染色后用油镜计数 100 或 200 个被检细胞,分别计算出抑制前和抑制后的阳性率和积分,按下列公式计算出抑制率。

抑制率(%)＝100%×(抑制前阳性率或阳性积分－抑制后阳性率或阳性积分)/抑制前阳性率或阳性积分。

【注意事项】

1. 标本必须新鲜,应于取材后 2 天内染色。

2. α-醋酸萘酚与 β-醋酸萘酚的比较 用 β-醋酸萘酚为底物时,可显示白细胞的非特异性酯酶,其反应产物为紫红色,色泽比较鲜明,但一般不呈颗粒状。当用 α-醋酸萘酚为底物时,酶反应产物为棕黑色,颗粒一般比较明显,定位清楚。

3. 重氮盐的选择以坚牢蓝 B,坚牢蓝 RR 及坚牢黑 B 的染色效果为好。

 # 实验 9 过碘酸-希夫染色

【实验目的】

1. 掌握过碘酸-希夫染色(PAS)的原理、结果判断及注意事项。

2. 熟悉过碘酸-希夫染色的操作方法。

【实验原理】 过碘酸是一种氧化剂,能将细胞内含有乙二醇基的多糖类物质(糖原、黏多糖、黏蛋白、糖蛋白及糖脂等)氧化,形成双醛基。醛基与雪夫(schiff)试剂中的无色品红结合生成紫红色化合物,定位于含有多糖类的细胞质中。反应的强弱程度与细胞内参与反应的乙二醇基的量成正比。

【器材与试剂】

1. 器材 染色缸、水浴箱、显微镜等。

2. 试剂

(1) 固定液:95%乙醇。

(2) 10 g/L 过碘酸溶液:1 g 过碘酸溶于 100 mL 蒸馏水中,避光保存。

(3) Schiff 液:碱性品红 1 g 缓慢加入 200 mL 沸水中,待其冷却至 50～60 ℃时加入 1 mol/L 盐酸 20 mL,再冷却至 30～25 ℃时,加入偏重亚硫酸钠($Na_2S_2O_5$)2 g 使之溶解,放在棕色瓶中置暗处 24 h,加入活性炭 2 g,混匀,过滤,滤液应无色透明,冰箱保存。溶液变红则失效。

(4) 亚硫酸水溶液:100 g/L 偏重亚硫酸钠液 6 mL、1 mol/L 盐酸 5 mL,加蒸馏水至 100 mL。

(5) 20 g/L 甲基绿溶液或苏木素液。

【操作】

1. 涂片用 95%乙醇固定 10 min,水洗,晾干。

2. 浸入 10 g/L 过碘酸溶液中 15～20 min,水洗,晾干。

3. 置于 Schiff 染液中 37 ℃(或室温)染色 30 min。

4. 用亚硫酸水溶液冲洗 3 次,每次 2 min(可省略),再用流水冲洗 5 min,晾干。

5. 20 g/L 甲基绿复染 1～2 min 或苏木素液复染 5 min,水洗,晾干,镜检。

6. 为鉴别糖原与其他多糖类物质,可在氧化前用唾液处理标本,再进行染色。被淀粉酶消化则为糖原,否则为其他多糖类物质。

【结果观察】 用油镜观察,细胞质出现红色颗粒、块状或弥漫状红色为阳性。阳性强度参考标准如下。

"－":细胞质无色,无颗粒。

"1＋":细胞质淡红色,或少量红色颗粒。

"2＋":细胞质红色,或 10 个以上红色颗粒。

"3＋":细胞质染红色,或有粗大颗粒,可出现红色块状。

"4＋":细胞质紫红色或有粗大块状。

【注意事项】

1. 固定液以 95%乙醇为首选,用 10%甲醛甲醇溶液或 10%甲醛乙醇溶液,效果也很好。

2. 保存良好的(已固定或未固定的)陈旧涂片和已做过瑞氏染色的涂片均可进行 PAS 染色。但做过瑞氏染色的涂片在做 PAS 前,最好先用乙醇脱色。

3. 过碘酸粉末易受潮,保存时应注意防潮或保存于干燥器中。过碘酸的质量要保证,氧化时间应严格掌握。

4. 不同品牌的碱性品红染色效果不一,其质量是试验成败关键因素之一。

5. Schiff 溶液应密封(塞紧瓶口)、避光保存,或小瓶分装存放。使用时不要暴露于空气中过久,否则溶液中的 SO₂ 外逸,导致溶液变红而失效。变红了的 Schiff 溶液可通入 SO₂ 气体,至红色消失后再用。但应注意,溶液中过量的 SO₂ 越少,反应越灵敏。

6. 某些酮类(如丙酮)、碱类、不饱和化合物或某些能与 SO₂ 作用的物质,均不宜与 Schiff 溶液接触;否则,易发生化学反应,使溶液变为桃红色而失效。

7. 染色时,Schiff 反应最好在室温下进行。因为 37 ℃下孵育或水浴时,容易损失 SO₂ 而使 Schiff 溶液失效变红。

8. PAS 染色后的涂片应及时镜检观察结果,放置 1 周后,阳性反应开始逐渐褪色。

9. 配制 Schiff 溶液时碱性品红可用副品红替代,亚硫酸钠可用亚硫酸氢钠、硫代硫酸钠、偏重亚硫酸钠替代。

10. PAS 染色结果常不典型。恶性增生的红细胞不一定都呈阳性反应,而良性增生的红细胞也并不都是阴性反应,诊断时应结合其他临床资料综合分析各类情况。PAS 染色受试剂等影响,可出现假阴性或假阳性。故在临床应用过程中应通过观察中性粒细胞或血小板是否阳性判定染色效果。

 # 实验 10　中性粒细胞碱性磷酸酶染色

【实验目的】

1. 掌握卡氏偶氮偶联法中性粒细胞碱性磷酸酶(NAP)染色的原理、结果判断及注意事项。

2. 熟悉中性粒细胞碱性磷酸酶染色的操作方法。

【实验原理】　中性粒细胞胞质中的碱性磷酸酶在 pH9.6 的碱性条件下能水解磷酸萘酚,生成萘酚,后者与重氮盐偶联形成不溶性的有色沉淀定位于胞质中的酶活性处。重氮盐有多种,常用的有坚牢蓝 RR、坚牢蓝 BB、坚牢紫酱等。

【器材与试剂】

1. 器材　新鲜外周血涂片、染色缸、水浴箱、显微镜等。

2. 试剂

(1) 10% 甲醛-甲醇固定液。

(2) 丙二醇缓冲溶液储备液(0.2 mol/L):取 2-氨基-2-甲基-1,3-丙二醇 10.5 g 加入 500 mL 蒸馏水中,溶解后置于冰箱内保存。

(3) 丙二醇缓冲溶液应用液(0.05 mol/L,pH 9.75):取 0.2 mol/L 储备液 25 mL 和 0.1 mol/L 盐酸 5 mL,加蒸馏水至 100 mL。

(4) 盐酸 5 mL,加蒸馏水至 100 mL。

(5) 基质孵育液(pH 9.5～9.6):α-磷酸萘酚钠 20 mg 溶于 0.05 mol/L 丙二醇缓冲溶液应用液 20 mL 中,再加坚牢紫酱 GBC 盐(或重氮坚牢蓝)20 mg,混合后用滤纸过滤,用前临时配制。

(6) Mayer 苏木素染色液。

【操作】

1. 新鲜干燥的涂片用冷 10% 甲醛-甲醇固定液固定 30 s,用流水冲洗,待干。

2. 将涂片浸入基质孵育液中,在室温(冬季放水浴箱)下温育 10～15 min。

3. 用流水冲洗 1～2 min,加 Mayer 苏木素染色液复染 5～8 min,流水冲洗,待干,镜检。

【结果观察】

1．阳性反应　胞质中出现棕黑色或棕红色颗粒为阳性，阳性强度判断标准如下。

"－"：胞质内无阳性产物（0分）。

"1＋"：胞质呈浅灰色，阳性颗粒占胞质的25％～50％（1分）。

"2＋"：阳性颗粒占胞质面积的50％～75％（2分）。

"3＋"：阳性颗粒占胞质面积的75％～100％（3分）。

"4＋"：胞质内充满蓝黑色致密的阳性颗粒，占胞质面积的100％，甚至遮盖胞核（4分）。

2．计算阳性率和积分值　在油镜下连续计数100个成熟中性粒细胞，记录其阳性反应细胞。

阳性率：100个细胞中阳性细胞总数即为阳性率。

积分值：100个细胞中阳性细胞的积分之和即为积分值。

【注意事项】

1．磷酸萘酚盐和重氮试剂品种繁多，应根据基质选择相适应的重氮盐。坚牢蓝等重氮盐的质量好坏是本法成败的关键。

2．基质孵育液必须临用前新鲜配制，应先将血膜固定干燥后，才开始配制基质液。

3．若无2-氨基-2-甲基-1,3-丙二醇，可用巴比妥缓冲溶液（pH9.2）或0.2 mol/L Tris缓冲溶液（pH9.2）代替。

4．标本片一般要求在一周内染色观察，存放过久，酶活性降低。

5．低温固定保证细胞不易破碎，酶不易扩散，从而准确定位。

 # 实验11　铁　染　色

【实验目的】

1．掌握骨髓铁染色的原理、结果判断及注意事项。

2．熟悉铁染色的操作方法。

【实验原理】　骨髓小粒中的含铁血黄素和幼红细胞内的铁与酸性亚铁氰化钾溶液发生普鲁士蓝反应，生成蓝色亚铁氰化铁沉淀，定位于含铁的部位。

【器材与试剂】

1．器材　骨髓涂片、染色缸、水浴箱、显微镜等。

2．试剂

（1）酸性亚铁氰化钾溶液：临用前取5 mL 200 g/L亚铁氰化钾溶液置于试管中，缓慢滴加1 mL浓盐酸，边滴边摇匀，至出现白色沉淀，再滴加200 g/L亚铁氰化钾溶液至沉淀消失为止，滤纸过滤后备用。

（2）2 g/L核固红-硫酸铝溶液：取硫酸铝2 g溶于100 mL蒸馏水中，再加入核固红0.2 g。置37 ℃水浴中1 h并随时振荡使其溶解，过滤后使用。

【操作】

1．选骨髓小粒丰富的骨髓涂片，干燥后用甲醇固定10 min。

2．涂片上滴满酸性亚铁氰化钾，染色30 min（可置37 ℃环境）。

3．蒸馏水冲洗后用核固红染液复染10～15 min。

4．流水冲洗，待干，镜检。

【结果观察】　幼红细胞核呈鲜红色，胞质呈淡黄色，铁粒呈蓝绿色。

1．细胞外铁　细胞外铁至少观察3个骨髓小粒。用低倍镜观察涂片，特别是涂片尾部和骨髓小粒附近，细胞外铁呈蓝色的颗粒状、小珠状或团块状，其判断标准如下。

"－"：涂片骨髓小粒全无蓝色反应。

"1＋"：骨髓小粒呈浅蓝色反应或偶见少许蓝染的铁小珠。

"2＋"：骨髓小粒有许多蓝染的铁粒、小珠和蓝色的片状或弥散性阳性物。

"3＋"：骨髓小粒有许多蓝染的铁粒、小珠和蓝色的密集小块或成片状。

"4＋"：骨髓小粒铁粒极多，密集成片。

2. 细胞内铁　用油镜计数 100 个中、晚幼红细胞，记录胞质中含有蓝色铁粒细胞的百分率。铁粒幼红细胞分为四型，其阳性强度的判断标准如下。

Ⅰ 型：幼红细胞内含铁颗粒 1～2 个。

Ⅱ 型：幼红细胞内含铁颗粒 3～5 个。

Ⅲ 型：幼红细胞内含铁颗粒 6～10 个，或 1～4 个大铁颗粒。

Ⅳ 型：幼红细胞内含铁颗粒 11 个以上，或 5 个以上大铁颗粒。

环形铁粒幼红细胞为胞质中含铁颗粒 6 个以上，围绕核周 1/3 以上者。

【注意事项】

1. 玻片需经无铁处理，将新玻片经清洁液浸泡 24 h，取出反复水洗后浸入 95% 酒精中 24 h，晾干，再浸泡在 5% 盐酸中 24 h，用双重蒸馏水反复浸洗玻片，取出烤干后备用。

2. 最好用盛骨髓的玻片做染色来观察细胞外铁，因推片后剩余骨髓小粒较多。

3. 酸性亚铁氰化钾溶液须新鲜配制。

4. 水洗时勿在水流下猛冲，以免骨髓小粒脱落。

5. 新鲜配制的亚铁氰化钾溶液为淡黄色，放置后亚铁被氧化成三价铁离子而变成绿色时，不宜使用。

6. 铁染色液配制，亚铁氰化钾溶液和盐酸的比例取决于后者的实际浓度，当久用的浓盐酸浓度下降时，需要适当增加浓盐酸溶液的量。

7. 陈旧骨髓涂片染色或染色后放置数日观察都可造成细胞外铁阳性强度增加。

实验 12　缺铁性贫血的细胞形态学检查

【目的要求】　掌握缺铁性贫血的血象、骨髓象特征，正确书写 IDA 骨髓检查报告单。

【实验标本】　缺铁性贫血血涂片和骨髓涂片。

【形态观察】　按照骨髓细胞学检查方法进行细胞形态学观察。

1. 血象　观察要点：①小细胞低色素性贫血，红细胞大小不等，以小细胞为主，中心淡染区扩大；②严重者可见环形红细胞及幼红细胞，异形红细胞增多，可见少量靶形、椭圆形或形状不规则的红细胞；③各种白细胞比例及形态无明显异常；④血小板易见，成堆分布，形态大致正常。

2. 骨髓象　观察要点：①呈增生性贫血骨髓象特点。②各阶段幼红细胞形态特征："小"，胞体较正常为小；"蓝"，胞质少而着色偏蓝，边缘不规则，呈锯齿状；"密"，胞核小、染色质致密、深染，呈"老核幼质"表现。③成熟红细胞变化同血涂片。④红系分裂象易见。⑤粒系细胞相对减低，各阶段比例及形态基本正常，其他系统细胞无明显异常。

【注意事项】

1. 观察骨髓涂片时应选择合适的部位。如在片尾，幼红细胞胞体增大，胞质量似正常，甚至出现成熟红细胞淡染区消失。而在较厚的部位，即使正常的幼红细胞也会呈缺铁样改变。

2. 注意观察嗜碱性红细胞、点彩红细胞和嗜多色性红细胞、Howell-Jolly 小体及细胞分裂象等增生性贫血的骨髓象特征。

3. 由于骨髓中幼红细胞缺铁样改变并非是 IDA 所特有，所以贫血的患者或怀疑为 IDA 的患者均要做常规骨髓铁染色，其结果显示骨髓小粒可染铁消失，铁粒幼红细胞＜15%。

4. 书写骨髓报告单时，由于病变主要在红系，应将红系置首位描述，详细描述幼红细胞比例及形态特征和成熟红细胞的形态特征。

5. 鉴别　①"老核幼质"的幼红细胞与淋巴细胞鉴别：IDA 患者中、晚幼红细胞胞体小、胞质量少，嗜碱性，呈"老核幼质"改变，易误认为小淋巴细胞，两者鉴别见实验表 8。②珠蛋白生成障碍性贫血、慢性病性贫血和铁粒幼细胞贫血均可表现为小细胞低色素性贫血的血象和骨髓象特征，可通过铁染色和铁代谢指标的测定与 IDA 相鉴别。

实验表 8　"老核幼质"幼红细胞与小淋巴细胞的鉴别

鉴别点	小淋巴细胞	"老核幼质"的幼红细胞
胞体	6～9 μm,(类)圆形、蝌蚪形,有时可见胞质毛状突起	比正常中、晚幼红细胞小,与前者相仿或略大,胞体边缘不整齐
胞质量	常很少,位于局部	较少,围绕核周
胞质颜色	深蓝色	灰蓝色、灰红色
颗粒	一般无颗粒	无
核形	圆形或有小切迹	圆形
染色质	大块状、副染色质不明显	结块、副染色质明显
核仁	消失、有时可有假核仁	无

实验 13　巨幼细胞贫血的细胞形态学检查

【实验目的】　掌握巨幼细胞贫血血象、骨髓象特征,正确书写 MA 骨髓检查报告单。

【实验标本】　巨幼细胞贫血血涂片和骨髓涂片。

【形态观察】　按照骨髓细胞学检查方法进行细胞形态学观察。

1. 血象　观察要点:①典型的大细胞性贫血。红细胞形态明显大小不等,以大细胞为主,可见一定数量的巨红细胞。红细胞中心淡染区不明显甚至消失,可见较多异常形态红细胞(椭圆形、泪滴形、嗜多色性红细胞及嗜碱性点彩红细胞)。亦可见 Howell-Jolly 小体及有核红细胞。②中性粒细胞体积偏大,核分叶过多。可见巨大血小板。

2. 骨髓象　观察要点:①红系有无巨幼样变、"老质幼核"细胞特征,巨幼样变细胞数量有无增加;②粒系和巨核系细胞有无巨幼样变、巨幼样变的特征;③成熟红细胞形态特点同 MA 血涂片;④淋巴细胞形态一般无变化,单核细胞也可见巨幼样变。

【注意事项】

1. 单纯粒细胞巨幼样变具有重要诊断价值　①粒细胞巨幼样变常于红细胞形态出现巨幼样变和贫血前出现,为 MA 的早期表现;②当患者经过治疗后,巨幼红细胞常在 48 h 后转为正常形态,而巨幼样变的粒细胞常持续 1～2 周,故可根据粒系改变做出明确诊断;③当巨幼细胞贫血合并缺铁性贫血时,巨幼红细胞形态特征常被掩盖而不明显,但粒系细胞的巨幼样变不被掩盖;④少数患者骨髓象中红系增生不良,幼红细胞少见或不见,巨核细胞也明显减少,但可见大量的巨幼样变粒系细胞,可根据粒系细胞的形态学改变做出巨幼细胞贫血的诊断。

2. 注意观察嗜碱性红细胞、点彩红细胞和嗜多色性红细胞、Howell-Jolly 小体及细胞分裂象等增生性贫血的骨髓象特征。

3. 营养不良或胃大部分切除等原因引起的巨幼细胞贫血往往同时伴有缺铁,这种贫血称为混合性贫血,曾称双相性贫血,即血象和骨髓象表现为巨幼细胞贫血与缺铁性贫血并存的细胞形态学改变。

4. 书写骨髓报告单时,应将红系置于首位描述,详细描述巨幼红细胞的比例、形态特征以及成熟红细胞的形态特征。

实验 14　再生障碍性贫血(简称再障)的细胞形态学检查

【目的要求】　掌握再生障碍性贫血的骨髓象特点,正确书写 AA 骨髓检查报告单。

【实验标本】 再生障碍性贫血的血涂片和骨髓涂片。

【形态观察】 按照骨髓细胞学检查方法进行细胞形态学观察。

1. 血象 观察要点：①全血细胞减少，中性粒细胞减少尤为明显，淋巴细胞比例相对增加；②红细胞形态大致正常；③血小板减少，形态大致正常或体积小、颗粒少。

2. 骨髓象 观察要点：①骨髓有核细胞增生减低或极度减低；②三系明显减少，尤其是巨核细胞减少甚至缺如；③各系原始和幼稚细胞减少或不见，以成熟或近成熟阶段细胞为主，淋巴细胞相对增多；④非造血细胞（如网状细胞、浆细胞、肥大细胞等）比例增高，如有骨髓小粒，染色后镜下为空网状结构或为一团纵横交错的纤维网，其中造血细胞极少，大多为非造血细胞；⑤无明显的病态造血，各种血细胞形态多正常。

【注意事项】

1. 观察骨髓涂片要全片观察，由于再障有核细胞数少，注意与取材不良（无骨髓特有细胞，如浆细胞、肥大细胞、巨核细胞、组织细胞、成骨细胞）或肿瘤转移至骨髓导致增生减低（骨髓涂片中可找到恶性肿瘤细胞）予以区别，以免误诊或漏诊。

2. 慢性再障的骨髓可以有散在的增生灶，出现有核细胞增生活跃，红系呈代偿性增生，可根据巨核细胞明显减少或缺如来判断，此为诊断再障的要点之一。

3. 注意晚幼（炭核）红细胞与小淋巴细胞的区别 晚幼红细胞胞质量较多，着色偏红，而小淋巴细胞质量少，呈天蓝色。

4. 注意成骨细胞与原浆细胞的区别 成骨细胞胞体比原浆细胞大，胞质量丰富，有时含有嗜天青颗粒，有泡沫感但不如浆细胞明显，细胞核染色质呈网状结构，核仁明显，成骨细胞之间形态、大小、结构相似。

（关　颖）

实验 15　红细胞渗透脆性试验

【目的要求】 掌握红细胞渗透脆性试验的原理、方法及临床应用。

【实验原理】 红细胞渗透脆性试验是测定红细胞对不同浓度低渗盐溶液的抵抗力。在低渗盐溶液中，由于水分通过细胞膜渗入到细胞内达到一定程度时，可使之膨胀破坏而溶血。

红细胞对低渗盐溶液的抵抗力与其表面积和体积的比值以及膜的厚度有关，比值越大，膜厚度小，则抵抗力越大，脆性越小；反之，则抵抗力越小，脆性越大。

【器材与试剂】

1. 器材 试管（架）、静脉采血器材、移液管、分析天平等。

2. 试剂 10 g/L NaCl 溶液：准确称取经 100 ℃ 烘干的分析纯氯化钠 1.000 g，置于 100 mL 容量瓶中，先加少量蒸馏水溶解，再加蒸馏水至刻度。

【操作】

1. 取清洁干燥小试管 12 支，按实验表 9 进行操作。

2. 用一次性注射器取待检者静脉血 1 mL，针头斜面向上，平持注射器，通过针头向每管加入 1 滴全血，轻轻混匀。

3. 用同样方法取健康人血加入正常对照组试管。

4. 将各管室温静置 2 h 后，从高浓度开始观察全部 12 支管溶血现象。

实验表 9　红细胞渗透脆性试验操作表

试管号	1	2	3	4	5	6	7	8	9	10	11	12
10 g/L NaCl/mL	0.3	0.35	0.40	0.45	0.5	0.55	0.6	0.65	0.7	0.75	0.8	0.85
蒸馏水/mL	0.95	0.90	0.85	0.8	0.75	0.7	0.65	0.6	0.55	0.5	0.45	0.4

续表

试管号	1	2	3	4	5	6	7	8	9	10	11	12
						各管混匀						
NaCl 浓度/(g/L)	2.4	2.8	3.2	3.6	4.0	4.4	4.8	5.2	5.6	6.0	6.4	6.8
				静脉采血 1 mL,每管加入 1 滴血,轻轻摇匀,在室温静置 2 h 后,观察结果								

【结果观察】 开始溶血管:上层溶液初现浅红色,管底尚有多量未溶解的红细胞。完全溶血管:全管溶液为透明红色且管底红细胞完全消失。分别记录各管相应的 NaCl 浓度。

【参考区间】 开始溶血:3.8～4.6 g/L。完全溶血:2.8～3.2 g/L。

【注意事项】

1. 每次试验均应做正常对照,其结果应在正常范围内,待检者与正常对照 NaCl 溶液浓度相差 0.4 g/L,即具有诊断价值。

2. 在白色背景下观察结果,判断完全溶血管时,必要时可低速离心 1 min 后观察。黄疸患者开始溶血管不易观察,严重贫血患者红细胞太少,皆可用等渗盐水将红细胞洗涤后再配成 50% 红细胞悬液进行试验。

3. 氯化钠必须干燥、称量精确,用前新鲜配制。所用的器材必须清洁干燥。

实验 16 酸化血清溶血试验

【目的】 掌握酸化血清溶血试验的原理、方法及临床意义。

【原理】 阵发性睡眠性血红蛋白尿(PNH)患者的红细胞由于本身膜缺陷,对补体敏感性增高。将红细胞置于酸性(pH 6.4～6.5)的正常血清中孵育,补体被激活,PNH 红细胞被破坏,产生溶血。而正常红细胞不被溶解,无溶血现象出现。

【试剂】

1. 0.2 mol/L HCl 溶液。

2. 0.85% 的生理盐水。

【操作】

1. 取患者静脉血 5 mL,取下针头,将血轻轻注入装有小玻璃珠的三角烧瓶内,再轻轻摇晃三角烧瓶,至纤维蛋白析出、血液不再凝固为止。

2. 将脱纤维蛋白血液倾入试管中,低速离心后弃去血清。

3. 将红细胞用生理盐水洗涤 3 次,配成 50% 红细胞悬液。

4. 用同样方法制备与患者同型或 AB 型正常人血清和 50% 红细胞悬液。

5. 按实验表 10 进行操作。

实验表 10 酸化血清溶血试验操作表

反应物	待测管	对照管
健康人血清/mL	0.50	0.50
患者 50% 红细胞悬液/mL	0.025	—
健康人 50% 红细胞悬液/mL	—	0.025
0.2 mol/L HCl	0.50	0.50

6. 两管均加塞,置 37 ℃水浴箱中 1 h。

7. 直接观察或低速离心后观察两管有无溶血现象。

【结果观察】 溶血为阳性,不溶血为阴性。

【参考区间】 健康人呈阴性反应。

【注意事项】

1. 采血时绝对避免溶血。

2. 本试验不用抗凝血,因抗凝剂会阻碍溶血,降低敏感性,出现假阴性,因而常用脱纤维蛋白的血液。

3. 血清酸化后立即塞紧管口,以防二氧化碳逸出,也可加无菌液体石蜡覆盖在上面,防止 CO_2 逸出。

4. 血清需新鲜,以免补体失活,造成假阴性。

5. 所有器具应干燥,红细胞悬液要直接滴入液体,不要沿管壁流下以免溶血。

6. PNH 患者在试验前接受大量输血者,因输入的红细胞是正常的,故结果可为阴性。

实验 17　抗人球蛋白试验

【原理】　抗人球蛋白试验(Coombs 试验)可检测自身免疫性溶血性贫血的自身抗体(IgG)。检测红细胞表面有无不完全抗体的试验称为直接抗人球蛋白试验(DAGT),检测血清中有无不完全抗体的试验称为间接抗人球蛋白试验(IAGT)。

【器材与试剂】

1. 器材　水浴箱、离心箱、显微镜等。

2. 试剂

(1) 抗人球蛋白血清(多种特异或单种特异):用人球蛋白免疫兔制备广谱的抗人球蛋白抗体,主要为抗 IgG。

(2) 正常 O 型混合比容红细胞:取数名 O 型人抗凝血,离心去血浆,用大量生理盐水洗涤 3 次,离心得比容红细胞。

(3) 抗 D(Rh)血清:抗 Rh 血型系统 D 抗原的 IgG 型抗体。

(4) AB 型血清。

【操作】

1. 直接抗人球蛋白试验

(1) 受检者比容红细胞:取受检者抗凝血 2 mL,离心去血浆,用适量生理盐水洗涤 3 次,离心得比容红细胞。

(2) 对照同型者比容红细胞:制作方法同上。

(3) 取大试管 3 支,按实验表 11 加入标本与试剂。

实验表 11　直接抗人球蛋白试验操作方法

反应物/滴	① 受检管	② 阳性对照管	③ 阴性对照管
受检者比容红细胞	2	—	—
对照同型者比容红细胞	—	2	2
抗 D 血清	—	4	—
AB 型血清	—	—	4

(4) 将②、③管水浴 37 ℃ 1 h,然后三管均用大量生理盐水洗涤 2 次,制成 10％红细胞悬液。

(5) 取小试管 4 支,按实验表 12 加入标本与试剂。

实验表 12　直接抗人球蛋白试验操作方法(续)

反应物/滴	受检管	盐水对照管	阳性对照管	阴性对照管
抗人球蛋白血清	2	—	2	2
①管悬液	2	2	—	—
②管悬液	—	—	2	—
③管悬液	—	—	—	2
生理盐水	—	2	—	—

（6）混匀后，置室温 30 min 后观察结果，如阳性对照凝集，盐水对照及阴性对照均无凝集，表示操作及试剂均无问题。然后观察受检管，有凝集反应者为直接抗人球蛋白试验阳性，无凝集反应者为直接抗人球蛋白试验阴性。

2. 间接抗人球蛋白试验

（1）取出已分离的受检者血清、受检者比容红细胞与对照同型者比容红细胞（亦可用正常 O 型混合比容红细胞）和试剂，按实验表 13 操作。

实验表 13　间接抗人球蛋白试验操作方法

反应物/滴	① 受检管	② 盐水对照管	③ 阳性对照管	④ 阴性对照管
受检者血清	2	—	—	—
抗 D 血清	—	—	2	—
AB 型血清	—	—	—	2
受检者比容红细胞	1	1	—	—
对照同型者比容红细胞	—	—	1	1
生理盐水	—	2	—	—

（2）混匀后，置 37 ℃水浴 1 h。

（3）离心去上清液，用大量生理盐水洗涤 2 次，将每管制成 5％红细胞悬液。

（4）取 4 支小试管，按实验表 14 加入标本与试剂。

实验表 14　间接抗人球蛋白试验操作方法（续）

反应物/滴	受检管	盐水对照管	阳性对照管	阴性对照管
抗人球蛋白血清	2	—	2	2
①管悬液	1	—	—	—
②管悬液	—	2	—	—
③管悬液	—	—	1	—
④管悬液	—	—	—	1
生理盐水	—	1	—	—

（5）混匀后，置室温 30 min 后观察结果：① 如阴性对照和盐水对照不出现凝集，而阳性对照与受检者红细胞出现凝集为阳性结果，表示受检者血清中有不完全抗体，间接抗人球蛋白试验阳性；②如所有对照管与受检者红细胞均不凝集，不能判定为阴性结果，可能是抗 D 血清失效，应更换试剂；③如所有对照管与受检者红细胞均出现凝集，不能判定为阳性结果，用 37 ℃生理盐水充分洗涤阳性对照的红细胞后重做。

【结果观察】　出现凝集为阳性，不出现凝集为阴性。

【注意事项】

1. 在研究温抗体型自身免疫性溶血性贫血时，可选用单种特异的抗人球蛋白抗体（如抗 IgG、抗 IgA 等），试验不仅能诊断自身免疫性溶血性贫血，还可对疾病进一步分型。

2. 抗人球蛋白血清应新鲜，选择适当的稀释度和用量。

3. 洗涤红细胞时要用大量的生理盐水，使红细胞洗涤充分，以免血浆球蛋白中和抗人球蛋白而出现假阴性结果。

4. 必须设定阳性对照、阴性对照和盐水对照。

（陈少华）

实验 18　急性髓系白血病无成熟型 (FAB-M$_1$)形态学检查

【目的要求】　掌握 FAB-M$_1$ 的血象、骨髓象特征和骨髓检查报告单的书写。

【实验标本】 急性髓系白血病无成熟型患者的血涂片、骨髓涂片。

【形态观察】 按照骨髓细胞学检查方法进行细胞形态学观察。重点观察有核细胞分类的数量和质量变化,血象和骨髓象其他变化参看相对应急性白血病的血象和骨髓象检查。

1. 血象 观察要点:①以原始粒细胞为主,可见畸形小原始粒细胞,原始粒细胞中易见 Auer 小体,少数患者白细胞数正常或减低,后者难见原始粒细胞,而呈淋巴细胞相对增多现象;②可见幼红细胞,红细胞系统形态无明显异常,血小板减少。

2. 骨髓象 观察要点:①骨髓有核细胞增生极度活跃或明显活跃,少数病例增生活跃甚至降低。以原始粒细胞(Ⅰ型＋Ⅱ型)增生为主,≥90%(NEC),可见小原始粒细胞。②有原始粒细胞的特征,但胞体小;胞质量少,可有少量细小颗粒;胞核染色质较正常原始粒细胞细致、浓集,形态与原始淋巴细胞相似。③早幼粒细胞很少,中幼以下阶段的粒细胞罕见,少数白血病细胞中可见 Auer 小体。④细胞核分裂象多见,其他系统细胞增生受抑制。

【注意事项】

1. 观察涂片时,注意选择涂片厚薄适宜、细胞结构清晰染色良好的部位进行观察。

2. 如果原始粒细胞形态典型,细胞化学染色也支持该类细胞是原始粒细胞,可以做出肯定性诊断。

3. 有些形态不典型的白血病细胞可影响判断,以小原始粒细胞增生为主者,易误认为急性淋巴细胞白血病,但此类细胞 MPO 染色多为阳性,且阳性较强(原始单核细胞为阴性或弱阳性),α-NAE 染色阴性或阳性不被氟化钠抑制有助于诊断,否则应结合细胞免疫学检查结果综合分析。

4. 急性粒细胞白血病骨髓中的原始粒细胞包括Ⅰ型和Ⅱ型,判断急性白血病亚型时要将原始粒细胞的百分比转化为非红系百分比。

5. 在急性早幼粒细胞白血病(M₃型)中可见数条至数十条成束的棒状小体;在急性单核细胞白血病的幼稚单核细胞中常为 1 条,且细而长;而在急性淋巴细胞白血病中不出现棒状小体。因此,棒状小体对急性白血病的诊断及细胞类型的鉴别有重要参考价值。

实验 19 急性髓系白血病伴成熟型 (FAB-M₂)形态学检查

【目的要求】 掌握 FAB-M₂的血象、骨髓象特征和骨髓检查报告单书写。

【实验标本】 急性髓系白血病伴成熟型患者的血涂片、骨髓涂片。

【形态观察】 按照骨髓细胞学检查方法进行细胞形态学观察。

1. M₂ₐ型

(1)血象观察要点:与 M₁相似,以原始粒细胞及早幼粒细胞增多为主,可见少数中晚幼粒细胞,白血病细胞中可有 Auer 小体。少数病例可见幼红细胞,血小板常减少。

(2)骨髓象观察要点:①骨髓增生极度活跃或明显活跃,骨髓中原始粒细胞占 30%~89%(NEC),约50%病例的白血病细胞内可见 Auer 小体,早幼粒以下各阶段细胞＞10%;②核分裂细胞多见;③白血病细胞具有病态造血特征;④幼红细胞及巨核细胞均明显减少。

2. M₂ᵦ型

(1)血象观察要点:分类可见各阶段幼粒细胞,以异常中性中幼粒细胞增高为主,嗜酸、嗜碱性粒细胞均可增高。血小板减少,形态异常。

(2)骨髓象观察要点:①骨髓多为增生明显活跃或增生活跃,原始粒细胞及早幼粒细胞明显增多,以异常中性中幼粒细胞为主,≥30%(NEC);②异常中性中幼粒细胞出现"核幼质老"现象,Auer 小体常见;③红细胞系及巨核细胞系增生均明显减低。

【注意事项】

1. 观察涂片时,注意选择涂片厚薄适宜、细胞结构清晰染色良好的部位进行观察。

2. 注意原始粒细胞的比例,尤其在 20%左右的患者,要尽量计数 400~500 个有核细胞,以减少误差。

3. M_{2b}多数病例外周血呈全血细胞减少，易被误认为为再生障碍性贫血。与再生障碍性贫血主要区别是血象中出现幼粒细胞，而再障血象中不出现幼粒细胞。

4. AML 伴 t(8;21)(q22;q22)骨髓象中异常中性中幼粒细胞形态特点典型，因此通过细胞形态可以做出肯定诊断。细胞化学染色的意义不大。无论形态学检验是否典型，要确诊必须进行遗传学和分子生物学检验，检测具有诊断意义的 t(8;21)(q22;q22)和 RUNX1-RUNX1T1 融合基因。

5. 书写细胞形态学诊断报告单时，应该详细描述异常白血病粒细胞形态，并将粒系形态描述放在首位。

实验 20 急性早幼粒细胞白血病 （FAB-M₃）形态学检查

【目的要求】 掌握 FAB-M₃的血象、骨髓象特征和骨髓检查报告单的书写。

【实验标本】 M₃血涂片和骨髓涂片。

【形态观察】 按照骨髓细胞学检查方法进行细胞形态学观察。

1. **血象** 观察要点：以异常早幼粒细胞增生为主（可达 90%），可见少数原始粒细胞及其他阶段的粒细胞，胞质易见 Auer 小体。红细胞、血小板均中至重度减少。

2. **骨髓象** 观察要点：①增生以颗粒增多的早幼粒细胞为主，可见原始粒和中幼粒细胞；②异常早幼粒细胞易见，胞质内可见多根堆积似柴捆样长而粗大的 Auer 小体；③胞质层颗粒呈粗大、深染、密集或融合状分布为 M₃ₐ型，胞质中的颗粒呈细小、淡染而密集分布为 M₃ᵦ型；④各阶段幼红细胞、巨核细胞均明显减少。

【注意事项】

1. 观察涂片时，注意选择涂片厚薄适宜、细胞结构清晰染色良好的部位进行观察。外周血白细胞减少时，特别注意片尾和边缘的大细胞的形态，因为异常的早幼粒细胞常分布于涂片的边缘和尾部。

2. 由于异常早幼粒细胞颗粒密集、颜色与胞核相似，所以要仔细辨认，要注意区分核形、颗粒成分，注意观察 Auer 小体，是否有柴捆细胞。有些病例早幼粒细胞颗粒细小，细胞核形态不规则，形态与单核细胞相似，可以通过细胞化学染色、遗传学和分子生物学检查进行鉴别。

3. 由于异常的早幼粒细胞形态特点非常明显，细胞形态学一般可以做出肯定诊断。形态学不典型的患者需要进行细胞遗传学和分子生物学的检验，检测特异性的 t(15;17)(q22;q12)和 PML-RARα 融合基因。

4. 书写诊断报告单时，应该详细描述异常早幼粒细胞的形态特点，并将粒系放在各系首位进行书写。

实验 21 急性粒-单核细胞白血病 （FAB-M₄）形态学检查

【目的要求】 掌握 FAB-M₄的血象、骨髓象特征和骨髓检查报告单书写。

【实验标本】 急性粒-单核细胞白血病患者的血涂片、骨髓涂片。

【形态观察】 按照骨髓细胞学检查方法进行细胞形态学观察。

1. **血象** 观察要点：可见粒、单二系早期细胞，原、幼单核细胞明显增多，且有较活跃的吞噬现象，有时白血病细胞胞质中可见棒状小体。血小板明显减少。

2. **骨髓象** 观察要点：①骨髓有核细胞增生极度活跃或明显活跃。②粒、单核两系同时增生，有时可见棒状小体。原始细胞明显增多，比值≥20%，中性粒细胞及其前体细胞、单核细胞及其前体细胞分别≥20%。③本病至少包括两种类型的细胞。异质性白血病细胞增生型：白血病细胞分别具有粒系、单核系形态学特征。同质性白血病细胞增生型:白血病细胞同时具有粒系及单核系特征。④依据增生细胞特征及数量,本病可分为 M_{4a}、M_{4b}、M_{4c} 及 M_{4Eo} 四个亚型。

M_{4a}:以原始粒和早幼粒细胞增生为主,原始、幼稚单核细胞及单核细胞>20%(NEC)。

M_{4b}:以原始、幼稚单核细胞及单核细胞增生为主,而原始粒和早幼粒细胞>20%(NEC)。

M_{4c}:具有粒、单二系标记的原始细胞>30%(NEC),其他特征与 M_{4a} 相同。

M_{4Eo}:除上述特征外,异常嗜酸性粒细胞占 5%~30%,其核多为圆形和单核样,不分叶,胞质嗜酸性颗粒大而圆,常伴粗大而多的嗜碱性颗粒。

【注意事项】

1. 观察涂片时,注意选择涂片厚薄适宜、细胞结构清晰染色良好的部位进行观察。

2. 观察细胞时应该注意粒系、单核系两个细胞系细胞形态特征。诊断时可以依靠细胞化学染色。酯酶双染时此型病例骨髓片中可分别出现 NAS-DAE 阳性的细胞和 NAS-DCE 阳性的细胞,或者同一细胞出现双染阳性,从核型上易分类为单核细胞,从核染色质结构上易分类为粒细胞,故需要结合细胞化学染色综合分析。

3. 若为 M_{4Eo} 涂片时,应该注意嗜酸性粒细胞和嗜碱性粒细胞的鉴别,M_{4Eo} 胞质内的嗜酸性颗粒中常含有粗大的棕黑色的嗜碱性颗粒,其诊断除了出现典型的形态学改变外,必须进行遗传学和分子生物学检验,检测 inv(16)(p13.1;q22)或 t(16;16)(p13.1;q22)和融合基因 CBFβ-MYH11 方可确诊。

实验 22　急性单核细胞白血病(FAB-M_5)形态学检查

【目的要求】　掌握 FAB-M_5 的血象、骨髓象特征和骨髓检查报告单的书写。

【实验标本】　急性单核细胞白血病血涂片和骨髓涂片。

【形态观察】　按照骨髓细胞学检查方法进行细胞形态学观察。

1. 血象　观察要点:分类以原始、幼稚单核细胞增多为主,胞质中可见 Auer 小体。偶见幼稚有核红细胞和幼粒细胞,其形态大致正常,血小板显著减少。

2. 骨髓象　观察要点:①骨髓有核细胞增生极度活跃或明显活跃,原始+幼稚单核细胞≥30%(NEC);②急性原始单核细胞白血病(形态学特征相当于 FAB-M_{5a} 型),原始单核细胞≥80%,急性单核细胞白血病(形态学特征相当于 FAB-M_{5b} 型)以幼稚单核细胞为主;③白血病细胞常有形态异常,有时可见棒状小体;④两种类型的单核细胞白血病中红系、粒系、巨核细胞受抑制,血小板明显减少。

【注意事项】

1. 观察涂片时,注意选择涂片厚薄适宜、细胞结构清晰、染色良好的部位进行观察。

2. 观察急性单核细胞白血病骨髓涂片时,要注意各期单核细胞的划分,尤其是幼稚单核细胞与成熟单核细胞的区别。

3. 注意观察 Auer 小体在单核系细胞和粒系细胞中的区别。

4. 如果血涂片中出现胞体较大、胞核不规则的原始、幼稚细胞,不要只考虑到单核系,也可能是异常早幼粒细胞或其他幼粒细胞等。如果其中颗粒较多、较粗,粒系可能性较大,如果颗粒细小(呈粉尘样)且少,单核系可能性较大,可通过 MPO 染色帮助区别。

5. 书写诊断报告单时,应该详细描述原始和幼稚单核细胞的形态特点,并将单核系放在各系首位进行书写。

实验 23　骨髓增生异常综合征(MDS)骨髓形态学检查

【目的要求】　掌握 MDS 的血象、骨髓象特点,正确书写骨髓检查报告单。

【实验标本】 MDS 血涂片和骨髓涂片。

【形态观察】 按照骨髓细胞学检查方法进行细胞形态学观察。

1. 血象 观察要点：①可为正细胞正色素性，或大细胞、小细胞及双相性贫血。红细胞大小不等，形态不一。②白细胞正常或减少，可见幼粒细胞伴有形态异常。③血小板正常或减低，可见大而畸形的血小板。④网织红细胞正常或稍高。

2. 骨髓象 观察要点：①增生活跃或明显活跃，红系尤为明显；②幼红细胞有巨幼变或畸形，可出现双核或多核红细胞，核质发育不平衡；③部分病例铁粒幼红细胞增多，且可见环形铁粒幼红细胞；④原始粒和早幼粒细胞可不同程度增高，伴成熟障碍，粒细胞颗粒粗大或缺乏，核分叶过少（Pelger-Huët 异常）或过多；⑤巨核细胞异常，易见小巨核细胞，也可见大单个核巨核细胞、多核巨核细胞等。

【注意事项】

1. 病态造血是 MDS 的重要特征，在进行血象和骨髓象观察时，要重点观察各系细胞的病态造血特点。

2. MDS 骨髓铁染色，细胞外铁丰富，铁粒幼红细胞增多，可见环形铁粒幼红细胞。

3. 骨髓活检时可见原始粒细胞、早幼粒细胞的异常定位，即移位于骨小梁间的中央骨髓区，并聚集成细胞丛。

实验 24 慢性粒细胞白血病（CML）形态学检查

【实验目的】 掌握 CML 的血象、骨髓象特点，正确书写骨髓检查报告单。

【实验标本】 慢性粒细胞白血病的血涂片和骨髓涂片。

【形态观察】 按照骨髓细胞学检查方法进行细胞形态学观察。

1. 血象 观察要点：①可见各阶段粒细胞，以中性中幼、晚幼粒和杆状核粒细胞为主，嗜酸性粒细胞和嗜碱性粒细胞亦增多，原始细胞<10％；②可见有核红细胞、点彩红细胞和嗜多色性红细胞；③各阶段血小板形态可发生异常，有巨大血小板和畸形血小板。

2. 骨髓象 观察要点：①可见各阶段粒细胞，以中性中幼粒、晚幼粒和杆状核粒细胞居多，原始粒细胞和早幼粒细胞易见，原始粒细胞≤10％，原始粒＋早幼粒细胞<15％；②嗜碱和嗜酸性粒细胞明显增多；③异常增生的粒细胞常有形态异常；④巨核细胞增高或正常，可见小巨核细胞。

【注意事项】

1. CML（慢性期）主要表现为粒系细胞的改变，因此要注意粒系各阶段细胞形态改变及细胞数量的变化。

2. CML 骨髓和血涂片中嗜酸、嗜碱性粒细胞常增多，有些嗜碱性粒细胞颗粒不多，胞体小，应注意与淋巴细胞区别。

3. 不典型的 CML 应与慢性中性粒细胞白血病、类白血病、骨髓纤维化等鉴别，可考虑做 Ph 染色体、BCR-ABL 融合基因检测。

4. 当血涂片或骨髓涂片中原始细胞≥20％，可考虑急变。

5. 书写骨髓报告单时，应将粒系置首位，重点描述白血病细胞的比例及形态特点。

（王林 范海燕 尹利华）

实验 25 急性淋巴细胞白血病（ALL）细胞形态学检查

【目的要求】 掌握 ALL 的血象、骨髓象特征，正确书写 ALL 骨髓检查报告单。

【实验标本】 ALL 血涂片及骨髓涂片。

【形态观察】 按照骨髓细胞学检查方法进行细胞形态学观察。

1. 血象 观察要点:①中性粒细胞减少;②原始及幼稚淋巴细胞明显增多,常大于 70%;③易见涂抹细胞;④偶见红细胞大小不等、嗜碱性点彩;⑤可见少数幼红细胞;⑥血小板明显减少。

2. 骨髓象 观察要点:①有核细胞增生明显活跃或极度活跃,少数增生活跃。②原始和幼稚淋巴细胞比值 > 20%,可高达 90% 以上。③原始细胞常伴有形态异常。④涂抹退化细胞显著增多。⑤粒系、红系增生受抑,巨核系细胞多数显著减少或不见,血小板减少。FAB 根据淋巴细胞的形态特征将急性淋巴细胞白血病分为三型,即 L_1(小原始淋巴细胞为主型),L_2(大原始淋巴细胞为主型),L_3(burkitt 淋巴瘤白血病),其细胞学特征见表 11-1。

【注意事项】

1. 观察急性淋巴细胞白血病涂片时,尤其要注意选择涂片较薄、细胞结构清楚的部位进行观察,血膜厚的部位,细胞体积较小、细胞结构不清楚,容易做出错误的判断。如果在血膜厚的部位观察,很容易将原始淋巴细胞、幼稚淋巴细胞误认为成熟淋巴细胞。一般来说,ALL 骨髓片中成熟淋巴细胞比例较低,如果成熟淋巴细胞易见,应注意幼稚淋巴细胞和成熟淋巴细胞划分标准或观察部位是否合适等。

2. 白血病时原始细胞形态变化较大,要注意观察骨髓片中其他类型细胞的组成,与其进行比较,并且结合血涂片进行分析。注意与急性粒细胞白血病、急性单核细胞白血病鉴别。这三类急性白血病的白血病细胞都是以原始细胞为主,观察时应注意细胞的形态特点和一些与疾病有关的特征性改变,如急性粒细胞白血病可出现小原始粒细胞,ALL 可见篮细胞增多,Auer 小体不出现在 ALL 白血病细胞中。ALL 有时易与 M_1、M_7、M_0 等混淆,单独依靠形态学分型有时会出现白血病类型判断错误,故有条件时应采用 MICM 分型。

3. ALL 形态学分型与免疫学分型相冲突时,以免疫学分型为准。

4. 分类急性白血病细胞时,对于少数形态不典型细胞应采用大数归类法,即介于两个系统之间的细胞难以判断时,应归入细胞数多的细胞系中。

5. 书写骨髓报告单时,可将淋巴细胞系置各系之首位,详细描述淋巴细胞的比例和形态特点。

实验 26　多发性骨髓瘤(MM)骨髓象形态学观察

【目的要求】 掌握多发性骨髓瘤血象和骨髓象基本特点。

【实验标本】 多发性骨髓瘤血涂片及骨髓涂片。

【形态观察】 按照骨髓细胞学检查方法进行 MM 细胞形态学观察。

1. 血象 观察要点:①多属正细胞正色素性,绝大多数成熟红细胞呈"缗钱状"排列;②淋巴细胞相对增多,亦可伴有少量幼粒-幼红细胞;③血小板早期可增多,晚期减少;④骨髓瘤细胞偶见,$> 2.0 \times 10^9/L$ 可诊断为浆细胞性白血病。

2. 骨髓象 观察要点:①增生活跃或明显活跃,三系细胞早期正常,晚期增生受抑;②骨髓瘤细胞占有核细胞总数 10% 以上,以原浆细胞、幼浆细胞增多为主;③有典型的骨髓瘤细胞形态,有些瘤细胞含嗜酸性球状包涵体(Russel 小体)、大量空泡(桑葚细胞)或排列似葡萄状的浅蓝色空泡(葡萄状细胞),也可见双核、多核、多分叶、多形性瘤细胞。

【注意事项】

1. 观察多发性骨髓瘤血涂片和骨髓涂片时,应注意红细胞的排列方式以及部位的选择,应选择厚薄适宜的部位,涂片太厚的部位红细胞几乎呈"缗钱状"排列,尾部较薄,红细胞不易形成"缗钱状",不利于细胞排列方式的观察。

2. 对分化良好的瘤细胞与正常浆细胞难以区分时,可进行浆细胞标记指数(PCLI)测定或采用免疫过氧化物酶染色加以鉴别。

3. MM 骨髓细胞形态学检查报告的诊断结果通常不须做细胞形态学分型,因形态学分型与治疗、预后无明显关系,对临床指导意义不大。

4. 对以成熟细胞为主,且比例增加不明显或骨髓瘤数量少仅有形态异常者要慎重诊断。

5. MM 报告单书写应首先描述骨髓瘤细胞(包括增生程度、比例、胞体、胞核、胞质等特点),以及成熟红细胞是否有"缗钱状"排列等特征。

实验 27　中性粒细胞型类白血病反应骨髓形态学检查

【目的要求】　掌握类白血病反应血涂片和骨髓涂片特点,熟悉中性粒细胞毒性变特点。

【实验标本】　中性粒细胞型类白血病反应血涂片和骨髓涂片。

【形态观察】　按照骨髓细胞学检查方法进行细胞形态学观察。

1. 血象　观察要点:中性成熟粒细胞比例增加,中性成熟粒细胞常有明显中毒颗粒、空泡及杜勒氏小体;可见少量幼粒细胞(一般<10%),偶见异型淋巴细胞。

2. 骨髓象　观察要点:除粒细胞核左移、常有中毒颗粒或空泡等改变,少数病例原始和幼稚细胞稍增多,红细胞系和巨核细胞系无明显异常,骨髓象大致正常。

【注意事项】

1. 注意观察血涂片及骨髓涂片中中性粒细胞的毒性改变。

2. 观察血涂片时,如果出现幼粒细胞,应将其进行分期(即划分为早幼粒细胞、中性中幼粒细胞、中性晚幼粒细胞等),不应将此类细胞笼统地归入幼稚细胞。

3. 怀疑类白血病反应的患者,应常规用血涂片做 NAP 染色。如果类白血病反应是由于细菌性感染引起的,NAP 的阳性率及积分常明显增加。

4. 类白血病患者通过骨髓涂片、血涂片检查,再结合临床,通常可做出提示性诊断意见。

5. 类白血病反应要注意与慢性髓细胞性白血病等疾病区分。

(王林　尹利华　牟凤林)

实验 28　血浆凝血酶原时间(PT)测定

【实验目的】　掌握血浆 PT 测定(一期法)的原理、方法、注意事项和临床意义。

【实验原理】　在受检血浆中加入过量的含钙的组织凝血活酶(主要含组织因子和脂质),使凝血酶原转变为凝血酶,进而使纤维蛋白原转变为纤维蛋白,观察血浆凝固所需的时间即为凝血酶原时间(prothrombin time,PT)。本试验是外源性凝血系统常用的筛检试验。

【器材与试剂】

1. 器材　血凝仪、水浴箱、离心机、秒表、微量加样器、试管等。

2. 试剂

(1) 含钙组织凝血活酶试剂。

(2) 健康人冻干混合血浆(正常对照血浆)。

(3) 0.109 mol/L 枸橼酸钠溶液。

【操作】

1. 试管法

(1) 标本采集和处理:硅化试管或塑料管中加入 0.109 mol/L 枸橼酸钠溶液 0.2 mL,静脉采血 1.8 mL 加入上管中,充分混匀,3000 r/min 离心 20 min,分离乏血小板血浆(PPP)。

(2) 预温:将含钙组织凝血活酶试剂、正常人冻干混合血浆和待测血浆,分别置 37 ℃水浴中预温

5 min。

（3）测定：取试管 1 支，加入预温的正常对照血浆 0.1 mL，37 ℃水浴预温 30 s，再加入预温的含钙组织凝血活酶试剂 0.2 mL，混匀，同时开动秒表计时。

（4）计时：在明亮处不断地缓慢倾斜试管，观察试管内液体的流动状态，当液体流动减慢或出现混浊时，终止计时，记录凝固所需时间。重复测定 2～3 次，取其平均值作为正常对照血浆的 PT 值。

（5）采用同样方法测定受检者血浆的 PT 值。

2．血凝仪法

（1）标本采集和处理：同试管法。

（2）准备试剂：按照仪器试剂位置程序要求，把含钙组织凝血活酶试剂准备好，放在相应的位置。

（3）准备标本：将正常对照血浆和待测血浆放在相应的样本架上。

（4）准备反应杯。

（5）检测：按仪器操作程序分别测定正常对照血浆和待测血浆的 PT 值。

【注意事项】

1．标本采集

（1）采血容器：临床和实验室标准化协会(CLSI)建议使用高质量塑料或聚乙烯试管收集标本，或采用硅化的玻璃器皿采血，并有充分的透明度和空间便于血液与抗凝剂混合。

（2）采血用品：国际上推荐使用 21 号以上针头，儿童可用 23 号针头。

（3）采血量：应注意血与抗凝剂的比例，血细胞比容(Hct)在 0.2～0.5 时，血与抗凝剂比例严格按9：1抗凝；对严重贫血或血细胞比容明显增高的血液应调整抗凝剂用量，Mac Gann 调整公式如下。

$$抗凝剂(mL)＝(100－病人 Hct)×血液量(mL)×0.00185$$

（4）抗凝剂：国际血液学标准化委员会(ICSH)推荐使用枸橼酸钠抗凝剂，浓度为 0.109 mol/L。

（5）采血技术：避免溶血、黄疸、泡沫和凝血块，任何微小的凝块都会影响测定结果，必须重新采血。

（6）避免肝素污染。

2．标本运送　必须加塞，防振动、防日光、防异物，并在室温条件下马上运送。

3．标本处理

（1）离心条件：15～20 ℃以 3000 r/min 离心 20 min，尽可能除去血小板，离心后血浆 PLT<20×10^9/L。

（2）采血后宜在 2 h 内完成测定，时间过久，V 因子消失；另一方面 4 ℃冰箱内保存不应超过 4 h，否则可致Ⅶ因子活化，导致 PT 时间的缩短。

4．标本分析

（1）水浴温度要控制在(37.0±0.5)℃，温度过高或过低都可影响测定结果。

（2）试剂开配溶液 pH 值为 7.2～7.4，最好用试剂级去离子不含氨的水配制。

（3）试剂在试验前必须预温，但不可超过 30 min，血浆预温不能超过 10 min。

（4）所有反应的器材必须清洁，不含残留清洁剂。

（5）由于每次使用的含钙组织凝血活酶活性不尽相同，测定的条件也有变动，故每次测定均有正常对照。含钙凝血活酶必须注明国际敏感指数(ISI)。

实验 29　血浆活化部分凝血活酶时间(APTT)测定

【实验目的】　掌握 APTT 测定的原理、方法、注意事项。

【实验原理】　在 37 ℃下以白陶土为激活剂，激活因子Ⅻ，用脑磷脂(部分凝血活酶)代替血小板第 3 因子，在 Ca^{2+} 的参与下，观察乏血小板血浆凝固所需的时间，即为活化部分凝血活酶时间(APTT)。该试验是内源性凝血系统敏感、简便和常用的筛检试验。

【器材与试剂】

1. 器材　血凝仪、水浴箱、离心机、秒表、微量加样器等。

2. 试剂

(1) 0.109 mol/L 枸橼酸钠溶液。

(2) APTT 试剂(含白陶土、硅土或鞣花酸及脑磷脂)。

(3) 0.025 mol/L 氯化钙溶液。

(4) 健康人冻干混合血浆(正常对照血浆)。

【操作】

1. 试管法

(1) 标本采集和处理:静脉采血 1.8 mL,加入含有 0.2 mL 0.109 mol/L 枸橼酸钠溶液的试管中,充分混匀,3000 r/min 离心 20 min,分离血浆。

(2) 预温活化:试管中加入预温的正常对照血浆和 APTT 试剂各 0.1 mL,混匀,37 ℃水浴中预温 3 min并轻轻振摇。

(3) 测定:于上述试管中加入预温的 0.025 mol/L 氯化钙溶液 0.1 mL,混匀,并立即计时,置水浴中不断振摇。20 s 后,在明亮处不断地缓慢倾斜试管,观察试管内液体的流动状态,当液体停止流动时停止计时,记录凝固时间。

(4) 用同样方法测定待检血浆的 APTT 值。

2. 血凝仪法

(1) 标本采集和处理:同试管法。

(2) 准备试剂:按照仪器试剂位置程序要求,把 APTT 试剂和 0.025 mol/L 氯化钙溶液准备好,放在相应的位置。

(3) 准备标本:将正常对照血浆和待测血浆放在相应的样本架上。

(4) 准备反应杯。

(5) 按仪器操作程序分别测定正常对照血浆和待测血浆的 APTT 值。

【注意事项】　待检标本检测前应先测定健康人混合血浆,如果其 APTT 在允许范围内方能测定待检标本。否则,应重新配制 APTT 试剂。其余同 PT 测定。

【参考区间】　试管法和血凝仪法的参考范围无差别,男性 31.5～43.5 s,女性 32.0～43.0 s,超过正常对照 10 s 以上有诊断意义。

(刘慧丽)

实验 30　特发性血小板减少性紫癜(ITP) 形态学检查

【目的要求】　掌握 ITP 的血象、骨髓象特点,正确书写 ITP 骨髓检查报告单。

【实验标本】　ITP 血涂片和骨髓涂片。

【形态观察】　按照骨髓细胞学检查方法进行细胞形态学观察。

1. 血象　观察要点:血小板明显减少,可见大血小板、巨血小板、畸形血小板;白细胞数量、形态一般正常;成熟红细胞可见中心淡染区扩大。

2. 骨髓象　观察要点:骨髓有核细胞增生活跃或明显活跃。巨核系细胞增生伴成熟障碍,急性 ITP 以幼稚巨核细胞和颗粒型巨核细胞为主,慢性型以颗粒型巨核细胞为主,巨核细胞可出现胞体小、颗粒减少、核不分叶或分叶少等形态改变;粒系和红系一般正常,出血多者,红系出现缺铁样改变。

【注意事项】

1. 因巨核细胞胞体较大,一般易出现在骨髓涂片尾部和两侧,因此要注意观察这些部位,以免造成误诊或漏诊。

2. ITP 为排除性诊断,在疾病早期,可能骨髓尚未有明显反应。

3. 细胞形态的观察应全面,包括胞体、胞核及胞质的形态特点等,细胞计数、分类完成后,应再一次进行全面的观察。

（曾镇桦）

参考文献

CANKAOWENXIAN

[1]   卢兴国.现代血液形态学理论与实践[M].上海:上海科学技术出版社,2003.
[2]   罗绍凯,洪文德,李娟.临床血液病学[M].北京:科学出版社,2003.
[3]   夏薇,陈婷梅.临床血液学检验技术[M].北京:人民卫生出版社,2015.
[4]   侯振江,尹利华,唐吉斌.血液学检验技术[M].武汉:华中科技大学出版社,2013.
[5]   崔巍,韩冰.血液系统疾病[M].北京:北京科学技术出版社,2014.
[6]   胡翊群,胡建达.临床血液学检验[M].2版.北京:中国医药科技出版社,2010.
[7]   许文荣,王建中.临床血液学检验[M].5版.北京:人民卫生出版社,2012.
[8]   尚红,王毓三,申子瑜.全国临床检验操作规程[M].4版.北京:人民卫生出版社,2015.
[9]   左伋.医学遗传学[M].5版.北京:人民卫生出版社,2008.
[10]   丛玉隆.实用检验医学[M].2版.北京:人民卫生出版社,2013.
[11]   王凤计.现代血液细胞诊断学[M].天津:天津科技翻译出版公司,2004.
[12]   许文荣,王建中.临床血液学与检验[M].4版.北京:人民卫生出版社,2007.
[13]   沈志祥,王鸿利,胡翊群.血液疾病诊断学[M].上海:上海科学技术出版社,2006.
[14]   宁勇.血液学检验[M].北京:高等教育出版社,2008.
[15]   管洪在.临床血液学与检验实验指导[M].3版.北京:人民卫生出版社,2010.
[16]   丛玉隆,李顺义,卢兴国.中国血细胞诊断学[M].北京:人民军医出版社,2010.
[17]   陈方平.临床检验血液学[M].北京:高等教育出版社,2006.
[18]   叶应妩,王毓三,申子瑜.全国临床检验操作规程[M].3版.南京:东南大学出版社,2006.
[19]   张之南,沈悌.血液病诊断及疗效标准[M].3版.北京:科学出版社,2007.
[20]   罗春丽.临床检验基础[M].3版.北京:人民卫生出版社,2010.
[21]   李玉林.病理学[M].8版.北京:人民卫生出版社,2013.
[22]   刘新月.新编白血病细胞形态诊断学[M].武汉:华中科技大学出版社,2008.
[23]   王华梁,吕元,钟建明.检验医学实验室质量管理指南[M].上海:上海科学技术文献出版社,2014.
[24]   谭齐贤.临床血液学和血液检验[M].北京:人民卫生出版社,2006.
[25]   姚尔固.特殊血液病诊断与治疗[M].北京:科学技术文献出版社,2002.
[26]   王鸿利.血液学和血液学检验[M].北京:人民卫生出版社,1997.
[27]   王淑娟,王建中,吴振茹.现代血细胞学图谱[M].北京:人民卫生出版社,2001.
[28]   侯振江,尹利华,唐吉斌.血液学检验技术[M].武汉:华中科技大学出版社,2013.